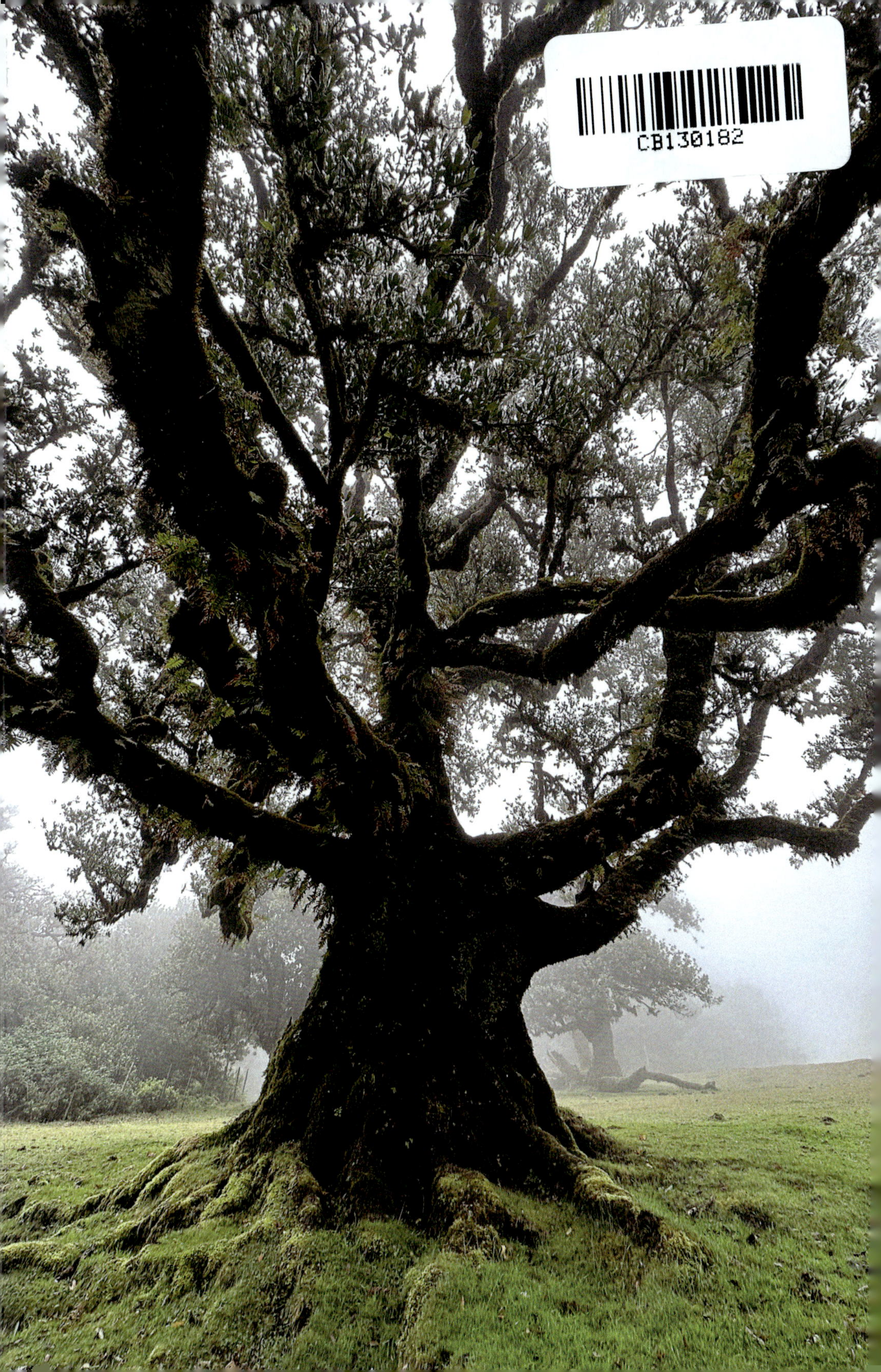

Com esta foto de Lis Leão, comemoramos o 10º ano de nosso curso de pós-graduação e nosso *alumni* com mais de 1.500 formandos. A foto ilustra uma árvore milenar, que tão bem representa nossa visão de estarmos encarnados e presentes, sustentados por raízes profundas e vivas, sendo parte de nosso meio com respeito e integração. Que a terceira edição deste manual possa frutificar como o micélio do bom cuidado em saúde e bem-estar.

BASES DA MEDICINA INTEGRATIVA

ALBERT EINSTEIN
SOCIEDADE BENEFICENTE ISRAELITA BRASILEIRA

12 MANUAIS DE ESPECIALIZAÇÃO

BASES DA MEDICINA INTEGRATIVA

3ª EDIÇÃO
REVISADA, ATUALIZADA E AMPLIADA

COORDENADOR
Paulo de Tarso Ricieri de Lima

EDITORAS DA SÉRIE
Renata Dejtiar Waksman
Olga Guilhermina Dias Farah

manole
editora

Produção editorial: Rosana Arruda da Silva
Projeto gráfico: Departamento de Arte da Editora Manole
Ilustrações: Mary Yamazaki Yorado
Diagramação e ilustrações: Estúdio Castellani
Capa: Ricardo Yoshiaki Nitta Rodrigues
Primeira página do livro: Eliseth Ribeiro Leão

CIP-BRASIL. CATALOGAÇÃO NA PUBLICAÇÃO
SINDICATO NACIONAL DOS EDITORES DE LIVROS, RJ

B316
3. ed.

Bases da medicina integrativa / coordenador Paulo de Tarso Ricieri de Lima ; editoras Renata Dejtiar Waksman, Olga Guilhermina Dias Farah. – 3.ed. – Santana de Parnaíba [SP] : Manole, 2023.

496 p. (Manuais de especialização)

ISBN 9788520465554

1. Medicina integrativa. I. Lima, Paulo de Tarso Ricieri de. II. Waksman, Renata Dejtiar. II. Farah, Olga Guilhermina Dias. IV. Série.

CDD: 610
23-85506 CDU: 61

Meri Gleice Rodrigues de Souza – Bibliotecária – CRB-7/6439

1ª edição – 2015
2ª edição – 2018
3ª edição – 2023

Editora Manole Ltda.
Alameda América, 876
06543-315 – Santana de Parnaíba – SP – Brasil
Tel.: (11) 4196-6000
www.manole.com.br
https://atendimento.manole.com.br

Impresso no Brasil
Printed in Brazil

Sobre a Série "Manuais de Especialização"

O Instituto Israelita de Ensino e Pesquisa Albert Einstein oferece cursos de especialização *lato sensu* para diversas áreas da medicina, biomedicina, enfermagem, fisioterapia e psicologia, entre outras, ampliando o diferencial competitivo do hospital no quadro das instituições de saúde de vanguarda no Brasil e no exterior.

A série Manuais de Especialização, destinada a graduandos e pós-graduandos, traz a experiência acumulada de profissionais e especialistas das diferentes áreas, interfaces e disciplinas que compõem os cursos de especialização e de instituições renomadas no país.

Editoras da Série

Renata Dejtiar Waksman
Médica do Departamento Materno-infantil do Hospital Israelita Albert Einstein (HIAE). Doutora em Pediatria pela Faculdade de Medicina da Universidade de São Paulo (FMUSP).

Olga Guilhermina Dias Farah
Mestre e Doutora pela Universidade de São Paulo (USP). Diretora de Pós-Graduação e de Consultoria do Instituto Israelita de Ensino e Pesquisa Albert Einstein.

Coordenador

Paulo de Tarso Ricieri de Lima
Médico cirurgião pela Pontifícia Universidade Católica de Campinas (PUC-Campinas). Mestre em Medicina pela Universidade de São Paulo (USP). Especialista em Administração pela Fundação Getulio Vargas (FGV). Treino clínico no Programa Mente-Corpo da Universidade Harvard, EUA, e no Programa de Redução do Estresse Baseado na Meditação da Universidade de Massachusetts, EUA. Cofundador do Grupo de Medicina Integrativa do Centro de Oncologia e Hematologia do Hospital Israelita Albert Einstein. *Fellow* do Centro de Medicina Integrativa da Universidade do Arizona, EUA.

Colaborador

Fernando César de Souza
Pós-doutorado em Educação pela Faculdade de Educação da Pontifícia Universidade Católica de São Paulo (PUC/SP). Doutorado em Educação: Currículo pela PUC/SP. Mestre em Educação. Especialização em Bases da Medicina Integrativa pelo Hospital Israelita Albert Einstein (HIAE). Graduado em Administração e Marketing pela Universidade São Francisco. Coordenador e Professor da Pós-Graduação em Bases da Saúde Integrativa e Bem-estar e Saúde Integrativa e Bem-estar: Estudos Avançados (HIAE). Pesquisador do Grupo de Pesquisa em Gestão, Educação e Cuidados em Saúde e Enfermagem/GECSE – UFRJ. Coordenador Educacional do Senac São Paulo.

Autores

Alberto Peribañez Gonzalez
Médico cirurgião graduado pela Universidade de Brasília. Mestre e doutor pelo Instituto de Pesquisa Cirúrgica da Universidade Ludwig Maximilian, em Munique, Alemanha. Autor dos livros *Lugar de Médico é na Cozinha* e *O Cirurgião Verde*. Coordenador do curso de extensão Bases Fisiológicas e Bases da Terapêutica Natural e Alimentação Baseada em Plantas. Corpo docente do curso de pós-graduação em Saúde Integrativa e Bem-estar: Estudos Avançados do Instituto Israelita em Ensino e Pesquisa Albert Einstein (IIEPAE). Coordenador do programa de saúde Modelo Biogênico, em Ribeirão Grande – SP.

Alexander Moreira-Almeida
Médico pela Universidade Federal de Juiz de Fora (UFJF). Especialização em Terapia Cognitivo-Comportamental pela Universidade de São Paulo (USP). Doutor em Psiquiatria pela USP. Pós-doutorado pela Duke University, EUA. Coordenador de Pesquisa do Programa de Pós-Graduação em Saúde pela UFJF. Fundador e Diretor do Núcleo de Pesquisa em Espiritualidade e Saúde (NUPES) da UFJF. Coordenador das seções em Espiritualidade e Psiquiatria da Associação Mundial de Psiquiatria (AMP) e da Associação Brasileira de Psiquiatria (ABP).

Amanda Brolio de Souza
Médica pela Universidade de Cuiabá. Residência em Medicina da Família e Comunidade na Sociedade Beneficente Israelita Brasileira Albert Einstein (SBIBAE). Pós-graduada em Bases da Medicina Integrativa pelo Instituto Israelita de Ensino e Pesquisa Albert Einstein (IIEPAE). Médica do corpo clínico do Programa Clube Vida de Saúde Amil.

Andrea Horvath Marques
Médica psiquiatra pela Faculdade de Medicina da Universidade de São Paulo (FMUSP). Mestre em Saúde Pública pela Universidade Columbia, EUA. Doutora em Psiquiatria pela FMUSP. Pós-doutorado em Psiconeuroimunologia pelo Instituto Nacional de Saúde Mental (NIMH)/Instituto Nacional de Saúde (NIH), EUA. Pós-doutorado em Saúde Pública e Epidemiologia pela Universidade Columbia, EUA. Professora visitante do Departamento de Psiquiatria da USP.

Cristiane Benvenuto Andrade
Médica dermatologista e mestre pela Universidade Federal do Rio Grande do Sul (UFRGS). Doutora em Dermatologia pela Universidade Federal do Rio de Janeiro (UFRJ). Pós-doutorado *fellow* do Memorial Sloan Kettering Cancer Center de Nova York, EUA. MBA pela Wharton School da Universidade da Pensilvânia. Médica do corpo clínico do Hospital Israelita Albert Einstein (HIAE). Diretora médica do Medicinia, plataforma de relacionamento e acompanhamento remoto de pacientes. Consultora na Certified Human.

Danilo Forghieri Santaella
Graduado em Educação Física pela Universidade de São Paulo (USP). Mestre e doutor em Ciências da Saúde pela USP. Pós-doutorado em Neurofisiologia pela Sociobiologia da Universidade Federal do Rio Grande do Norte (UFRN). Pós-doutorado em Neurociências no Hospital Israelita Albert Einstein (HIAE). Professor de ioga do Centro de Práticas Esportivas da USP e do Espaço Mahananda. Coordenador de curso de pós-graduação *lato sensu* em ioga.

Denise Tiemi Noguchi
Médica pediatra pela Faculdade de Ciências Médicas da Santa Casa de São Paulo (FCMSCSP). Especialização em Oncologia Pediátrica pela Universidade Federal de São Paulo (Unifesp)/Grupo de Apoio ao Adolescente e à Criança com Câncer (GRAACC). Pós-graduada em Bases da Medicina Integrativa pelo Hospital Israelita Albert Einstein (HIAE), em Medicina Paliativa pelo Instituto Paliar/Centro Universitário São Camilo e em Psico-Oncologia pelo Hospital Pérola Byington. Médica do corpo clínico do HIAE.

Eduardo de Azevedo Marques Strang
Planejador financeiro pessoal, consultor e professor de Finanças e Empreendedorismo em cursos de pós-graduação. Possui bacharelado em Administração de Empresas pela Universidade de São Paulo (USP) e mestrado em Administração de Empresas com concentração em Estratégia e Finanças pela The Wharton

School, da Universidade da Pensilvânia. Auxilia famílias a atingirem seus objetivos financeiros e empreendedores a desenvolverem estratégias e modelagem financeira de negócios.

Elisa Harumi Kozasa

Bióloga. *Fellow* do Mind and Life Institute. Doutorado e pós-doutorado pelo Departamento de Psicobiologia da Escola Paulista de Medicina (EPM) da Universidade Federal de São Paulo (Unifesp). Pesquisadora do Instituto do Cérebro do Hospital Israelita Albert Einstein (HIAE). Instrutora do Cultivating Emotional Balance Teachers Training, programa criado por Paul Ekman e Alan Wallace.

Eliseth Ribeiro Leão (Lis Leão)

Graduada em Letras e Enfermagem. Especialista em Saúde Pública. Mestre e doutora pela Universidade de São Paulo (USP) e pós-doutorado pela Universidade de Estrasburgo (França). Pesquisadora sênior do Centro de Ensino e Pesquisa Albert Einstein e docente do corpo permanente dos programas *stricto sensu* em Ciências da Saúde, de Enfermagem e de Ensino em Saúde da Faculdade Israelita de Ciências da Saúde Albert Einstein. Líder do Grupo de Pesquisa e-Natureza: estudos interdisciplinares sobre conexão com a natureza, saúde e bem-estar (CNPq). Coordenadora da disciplina Natureza, Saúde e Princípios Socioecológicos, do Curso de Especialização em Saúde Integrativa: Estudos Avançados do Einstein; e da disciplina Florestas e Bem-Estar Humano, do Programa de Ecologia Aplicada da Escola Superior de Agricultura "Luiz de Queiroz" da Universidade de São Paulo (ESALQ-USP). Pesquisadora associada e mentora do grupo Saúde Planetária Brasil, do Instituto de Estudos Avançados da Universidade de São Paulo (IEA-USP). Membro do grupo de *experts* em saúde e natureza do Academic Consortium for Integrative Medicine and Health, EUA; da Comissão Mundial de Áreas Protegidas, da União Internacional para Conservação da Natureza (WCPA – IUCN) e da Rede Saúde e Natureza Brasil. Fotógrafa de vida selvagem.

Fábio Ricardo de Souza Romano

Biólogo pela Universidade Presbiteriana Mackenzie. Pós-graduado em Bases da Medicina Integrativa pelo Hospital Israelita Albert Einstein (HIAE) e em Medicina Comportamental pela Universidade Federal de São Paulo (Unifesp). Proficiência em Medicina Tradicional Chinesa e Shiatsu pela EastWest College of Natural Therapies, Austrália. Formado em Health Coach pela Duke University, EUA. Formação em Facilitação de Processo de Desenvolvimento de Grupos pelo Instituto EcoSocial. Terapeuta corporal do Grupo de Medicina Integrativa do HIAE.

Fernanda Burmeister de Campos Pires

Psicóloga pela Pontifícia Universidade Católica de São Paulo (PUC-SP). Mestre em Ciências da Saúde (Neurociências), pós-graduada em Bases da Medicina Integrativa e em Gestão Emocional nas Organizações, todos pelo Hospital Israelita Albert Einstein (HIAE). É coordenadora de pós-graduação nessa mesma instituição. Especializada em ioga (IEPY) e certificada como professora do Cultivating Emotional Balance (CEB). Atua como docente, instrutora de ioga e de meditação. Tem experiência de mais de 10 anos como terapeuta corporal hospitalar.

Fernanda Teresa de Lima

Médica pela Universidade Federal de Santa Catarina (UFSC). Especialização em Educação em Saúde pela Universidade Federal de São Paulo (Unifesp). Mestre e doutora em Morfologia pela Unifesp. Chefe do Setor de Oncogenética da disciplina de Mastologia do Departamento de Ginecologia da Unifesp. Responsável pelo Ambulatório de Oncogenética do Instituto de Oncologia Pediátrica do Grupo de Apoio ao Adolescente e à Criança com Câncer (GRAAC)/Unifesp. Coordenadora do curso de pós-graduação *lato sensu* em Aconselhamento Genético em Predisposição Hereditária ao Câncer da Faculdade Israelita de Ciências da Saúde Albert Einstein.

Fernando César de Souza

Pós-doutorado em Educação pela Faculdade de Educação da Pontifícia Universidade Católica de São Paulo (PUC/SP). Doutorado em Educação: Currículo pela PUC/SP. Mestre em Educação. Especialização em Bases da Medicina Integrativa pelo Hospital Israelita Albert Einstein (HIAE). Graduado em Administração e Marketing pela Universidade São Francisco. Coordenador e Professor da Pós-Graduação em Bases da Saúde Integrativa e Bem-estar e Saúde Integrativa e Bem-estar: Estudos Avançados (HIAE). Pesquisador do Grupo de Pesquisa em Gestão, Educação e Cuidados em Saúde e Enfermagem/GECSE – UFRJ. Coordenador Educacional do Senac São Paulo.

Geraldo Busatto Filho

Médico graduado pela Faculdade de Medicina da Universidade de São Paulo (FMUSP), com residência em Psiquiatria pelo Hospital das Clínicas da FMUSP (HCFMUSP). Doutorado (1995) e pós-doutorado (1996) pelo Instituto de Psiquiatria da Universidade de Londres. Ingressou na carreira docente da USP em São Paulo em 2000, onde é hoje professor titular e presidente do Conselho Diretor do Instituto de Psiquiatria (IPq-HCFMUSP). No HCFMUSP, é também coordenador do Laboratório de Pesquisas de Neuroimagem em Psiquiatria e do Projeto Terceira Idade (PROTER) do IPq-HCFMUSP, e foi por nove anos diretor executivo dos Laboratórios de Investigação Médica do HCFMUSP. Atua também como psiquiatra clínico em consultório.

Giulia Catissi

Graduada em Enfermagem. Especialista em Saúde Coletiva (enfoque em gestão e pesquisa para o Sistema Único de Saúde) e Saúde Pública (enfoque assistencial). Foi embaixadora em saúde planetária pela Universidade de São Paulo (USP). É mestranda do Programa de Pós-Graduação *Stricto Sensu* em Ciências da Saúde, da Faculdade Israelita de Ciências da Saúde Albert Einstein (FICSAE), sob orientação da professora doutora Eliseth Leão, com a temática de envelhecimento e conexão com a natureza. É professora responsável pela disciplina de Natureza e Saúde da pós-graduação de Saúde Integrativa: Estudos Avançados da FICSAE. Membro do grupo de Pesquisa e-Natureza: estudos interdisciplinares sobre conexão com a natureza, saúde e bem-estar (CNPq).

Isabel Cristina Weiss de Souza

Psicóloga pelo Centro de Ensino Superior da Universidade Federal de Juiz de Fora (UFJF). Especialista em Terapias Cognitivas pela Universidade de São Paulo (USP) e em Dependência Química pela Universidade Estácio de Sá (UNESA). Mestre em Saúde Coletiva pela UFJF. Doutora em Ciências pela Universidade Federal de São Paulo (Unifesp). Pesquisadora do Núcleo de Pesquisa em Saúde e Uso de Substâncias da Unifesp. Certificada em MBRP pela University of California, School of Medicine, EUA. Certificada em Advanced Teacher Training in MBRP pelo Centre for Addiction Treatment Studies, Inglaterra. Cofundadora do Centro de Formação e Pesquisa em MBRP da Unifesp.

Ivani Catarina Arantes Fazenda

Pedagoga pela Universidade de São Paulo (USP). Mestre em Filosofia da Educação pela Pontifícia Universidade Católica de São Paulo (PUC-SP). Doutora em Antropologia pela USP. Livre-docente em Didática na Universidade Estadual Paulista (Unesp). Professora titular da disciplina Interdisciplinaridade da PUC-SP. Professora associada do Centre de Recherche sur l'Intervention Éducative (CRIE) da Universidade de Sherbrooke, Canadá. Coordenadora do Grupo de Estudos e Pesquisas em Interdisciplinaridade (GEPI) da PUC-SP.

Jeanne Pilli

Farmacêutica pela Faculdade de Ciências Farmacêuticas da Universidade de São Paulo (FCF-USP). Executiva da indústria farmacêutica por mais de 20 anos.

Formada em *Core Energetics* com Ana Maria Gavazzi em 2000. Instrutora de Yoga pelo Instituto de Ensino e Pesquisas em Yoga – Prof. Marcos Rojo, 2005. Certificada no Programa *Cultivating Emotional Balance*, CEB com Eve Ekman e Alan Wallace. Desde 2017 é *Board Internacional*, autorizada a ensinar a formação de professores do CEB no Brasil. Professora do curso de especialização em Gestão Emocional nas Organizações, do Hospital Israelita Albert Einstein (HIAE).

Káritas de Toledo Ribas
Bacharel em Filosofia. Mestre em Biologia Cultural. Especializações *lato sensu* em Psicanálise pelo Centro de Estudos Psicanalíticos, em Dinâmica de Grupos pela Faculdade Monteiro Lobato, em Medicina Comportamental pelo Centro de Estudos em Medicina Comportamental e em *Coaching* com Abordagem Ontológica pelo Professional Certified Coach (PCC) e pelo Internacional Coaching Federation (ICF). Sócia-fundadora do Instituto Appana de Desenvolvimento Humano.

Lama Michel Tulku Rinpoche
Detentor da linhagem NgalSo Ganden Nyengyu do budismo tibetano. Formou-se na Universidade Monástica de Sera Me, na Índia, onde recebeu formação das práticas e filosofia budista, e continuou seus estudos no Tibete. É o guia espiritual responsável pelos centros NgalSo e fundações ao redor do mundo, e o representante, junto às Nações Unidas, da Lama Gangchen World Peace Foundation (UN NGO-ECOSOC). Desde 2018, tem sido o "arquiteto" responsável pelo desenho e construção do Templo do Céu na Terra, na Itália, e do Templo do Grande Amor, em Campos do Jordão, Brasil. Dedica-se ao serviço dos centros e discípulos e leva adiante todos os projetos da "Cultura de Paz".

Luiz Paulo Grinberg
Médico psiquiatra pela Escola Paulista de Medicina (EPM) da Universidade Federal de São Paulo (Unifesp). Analista junguiano pela Sociedade Brasileira de Psicologia Analítica. Especialização em História da Arte pela Faculdade Armando Álvares Penteado (FAAP). Supervisor e colaborador do Programa de Doenças Afetivas (Prodaf) da Unifesp. Membro da International Association for Analytical Psychology (IAAP).

Marcela Guimarães Cavalcanti Ribeiro
Graduada em Medicina pela Universidade Federal de Minas Gerais (UFMG), Especialista em Pediatria e Neuropediatria pela Fundação Hospitalar do Estado

de Minas Gerais (FHEMIG) e Pós- Graduada em Saúde Integrativa e Bem-Estar pelo Instituto Israelita de Ensino e Pesquisa Albert Einstein. Professora de Yoga e Meditação desde 2014. Cooperada da UNIMED-BH, atua como Neurologista da Infância e Adolescência em Belo Horizonte, MG. Experiência clínica na abordagem de Transtornos do Neurodesenvolvimento e área de interesse atual em Neurociência do Desenvolvimento.

Marcelo Saad
Médico fisiatra e acupunturista. Doutor em Ciências pela Universidade Federal de São Paulo (Unifesp). Membro fundador da Coalizão Inter-fé em Saúde e Espiritualidade. Presidente da Associação Médico-Espírita de São Paulo. Colaborador da Associação Médico-Espírita do Brasil e da Associação Médico-Espírita Internacional.

Marcia Fernandes Prieto
Terapeuta integrativa na equipe de Medicina Integrativa do Hospital Israelita Albert Einstein (HIAE). Pedagoga, Pós-Graduação em Ioga e em Bases da Saúde Integrativa e Bem-Estar pelo Instituto Israelita em Ensino e Pesquisa Albert Einstein (IIEPAE), onde também atua como docente. Facilitadora de meditação em saúde pela Universidade Federal de São Paulo (Unifesp).

Marcos Rojo Rodrigues
Graduado em Educação Física pela Universidade de São Paulo (USP). Diplomado em ioga pela Escola de Kaivalyadhama. Mestre pela Faculdade de Medicina da Universidade de São Paulo (FMUSP). Professor do Centro Esportivo da USP. Cofundador do Instituto de Ensino e Pesquisa em Yoga (IEPY).

Maria Ester Azevedo Massola
Educadora física. Pós-graduada em Ioga e Bases de Medicina Integrativa. Coordenadora da Pós-Graduação em Bases de Saúde Integrativa e Bem-Estar do Instituto Israelita de Ensino e Pesquisa Albert Einstein (IIEPAE). Professora de ioga especializada em crianças e adolescentes. Terapeuta corporal do Grupo de Medicina Integrativa do Hospital Israelita Albert Einstein (HIAE). Professora nos cursos de ioga do Instituto de Ensino e Pesquisa em Yoga (IEPY). Coordenadora do Curso para Professores de Yoga para Crianças e Adolescentes do IEPY.

Marina Gomes Cavalcanti Ribeiro
Acadêmica de Medicina do primeiro ano na Universidade Federal de Minas Gerais (UFMG).

Mario Fernando Prieto Peres

Médico pela Faculdade de Ciências Médicas da Santa Casa de São Paulo (FCMSCSP). Doutor em Medicina (Neurologia) pela Universidade Federal de São Paulo (Unifesp). Pós-doutorado/*fellowship* pela Thomas Jefferson University, EUA. Pesquisador sênior do Hospital Israelita Albert Einstein (HIAE). Professor de Pós-Graduação no Instituto de Psiquiatria da Faculdade de Medicina da Universidade de São Paulo (FMUSP). *Fellow* do American College of Physicians. Vice-presidente da Associação Médico-Espírita de São Paulo. Membro do Comitê Gestor do Instituto do Cérebro do HIAE. Criador do *site* www.cefaleias.com.br. Coordenador do Departamento de Pesquisa da Associação Médico-espírita de São Paulo.

Mário Peribañez Gonzalez

Médico pela Universidade do Estado do Rio de Janeiro (UERJ). Residência Médica em Doenças Infecciosas e Parasitárias no Instituto de Infectologia Emílio Ribas. *Fellow* em Medicina Integrativa pela Universidade do Arizona, EUA. Doutor em Ciências (Gastroenterologia) pela Universidade de São Paulo (USP). Membro da Sociedade Brasileira de Infectologia. Médico infectologista no Hospital Israelita Albert Einstein (HIAE), Hospital Alemão Oswaldo Cruz e Hospital Samaritano.

Paulo de Tarso Ricieri de Lima

Médico cirurgião pela Pontifícia Universidade Católica de Campinas (PUC-Campinas). Mestre em Medicina pela Universidade de São Paulo (USP). Especialista em Administração pela Fundação Getulio Vargas (FGV). Treino clínico no Programa Mente-Corpo da Universidade Harvard, EUA, e no Programa de Redução do Estresse Baseado na Meditação da Universidade de Massachusetts, EUA. Cofundador do Grupo de Medicina Integrativa do Centro de Oncologia e Hematologia do Hospital Israelita Albert Einstein. *Fellow* do Centro de Medicina Integrativa da Universidade do Arizona, EUA. *Coaching* com abordagem ontológica na Leading Group – Argentina.

Paulo Vicente Bloise

Médico pela Universidade Federal de São Paulo (Unifesp). Mestre em Psiquiatria e Psicologia Médica pela Unifesp. Médico da Unifesp.

Priscilla Alessandra Fiorelli Cantarino

Graduada em Medicina pela Faculdade de Medicina da Universidade de São Paulo (FMUSP). Residência em Clínica Médica e Geriatria pelo Hospital das Clínicas (HC) da FMUSP. Título de especialista em Acupuntura pela Associação Médica Brasileira e Colégio Médico Brasileiro de Acupuntura. Pós-graduada em

Bases da Saúde Integrativa e Bem-Estar pelo Hospital Israelita Albert Einstein (HIAE), formação em Self & Professional Coaching pelo Instituto Brasileiro de Coaching, formação em Terapia Cognitiva Narrativa & Focada em Compaixão pelo Instituto de Psiquiatria do Hospital das Clínicas da Universidade de São Paulo (IPq-HCFMUSP).

Rafael Herrera Ornelas

Médico pela Faculdade de Medicina de Marília. Especialização em Bases da Medicina Integrativa pelo Instituto Israelita de Ensino e Pesquisa Albert Einstein (IIEPAE). Residência Médica na Universidade de São Paulo (USP). Médico de família e comunidade e instrutor médico do Hospital Israelita Albert Einstein (HIAE).

Roberta de Medeiros

Bióloga. Doutora em Fisiologia Comparada pela Universidade Estadual Paulista (Unesp). Professora titular de Fisiologia Humana do Centro Universitário São Camilo.

Rogier Hoenders

Psiquiatra integrativo. Doutorado em Psiquiatria Integrativa. Chefe de pesquisa e assuntos clínicos do Centro de Psiquiatria Integrativa (CIP) de Lentis em Groningen, Holanda. Iniciou e dirige o programa de estilo de vida Lentis. Como chefe de assuntos clínicos, estimulou e supervisionou a implementação da terapia de consciência, treinamento de compaixão, ioga e terapia de aceitação e compromisso (TAC) no CIP. Premiado como "Praticante do Estilo de Vida do Ano" em 2022. É um dos iniciadores e membro central do comitê de orientação da Alliance for Quality in Nental Healthcare (AKWA) sobre espiritualidade na saúde mental. É cofundador e presidente do Consórcio Holandês de Medicina e Saúde Integrativa. Como especialista mundial, atua com a Organização Mundial da Saúde e com os presidentes de outros consórcios nacionais de medicina integrativa.

Sonia Peres Cendon Filha

Médica pela Universidade Federal da Bahia (UFBA). Residência Médica pela Universidade de São Paulo (USP). Mestre e doutora em Medicina (Pneumologia) pela Universidade Federal de São Paulo (Unifesp). Pós-doutorado pela Unifesp. Médica, professora, pesquisadora e orientadora da Unifesp. Membro do corpo editorial da *Revista da Sociedade Brasileira de Clínica Médica*. Médica do corpo clínico da Pneumologia do Instituto Israelita de Ensino e Pesquisa Albert Einstein (IIEPAE). Revisora da *Revista Einstein*.

Stephen Little

Físico. Budista ordenado. Formado pelo método Breathworks, Inglaterra. Aluno de Michael Chaskalson – especialista em Atenção Plena, Inglaterra. Palestrante de Atenção Plena (*Mindfulness*) no Brasil e na Europa. Consultoria em Atenção Plena. Instrutor de Redução de Estresse na Equipe de Medicina Integrativa no Centro de Oncologia e Hematologia no Hospital Israelita Albert Einstein (HIAE) entre 2008 e 2012.

Sumário

Carta do Presidente

No momento em que o mundo chama a atenção para o tema da diversidade e inclusão nos relacionamentos humanos, podemos estabelecer um paralelo com a medicina integrativa, entendendo-a como a diversidade e inclusão de saberes combinados e aplicados no campo da saúde. Se antes tínhamos, de um lado, a medicina convencional e, de outro, uma diversidade de práticas tradicionais, então chamadas "alternativas", esse novo modelo de cuidado promoveu um casamento entre partes que pouco dialogavam entre si, com benefícios demonstrados em um número crescente de estudos científicos.

No conceito de ecossistema, as partes modificam o todo e são modificadas por ele. É isso que a medicina integrativa tem feito. Ao somar conhecimentos multidisciplinares, modifica o todo da abordagem de cuidados de saúde a partir de uma perspectiva holística, considerando corpo, mente, espírito e emoções. Ao fazê-lo, leva cada uma das partes a aprofundar suas *expertises*, evoluindo nesse processo em que barreiras são derrubadas e um círculo virtuoso floresce realimentando o todo. Há poucas décadas, alguém imaginava centros oncológicos oferecendo algo além de procedimentos cirúrgicos, químio e radioterapia ou mesmo tratamentos mais avançados, como as terapias genéticas? No entanto, temos visto se multiplicar o número de instituições onde eles andam lado a lado com práticas como ioga, reiki, meditação, exercícios respiratórios etc. Essa abordagem tem, inclusive, tomado a forma de diretrizes de respeitadas organizações. No segundo semestre de 2022, por exemplo, a American Society of Clinical Oncology (ASCO) e a Society of Integrative Oncology (SIO) publicaram um artigo no *Journal of Clinical Oncology* com diretrizes para o manejo da dor em pacientes com câncer, incluindo, com graus diversos de recomendação de acordo com as evidências científicas, práticas como acupuntura, reflexologia, ioga, massagem e musicoterapia.

Em 2007, o Hospital Israelita Albert Einstein foi o primeiro hospital da América Latina a implantar, em seu centro de oncologia e hematologia, um serviço estruturado de medicina integrativa. Em 2013, criou a primeira pós-graduação na área. E, com essa bagagem assistencial e acadêmica, aliada às pesquisas clínicas em terapias integrativas, tornou-se a primeira instituição de saúde latino-americana a integrar o Academic Consortium for Integrative Medicine & Health, a mais respeitada organização dessa área no mundo.

Também no âmbito da atenção primária, a multi e interdisciplinaridade da medicina integrativa tem se mostrado um caminho importante tanto para a promoção da saúde (física e mental) e a prevenção de doenças como para lidar com os desafios do envelhecimento da população e o consequente aumento das doenças crônicas.

Estresse, depressão, ansiedade, distúrbios do sono, sensação permanente de cansaço e obesidade são alguns problemas comuns associados ao contexto e estilo de vida modernos, com as mudanças no mundo do trabalho, a explosão das mídias digitais e redes sociais, o ambiente turbulento das grandes cidades, o sedentarismo e a alimentação inadequada, entre inúmeros outros aspectos. Esses são fatores de impacto à saúde que a medicina convencional não consegue enfrentar sozinha, uma vez que exigem cuidados multidisciplinares integrados, em uma abordagem holística, que congrega práticas e conhecimentos diversos com o dom de fazê-los convergir para um único foco: o paciente.

Revista, ampliada e atualizada, esta terceira edição de *Bases da Medicina Integrativa* traz o conhecimento de profissionais especializados e mergulhados na miríade de temas e dimensões que compõem esse modelo que harmoniza diversas modalidades terapêuticas em prol do cuidado integral. Técnicas mente-corpo, terapias energéticas, práticas de manipulação corporal, espiritualidade e religião, relação entre natureza e saúde, aspectos de imunologia e processos inflamatórios são alguns assuntos abordados em profundidade nesta obra, que ainda se desdobra sobre outros elementos essenciais, como o exercício da escuta ativa na relação médico-paciente e o autocuidado, que coloca o indivíduo como um agente ativo na gestão de sua saúde.

Além dos benefícios para os pacientes, evidenciados por um número cada vez maior de estudos científicos e observados na rotina dos consultórios, clínicas e hospitais, a medicina integrativa contribui para a sustentabilidade dos sistemas de saúde, reduzindo custos e desperdícios ao otimizar tratamentos e agilizar a recuperação dos pacientes, ao ajudar a prevenir doenças e manter as crônicas sob controle, promovendo saúde e qualidade de vida.

Preparado por autores com sólido embasamento teórico e extensa vivência prática, este manual congrega relevantes conteúdos para estudantes e profissionais que querem potencializar seus conhecimentos sobre a medicina integrativa. É um material precioso, que certamente contribuirá para seu desenvolvimento, agregando valor para você, para seus pacientes e para a saúde em nosso país.

Boa leitura!

Sidney Klajner
Presidente da Sociedade Beneficente Israelita Brasileira Albert Einstein

Palavra do Vice-Presidente

Quanto mais se divide o conhecimento, mais ele se multiplica. É uma expressão simples e verdadeira, que traduz o objetivo desta obra e de seus autores. São especialistas com formações diversas e ampla bagagem teórica e prática em temas da medicina integrativa que, ao longo dos próximos capítulos, dividem seus conhecimentos com os leitores, fazendo com que se multipliquem.

A própria medicina integrativa é um modelo multiplicador. Ao tecer laços da medicina convencional com terapias complementares baseadas em evidências, cria-se uma teia de cuidados, com uma abrangência impossível de ser obtida por cada uma dessas frentes isoladamente. Nenhuma delas consegue contemplar sozinha toda a complexidade de aspectos biológicos, sociais, emocionais, ambientais e espirituais inerentes ao ser humano e influenciadores de sua saúde física e mental e de sua qualidade de vida. A medicina integrativa consegue, pois é capaz de mesclar esses conhecimentos, articulando as combinações de práticas de acordo com necessidades, especificidades, expectativas e escolhas de cada paciente.

Desde meados da década de 1970, a Organização Mundial da Saúde (OMS) enfatiza a importância desse modelo de cuidado que tem sido cada vez mais implementado. No Brasil, o Sistema Público de Saúde (SUS) oferece práticas complementares desde 2006, quando foi lançada a Política Nacional de Práticas Integrativas e Complementares (PNPIC). Atualmente, atendimentos do tipo no setor público estão disponíveis em mais de 3 mil municípios, principalmente na atenção primária.

Sempre atento aos caminhos que lhe permitem avançar no propósito de entregar vidas saudáveis, nosso hospital foi pioneiro na criação de um Serviço de Medicina Integrativa, começando em 2007 pela Oncologia. Seis anos depois, criamos a pós-graduação nessa área, e, dando novos passos na disseminação de conhecimentos, em 2015 foi lançado o *Manual de especialização Medicina integrativa*, que chega agora à sua terceira edição.

Dividida em três grandes blocos, esta obra traz conteúdos abrangentes e atualizados sobre as múltiplas facetas desse modelo regido pela interdisciplinaridade e pautado pelo humanismo e pela escuta ativa, impulsionador do movimento que coloca o indivíduo como um agente ativo dos cuidados de sua saúde, fornecedor de pesos e contrapesos que buscam equilibrar corpo, mente e espírito.

Cada vez mais pesquisas demonstram os reflexos positivos da espiritualidade e religião no enfrentamento de doenças e recuperação dos pacientes. O mesmo pode ser dito para técnicas como *mindfulness*, exercícios de respiração e relaxamento, ioga, massagem etc., com seus impactos na saúde emocional e física, no combate a depressão, ansiedade e distúrbios do sono, no alívio da dor e proporcionando inúmeros outros benefícios.

Todos esses temas estão presentes neste Manual, que também lança um olhar da medicina integrativa sobre questões urgentes. Temos, por exemplo, um capítulo especialmente dedicado ao estresse, um dos desafios mais importantes dos tempos atuais, e outro sobre envelhecimento saudável, algo que deve ser importante foco das atenções no Brasil, uma vez que, como mostram os resultados do Censo Demográfico 2022, nossa população envelhece a um ritmo mais acelerado que o previsto. A relação entre natureza e saúde é outro ponto relevante em um contexto de mudanças climáticas, perda de biodiversidade e todos os seus reflexos socioeconômicos e ambientais que, junto com a dinâmica da vida moderna, formam uma perversa aliança contra a saúde e a qualidade de vida.

Costuma-se pensar nos avanços da medicina sob a perspectiva de temas como as inovações tecnológicas, as descobertas científicas e a evolução da genética. A medicina integrativa é um avanço que trilha um caminho diferente: o da soma de práticas que se complementam, produzindo um efeito multiplicador de benefícios para o paciente. Da atenção primária à alta complexidade, da prevenção de doenças e promoção da saúde aos tratamentos, reabilitação, retomada de atividades ou nos cuidados paliativos quando a vida se aproxima do fim, a medicina integrativa pode e deve permear os cuidados de saúde. Este *Manual* é uma obra indispensável para aqueles que querem navegar pelos conhecimentos que levam a esses novos horizontes da maneira de cuidar.

Sérgio Podgaec
Vice-Presidente da Sociedade Beneficente Israelita Brasileira Albert Einstein

Apresentação

Apresentamos a 3ª edição, revista e ampliada, de nosso *Manual de Especialização – Bases da Medicina Integrativa*. Ao rever o ciclo de mais de 15 anos de nossa atuação clínica e de 10 anos de nosso curso de pós-graduação *lato sensu* em Medicina Integrativa, juntamente com as sugestões de nossos alunos, a demanda por uma nova edição se tornou absolutamente necessária.

O caminho da atuação profissional no campo da saúde e promoção do bem-estar se alinha cada vez mais com uma associação de terapias e abordagens médicas complexas e precisas a uma escuta e presença empáticas. A motivação que nos alimenta é sempre a possibilidade de acolher nossos pacientes e clientes de forma integral e holística, não na sua subjetividade, mas sim na objetividade de acolher essa pessoa, de fato, em sua inteireza. Com base nessas observações, oito novos capítulos foram agregados a nosso Manual. Os capítulos já presentes foram revisados e muitos deles, ampliados.

Considerando o manual como um todo, creio que os leitores encontrarão uma obra moderna, atualizada e voltada à realidade de nosso momento. Mais do que um texto teórico, nosso desejo é mobilizar o leitor a se inteirar de assuntos de vanguarda e, sobretudo, a transformar todo esse conhecimento informado em evidências em sua prática clínica do cuidado em saúde.

Prefácio

Todos os livros têm uma história que precede sua existência, e com este não é diferente. Esta terceira edição de *Bases da Medicina Integrativa* guarda consigo a história de uma década. Costumo dizer também que sempre estamos aonde nossos passos nos levam. No caso, os meus me trouxeram até aqui e honrosamente escrevo o prefácio desta obra de referência, com seu conteúdo ampliado e atualizado.

No entanto, não se trata apenas de olhar para o que a compõe, mas, sobretudo, para quem a produz.

A medicina integrativa, dentre outros aspectos retratados nos capítulos, escritos de forma primorosa, considera as relações humanas como um aspecto fundamental para a saúde e o bem-estar dos indivíduos. Ela reconhece que as interações sociais, emocionais e espirituais têm um impacto significativo na saúde e no processo de cura. E este livro só existe porque relações humanas, encontros especiais e vidas que se entrelaçaram iniciaram essa história. Portanto, não poderia haver maior coerência.

Em um pequeno exercício da memória, me lembro que ainda era recém-chegada no Einstein quando Paulo de Tarso de Lima Ricieri entrou na minha sala, no Instituto de Pesquisa, me dizendo que Nelson Felici de Barros, cientista social à frente do Laboratório de Práticas Alternativas, Complementares e Integrativas em Saúde da Unicamp, tinha lhe indicado meu nome. Já o conhecia de longa data por atuar como vice-líder no Grupo de Pesquisa sobre a mesma temática na Universidade de São Paulo, com Maria Julia Paes da Silva, minha orientadora, e por isso nos encontrávamos com certa frequência em reuniões científicas.

E, uma vez feita essa ponte, Paulo queria me fazer um convite. Ele, que já tinha implantado o Serviço de Medicina Integrativa no setor de Oncologia da instituição, desejava criar um curso que explorasse, fundamentasse e ampliasse a reflexão e atuação de terapeutas, de formações distintas, nas diversas práticas que constituem esse universo, suas racionalidades médicas e evidências científicas e que configurasse, ainda, um caminho seguro para aqueles que buscavam iniciar uma jornada para esse olhar diferenciado no cuidado em saúde.

Nasciam então uma parceria, uma grande amizade e um curso de especialização. Com um projeto pedagógico bem elaborado, a partir de inúmeras horas de reuniões regadas a café, e um time de docentes extremamente qualificado e cuidadosamente selecionado, o curso foi iniciado em 2013. Essa teia, assim como o sonho, só tem crescido, e é uma alegria constatar que, após centenas de alunos formados, os capítulos reúnem muitos dos professores da primeira edição do curso e alunos, principalmente da primeira turma, mas também de outras que se seguiram. Vários desses alunos hoje atuam na coordenação e/ou docência da própria pós-gradução e de cursos em instituições privadas e públicas, em parceria com o Ministério da Saúde, ou ainda à frente de serviços de atendimento especializado em saúde integrativa em diversas instituições.

Para maior aprofundamento teórico, prático e vivencial, uma segunda pós-graduação foi criada em 2021, nomeada Saúde Integrativa e Bem-Estar: Estudos Avançados, também coordenada por egressos com suporte de seus idealizadores buscando levar o nível das discussões a uma oitava acima para os alunos que já cursaram a pós-graduação em Saúde Integrativa e Bem-Estar, pós-graduados em Medicina Integrativa e/ou Saúde Integrativa ou em áreas correlatas, além daqueles com mestrado ou doutorado em Ciências da Saúde ou Ciências da Natureza.

Formou-se um *alumni* para garantir que os quase 1.500 egressos do curso mantenham contato com a instituição de formação, resultando em colaborações, trocas de experiências e encontros formais e informais. Encontros esses que se renovam, novos encontros que se estabelecem, outros sonhos, outras parcerias, novos projetos... Quanta história e quantos caminhos seguirão guardados carinhosamente nas entrelinhas deste livro.

Por outro lado, de forma mais objetiva, nas páginas deste manual, seus leitores encontrarão discussões sobre a interdisciplinaridade e a importância do cuidado humanizado no campo da saúde, além de questões relacionadas aos desafios na saúde no contexto atual da vida humana e do planeta. Reúne a importância da autonomia e do autocuidado, com as melhores evidências disponíveis, assim como discute ferramentas e aspectos para cuidar, empreender, ensinar, pesquisar e disseminar tudo o que a Medicina Integrativa ou Saúde Integrativa (como a pós-graduação passou a adotar já em cocriação com a primeira turma) pode contribuir para uma assistência de qualidade em seu sentido mais amplo.

Espero que este manual seja uma fonte de conhecimento e inspiração para profissionais da saúde, estudantes e todos aqueles interessados em uma abordagem integrativa para um melhor cuidar de humanos e não humanos. Desejo a todos uma jornada enriquecedora na compreensão e aplicação do que esta obra oferece. E agradeço o privilégio de prefaciá-la e, assim como na natureza, poder seguir contemplando suas raízes, flores, frutos e sementes, em um plantio que espero ser sem fim.

Eliseth Ribeiro Leão (Lis Leão)
Pesquisadora sênior do Centro de Ensino e Pesquisa Hospital Israelita Albert Einstein

Seção 1

Autonomia

1 Introdução

Paulo de Tarso Ricieri de Lima

Minha formação primária como médico foi em cirurgia plástica estética e reconstrutiva. Por muitos anos dediquei minha energia à cirurgia de reconstrução total da orelha externa e, também como cirurgião plástico brasileiro, realizava muitas cirurgias estéticas. Acredito que daí vem a pergunta que me levou à transição de carreira para a medicina integrativa. Transições importantes de vida e carreira usualmente se ancoram em uma série de fatores. No meu caso, veio uma clara tomada de consciência de que meus pacientes usualmente estavam demandando mais do que uma cirurgia estética *per se*. Em geral, estavam vivenciando mudanças advindas do envelhecimento, com suas pausas hormonais e, sobretudo, profundas mudanças existenciais. Recordo-me de uma paciente que me procurou após uma cirurgia bariátrica e grande perda de peso, com a flacidez de pele subsequente. Naquele momento, essa paciente estava às voltas com seu filho gravemente doente e uma grande dúvida sobre quando realizar a cirurgia. Após vários meses, ela se organizou e realizou o procedimento. Correu tudo bem, e a paciente estava satisfeita e feliz com o resultado. Infelizmente, após quatro meses da data da cirurgia, seu filho veio a falecer, e a cicatriz, já perfeitamente estabelecida em sua mama, se abriu por completo! Com meu olhar de cirurgião, não existia nenhuma explicação plausível para isso: como poderia uma cicatriz já absolutamente bem consolidada abrir espontaneamente após 4 meses?

Esse caso e muitos outros que vivi como cirurgião me trouxeram uma enorme inquietação e ao mesmo tempo uma curiosidade e mesmo uma urgência em procurar novos olhares para meus pacientes e, sobretudo, para a forma como eu estava vivenciando a medicina. Intuitivamente comecei a procurar novos caminhos e novas parcerias, e em pouco tempo minha clínica não era mais um local de cirurgia plástica, e sim uma clínica de medicina integrativa, com a presença de terapeutas, nutricionistas e outros profissionais. Emergi em formações clínicas e visitas a outros profissionais e lugares até deparar com os ensinamentos de Andrew Weil, médico visionário formado em Harvard na década de 1960 e um pioneiro na pesquisa do uso clínico de psicodélicos. Weil é o fundador do grupo pioneiro de medicina integrativa nos Estados Unidos baseado na Universidade do Arizona, na cidade de Tucson, hoje denominado Andrew Weil Center for Integrative Medicine (www.integrativemedicine.arizona.edu). A fala de Weil me mobilizou por completo e trouxe sentido à minha procura. Após mais pesquisas e várias idas aos Estados Unidos, me graduei como *fellow* do seu grupo em 2007.

Durante minha formação no Arizona, seguindo o que denomino "chamado", realizei inúmeras formações acadêmicas e visitas a centros de medicina integrativa nos Estados Unidos. Nesse caminhar por muitos lugares, duas conversas foram fundamentais: com Eduardo Bruera, médico, pioneiro da medicina paliativa e cuidado de suporte, e com Saki Santorelli, educador, cocriador do popular método de ensino de atenção plena, chamado de MBSR (*mindfulness-based stress reduction*). Duas pessoas que atuam em áreas distintas, porém dois pioneiros e ativistas na melhor definição da palavra. Ativismo é definido como "a doutrina que faz da atividade a essência da realidade"; é a doutrina que admite algum tipo de posição entre a ação e os domínios diversos do conhecimento. Outra interpretação de ativismo é: qualquer doutrina ou argumentação que privilegie a prática efetiva de transformação da realidade em detrimento da atividade exclusivamente especulativa. Quando lembro dessas conversas, percebo a plena atenção que eles me deram e a clara intenção de me mostrar um novo caminho naquele momento, incluindo a possibilidade de agir pelo coração e não somente com uma intenção racional e prática, ou seja, uma proposta de ativismo pelo coração, guiado pelo amor, algo realmente novo. Depois que expus minha vontade de realizar pesquisas focadas na análise de práticas de "cura" como o *reiki*, Bruera me trouxe a seguinte pergunta: "Paulo, qual é a sua guerra? Será que é realmente realizar pesquisas?" Saki, após me escutar por um bom tempo, me disse: "Paulo, neste momento você está cavando muitos buracos em muitos lugares. É importante agora parar e refletir: onde posso cavar um poço que me dará água por um bom tempo? Onde estará este lugar ou esta ação que será frutífera a longo prazo? Qual é sua guerra? Onde posso cavar um buraco que dará água?" Retornando ao Brasil, encontrei-me com colegas e cheguei no Hospital Albert Einstein, em São Paulo, onde pude falar com Oren Smaletz, do Centro de Oncologia, apresentando minha visão e a possibilidade de um projeto de um grupo focado em medicina integrativa. Oren acolheu o projeto e me apresentou à diretoria da instituição com Nelson Hamerschlak, um médico hematologista pioneiro na área de transplante de medula óssea. Com o apoio de Nelson, Oren e a aprovação da instituição, eu finalmente tinha encontrado onde cavar, onde poder vivenciar minha "guerra do bem" e compartilhar a água de nosso poço.

Neste sentido, este manual, na sua terceira edição ampliada e revisada, traz uma revisão das bases da boa medicina, a chamada medicina integrativa, que não se traduz como um novo paradigma de pensamento em saúde, e sim um relembrar do que já está presente em nossos corpos, como nossa capacidade inata de cura e restauração. Na sala de consulta, na qual a atenção e a comunicação empática entre médico e paciente se revelam fundamentais; nos cuidados no hospital, onde o amor e a compaixão dos profissionais de saúde são exercidos no dia a dia; e no autocuidado dos médicos, profissionais de saúde e terapeutas. Na essência, a promoção de bem-estar é a soma do respeito à autonomia e do autocuidado. Na pós-graduação ou no grupo de terapeutas integrativos, esse respeito se revela no melhor da prática médica e assistencial.

Este livro pretende ser um manual, um novo paradigma de pensamento em saúde: a medicina integrativa. Dizemos novo porque, apesar de as bases terem sido fundadas há séculos, somente nas últimas duas décadas é que houve coragem para sistematizar esse pensamento (traduzir, escrever, definir) e adotar esse tipo de tratamento em grandes centros de saúde. O que está acontecendo hoje é que a ciência – aquela mesma que permite ao profissional médico receitar ranitidina para dor de estômago e que foi responsável por progressos espetaculares na medicina nos últimos dois séculos – já fornece evidências sólidas de que a abordagem em medicina integrativa é eficaz, segura e, muitas vezes, mais barata do que a medicina que se pratica normalmente no mundo ocidental.

MAS O QUE É A MEDICINA INTEGRATIVA?

É muito frequente que as definições da medicina integrativa sejam apresentadas na literatura como negações das outras especialidades. A medicina integrativa seria, então, a medicina não alopática, a medicina não convencional; mas também não é medicina complementar, não é a medicina alternativa, não é homeopática. Muitas coisas que ela não é, realmente. Será?

A medicina integrativa nasce, evidentemente, de uma insatisfação de médicos e pacientes com a medicina convencional, baseada em procedimentos para o alívio de sintomas de doenças já instaladas.[1-5] A medicina ocidental parte do sintoma para a doença e da doença para o tratamento, por exemplo, da dor de estômago para a gastrite e desse diagnóstico para a terapia dirigida para a eliminação da gastrite. Raramente o médico vai se ater à causa da doença, perguntando ao paciente sobre hábitos e comportamentos alimentares, nível de estresse, ou investigar se há infecção por *Helicobacter pylori*. A maior parte das doenças instaladas se relaciona com estilo de vida: o que uma pessoa come e de que maneira come, em que quantidade, tem o hábito de se exercitar, se convive com fumantes, se consome bebidas alcoólicas em excesso. Contudo, a medicina ocidental não se ocupa desses detalhes, pois intervém na doença: o remédio para emagrecer, a cirurgia para correção da fratura de maxilar por acidente de carro. Essas intervenções são necessárias, essenciais, mas não respondem a todos os problemas e não impedem que o ciclo de doença gerando doença se perpetue.

Assim, a medicina integrativa rompe com esse conceito e se recusa a atuar somente no final do processo, isto é, na doença. O que veremos neste livro é que a medicina integrativa está apta a atuar na promoção da saúde, via prevenção da doença ou manutenção da capacidade inata de cura de nosso corpo. A medicina integrativa propõe isso até às pessoas que já estão doentes, com câncer, infartadas e acidentadas, pois promove a capacitação para que o paciente viva melhor mesmo quando está doente e, além da cura das doenças curáveis, permite que o paciente tome atitudes de autocuidado, para manter a própria saúde, ou seja, saúde além da cura. Este livro mostra de que maneira a medicina integrativa facilita esse processo, convidando o paciente a cuidar de si.[6-9]

Por que a medicina integrativa não é o mesmo que medicina alternativa? Na verdade, pode existir uma certa confusão a respeito dos termos "medicina alternativa", "medicina tradicional", "medicina complementar" e outros. Alternativo é tudo aquilo que se propõe como contraposição ao convencional e na substituição: usar uma técnica curativa no lugar de outra proposta pelo médico. A medicina alternativa propõe substituição; mas isso não é medicina integrativa.

A medicina dita "tradicional" é aquela que vem sendo utilizada por determinados povos há muito tempo: a medicina tradicional chinesa, por exemplo (acupuntura inclusive), a medicina ayurvédica indiana ou técnicas fitoterápicas de índios brasileiros. Todas são baseadas em conhecimentos tradicionais desses povos e também vêm sendo estudadas pela ciência, com muitos dos efeitos comprovados.

A medicina complementar é um conjunto de terapias propostas em conjunto com a medicina convencional, e não em substituição: acupuntura para um paciente que já está sendo tratado pelo ortopedista por causa de lombalgia, massagens ou terapias de toque para alguém em tratamento quimioterápico para câncer. A medicina complementar, como o próprio nome diz, abraça técnicas de alívio e mudança de postura, sem negar o tratamento curativo principal.

A medicina integrativa propõe uma parceria do médico e do paciente para a manutenção da saúde. Começa, assim, por colocar o paciente como ator principal no processo, como seu próprio agente de saúde. O paciente deixa de receber passivamente um tratamento para uma doença e passa a participar ativamente da própria saúde. A saúde é, também, uma responsabilidade individual. Sai de cena o idoso com dor nas costas que busca o terapeuta para receber uma "solução mágica" e entra em cena o senhor que, ao conversar com seu médico, passa a ser capaz de identificar as posturas e os movimentos que lhe provocam dor nas costas, ou que recebe esclarecimentos de que a estenose do canal vertebral é incurável sem cirurgia e que, portanto, vai ser preciso mudar alguns hábitos e posturas para conviver melhor com a dor crônica.

Assim, a medicina integrativa muda o eixo do pensamento e da intervenção para tratar a doença em direção à promoção da saúde ou da prevenção.[10-12] Mais do que prescrever analgésicos, investigar a postura que provoca dor. Mais do que tratar a criança com catapora, verificar a dinâmica da família perante a vacinação, impedindo que irmãos ou mesmo adultos contraiam a doença. Além de bombardear um tumor com radioterapia, verificar os comportamentos que podem ter provocado o câncer ou levar ao agravamento da doença, e oferecer tudo o que estiver ao alcance, inclusive as medicinas tradicionais ou terapias complementares, para que o processo seja vivenciado com menos dor e mais conforto. Mais do que tratar a diarreia, investigar a qualidade da água consumida pela família.

No entanto, o que pareceria muito bonito do ponto de vista teórico não se sustentaria sem as evidências científicas, que são importantes para que os tratamentos sejam hoje defendidos e adotados pelo sistema de saúde (e aqui incluímos os planos de saúde, os hospitais e a mentalidade dos médicos que trabalham neles e dos pacientes que recebem atendimento). Como acreditar que a prática da meditação pode mudar o prognóstico de doenças crônicas? Simples: basta que estudos sejam publicados em importantes e tradicionais revistas de medicina do mundo e demonstrem isso com números.[13-15] A medicina integrativa vem se apropriando dessas evidências, publicadas por grandes autoridades, para mostrar que existem bases naturais, em níveis celular e molecular, que explicam por que aquela mudança de comportamento, aquela massagem, aquela reza podem fazer a diferença na vida de quem está doente.[16-18]

Além de mostrar como a medicina integrativa promove a saúde, este livro revela como o sistema imunológico do corpo humano tem processos que sofrem interferência de agravos externos, da mesma maneira que pode ser influenciado por terapias que nem sempre são adotadas pela medicina convencional. O que é e para que serve aquele malvisto processo inflamatório? Como a compreensão desse evento pode se dar pela perspectiva da medicina integrativa — que não desdenha da importância da genética na manutenção da saúde e no risco para doença?

Vale relembrar que a medicina integrativa é também aquela que admite a integração de corpo e mente na recuperação. E, se vamos falar de um paciente, que é constituído por mente, corpo e espírito, temos também de reconhecer que a medicina convencional se utiliza deste recurso há muito tempo: o placebo, mais do que um simples medicamento falso, é um aliado poderoso no tratamento. Qual é seu papel na medicina integrativa? Este livro também trata da conexão mente e corpo, do impacto da espiritualidade e da religiosidade na manutenção da saúde e de todos os processos mentais que interferem no processo de saúde/doença. Assim, ajuda a relembrar que estamos tratando pessoas, não doenças.

É por isso que este livro tem como público principal tanto médicos quanto profissionais da saúde interessados no paciente como agente da própria saúde. A medicina integrativa chama para o cuidado os profissionais de diversas áreas e formações, defendendo que a interdisciplinaridade é essencial para cuidar da pessoa. Convidamos você, leitor, a abrir sua mente para essas possibilidades, que neste programa de treinamento são tratadas com seriedade e alto nível de exigência, necessários para garantir a segurança daquele ser frágil, que é o paciente e sua saúde.

O QUE É E O QUE NÃO É

Uma das melhores e mais completas definições de medicina integrativa que temos hoje é a do Consórcio de Centros Acadêmicos de Saúde Norte-Americano para Medicina Integrativa,[19] que reúne 77 instituições dedicadas ao avanço dos princípios e práticas de medicina integrativa no mundo. Essa definição foi adotada em 2004 e revisada em 2009 e atesta: "Medicina integrativa é a prática da medicina que reafirma a importância da relação entre o paciente e o profissional de saúde, é focada na pessoa em seu todo, é informada por evidências e faz uso de todas as abordagens terapêuticas adequadas, profissionais de saúde e disciplinas para obter o melhor da saúde e da cura ('*Heath and healing*')".

No entanto, não foi sempre assim. Houve um longo caminho até que as várias definições do que é e do que não é esse campo do conhecimento chegassem a um consenso. A medicina integrativa começou a se conceituar neste modelo atual há aproximadamente 30 anos, quando pessoas e instituições consideradas referência nas áreas de medicina e filantropia passaram a se reunir nos Estados Unidos para diálogos a respeito da situação da atenção à saúde.

Mas é óbvio que as bases da percepção da capacidade de cura inata do ser humano são descritas desde aproximadamente 3.100 a.C., pelos egípcios, que afirmavam que o corpo humano poderia "se curar" por si só e utilizavam reflexologia e aromaterapia como terapias de base. Com mais clareza e trazendo uma enorme riqueza de conhecimentos de diagnóstico e terapias, os indianos, a partir dos anos 2.500 a.C., influenciados pelos gregos e por outras culturas, registraram em seus livros sagrados, chamados de *Vedas*, especialmente o *Atharvaveda*, as bases que levaram a sedimentar o sistema médico indiano designado como ayurveda. Dentro da ayurveda, a ioga emerge como uma prática muito popular, que propõe uma percepção ampla da realidade, incluindo práticas contemplativas e espirituais.

No nosso Grupo de Medicina Integrativa, estabelecido no Hospital Israelita Albert Einstein (HIAE), os conceitos e práticas da ioga são parte de seu fundamento.

Tivemos a oportunidade da presença e orientação do professor Marcos Rojo, que desde 1998 coordena um curso, pioneiro no Brasil, de pós-graduação em ioga, reconhecido pelo MEC. Professor Rojo nos trouxe a visão da estrutura de como atender pacientes oncológicos internados em tratamento, de forma individualizada. Essa estrutura, formada nos primeiros momentos da implementação de nosso serviço no HIAE, permanece inalterada e foi replicada em inúmeros hospitais e clínicas médicas e não médicas em todo o Brasil.

Outro sistema médico tradicional que compõe a raiz do que é a prática de medicina integrativa em todo o mundo é a medicina tradicional chinesa, que teve sua origem registrada ao redor de 1.600 a.C., porém se estabeleceu muito antes, com um percurso de 3.000 a 4.000 anos de prática. Dentro da medicina chinesa, a prática da acupuntura encontrou enorme popularidade no Ocidente e mesmo no Brasil. Óbvio que a medicina chinesa se estabelecendo como um sistema médico é mais ampla que a prática de acupuntura, trazendo conceitos muito interessantes de fitoterapia, nutrição e a importância da atividade física e mesmo práticas que visam equilibrar o fluxo de energia do corpo (sempre lembrando que temos mitocôndrias em todas as nossas células e produzimos uma quantidade impressionante de várias formas de energia). No Grupo de Medicina Integrativa, temos a grata presença do Prof. Alexandre Yoshizumi, responsável pela oferta e prática de acupuntura. A contribuição do professor Yoshizumi é muito relevante e se soma à experiência dos grupos de medicina integrativa norte-americanos, que em sua grande maioria valorizam a presença terapêutica da acupuntura.

Tantas outras civilizações e práticas terapêuticas trouxeram este olhar sobre a capacidade inata de nosso corpo se curar. Entre esses povos, os gregos, ao redor dos anos 800 a.C., trouxeram os fundamentos da filosofia ocidental, da ciência e de nossa medicina atual. Historiadores mostram que os gregos foram ao Egito trazendo os fundamentos primários para sua prática médica. Outras duas civilizações foram a romana e os cirurgiões persas. Após um período de estagnação na Idade Média, houve o florescimento exuberante da medicina na Renascença Italiana e a criação de cursos formais de medicina em Pádua e Bolonha, seguidos por universidades na França e Inglaterra. Outras práticas mais recentes, como a homeopatia e a chamada medicina antroposófica, se ancoram em bases comuns nesse enorme volume de conhecimento obtido e acumulado por séculos e milênios.[20,21]

Dentro da visão de medicina integrativa, existe um olhar muito acolhedor das práticas de curas populares, que em todo o mundo emergem como curandeirismo, uso de ervas e plantas e mesmo shamanismo, estendendo-se por todo o planeta, das práticas dos nativos norte-americanos e do povo Saami da Escandinávia às práticas de cura interligadas a tradições religiosas, como as tradições Shinto, Boom e muitas outras. Na América Latina, há o curandeirismo, representado por benzedeiras, uso de plantas nativas e outras intervenções. No Brasil, temos os rituais de cura dos nativos brasileiros, sendo fundamental referir a negligência do país ao não registrar e estudar esta enorme riqueza cultural.

A História nos lembra que, por duas vezes, a prática de acupuntura foi banida na China, a primeira vez pelos líderes da Dinastia Quing (1644-1911), e novamente em 1929 pelo Conselho Nacional Saúde Chinês. Recentemente, houve uma regulamentação na China, por meio de um dispositivo de lei (2019), promovendo a importância da medicina tradicional chinesa em conjunto com a chamada medicina moderna.[22]

Os sistemas médicos de promoção de saúde e cura de todo o mundo se encontram em mudança constante, e isso é necessário. Neste sentido, é importante o estudo das culturas e grupos sociais que fundamentaram a prática da medicina no passado. Podemos aprender importantes lições e evitar importantes erros. Esse respeito pelo processo inato de cura de nosso corpo, associado ao respeito por esse enorme volume de conhecimento das práticas tradicionais, é o fundamento do estabelecimento da medicina integrativa.

Em 2003, foi elaborado um estudo de mapeamento do escopo e da profundidade com que a medicina integrativa trabalhava no país. Esse esforço foi liderado pela Colaboração Bravewell, uma fundação criada com a missão de promover o avanço da medicina integrativa no mundo por meio de ações estratégicas de educação.[20]

Naquele ano também foi publicado o primeiro número de uma das primeiras revistas científicas na área, o *Journal of Integrative Medicine* (JIM), que até hoje divulga evidências da medicina integrativa em áreas tão amplas como medicina tradicional chinesa, cardiologia, genética, endocrinologia, parasitologia, imunologia, ortopedia, hematologia, gastrenterologia, ioga e enfermagem. Hoje, há vários periódicos científicos indexados revelando que a medicina integrativa, como o próprio nome diz, tem poder de integrar os mais variados campos do conhecimento, incluindo a ecologia e a sociologia, em prol do melhor cuidado com a saúde.

Alguns episódios são marcos históricos nesse processo. Por exemplo, em 2009 a Bravewell Foundation e o Institute of Medicine (IOM) norte-americanos organizaram uma cúpula sobre medicina integrativa que produziu conclusões muito importantes. Na ocasião, mais de 600 profissionais de saúde, gestores, cientistas e membros da indústria se reuniram para revisar as evidências científicas disponíveis e reconheceram que, embora a assistência à saúde no mundo estivesse comemorando avanços tecnológicos impressionantes, ainda estava focada na administração de eventos de doença (tratamento), e não na prevenção. Essa cúpula produziu um documento conhecido como "o relatório do Summit", que é hoje a base conceitual da educação em medicina integrativa e deste livro.[21]

Programas de treinamento começaram a surgir, inicialmente na Universidade do Arizona, e depois em vários outros centros pelo mundo. Centenas de eventos sobre o assunto ocorrem todos os anos, promovidos por universidades e centros de especialização. No Brasil, em maio de 2006, o Ministério da Saúde criou a Política Nacional de Práticas Integrativas e Complementares (PIC), normatizando, por meio de uma Portaria, a oferta de tratamentos complementares (como homeopatia, fitoterapia, acupuntura e outras) pelo Sistema Único de Saúde (SUS). Com isso, o SUS hoje já oferece, em cerca de 1.200 municípios, mais de 380 mil procedimentos de acupuntura por ano e mais de 300 mil de homeopatia.[23]

O pioneirismo em educação no Brasil coube ao Instituto Israelita de Ensino e Pesquisa Albert Einstein (IIEPAE), que em 2013 desenvolveu o primeiro Curso de Pós-Graduação *Lato Sensu* em Medicina Integrativa (hoje designado Curso de Pós-Graduação *Lato Sensu* em Saúde Integrativa e Bem-Estar).[22] Trata-se de uma iniciativa de treinamento em consonância com a preocupação do HIAE em ser referência na pesquisa, geração e difusão de conhecimentos na área da saúde, e da qual este livro faz parte. No ano de 2023, completamos dez anos de atuação nesta jornada integrativa que desde 2022 foi ampliada com a Pós-Graduação em Saúde Integrativa e Bem-Estar: Estudos Avançados, e hoje agrega mais de 1.500 egressos entre médicos, profissionais de saúde e terapeutas. Caminhamos para nossa trigésima turma, cuja grande maioria do corpo docente é formada por ex-alunos. Esta terceira edição de *Bases da Medicina Integrativa* comemora este momento, estabelece a base para muito mais anos e a estrutura que nos faz lembrar de nossos primeiros passos e de nossa visão em promover este "Re-Ver" da medicina.

ESTE MANUAL

Nesta terceira edição revisitada e ampliada, temos oito novos capítulos e uma revisão de todo o conteúdo editorial. Mais do que isso, uma nova apresentação de nosso Manual segue nossos fundamentos como autonomia, autocuidado e bem-estar.

Dentro de autonomia, temos os capítulos:

- Interdisciplinaridade e o cuidado humanizado.
- Atenção primária em saúde e sua interface com a medicina integrativa.
- Estresse: um desafio para o século XXI.
- Oncologia: uma visão integrativa.
- Epigenética: base teórica e importância clínica.
- A questão da espiritualidade e religião e seu impacto na saúde.
- Placebo: o poder da crença e sua importância terapêutica.
- Quando as gazelas nos superam: a realidade inventada.

Para o capítulo sobre interdisciplinaridade, convidamos os educadores Fernando César de Souza e Ivani Fazenda, sendo ela uma das referências em todo o mundo sobre o conceito e a prática da interdisciplinaridade.[24,25] Este conceito, além de trazer luz para a importância do time multiprofissional, revela a importância do conhecimento compartilhado e adquirido pela experiência em grupo. Na nossa concepção de Pós-Graduação em Saúde Integrativa e Bem-Estar, temos alunos médicos, muitos deles especialistas nos mais variados campos de atuação em medicina, assim como profissionais da saúde e terapeutas em todas as áreas de atuação. Esta mescla de formação determina um caldeirão de conhecimentos que, no final do curso, se converte em um enorme avanço de uma visão interdisciplinar de cura e saúde. Todos os domínios de conhecimento são importantes e valorizados, seja no aspecto de troca horizontal, como na análise de um caso, seja no aspecto vertical, como na tomada de decisão para a realização de uma cirurgia. Sempre lembramos que medicina não pertence aos médicos; a prática da boa medicina é realizada em conjunto por dezenas de áreas e profissionais da saúde com a participação de médicos. Na estrutura de um complexo hospitalar, os médicos representam apenas a ponta do *iceberg* visível, e sua atuação possível, por exemplo, sem os times da manutenção e da limpeza. Nesta visão interdisciplinar, todos criam conhecimento e todos são fundamentais para o processo.

Os capítulos deste livro não esgotam o assunto: ainda bem! Queremos que inspirem discussões e que os saberes a respeito da medicina integrativa possam ser comentados e retrabalhados. Contudo, alguns assuntos não poderiam deixar de estar presentes, como a base da medicina integrativa: a promoção da saúde. O que significa promover a saúde? Seria uma oposição à medicina convencional? O marco teórico desse capítulo sobre promoção à saúde é justamente o relatório da cúpula de 2009 (o Summit), que concluiu, entre outras coisas, que:

- A progressão de muitas doenças crônicas pode ser revertida pela mudança de estilo de vida.
- Genética não é destino.
- O meio ambiente influencia nossa vida.
- É essencial melhorar o sistema de atenção básica à saúde.
- O sistema de financiamento à saúde precisa ser revisto.
- Mudanças na educação promovem mudanças na prática.
- O único padrão de qualidade aceitável é a medicina baseada por evidências.[26]

Os coautores que nos ajudaram no capítulo sobre promoção da saúde são Paulo de Tarso Ricieri de Lima, Rafael Herrera Ornelas e Amanda Brolio de Souza.

No capítulo sobre estresse, Maria Ester Azevedo Massola, Danilo Santaella e Marcos Rojo trazem um olhar delicado e prático quanto à origem, à patologia e ao manejo desse fenômeno clínico inato e mal compreendido. Trazendo um comentário de Jiddu Krishnamurti: "Estaria a sociedade sã, na qual uma pessoa deveria retornar a ela? Não seria esta mesma sociedade responsável por fazer esta pessoa doente?" Com certeza o doente deve se tornar saudável; mas por que ele deveria se ajustar a uma sociedade doente? Se ele estivesse saudável, ele não faria parte desta sociedade. Se nos perguntarmos qual é a saúde de uma sociedade, qual seria o benefício de ajudar seus indivíduos a se ajustar a ela? Este comentário de Krishnamurti traduz a urgência e importância desse assunto, abordado por Massola, Santaella e Rojo.

Ainda no campo da prática clínica, a oncopediatra Denise Tiemi Noguchi compartilha seu olhar e experiência na prática clínica da medicina integrativa em oncologia. Em todo o mundo, líderes médicos oncologistas e hemato-oncologistas se estabelecem como porta-vozes desse olhar integrativo ao paciente. Mais do que a escolha de terapias médicas e complementares, esse olhar determina um cuidado humanizado sempre associado à possibilidade da conexão com o bem-estar, mesmo diante de um tratamento rigoroso.

Em tempos de avanços formidáveis na pesquisa genética, não poderia faltar neste livro um capítulo sobre esse assunto. A geneticista clínica Fernanda Lima explica que existem conformações nos genes que podem levar à predisposição para doenças como o câncer. A autora apresenta os telômeros, que são "capas" que protegem as pontas dos cromossomos e servem como marcadores da idade biológica da célula, pois diminuem cada vez que a célula se replica. A ciência já mostrou que o estresse psicológico crônico destrói os telômeros, levando as pessoas ao envelhecimento precoce, aumentando assim a possibilidade da expressão de doenças.[27]

A espiritualidade também é tema deste livro. Um artigo clássico sobre isso foi publicado em 1910, por uma das mais importantes revistas de medicina do mundo, o *British Medical Journal*. "The faith that heals" era o título de um artigo de William Osler, professor de medicina na Universidade de Oxford.[28] Naquela época, a convite do editor, Osler já se inquietava com o poder da fé na recuperação de doenças.[29-31] Em tempos de medicina baseada em evidências, os autores de um dos capítulos deste livro tratam dos impactos da espiritualidade e da religião sobre a saúde e os impactos que a ciência já conseguiu medir. Marcelo Saad, Roberta de Medeiros e Alexander Moreira-Almeida investigam essas relações entre saúde e espiritualidade.

A mente tem, de fato, um poder muito grande, e podemos tomar partido disso tanto para estudar como para tratar as doenças. A origem da palavra "placebo" é o latim *placere*, ou seja, "agradarei". Placebo é uma substância biologicamente inerte (ou seja, sem efeito) que se dá para aliviar um sintoma. Um comprimido sem princípio ativo, por exemplo. O curioso é que já se descobriu que, simplesmente por acreditar que estamos sendo tratados, conseguimos eliminar sintomas de doenças.[32,33] O neurologista Mario Prieto Fernando Peres escreve o capítulo sobre este tema.

O psiquiatra e psicoterapeuta junguiano Paulo Vicente Bloise apresenta um importante capítulo sobre as bases da consciência e caminhos práticos para lidarmos com pensamentos recorrentes e respostas ao estresse crônico: "Quando as gazelas nos superam: a realidade inventada". Fica a pergunta: quanto da realidade não é inventada?

No segundo bloco de capítulos ancorados pelo tema autocuidado, temos:

- A saúde mental e os recursos de autocuidado.
- Criatividade, corpo e consciência: fundamentos para a saúde integrativa e o bem-estar.
- O processo inflamatório e sua interface com a prevenção de doenças crônicas.
- O processo imunológico na perspectiva da medicina integrativa.
- Integrative Health Coaching (IHC).
- Cuidado compassivo e a experiencia da Equipe de Medicina Integrativa Einstein.
- Envelhecimento saudável.
- A escuta como caminho: bases práticas e conceituais.

No capítulo "A saúde mental e os recursos de autocuidado", a psicóloga e *fellow* de nosso curso de pós-graduação, Fernanda Burmeister de Campos Pires, conversa com três referências e nos traz informações extremamente valiosas e práticas. A primeira entrevista é com Rogier Hoanders, chefe de pesquisa do Centro de Psiquiatria Integrativa (CIP) de Lentis em Groningem, Holanda. Hoanders apresenta um modelo sustentável de como incorporar na psiquiatria clínica um modelo de fato integrativo, no qual medicamentos naturais, promoção de mudanças de estilo de vida e práticas em medicina complementar são incorporadas ao tratamento convencional. Em uma segunda entrevista, Geraldo Busato Filho, psiquiatra e professor titular do Instituto de Psiquiatria do Hospital das Clínicas da Faculdade de Medicina da Universidade de São Paulo (IPq-HC-FMUSP), revela sua visão em aspectos fundamentais relacionados à saúde mental, como as características de uma mente saudável, as origens dos transtornos mentais, os recursos terapêuticos existentes e como prevenir primariamente os transtornos mentais, seja na infância, seja no combate à pobreza e à desigualdade social. Em sua última entrevista, Fernanda nos presenteia com a presença de Lama Michel Rimpoche, monge budista de linhagem tibetana e hoje residente em Albagnano, Italia. Lama Michel fala de sua percepção do que seria uma mente saudável em sua interconexão com múltiplos aspectos da realidade, chamando nossa atenção para a importância do ensino psicoemocional nas escolas e a prática de exercícios "emocionais" e inter-relacionais.

A seguir, a neurologista Marcela Guimarães Cavalcanti Ribeiro traz o lindo capítulo "Criatividade, corpo e consciência: fundamentos para a saúde integrativa e o bem-estar". Trazendo o tom do capítulo, cito Carlos Drummond de Andrade: "O corpo humano, único no mundo, é a minha grande riqueza. Que outras riquezas, teria? O corpo, os corpos, uma alegria, uma vida em que não somos bons nem maus: somos o corpo".

A chamada inflamação é uma reação contra agressões sofridas pelo organismo por meio de processos químicos e celulares. Quando exacerbado ou desequilibrado, o processo inflamatório se torna crônico e provoca doenças como a asma. Entretanto, já se sabe que as células envolvidas no processo inflamatório atuam sob instrução de genes, que, por sua vez, sofrem influência do ambiente, de exercícios, da nutrição e do estilo de vida. Mario Peribanez Gonzalez, em seu capítulo sobre o assunto, explica as várias fases da reação inflamatória até a solução do problema – ou, de outro lado, quando a inflamação se torna crônica.[34] O autor mostra como alguns fatores externos, como a obesidade, o estresse, a depressão e a atividade física podem interferir na inflamação. Assim, oferece uma visão de como a medicina integrativa pode atuar beneficamente nesse processo.

O organismo humano detém um sistema complexo de combate a infecções e outras doenças: o sistema imunitário. Ocorre que o processo imune sofre influência do ambiente, da alimentação e do estresse, fatores capazes de interferir em nível genético. Assim, é necessário consciência e autocuidado para permitir que o sistema inato de defesa do indivíduo funcione em equilíbrio. As autoras do brilhante capítulo sobre o sistema imunológico são Andrea Hovarth Marques e Sonia Cendon.

Trazendo uma proposta de integração a todas essas informações e possibilidades terapêuticas e de autocuidado, o biólogo e a terapeuta sênior Fábio Romano e Káritas Ribas escrevem, no capítulo 14, sobre o campo emergente do *coaching* aplicado à promoção de saúde e bem-estar. Muito se fala na imprensa leiga, porém, bases teóricas e práticas formais são necessárias para fundamentar essa importante abordagem. Em um universo de múltiplas opções e recursos, nossos pacientes e cuidadores necessitam de uma plataforma que os capacite para discernir sobre suas escolhas. Fábio Romano convida, assim, a analisar a possibilidade de agregar à nossa prática clínica o recurso valioso do *coaching* aplicado à saúde e à promoção do bem-estar.

No capítulo "Cuidado compassivo e a experiência da equipe de Medicina Integrativa Einstein", a querida Maria Ester Azevedo Massola, hoje coordenadora da equipe de Medicina Integrativa do HIAE, acompanhada por Jeanne Pilli e Marcia Prieto, descreve a aplicação clínica e as bases teóricas do cuidado compassivo, da escuta empática e, sobretudo, do respeito à autonomia do paciente que, durante um tratamento oncológico, se mostra vulnerável às dores e ao sofrimento, mas também à cura no seu sentido maior. Citando um depoimento de uma paciente sobre o atendimento recebido durante sua internação, "quando não há cobranças de si mesmo [...] aprendemos a superação para evoluir na cura em amplos sentidos. Um momento mágico no encontro da paz comigo mesma, para ter suporte e energia para lidar com o mundo externo". Este depoimento nos revela a profundidade e a importância da presença da compaixão e da não violência no atendimento e cuidado de nossos pacientes.

A seguir, a geriatra e professora de nosso curso de Pós-graduação em Saúde Integrativa e Bem-estar, Priscilla Alessandra Fiorelli Cantarino, escreve sobre envelhecimento saudável. Como *fellow*, Priscilla detém uma ampla visão integrativa em sua prática clínica em geriatria. Esta visão em geriatria integrativa se faz fundamental, uma vez que pertencemos a uma sociedade em transformação diante de uma longevidade importante, mas não necessariamente acompanhada de saúde e bem-estar. É um enorme desafio social trazer conceitos sustentáveis de mudança a esse quadro, porém já detemos os conhecimentos e recursos necessários para tanto. Priscilla, bem-vinda a esta terceira edição!

Fechando a lista de capítulos do bloco sobre autocuidado, temos o educador Fernando César de Souza e o médico Alberto Peribanez Gonzalez com o capítulo "A escuta como caminho: bases práticas e conceituais", trazendo a estrutura básica do diálogo e sua importância na prática clínica. Refletindo sobre a importância do momento presente e as dificuldades de translacionar nossas escolhas de autocuidado para o dia a dia, percebemos que nosso conteúdo psíquico inconsciente muitas vezes se interpõe como barreira.

Muito se fala, pouco se faz... muitas vezes, o não fazer, o escutar, o observar e o empatizar são a base para um bom relacionamento entre médicos e pacientes, entre profissionais atuantes na área de promoção e saúde e seus clientes. Esse não fazer, esse só estar, requer, ao contrário do que possamos imaginar, uma estrutura teórica e um esforço às vezes maior do que o esforço associado ao fazer. Muito mais do que conhecimento, terapias médicas complexas e orientações em autocuidado, a verdadeira promoção de saúde e bem-estar se fundamenta no servir ao próximo, na escuta do que está presente no agora, no pouco fazer e no muito estar.

No último bloco de capítulos alinhados com o tema bem-estar, temos:

- A comunicação como princípio formativo dos profissionais da saúde e medicina integrativa.
- Empreendedorismo e conectividade.
- Mudanças de hábito em saúde.
- Conexão mente-corpo: bases científicas e caminhos terapêuticos.
- O conceito de *mindfulness* e sua aplicação na saúde.
- Inconsciente, *mindfulness* e a prática clínica.
- Natureza, saúde e princípios socioecológicos.

Fernando César de Souza, coordenador de nosso curso de Estudos Avançados em Saúde Integrativa e Bem-Estar, traz sua experiência como educador na sala de aula e como profissional coorporativo no tema da comunicação como princípio formativo dos profissionais da saúde e medicina integrativa. Fernando revela em seu texto uma profunda reflexão, apresentando as premissas de comunicar como caminho de reconhecimento e de comunicar como princípio agregador e intencional, fazendo uma análise ampla e profunda. Conclui seu texto chamando a atenção para a importância do dialogar, ancorado a valores da medicina integrativa, como transformação, liderança, integridade, comunidade, interdisciplinaridade e as ações baseadas em evidências.

Como nosso segundo ano de Pós-Graduação em Estudos Avançados em Saúde Integrativa e Bem-Estar, o tema do empreendedorismo foi acolhido como parte estrutural, e o economista Eduardo de Azevedo Marques Strang acolheu a ideia e propôs um percurso durante a formação. O resultado foi a possibilidade de os alunos construírem seu caso de negócios com um olhar amplo ancorado na realidade e na sustentabilidade do projeto. O capítulo compartilha um pouco desse olhar e da importância dos conceitos em empreendedorismo aplicado desde a casos de negócios pequenos, como a implementação de uma clínica, até a uma ação social em larga escala. A presença de Eduardo Strang como docente em nossos cursos trouxe a nossos alunos uma importante vantagem competitiva no mercado de trabalho; ficou claro para todos o quão relevante foi o valor que os conhecimentos e a prática de conceitos em medicina integrativa trouxeram a suas carreiras.

Fábio Romano foi novamente convidado a compartilhar seus conhecimentos em nosso Manual, agora no capítulo focado na difícil tarefa de mudanças de hábito em saúde. Frequentemente, os alunos recém-ingressados na pós-graduação perguntam como eles podem levar um paciente a mudar maus hábitos de saúde, e a resposta é: não podem! As mudanças são sempre decisões íntimas, muitas vezes extremamente mobilizantes, e nem sempre perduram com o tempo; daí a importância desse capítulo, no qual Fábio escreve estratégias que podem efetivar a mudança de hábito e demonstra a importância da presença de profissionais treinados no assunto em acompanhar e muitas vezes "espelhar" comportamentos, facilitando a mudança definitiva de escolhas ruins em hábitos. Um assunto aparentemente simples, mas que na prática clínica se revela desafiador.

No capítulo seguinte, Elisa Harumi Kozasa e Cristiane Benvenuto tratam da conexão mente-corpo, com suas bases científicas e caminhos terapêuticos. Elisa, hoje uma referência na pesquisa em práticas contemplativas e seu impacto neurocognitivo, nos traz uma sólida base de literatura em temas já ricamente pesquisados, como a "atenção plena", a prática de ioga e suas conexões neurocognitivas. O capítulo também nos revela caminhos terapêuticos e as últimas trilhas de pesquisa em epigenética e circuitaria cerebral.

Sempre é válido lembrar que qualquer possibilidade de escolha se dá no momento presente. Muitas vezes, no meio acadêmico, planejamos e pouco executamos essa conexão com o agora, que se traduz pelo termo *mindfulness*. Stephen Little e Isabel Cristina Weiss de Souza oferecem aos leitores, no capítulo "O conceito de *mindfulness* e sua aplicação na saúde", a revisão de evidências e o compartilhamento da experiência de décadas no ensino e na utilização clínica desse conceito em atenção plena na promoção da saúde e do bem-estar em ambientes hospitalares, na pesquisa e no ensino.

Refletindo sobre a importância do momento presente e as dificuldades de translacionar nossas escolhas de autocuidado para o dia a dia, percebemos que nosso conteúdo psíquico inconsciente muitas vezes se interpõe como barreira. Paulo Vicente Bloise e Luiz Paulo Grinberg tratam, no capítulo "Inconsciente, *mindfulness* e a prática clínica", desse relevante e negligenciado tema. Bloise e Grinberg estabelecem com seus textos um firme convite a explorar a importância, a teoria e a prática clínica do acolhimento do inconsciente e a correlação com saúde e bem-estar.

Encerrando esta terceira edição de nosso *Bases da Medicina Integrativa*, Eliseth Ribeiro Leão e Giulia Catissi. Eliseth (Lis), que também foi convidada a escrever o prefacio deste Manual, é cocriadora de nosso curso original em Bases da Medicina Integrativa, pesquisadora sênior da Instituição e hoje devota muito de sua energia a pesquisar a questão da importância do contato com a natureza e seu impacto nas relações humanas. Lis e Giulia escrevem sobre natureza, saúde e princípios socioecológicos. Pensando neste assunto, lembro da fala do professor da tradição Sufi, Llewllyn Vaughn-Lee: "O mundo não é um problema a ser corrigido; é um organismo vivo no qual vivemos. O planeta Terra é parte de nosso 'self' e nós somos parte deste todo que hoje sofre... Este todo está nos chamando neste momento, ele precisa de nossa resposta. Ele precisa que retornemos a nossas próprias raízes e que possamos enraizar novamente, na nossa própria relação com o sagrado que nos criou. Somente deste lugar de reverência, a unicidade do sagrado nos possibilitará um trabalho de cura e reparo, levando-nos a um mundo mais equilibrado". É dessa conexão com o sagrado da natureza, com o sagrado de nossas vidas, que este capítulo nos toca. Minha percepção pessoal é de certa urgência, e essa proposta de conhecimentos de Lis e Giulia se revela instrumento fundamental neste momento de transição do planeta.

Esperamos que este livro possa contribuir para que as pessoas interessadas em medicina integrativa se sintam instigadas e transformadas pelos conceitos novos que buscamos divulgar. Na conclusão do livro, quando o leitor já tiver compreendido muito do que essa nova visão propõe, analisaremos dois casos clínicos reais, a partir da perspectiva da medicina integrativa. Aceita o convite?

NA PRÁTICA
PRODUTO TERAPIA INTEGRATIVA

GRUPO DE MEDICINA INTEGRATIVA – CENTRO DE ONCOLOGIA E HEMATOLOGIA DO HOSPITAL ALBERT EINSTEIN

INTRODUÇÃO

O produto de terapia integrativa consiste em técnicas corporais, não invasivas, isentas de qualquer base religiosa, sempre adaptadas às necessidades e às limitações do paciente. Realizadas individualmente, podem incluir práticas físicas, como alongamentos, exercícios respiratórios, massagens leves (sem óleos ou cremes) e práticas de relaxamentos conduzidos pela fala (voz) do terapeuta. Os atendimentos são realizados no leito ou em espaço terapêutico próprio. O público-alvo são pacientes, cuidadores e acompanhantes.

OBJETIVO

O objetivo do produto de medicina integrativa é educar pacientes e cuidadores quanto a:

- Aprender a relaxar e diminuir a tensão advinda de estresse.
- Aprender a respirar e diminuir a ansiedade decorrente de fatores estressantes, sejam emocionais ou físicos.[35-37]
- Com base na prática de exercícios de atenção plena ao momento presente, aprender a acessar as próprias necessidades e relatar, de forma clara, os sintomas existentes à equipe médica e assistencial.[38]
- Aprender ferramentas de gestão de estresse que possam ser utilizadas rotineiramente em todos os momentos do tratamento.

Não são escopos da sessão em terapia integrativa:

- Suporte psicoterápico.
- Análise e discussões quanto a tratamento clínico.
- Assistência social.
- Suporte a questões administrativas.
- Atendimento fisioterápico.

COMO

São oferecidas seis práticas básicas e de simples execução, baseadas em construtos de ioga e terapias corporais de toque. São elas:

1. Prática de contato com o solo,[39] por meio do contato dos pés com o chão ou mesmo do toque na planta dos pés.
2. Prática de contato com a respiração,[40,41] por meio da atenção ao padrão do movimento respiratório e da modulação assistida.
3. Prática de contato com o corpo pelo toque,[42] por meio do contato e da atenção dirigida ao toque terapêutico em uma ou mais áreas corporais.
4. Prática de relaxamento profundo guiada pela voz, isto é, a condução dirigida pela voz do terapeuta, com o objetivo de estimular a resposta de relaxamento fisiológico.
5. Prática de contato com o corpo por meio de posturas físicas, com a realização e a observação de movimentos corporais de pequena amplitude, baseados em posturas descritas pela ioga.
6. Prática de toque realizada pelo cuidador:[43] uma sequência de toques físicos gentis realizada pelo cuidador sob orientação do terapeuta.

SESSÃO TERAPÊUTICA – BREVE DESCRIÇÃO

O terapeuta deve estar tranquilo e focado no momento presente. Antes de entrar no quarto, o terapeuta deve vestir o avental apropriado e informar-se do nome e da idade do paciente, assim como o nome do médico titular. Ao entrar no quarto ou box do paciente, pedir licença e se identificar. Lavar as mãos, cumprimentar o paciente e então perguntar se já conhece o trabalho de terapia integrativa. Em caso negativo, com tom de voz suave, o terapeuta deve explicar o método, conceituando brevemente os objetivos. A duração da sessão deve ser preestabelecida, e deve-se esclarecer se haverá custos ou não. Pede-se o consentimento do paciente para fazer a sessão. Em caso negativo, o terapeuta pergunta se quer que haja retorno em outro dia, e então se despede.

Em caso afirmativo, o terapeuta deve pedir para desligar televisores (se for o caso) e lembrar ao paciente que, se possível, é melhor colocar os telefones em modo silencioso ou desligados. Perguntar se o paciente deseja usar o banheiro. O terapeuta então sugere que a sessão seja feita na cama, porém diz que é possível realizar a sessão na poltrona. Se o paciente preferir a poltrona, pede que ele fique na posição que lhe for mais confortável, reclina o encosto e sobe o apoio dos pés, se possível. Se o paciente preferir a cama, o terapeuta o ajuda a se acomodar da forma mais confortável possível, utilizando travesseiros, apoios para os joelhos, lençóis e cobertores, cuidando da iluminação do ambiente, abaixando todas as barras de proteção lateral e, se necessário, ajustando a altura da cama.

O terapeuta pergunta como o paciente está se sentindo, se está com alguma dor ou desconforto ou se há alguma restrição de movimento, os pontos mais sensíveis que não devem ser tocados, como acessos (tipo cateter), feridas, cortes cirúrgicos ou mesmo por sensibilidade do paciente. Explica brevemente o que será feito, pede que fique à vontade e que avise sobre qualquer desconforto a qualquer momento do atendimento. Durante toda a sessão, o terapeuta deve se manter atento ao paciente. Deve também convidar o acompanhante ou cuidador a acompanhar o atendimento.

O terapeuta deve se posicionar ao redor da cama, mantendo sempre contato com o paciente. No início da sessão, deve solicitar ao paciente que focalize a atenção à própria respiração. Sugerir que a expiração seja levemente mais longa que a inspiração, desde que isso não cause nenhum tipo de ansiedade.

Após esse momento, determina-se qual prática será oferecida e em que sequência, sempre observando a demanda do paciente e sua limitação no momento. Em uma sessão, pode ser realizada uma sequência com as seis práticas sugeridas ou mesmo a permanência em apenas uma prática selecionada.

Caso o paciente relate desconfortos, o terapeuta deve mudar o escopo da prática ou mesmo sugerir a interrupção da sessão. Na realização de toque físico, a sequência pode se iniciar nos pés ou nas mãos. Após o procedimento, abaixar a cama. Sair em silêncio, deixando o paciente em repouso.

Ao sair, o terapeuta deve passar álcool gel nas mãos.

MEDICINA INTEGRATIVA: PRINCÍPIOS DE TRABALHO*

- A saúde é vista como um estado vital de bem-estar físico, mental, emocional, social e espiritual, que capacita a pessoa a estar engajada na própria vida.
- O médico atua como parceiro no processo de cura e saúde.
- O paciente informado é parte integrante do processo de decisão do plano de tratamento.

---

* De acordo com o Consortium of Academic Health Centers for Integrative Medicine. Disponível em: www.imconsortium.org/

- As intervenções são dirigidas para tratar a doença, bem como para assistir a pessoa como um todo, abordando todos os aspectos que influenciam o processo de doença e cura.
- Os pacientes são orientados a reconhecer, administrar e diminuir os fatores estressantes.
- Os pacientes recebem orientações nutricionais: os alimentos são considerados agentes fundamentais na promoção de doença e saúde.
- O impacto das influências sociais no processo de adoecimento e saúde é considerado e incluído no plano de tratamento.
- As influências ambientais no processo de cura e saúde são abordadas, investigadas e consideradas no plano de tratamento.
- O plano de tratamento é compartilhado e integrado entre todos os profissionais de saúde envolvidos.
- Para cada paciente, é desenvolvido um plano de tratamento individualizado, baseado em suas demandas e necessidades.
- A promoção de saúde e a prevenção são enfatizadas no plano de tratamento.
- Todas as abordagens terapêuticas, os profissionais de saúde e as disciplinas são consideradas.

MEDICINA INTEGRATIVA: DEFINIÇÕES

O que NÃO é	O que é
Não é somente a oferta de terapias complementares	É medicina baseada em evidências de múltiplas fontes, integrando a melhor seleção de terapias para o paciente, sejam elas convencionais, sejam complementares, e que usa métodos e terapêuticas naturais, efetivos e menos invasivos, sempre que possível
Não é a promoção de determinadas práticas complementares em detrimento de outras	É a medicina que procura remover barreiras que possam inibir os processos biológicos responsáveis pela capacidade inata de cura do corpo (*healing*). É a medicina que vê o paciente como um parceiro ativo, que detém autoridade pessoal sobre a própria saúde; educa o paciente para o autocuidado

O que NÃO é	O que é
Não é seleção de terapias e serviços agrupados em um "centro holístico" alternativo a uma instituição	É a medicina que entende que as crenças e a origem do paciente facilitam a resposta de cura (*healing*); está focada nas características únicas de cada indivíduo, com base na interação entre mente, corpo, espírito e comunidade. É a medicina que observa que a compaixão é sempre favorável, mesmo quando as terapias médicas não o são
Não é o uso de terapias complementares com fim exclusivo de manejo de sintomas	É a medicina que se concentra na prevenção e manutenção da saúde, com atenção às escolhas de estilo de vida, incluindo alimentação, exercícios físicos, gerenciamento de estresse e bem-estar emocional, e que solicita aos provedores que atuem como educadores, modelos e mentores de seus pacientes

REFERÊNCIAS BIBLIOGRÁFICAS

1. Lima PTR. Medicina integrativa: a cura pelo equilíbrio. 2. ed. São Paulo: MG Editores; 2013.
2. Canguilhem G. O normal e o patológico. Tradução Maria T. Redig de Carvalho. 6. ed. Rio de Janeiro: Forense Universitária; 2009.
3. Weil A. Integrative medicine: a vital part of the new health care system [Internet] [citado em 01 jul. 2023]. Disponível em: www.help.senate.gov/imo/media/doc/Weil.pdf
4. Weil A. What is integrative medicine? [Internet] [citado em 01 jul. 2023]. Disponível em: www.drweil.com/drw/u/ART02054/Andrew-Weil-Integrative-Medicine.html
5. The Healthy US Collaborative [Internet] [citado em 01 jul. 2023]. Declaration for a new medicine. Disponível em: https://healthyuscollaborative.org/what/declaration-for-a-new-medicine/.
6. Ming C. Vida mais comprida. O Estado de S. Paulo, 2 de agosto de 2013 [Internet] [citado em 19 fev. 2014]. Disponível em: https://www.estadao.com.br/economia/celso-ming/vida-mais-comprida/
7. Remen RN. In the service of life [Internet] [citado em 01 jul. 2023]. Disponível em: https://palousemindfulness.com/docs/remen-service.pdf
8. Canguilhem G. Writings on medicine. Translated and with an introduction by Stefanos Geroulanos and Todd Meyers. New York: Fordham University Press; 2012.
9. Otani MAP. A medicina integrativa e a construção de um novo modelo na saúde. Cienc Saúde Coletiva. 2011;6(3):1801-11.
10. Lima PT. Medicina integrativa: a cura pelo equilíbrio. São Paulo: MG Editores; 2009.

11. Horwitz P, Morrison K, Parkes M, Patz J, Zinsstag J. Integrating health, sustainability and ecosystems in the post-2015. Development agenda [Internet] [citado em 01 jul. 2023]. Disponível em: https://idl-bnc-idrc.dspacedirect.org/bitstream/handle/10625/50652/IDL-50652.pdf.
12. Chopra D, Ornish D, Roy R, Weil A. 'Alternative' medicine is mainstream. The evidence is mounting that diet and lifestyle are the best cures for our worst afflictions [Internet]. The Wall Street Journal, 9 de janeiro de 2009 [citado em 01 jul. 2023]. Disponível em: http://online.wsj.com/news/articles/SB123146318996466585
13. Dominguez B. Anos de vida saudável nos objetivos do desenvolvimento sustentável. Consulta pública em âmbito internacional amplia debate da saúde no documento que começa a valer em 2015. Radis. 2013;127:21.
14. Clohesy Consulting [Internet]. Mapping the emergence of integrative medicine: a journey toward a new medicine. 2003 [citado em 01 jul. 2023]. Disponível em: www.bravewell.org/content/pdf/mappingExecSummary.pdf
15. Davidson RJ, Kabat-Zinn J, Schumacher J, Rosenkranz M, Muller D, Santorelli SF, et al. Alterations in brain and immune function produced by mindfulness meditation. Psychosom Med. 2003;65(4):564-70.
16. The Bravewell Collaborative [Internet]. Integrative Medicine. Improving health care for patients and health care delivery for providers and payors. 2010 [citado em 07 abr. 2014]. Disponível em: http://bravewell.org/content/pdf/IntegrativeMedicine2.pdf
17. Daubenmier J, Lin J, Blackburn E, Hecht FM, Kristeller J, Maninger N, et al. Changes in stress, eating, and metabolic factors are related to changes in telomerase activity in a randomized mindfulness intervention pilot study. Psychoneuroendocrinology. 2012;37(7):917-28.
18. Ornish D, Magbanua MJM, Weidner G, Weinberg V, Kemp C, Green C, et al. Changes in prostate gene expression in men undergoing an intensive nutrition and lifestyle intervention. Proc Natl Acad Sci U S A. 2008;105(24):8369-74.
19. França L. A cura está no doente, diz médico. Veja, 23 de janeiro de 2010 [citado em 01 jul. 2023]. Disponível em: https://veja.abril.com.br/saude/a-cura-esta-no-doente-diz-medico
20. Guarneri E, Horrigan BJ, Pechura CM. The efficacy and cost effectiveness of integrative medicine. A review of the medical and corporate literature. A Bravewell Collaborative Report. 2010 [citado em 01 jul. 2023]. Disponível em: www.bravewell.org/content/IM_E_CE_Final.pdf
21. Academic Consortium for Integrative Medicine & Health [Internet] [citado em 01 jul. 2023]. Disponível em: https://imconsortium.org/
22. Oumeish OU. The philosophical, cultural and historical aspects of complementary, alternative, unconventional and integrative medicine in the Old World. Arch Dermatol. 1998;1349110:1373-86.
23. Baas JH. The medical culture of those nations whose development in medicine is either already close or is a stationary (or not independent): the history of the most ancient medicine and the medicine of primeval people. In: Outllines of the history of medicine and the medical profession. New York: J.H. Vail & Co; 1889. p.13-78.
24. Linde K, Niemann K, Meissner K. Are sham acupuncture interventions more effective than (other) placebos? A re-analysis of data from the Cochrane review on placebo effects. Forsch Komplementmed. 2010;17(5):259-64.
25. Schapira L, Offit PA. Cancer and the power of placebo. Medscape multispecialty. 2013 [citado em 01 jul. 2023]. Disponível em: www.medscape.com/viewarticle/817524
26. Wong KC, Wu LT. History of Chinese Medicine. 2. ed. Taipei: Southern Materials Center Inc.; 1985. p.162-3.
27. Brasil. Ministério da Saúde. Gabinete do Ministro. Portaria n. 971, de 3 de maio de 2006. Aprova a Política Nacional de Práticas Integrativas e Complementares (PNPIC) no Sistema Único de Saúde [citado em 01 jul. 2023]. Disponível em: http://bvsms.saude.gov.br/bvs/saudelegis/gm/2006/prt0971_03_05_2006.html

28. Osler W. The faith that heals. BMJ. 1910 [citado em 01 jul. 2023];1(2581):1470-2. Disponível em: www.bmj.com/content/1/2581/1470
29. O'Donovan A, Tomiyama AJ, Lin J, Puterman E, Adler NE, Kemeny M, et al. Stress appraisals and cellular aging: a key role for anticipatory threat in the relationship between psychological stress and telomere length. Brain Behav Immun. 2012;26(4):573-9.
30. Ornish D. Integrative care: a pathway to a healthier nation. [Testimony of Dean Ornish, founder and president of the Preventive Medicine Research Institute, to the Senate Committee on Health, Education, Labor and Pensions of the United States Senate, in February 26, 2009].
31. Epel ES, Blackburn EH, Lin J, Dhabhar FS, Adler NE, Morrow JD, et al. Accelerated telomere shortening in response to life stress. Proc Natl Acad Sci U S A. 2004;101(49):17312-5.
32. Instituto Israelita de Ensino e Pesquisa Albert Einstein (IIEP). Pós-Graduação em Bases da Medicina Integrativa e Bem-Estar. [citado em 01 jul. 2023]. Disponível em: https://ensino.einstein.br/pos_bases_saude_integrativa_bem_estar_p0078/p?sku=6208&cidade=sp
33. The Bravewell Collaborative. The Summit on Integrative Medicine and the Health of the Public. Summit provides models for health care reform. 2009 [citado em 01 jul. 2023]. Disponível em: www.bravewell.org/integrative_medicine/national_summit/
34. Schultz AM, Chao SM, McGinnis M. Integrative medicine and the health of the public. A summary of the February 2009 summit. Washington: The National Academies Press; 2009 [citado em 01 jul. 2023]. Disponível em: www.nap.edu/openbook.php?record_id=12668&page=R1.
35. Paulsen AE. Religious healing; preliminary report. JAMA. 1926 [citado em 01 jul. 2023]; 86(20):1519-24. Disponível em: http://jama.jamanetwork.com/article.aspx?articleid=240910
36. McCaffrey AM, Eisenberg DM, Legedza AT, Davis RB, Phillips RS. Prayer for health concerns: results of a national survey on prevalence and patterns of use. Arch Intern Med. 2004;164(8):858-62.
37. Fazenda ICA, Varella AMRS, Almeida TTO. Interdisciplinaridade: tempos, espaço, proposições. e-Curriculum. 2013 [citado em 01 jul. 2023];11(3):847-62. Disponível em: http://revistas.pucsp.br/index.php/curriculum/article/view/14914/13295
38. Picard M, Juster RP, Sabiston CM. Is the wholegreater than the sum of the parts? Self-rated health and transdisciplinarity. Health. 2013 [citado em 01 jul. 2023];5(12A):24-30. Disponível em: www.scirp.org/journal/PaperInformation.aspx?PaperID=40605#.UwSrgfn1nHU
39. Picard M. Pathways to aging: the mitochondrion at the intersection of biological and psychosocial sciences. J Aging Res. 2011;2011:814096.
40. Antoni MH, Lutgendorf SK, Cole SW, Dhabhar FS, Sephton SE, McDonald PG, et al. The influence of bio-behavioural factors on tumour biology: pathways and mechanisms. Nat Rev Cancer. 2006;6(3):240-8.
41. Bevans M, Sternberg EM. Caregiving burden, stress, and health effects among family caregivers of adult cancer patients. JAMA. 2012;307(4):398-403.
42. Benson H, Beary JF, Carol MP. The relaxation response. Psychiatry. 1974;37(1):37-46.
43. Monti DA, Kash KM, Kunkel EJ, Moss A, Mathews M, Brainard G, et al. Psychosocial benefits of a novel mindfulness intervention versus standard support in distressed women with breast cancer. Psychooncology. 2013;22(11):2565-75.

2
Interdisciplinaridade e o cuidado humanizado

Fernando César de Souza
Ivani Catarina Arantes Fazenda

INTRODUÇÃO

Apesar dos surpreendentes avanços tecnológicos e científicos na educação e na saúde durante o século XX, principalmente após a Segunda Guerra Mundial, houve uma descrença na excessiva disciplinaridade científica que afastava as pessoas de dialogarem entre si e entre os campos do conhecimento. Na década de 1950, ocorreu um *boom* de revisões das correntes de pensamentos educacionais e filosóficas que questionavam as teorias, as ciências e as práticas de formação nos espaços acadêmicos, mais precisamente na França.

Este capítulo opta por um recorte histórico entre as décadas de 1960 e 2000, período de críticas ao pensamento isolado, descontextualizado e encapsulado em feudos científicos, até os dias atuais, quando a abordagem interdisciplinar é vista como um movimento para viver a complexidade e a integralidade humanas. Pensadores como Edgar Morin, George Gusdorf, Julie Klein, Hilton Japiassu e Ivani Fazenda são alguns dos expoentes dessa contracultura. Nesse movimento de reorganização do diálogo, em que os conhecimentos, os aprendizados e as ciências avançaram em uma velocidade jamais presenciada, fomos tomados pelos perigos iminentes da excessiva fragmentação, que deixa as pessoas distantes na realidade social.

Dialogar com os profissionais que trabalham na educação e na saúde é conectar a intencionalidade da ação transformadora, pois acolher as pessoas que procuram certo alívio das suas dores físicas, sociais e emocionais, quer estejam em um balcão da clínica médica, quer estejam no guichê da secretaria escolar, é estabelecer diferentes vínculos humanizados quase familiares nesta casa chamada Terra, muito próximo do que aprendemos com Bachelard, segundo o qual "na vida do homem, a casa afasta contingências, multiplica seus conselhos de continuidade. Sem ela, o homem seria um ser disperso".[1]

Para isso, é preciso usar os espaços de boa convivência, independentemente se é um espaço educativo ou uma clínica, em que a escuta e a palavra promovam a força do autocuidado humano. Segundo Ricoeur, "Como é possível esse uso? É preciso realçar aqui que é na narrativa que a memória é levada à linguagem. Entendo por 'narrativa' toda a arte de contar e narrar que encontra, nas permutas da vida cotidiana, na História das histórias e nas ficções narrativas, as estruturas apropriadas do linguajar".[2]

A abordagem interdisciplinar, ou InterD, pede diálogos francos entre as pessoas em suas narrativas colaborativas e, por isso, a atitude da escuta é o primeiro passo para acolher os questionamentos basilares deste capítulo; assim, ousadamente lançamos três questões:

O ambiente escolar é um espaço de autocuidado?

Os espaços da clínica são educativos para a autonomia das pessoas em seus processos de autocuidado?

Como a abordagem interdisciplinar se conecta à saúde integrativa?

TRANSPOR AS BARREIRAS DISCIPLINARES: UM ATO DE OUSADIA

> Segundo Rousseau, "O homem não começa facilmente a pensar; mas, assim que começa, não para mais. Quem já pensou pensará sempre, e, uma vez exercitado na reflexão, o entendimento já não poderá permanecer em repouso".[3]

Dar sentido ao diálogo entre as pessoas em seus conhecimentos é um caminho rumo à dinâmica da tolerância e da paz. Quando se está com o outro, em uma relação franca, o pensamento se expande na preservação das identidades, independentemente da formação ou profissão. Diferentes maneiras de desenvolver as pessoas com perfis mais integrativos são possíveis, pois os "grandes espíritos miram sobre os muros de sua especialidade, e ávidos por abraçar vastos horizontes e de realizar em seus pensamentos uma enciclopédia em estado nascente", lembra Gusdorf.[4]

O mesmo "estado nascente" é capaz de juntar o individual pelas práticas do autocuidado; o solidário pelo acolhimento ao outro e o coletivo pelo cuidado das coisas do mundo. Pensar interdisciplinarmente é pertencer a uma mesma família humana, miscigenada em ciclos de confianças mútuas. Confianças que permitiriam uma abertura ao autodesenvolvimento, em que "todo conhecimento é autoconhecimento e todo desconhecimento é autodesconhecimento".[5]

O saber de maneira isolada pode causar uma "cegueira do conhecimento" e afasta o homem do autoconhecimento, como mencionou Morin[6] em sua teoria da complexidade, quando o homem se "congela" em suas verdades e atitudes, deslocando-se dos contextos sociais. Ele se petrifica na ciência sem sapiência.

Notemos os pensadores do Iluminismo, principalmente com o enciclopedista Diderot, em que a ciência da razão se tornara dominante, dando ao homem capacidade intelectual com objeções racionalistas contra certa revelação sobrenatural. Segundo os ideais iluministas, para entender o mundo, é necessário "que o homem desconfie dos cinco sentidos" e parta para a razão, que esclarecerá os fatos e a natureza. Ao escrever a *Enciclopédia*, em 1750, Diderot fez surgir a força das disciplinas que descreviam a formação do cidadão iluminista, influenciando os currículos das escolas e a formação dos profissionais de diversos campos do conhecimento.

Nossa crítica não está nas modelagens dos pensadores iluministas para as sociedades ocidentais modernas, mas na polarização exacerbada das ciências humanas (objetivo *vs.* subjetivo ou ciência *vs.* religião) que assumiram os pré-requisitos das ciências naturais. Ao reproduzir o fluxo de separar, analisar, responder, explicar e investigar um fato social ou cultural, destituindo o sujeito do seu objeto, há uma cisão do humano com o objeto. Essa foi a principal crítica que levou alguns pensadores europeus da década de 1960 a retomarem a abordagem interdisciplinar como instrumento da promoção do diálogo entre campos de saberes, oxigenando as ciências.

A ABORDAGEM INTERDISCIPLINAR – INTERD: A EVOLUÇÃO DO CONCEITO

A InterD reapareceu a partir das demandas da própria sociedade e das provocações de alguns investigadores das ciências humanas que voltaram a atenção ao excesso das novas disciplinas em detrimento do saber mais humanizado. O intuito era reaproximar as pessoas em diálogos prósperos.

Com as investigações de Gusdorf[7] na França de 1960, a InterD ressurge com foco no sentido e na reflexão-ação, ocasionando uma avalanche de perguntas e contextualizações sobre o jeito de fazer ciência e desenvolver as pessoas. Paralelamente, nos Estados Unidos, o conceito ganha formas acadêmicas na sistematização da obra de Julie Klein,[8] em seus estudos para a integração das disciplinas e foco na renovação das ciências da educação. Segundo Gusdorf, "só os espíritos estreitos permanecem prisioneiros de uma perspectiva epistemológica estritamente definida".

Gusdorf trazia a necessidade de juntar os campos do conhecimento isolados em castas científicas, o que Jean Piaget já havia denunciado antes. Em 1970, a InterD sofreu influência da Filosofia na busca por definições, incluindo outros conceitos como a transdisciplinaridade (TransD) e a multidisciplinaridade. Em 1980, a influência da Sociologia marcou os estudos sistemáticos na concretude da prática interdisciplinar. Em 1990, ocorreu forte influência da Antropologia centrada no homem e nos métodos sobre o sentido da vida.

A partir dos anos 2000, a InterD passou a ter suporte prático e, segundo o professor canadense Yves Lenoir, em seu artigo sobre a história da interdisciplina, há três lógicas que a explicam: a escola franco-canadense tem o foco no saber e no pensar; já a escola anglo-americana foca na funcionalidade da integração de áreas do conhecimento; por sua vez, a escola brasileira, baseada na antropologia cultural e na educação, busca em seus estudos e pesquisas a integralidade do ser, a força do conviver e a construção permanente do diálogo e do encontro entre as pessoas e os campos do saber.

Para o Grupo de Estudos e Pesquisas em Interdisciplinaridade (GEPI) da Pontifícia Universidade Católica de São Paulo (PUC-SP), fundado em 1981, e sua coordenadora Ivani Fazenda, da PUC-SP, a interdisciplinaridade é uma "teoria da incerteza", em que os escritos estão abertos diante do conhecimento. As atitudes que possibilitam as práticas são: espera, humildade, desapego, respeito e coerência. Toda interdisciplinaridade preserva a disciplina, e, para Fazenda, qualquer definição poderia empobrecer suas potencialidades de aplicação no cotidiano das pessoas e das ciências; por isso, a Tabela 1 aborda seus sentidos.

Assim, a interdisciplinaridade é uma ação que transita do centro da disciplina para as periferias e margens. Ela habita o espaço "entre", no vão criativo e permanente da liberdade de pensamento, mostrando humildade diante do saber do outro. Humildade e não subserviência. A pessoa pratica a InterD quando reverencia a autonomia e quando honra o antepassado do outro.

Tabela 1. Os sentidos da interdisciplinaridade[9]

Quem diz...	O que diz...
Georges Gusdorf, 1960	Um movimento que busca desfragmentar o saber e promover a interação entre as pessoas e o mundo. Denuncia o efeito nocivo do isolamento dos campos científicos
Hilton Japiassu, 1976	A interdisciplinaridade acontece pela intensidade das trocas entre os especialistas e pelo grau de integração real das disciplinas no interior de um mesmo projeto de pesquisa
Jean Piaget, 1950	Ocorre quando há reciprocidade nos intercâmbios entre as disciplinas e as ciências, capaz de gerar enriquecimento mútuo
Ivani Fazenda, 1970	É uma perspectiva adotada e profundamente influenciada pelo significado do eu-outro. O olhar é dirigido sobre a subjetividade dos sujeitos inseridos no mundo. Coloca em destaque a questão da intencionalidade e a necessidade de autoconhecimento e diálogo
Julie Thompson Klein, 1990	A questão da interdisciplinaridade não é, antes de tudo, teórica; ela é pragmática e organizacional. Nesse sentido, ela é de ordem instrumental, operatória e metodológica
Louis Wirtz, 1937	A interdisciplinaridade implica a existência de um conjunto de disciplinas interligadas e com relações definidas, que evitam desenvolver suas atividades de forma isolada, dispersa ou fracionada

O ato interdisciplinar pede paixão na compreensão do mundo em significativas transitoriedades e exige compaixão diante do surgimento do desejo de "deitar raízes" do bem-querer coletivo e colaborativo. Como diz Arendt, "Pensar e lembrar [...] é o modo de deitar raízes, de cada um tomar o seu lugar no mundo a que todos chegamos como estranhos. O que em geral chamamos de uma pessoa ou uma personalidade, distinta de um mero ser humano ou de um ninguém, nasce realmente desse processo de pensamento que deita raízes.[10]

Ainda se percebe que o caminho rumo à promoção de uma abordagem interdisciplinar na escola ou na clínica está em construção e carece de qualidade na comunicação para com as pessoas, pois, em Bondía: "A opinião, como a informação, converteu-se em um imperativo. Em nossa arrogância, passamos a vida opinando sobre qualquer coisa e sobre o que nos sentimos informados. E se alguém não tem opinião, se não tem uma posição própria sobre o que se passa, se não tem um julgamento sobre qualquer coisa que se lhe apresente, sente-se em falso, como se lhe faltasse algo essencial.[11]

OS ESPAÇOS DA ESCOLA COMO ESPAÇOS TERAPÊUTICOS: UM ATO DE HUMILDADE

Ao olhar o campo das disciplinas escolares, percebe-se que é composto (geralmente) por aulas compactas, aprendizagens limitantes e didáticas fechadas em um tempo cronologicamente bem estruturado e controlado, tudo isso funcionando como uma *performance* educativa. Isso dificulta o diálogo dos grupos de professores e alunos. Portanto, é preciso criar momentos em que as pessoas consigam interagir com suas percepções dessa escola atual, assim como discutir sobre suas expectativas dentro da dimensão simbólica do que é ser docente e o que é ser aluno. A proposta aqui seria a inclusão de exercícios corporais e de respiração nas práticas diárias.

Em um espaço escolar acolhedor, há que se integrar a capacidade humana de acreditar em si mesmo, de superar as situações difíceis e pouco experimentadas e partir para uma atitude proativa. Os acertos e os erros necessitam de leveza para um processo de aprendizado saudável, sem colocar as pessoas em caixas rotuladas, aprisionando-as em suas "gaiolas epistemológicas", segundo Ubiratan D'Ambrosio, nos impactos nocivos da competição.

Viver as possibilidades do cuidado em seus três eixos (cuidar de si, do outro e do mundo) é acreditar no time de alunos, professores e demais funcionários e apostar no sucesso do conjunto escolar. Uma educação centrada no respeito ao próximo é uma saída possível para elevar os índices de paz nos espaços coletivos.

Geralmente são encontrados modelos de controle e isolamento de cada aluno e professor em sua disciplina e em sua sala, caracterizando um aparente estado letárgico que evita o encontro e o diálogo franco. Assim, eles são treinados para a inércia que interrompe os ciclos vitais do aprender com o outro. Estabelecer um currículo em que as disciplinas e as pessoas mantenham suas singularidades em mecanismos dialógicos é possibilitar o cuidado educativo pelo ato da humildade e da escuta; conforme Barbier: "Ainda mais, a escuta sensível pressupõe uma inversão da atenção. Antes de situar uma pessoa em 'seu lugar', começa-se por reconhecê-la em 'seu ser', dentro da qualidade de pessoa complexa dotada de liberdade e imaginação criadora".[12]

O professor que consegue escutar a si mesmo se apresenta como autor de sua história e estabelece uma forma de agir diferenciada intencionalmente no diálogo com os alunos, com princípios básicos de reconhecimento e pertencimento. Reconhecer o potencial criativo do aluno não significa desvalorizar suas próprias jornadas formativas de mediador e mestre, mas garante que o aluno esteja presente no entendimento de suas habilidades e responsabilidades. O professor permanece mestre.

Entre tantas inquietações dos cenários comentados anteriormente, há danças, mantras, meditações, textos, ciências, desenhos e aromas que podem estimular as práticas integrativas rumo à tolerância e à compaixão entre as pessoas da escola. Por esse motivo, um desenho curricular interdisciplinar e integrativo possibilitaria o aprendizado aos habitantes dessas comunidades. Um currículo capaz de incluir o corpo, a mente e o espírito nos aprendizados em aula.

OS ESPAÇOS DA CLÍNICA COMO CENTROS EDUCATIVOS: UM ATO DE RESPEITO

O mito e a ciência caminham lado a lado no decorrer da História humana, especialmente nas narrativas e textos dos filósofos pré-socráticos em suas inquietantes abordagens de retórica e persuasão. Essa dicotomia entre o mito e a ciência se assemelha à do corpo e da alma, pois, segundo Leloup e Boff: "Os cuidados do corpo não excluem os cuidados da alma, (o *psyché*) não dispensam que se leve em consideração a dimensão espiritual do homem. Não existe saúde que não seja ao mesmo tempo salvação. Além do mais, em grego é a mesma palavra: soteria".[13]

As mensagens divinas e os símbolos míticos emolduraram os primeiros atos e textos dos médicos gregos nas primeiras escolas filosóficas, como o pitagorismo. Dentre os filósofos, encontra-se Alcméon de Crotona, pré-socrático que, nos séculos VI a V a.C., era médico, filósofo e astrônomo, e escreveu uma obra conhecida como *Peri physeos* (da natureza). O livro da medicina grega que compilou os fragmentos de Galeno e Plutarco, e que deu origem à teoria dos humores, posteriormente retomada por Hipócrates, afirmava que a saúde do corpo estava no equilíbrio entre os humores, e a supremacia de um sobre o outro causava a enfermidade como forma depreciativa.

Por exemplo, o símbolo do mestre-aprendiz, apresentado no mito de Asclépio, mostrava a dualidade herói-deus, tão importante na Grécia do século XII a.C., quando enviaram o jovem Asclépio para o monte Pélion para ser educado pelo centauro Quíron, o deus que trabalhava com as mãos porque era cirurgião e médico. Ele atendia os pacientes ativando a escuta atenta e a observação constante; a partir disso, seguiam os ritos como parte dos medicamentos para a cura. Os templos asclepianos eram espaços de cuidados em que as pessoas buscavam reequilíbrios físicos, emocionais e espirituais.

Os asclepianos recepcionavam os que se encontravam estressados, preocupados e com sentimentos doentios, e as técnicas aplicadas focavam no corpo (massagens, cantos, terapias de toques), nas sensações espaciais e em tratamentos espirituais. O objetivo era a libertação das amarras que impediam os frequentadores de percorrer os caminhos do autoconhecimento. O tratamento indicado proporcionava a compreensão dos motivos das desarmonias. Entendemos que esse acolhimento dado às pessoas dentro dos templos asclepianos está analogicamente ligado à escola que cuida dos próprios habitantes. Dos descendentes de Quíron aos alunos de Hipócrates, a medicina ganhou bases científicas necessárias para o progresso e a afirmação como disciplina.

O cuidado pode ser ampliado rumo à compreensão de que o médico também se apresenta como um terapeuta quando sabe "rezar pela saúde do outro", uma alegoria próxima à dos grupos da oração, pois orar é religar-se ao sagrado em cada vivente num ato de "soteria". Segundo Leloup, os terapeutas e os intelectuais percorriam territórios desconhecidos para levar as técnicas e as habilidades de autocuidados e traduziam a condição de cada vivente em seu momento histórico. O reconhecimento do símbolo do *medicus* significava aquele que cuida da saúde do outro.

Por volta dos anos de 1970, novas abordagens ao resgate da integração corpo-mente-espírito ganharam potência nas descrições médicas e terapêuticas da medicina integrativa, promovendo novas discussões na área médica ancorada em bases para uma prática evidenciada nos processos de saúde pessoal. Será que as práticas da medicina integrativa apoiariam uma revisão na formação dos profissionais da saúde?

Acreditamos que sim, pois uma atitude de ousadia a ser desvendada pela medicina integrativa e pela abordagem interdisciplinar é renovada na esperança e na coragem quando se exploram outros campos do saber ao formar as equipes de saúde, ou seja, é preciso estabelecer outros vínculos com as pessoas, suas histórias e suas disciplinas.

Compreender a medicina integrativa como uma ação promotora de saúde é se antecipar à instalação da doença. As pausas vindas de uma prática integrativa, como meditação, ioga, medicina chinesa, ayuvérdica, acupuntura, *lian gong*, *reiki*, toque terapêutico ou a vivência do "deixar-se no silêncio", entre outras, são os instrumentos que consagram o eu-cuidador em nossa condição amorosa. Todas as técnicas ou práticas transcendem as explicações científicas das áreas da saúde ou da educação. Amar aquilo que se desconhece é dar passagem à escuta intencional. A escola ou a clínica que promove momentos de encontros é capaz de desatar os nós que distanciam aquele que somente ensina ou medica daquele que somente aprende ou é medicado, promovendo as espirais dos cuidados e das vicissitudes.

CORPO, CUIDADO E FINITUDE

> "Falar de cura é falar de doença. Ora, poderá falar de doença alguém que não seja médico, nem psiquiatra, nem psicanalista? Creio piamente que sim. As noções de trauma ou de traumatismo, de ferida e de vulnerabilidade pertencem à consciência comum e ao discurso ordinário."[2]

As artes médicas, desde épocas remotas, demonstraram que todo princípio curativo humano é ativado diante das situações de desequilíbrio ou discordância no espaço mais íntimo do homem. Há respostas do corpo físico na ativação da capacidade inata ao harmonizar as casas internas (órgãos) e as pressões externas em que ele está exposto. Isso pode significar que o sentido na experiência da doença é visto como desequilíbrio ou desarmonização, pois "há muitas coisas espantosas, e, do que o homem, nenhuma é mais espantosa" (Antígona, 443 a.C.).[14]

Há que se criar pontes entre a saúde e a doença para que o organismo se autorregule e movimente o campo do autoconhecimento em cada um de nós. O corpo doente não é um espaço finito e passivo, mas um "espaço-entre" e criativo, um local em que a potencialidade de autocuidado é presente no humano, e o convida a escutar o próprio som para além da habilidade de comunicação e sobrevivência. Linguagens novas para um homem novo.

Esse processo de autorregulação exige uma árdua "batalha" para que cada inspiração ou expiração melhore o funcionamento de cada órgão da nossa casa interna, como evidenciado por Merleau-Ponty: "Um espaço não é o ambiente (real ou lógico) em que as coisas se dispõem, mas o meio pelo qual a posição das coisas se torna possível. Quer dizer, em lugar de imaginá-lo como uma espécie de éter no qual todas as coisas mergulham, ou de concebê-lo abstratamente com um caráter que lhes seja comum, devemos pensá-lo como uma potência universal de suas conexões".[15]

É nesse movimento externo-interno-externo que se estabelece a vigilância permanente de um corpo saudável, repleto de propriedades naturais de autocura, que o homem atual deixou de acionar. É salutar que escutemos outros sons que vão além das queixas, das dores e das reclamações dos clientes e alunos, permitindo que o ritmo da pulsação vital se manifeste nas perguntas: o que você está sentindo? E em que posso ajudá-lo? Como estou me sentindo? Onde posso me ajudar?

Ocorrem frequentemente os milagres da sobrevivência quando se observa que o homem atual é a mais aprimorada e tecnológica concepção de si ao longo de mais de 150 mil anos de processos químicos, biológicos e mentais. Incessantemente mutáveis, o elo saúde-doença é tênue e complexo, pois, ao atropelar o ritmo natural do corpo, ele se desequilibra. Carl Jung esclarece que o primeiro fator de adoecimento humano é quando se tem medo, quando não se vê nada adiante, somente o passado; então a pessoa se petrifica, se põe em um estado rígido e morre antes do tempo. Contudo, quando segue vivendo, esperando pela grande aventura que está por vir, então se vive plenamente. É isso que a consciência está tentando fazer. É assim, simplesmente.

INTERDISCIPLINARIDADE E MEDICINA INTEGRATIVA: A PONTE

Assuntos pouco explorados habitaram o meio escolar até o início da década de 1980, por exemplo, quando o professor era a sumidade em sua disciplina e em sua abordagem didática. Com o surgimento de diversas metodologias ativas e pedagogias críticas, houve descentralização do saber atrelado apenas ao professor para que o grupo de alunos ganhassem "voz e vez". O aprendizado evoluiu para a mediação e a colaboração, como aprendizes na mesma caminhada integrativa.

Na prática docente capaz de transcender as teorias, os elementos desencadeadores da escuta sensível não cessam em um ritmo que ilumina outros caminhos de reciprocidade e integração; ou seja, uma escola que se preocupa com a comunidade e revê os significados de aprender com o outro é uma escola com característica terapêutica. E, assim, nos é dado um novo agir consciente, prático e desbravador, que desconstrói as barreiras disciplinares, evidenciando um "estar-entre", na valorização do encontro multicultural.

Escola e clínica encontram-se em um dinamismo comum ao restabelecer o cuidado em suas variadas dimensões para a vida saudável das pessoas e, quiçá, para a sustentabilidade planetária. Na recuperação das partes para a compreensão do todo, nasce um profissional diferente no conturbado cotidiano: nasce um agente ouvidor.

Por isso, esse professor ou esse médico que escuta e cuida é aquele que reorienta seus alunos ou pacientes a se cuidarem, mostrando que os caminhos esquecidos pela velocidade do mundo precisam retomar seu lugar, em face de seu potencial autocurativo. O professor ou o médico manifesta desejos e práticas cuidadosos por suas mãos encorajadas pela pergunta: quem conduz quem? E com serenidade são descobertos os tesouros que dão sentido ao processo que chamamos terapêutico, no qual não há condutores ou conduzidos, mas caminhantes.

Para além da prática interdisciplinar movimentada pela dinâmica da parte-todo e do todo-parte, somos tomados por sensações de habitar uma única nação, sendo reconhecidos como cidadãos deste mundo. Como aprendentes, é preciso compreender as demandas da vida como se estivéssemos no útero de nossas redescobertas ou dentro da casca de um ovo (momentos de introspecção e recolhimento pessoal); ou vivêssemos abrigados no aconchego de um ninho (interações familiares); ou ainda conquistássemos a dignidade protegidos dentro de uma casa (compreensão do direito); bem como buscássemos nos atos fraternos o sentimento de irmandade social (a nação). E, por fim, valorizássemos a delicadeza e a humildade de um planeta que lembra que somos muito pequenos diante de sua generosidade (o planeta). Esse movimento transformador ao adotarmos uma abordagem interdisciplinar reflete o fluxo da casca do ovo ao mundo ou do mundo à casca do ovo.

Gestos singelos e interdisciplinares de aconchego e proteção planetária em um convite aos ambientes da escola ou da clínica com pessoas buscando o reconhecimento e o autocuidado, nas perenes revisões de seus hábitos, constituem o caminho da parceria integrativa.

CONCLUSÃO

Este capítulo tratou das convergências entre as práticas e os conceitos existentes entre os campos da educação e da saúde quando o cuidado passa a ser um fundamento da condição humana. As ações se desdobram em um caminhar de compreensões das histórias das pessoas em seus processos formativos e de reconhecimentos. O espaço do encontro é interdisciplinar e se apresenta instável e inusitado, demandando de seus habitantes as aberturas para as aprendizagens colaborativas, bem como as estimulando a pausas restaurativas quando tentamos responder aos três questionamentos: o ambiente escolar é um espaço de autocuidado? Os espaços da clínica são educativos para a autonomia das pessoas em seus processos de autocuidado? Como a abordagem interdisciplinar se conecta à saúde integrativa?

É preciso coragem para integrar as pessoas em seus processos formativos, dando sentido aos encontros e aos ensinamentos de uma educação que reúna conceitos, afetos e transformações vitais, tanto na escola como na clínica. Pode-se afirmar que os espaços da escola são essencialmente terapêuticos na promoção de um ensino para o cuidado quando incentivamos os ciclos de confianças mútuas e o aluno deixa de ser um indivíduo sem luz (do grego *a-lux*), ou a pessoa que busca os cuidados da clínica deixa de ser o "paciente" e ambos se tornam sujeitos autônomos e corresponsáveis pelas próprias histórias e cuidados.

Também afirmamos que os espaços da clínica são educativos e formativos à autonomia de autocuidado quando as pessoas decidem pela autoconfiança em seus processos de autocuidado, em que "a existência dos seres humanos se estende entre nascimento e morte" segundo Arendt.[10] E é nesse lapso de tempo que a abordagem interdisciplinar poderá acolher as diferenças, estabelecer novos ciclos de aprendizados colaborativos, integrar conhecimentos e mover os corações em uma dinâmica de solidariedades intencionalmente humana.

Daí que as linguagens, as escutas e as palavras comporiam um modo diferente de fazer medicina, integrativa e integrada ao diálogo franco entre a educação e a saúde, rumo a uma sociedade saudável e, consequentemente, sustentável. Uma medicina integrativa que reconduziria as pessoas às suas (re)descobertas das capacidades inatas de autocuidado pelas mãos da sensatez do agir na efemeridade da vida.

Nas novas formas de produção do conhecimento sem cápsulas de verdades exclusivistas de uma ou outra área do saber, os sujeitos que trabalham na escola e/ou na clínica percorreriam caminhos a partir das próprias histórias como ativistas do cuidado e da saúde, em um constante movimento de ação-reflexão-ação. Nesse percurso de natureza interdisciplinar, percorremos nessa escrita um desejo de cuidar de si, do outro e do mundo, uma competência originalmente médica e essencialmente educativa. Então, caminhemos.

REFERÊNCIAS BIBLIOGRÁFICAS

1. Bachelard G. A poética do espaço. São Paulo: Martins Fontes; 1993.
2. Ricoeur P. Percurso do reconhecimento. São Paulo: Loyola; 2006.
3. Rousseau JJ. Emílio, ou da educação. 4. ed. São Paulo: Martins Fontes; 2004.
4. Gusdorf G. In: Manuel GH, Pombo O, Teresa L. Interdisciplinaridade: antologia. Porto: Campo das Letras; 2006.
5. Santos BS. Um discurso sobre as ciências. São Paulo: Cortez; 2004.
6. Morin E. Os sete saberes necessários à educação do futuro. São Paulo: Cortez; 2002.
7. Gusdorf G. Professores para quê? Para uma pedagogia da pedagogia. 3. ed. São Paulo: Martins Fontes; 2003.
8. Klein JT. Interdisciplinarity: history, theory and practices. Wayne State University Press; 1990.
9. Japiassu H. O sonho transdisciplinar e as razões da filosofia. Rio de Janeiro: Imago; 2006.
10. Arendt H. A condição humana. 10. ed. Rio de Janeiro: Forense Universitária; 2007.
11. Bondía JL. Notas sobre a experiência e o saber de experiência. Revista Brasileira de Educação. 2001 [citado em 02 jul. 2023];19:21. Disponível em: www.scielo.br/pdf/rbedu/n19/n19a02.pdf
12. Barbier R. A pesquisa-ação. Brasília: Líber Livro; 2004.
13. Leloup JY, Boff L. Terapeutas do deserto: de Fílon de Alexandria e Francisco de Assis a Graf Durckheim. Petrópolis: Vozes; 2002.
14. Cairus HF, Ribeiro Jr. W. Textos hipocráticos: o doente, o médico e a doença. Rio de Janeiro: Fiocruz; 2005.
15. Merleau-Ponty M. Fenomenologia da percepção. São Paulo: Martins Fontes; 1999.

3
Atenção primária em saúde e sua interface com a medicina integrativa

Paulo de Tarso Ricieri de Lima
Rafael Herrera Ornelas
Amanda Brolio de Souza

INTRODUÇÃO

A atenção primária em saúde, de acordo com a Declaração de Alma-Ata (1978), é definida como os cuidados essenciais de saúde baseados em métodos e tecnologias cientificamente sólidos e socialmente aceitáveis, práticas universalmente acessíveis para indivíduos e famílias na comunidade por meio de sua plena participação e a um custo que a comunidade e o país possam manter com seus recursos em cada fase de seu desenvolvimento, no espírito de autoconfiança e autodeterminação. É parte tanto do sistema de saúde do país, do qual constitui a função central e o foco principal, quanto do desenvolvimento social e econômico global da comunidade. É o primeiro nível de contato dos indivíduos, da família e da comunidade com o sistema nacional de saúde, trazendo os cuidados médicos o mais próximo possível de onde as pessoas vivem e trabalham, e é o primeiro elemento de um processo contínuo de cuidados de saúde.[1]

De forma mais fácil e uniformemente entendida, aplicável e passível de medição, é possível conceituar a atenção primária em saúde como o primeiro contato contínuo, abrangente e coordenado de cuidados fornecidos a populações sem restrição de sexo, doença ou de sistema de órgãos. É definida por quatro atributos essenciais: primeiro contato (acesso à atenção primária para cada nova necessidade ou problema); longitudinalidade (cuidado centrado na pessoa ao longo do tempo, em vez de centrado na doença); integralidade/abrangência do cuidado (abordar todas as necessidades relacionadas com a saúde da população, exceto aquelas muito raras para a competência); coordenação do cuidado (integrando o cuidado quando as pessoas têm de ser vistas em outros lugares); e três atributos derivativos: orientação familiar, orientação comunitária e competência cultural. Quando visto a partir da perspectiva das populações, bem como dos pacientes individuais, um sistema de saúde que visa a alcançar esses quatro elementos alcançará o que foi previsto na Declaração de Alma-Ata.[2-4]

MEDICINA DE FAMÍLIA E COMUNIDADE

Essa especialidade médica atua nos serviços de atenção primária à saúde e tem os seguintes princípios de atuação, de acordo com McWhinney e Freeman:[5]

- Comprometimento, em primeiro lugar com a pessoa, e não com um conjunto de conhecimentos, grupos de doenças ou técnicas especiais, responsabilizando-se pela avaliação inicial dos indivíduos, pela coordenação e continuidade do cuidado, mesmo que essa pessoa seja encaminhada para outro serviço dentro da rede de saúde.
- Busca pelo entendimento do contexto e experiência da doença.
- Cada contato com as pessoas é uma oportunidade de prevenção de doenças ou promoção de saúde.
- O médico de família e comunidade (MFC) vê as pessoas que atende como uma "população de risco". Em vez de grupos populacionais, atende indivíduos isoladamente.
- É parte de uma rede comunitária de apoio e atenção à saúde.
- Esse especialista faz visitas domiciliares, o que permite um entendimento mais profundo sobre o contexto e a experiência com a doença.
- Reconhecimento da importância dos aspectos subjetivos da doença com abordagem sensível aos sentimentos e ao entendimento das relações e com prática de autorreflexão associada.
- O MFC é um gerenciador de recursos.

Sabe-se que nem todos os MFC são exemplos desses princípios, mas com o conjunto deles é possível uma visão de mundo distinta, diferente da abordagem de outras especialidades, pois sua perspectiva parte de relacionamentos e da "capacidade de ver o universal no particular".

A medicina de família transcende a separação de mente e corpo e se utiliza de um método clínico centrado na pessoa, no qual a atenção às emoções é uma de suas exigências.[5]

MEDICINA INTEGRATIVA

É possível definir a medicina integrativa como a prática que reafirma a relação entre o profissional e o paciente, com foco na pessoa como um todo, orientada por evidências e que faz uso de todas as terapêuticas, profissionais e disciplinas em busca da saúde e da cura,[6] trazendo um novo paradigma da saúde.[7]

PROMOÇÃO DE SAÚDE

Pode-se observar uma mudança na abordagem de saúde que predominava, a qual apresentava um olhar principal para os cuidados em saúde, com o relatório Lalonde, do Canadá, em 1974, que destaca a importância do estilo de vida e comportamentos no processo saúde-doença, e não apenas a abordagem biológica. O marco da promoção de saúde é a Carta de Ottawa, em 1986, na Primeira Conferência Internacional de Promoção a Saúde, segundo a qual:[8,9] "Promoção da saúde é o nome dado ao processo de capacitação da comunidade para atuar na melhoria de sua qualidade de vida e saúde, incluindo uma maior participação no controle deste processo. Para atingir um estado de completo bem-estar físico, mental e social, os indivíduos e grupos devem saber identificar aspirações, satisfazer necessidades e modificar favoravelmente o meio ambiente. A saúde deve ser vista como um recurso para a vida, e não como objetivo de viver. Nesse sentido, a saúde é um conceito positivo, que enfatiza os recursos sociais e pessoais, bem como as capacidades físicas. Assim, a promoção da saúde não é responsabilidade exclusiva do setor saúde, e vai para além de um estilo de vida saudável, na direção de um bem-estar global".

No Brasil, nesse momento, estava em discussão a 8ª Conferência Nacional de Saúde, cujo tema era "Democracia é Saúde", e lançou as bases para o Sistema Único de Saúde (SUS). Trazia, ainda, o conceito ampliado de saúde, a necessidade de criar políticas públicas para promovê-la, a participação social e a importância da participação de outros setores que não apenas o sanitário para buscar essa mudança nos determinantes, além da garantia de opções saudáveis à população, dialogando com os conceitos da promoção da saúde.[10]

Assim, a promoção de saúde aparece como uma estratégia de produção desta, articulando-se com diversas políticas e tecnologias para a construção de ações que possibilitam dar uma resposta às necessidades sociais de saúde.[10]

Esse olhar possibilita que as ações em saúde ampliem seu escopo e tem como objeto os problemas, as necessidades de saúde e os determinantes das doenças, organizando o cuidado com serviços que atuem sobre os efeitos do adoecer, nas condições de vida e ampliando as escolhas saudáveis pelas pessoas e comunidades.[9]

APLICANDO OS CONCEITOS À PRÁTICA

Observa-se que os profissionais de saúde são desafiados a curar as doenças e, ao mesmo tempo, ajudar os pacientes em uma cura holística, transformando-se em médicos-curadores.[11] Trabalha-se com o sofrimento, que pode assumir uma forma biológica, porém não apenas isso; também uma dimensão não física com a experiência da doença e as percepções sociais, psicológicas, culturais e espirituais. Por cura holística, entende-se um processo que transcenda esse sofrimento.

Para esse processo de cura holística, é importante que o profissional perceba essas diferentes facetas do sofrimento e até mesmo seu papel potencial de cura. A cura pode ser facilitada por meio de uma relação terapêutica entre o profissional e o paciente, o que potencializa a mudança nessa experiência com a doença. Nessa relação terapêutica, é importante uma conexão entre o profissional e o paciente com uma sensação do todo. Isso pode trazer uma vulnerabilidade para o profissional, mas, a partir desse laço, é possível a conexão de cura que permite a transcendência desse sofrimento.

"Nem todos os pacientes podem ser salvos, mas a experiência com a doença pode ser amenizada pela forma como o profissional responde a ele; e, respondendo ao paciente, o profissional também pode salvar a si mesmo. Com o aprendizado de falar com seus pacientes, o profissional (re)encontra o amor ao seu trabalho com a sensação de ganho com a criação dessa conexão."[12]

Thomas Egnew, em seu artigo de 2009,[11] propõe um modelo que representa esse processo de cura (Figura 1). Ao analisar esse modelo, nota-se que a relação entre o profissional de saúde e o paciente muitas vezes acontece em processo de horizontalidade, ocorrida pela conexão advinda da narrativa e da troca. O médico ou profissional de saúde é submetido a todas as pressões e responsabilidades decorrentes de seu papel, como questões financeiras, de suporte logístico, de habilidades interpessoais e de treinamento, de sua capacitação técnica e percepção de aspectos psicossociais. Do outro lado, o paciente está em sua procura da cura, não apenas de conter a doença, mas de restabelecer um estado de bem-estar. Egnew pontua a importância da empatia por parte do profissional de saúde e o caminho, muitas vezes necessário, de transformação e transcendência do momento por parte do paciente. Muitas vezes a doença permanece, crônica ou não, porém a possibilidade de significar e trazer propósito a esse momento pode determinar a real possibilidade de cura.

Assim, podem-se acessar as necessidades da pessoa e estabelecer, de maneira compartilhada, um projeto terapêutico singular, que inclui todos os recursos terapêuticos baseados nas melhores evidências científicas de segurança e eficácia, aliando significado legítimo para a pessoa, desde tratamentos farmacológicos até meditação, acupuntura e fitoterapia, entre outros. O foco deixa de ser a terapia, técnica ou doença, e passa a ser a pessoa.[13]

A construção desse relacionamento entre pessoa e profissional da saúde é influenciada por alguns elementos, já demonstrados na literatura. Um grupo de médicos de família e comunidade da Wisconsin School of Medicine and Public

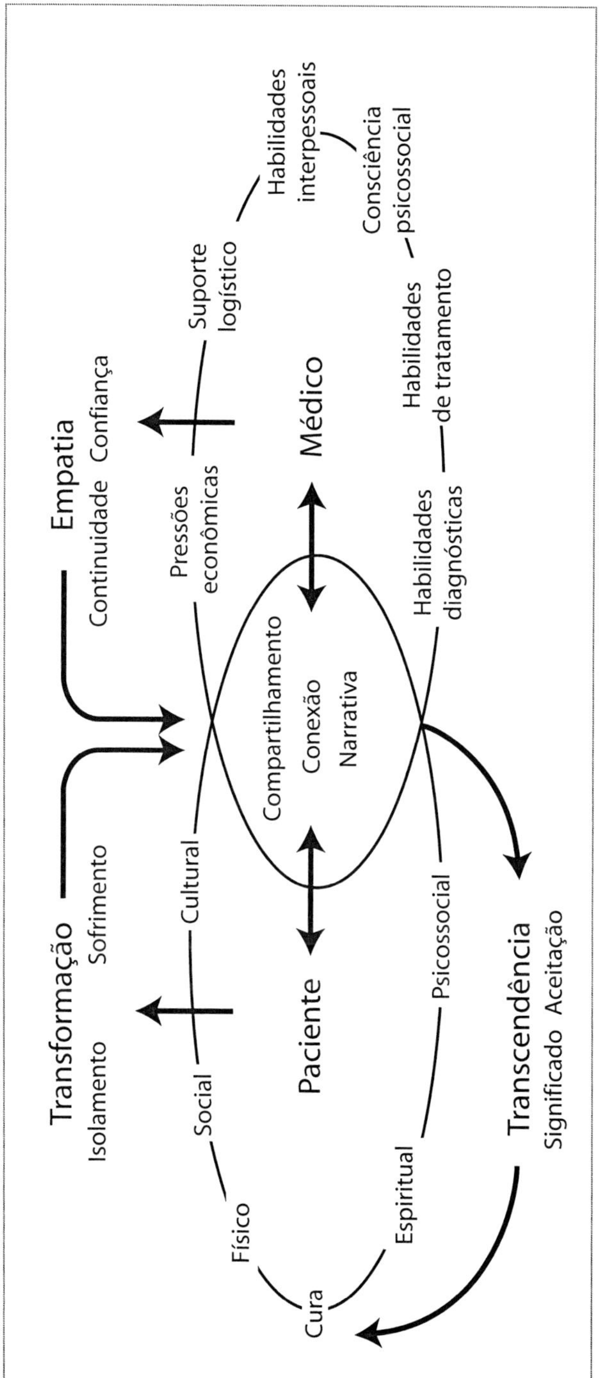

Figura 1. Processo de cura.

Health criou o modelo mnemônico PEECE*[35], que reúne elementos fundamentais, baseado em revisão de literatura, para a criação desse relacionamento, que podemos chamar de positivo por parte do médico:

- Prognóstico positivo.
- Empatia.
- Empoderamento.
- Conexão.
- Educação.

O prognóstico positivo significa estimular a esperança de maneira positiva e realista, sem criar falsas expectativas ou crenças irreais. Cultivar a esperança inata da pessoa, para que acesse suas forças internas de cura. Mesmo uma pessoa com neoplasia avançada pode ser estimulada e encontrar ilhas de bem-estar, que expressem sua capacidade de se manter íntegra apesar da doença. Estimular a esperança é agir a partir de uma base de compaixão. Isso vai ao encontro da Portaria n. 2.761, de 19 de novembro de 2013, que institui a Política Nacional de Educação Popular em Saúde no âmbito do Sistema Único de Saúde (PNEPS-SUS).[14] Essa portaria acompanha os seguintes princípios:

- Diálogo.
- Amorosidade.
- Problematização.
- Construção compartilhada do conhecimento.
- Emancipação.
- Compromisso com a construção do projeto democrático e popular.

Destacam-se os princípios diálogo e amorosidade, que são centrais na construção de um relacionamento empático na área da saúde. Diálogo deve ser visto como o encontro de conhecimentos construídos histórica e culturalmente por sujeitos, ou seja, o encontro desses sujeitos na intersubjetividade, que acontece quando cada um, de forma respeitosa, disponibiliza o que sabe para ampliar o conhecimento crítico de ambos acerca da realidade, contribuindo para os processos de transformação e humanização. Amorosidade é a ampliação do diálogo nas relações de cuidado e na ação educativa pela incorporação das trocas emocionais e da sensibilidade, propiciando ir além do diálogo baseado apenas em conhecimentos e argumentações

* Wisconsin School of Medicine and Public Health criou um modelo mnemônico PEECE que reúne elementos fundamentais para a construção desse relacionamento entre o profissional da saúde e o paciente.

logicamente organizadas. Assim, o médico deixa a postura hierárquica de detentor do conhecimento e passa a ser coautor e parceiro da biografia daquela pessoa. Estabelece-se uma aliança terapêutica, com as premissas centrais de cooperação, respeito, compaixão e escuta ativa com foco positivo, para extrair o melhor desse relacionamento entre profissional da saúde e pessoa. Obviamente, isso tudo não está restrito ao universo médico, mas qualquer profissional da área da saúde deve reconhecer essa relação como parte do processo terapêutico e esforçar-se para construí-la segundo esses princípios. Diálogo também pressupõe atenção plena (*mindfulness*) e real entrega ao momento, em que o profissional deve voltar todos os seus sentidos para o momento presente, mostrando de maneira verbal e corporal sua presença comprometida naquela conversa.

Tudo o que foi tratado até agora pode ser aprendido e treinado no dia a dia. Antes de tudo, exige uma reflexão de como nos comportamos: qual a qualidade dos nossos encontros terapêuticos? Estamos realmente presentes, ou estamos pensando em outras coisas durante a consulta – como o que vamos almoçar, o número de pacientes agendados, o que faremos à noite ao chegar em casa? Enfim, são muitas as distrações possíveis que nos tiram do momento presente. O quanto temos consciência disso? Tomar conhecimento da qualidade dos nossos encontros com as pessoas é o primeiro passo para a mudança. A literatura já indica que, quanto mais positivo o encontro terapêutico, melhores o prognóstico e o resultado daquela consulta.[15,16]

Outro elemento central na construção de um relacionamento positivo é a empatia, tentativa de compreender o mundo a partir da perspectiva do outro, que possui três ingredientes fundamentais:

- Sentir a história de pessoa, ouvir sua biografia com atenção plena. Isso supõe uma escuta sensível, realmente interessada no que o outro diz.
- Recontar a história ouvida, mostrando que você estava atento e presente durante o momento em que a pessoa falou. Existem pequenas estratégias de comunicação que estabelecem essa capacidade de entrar no mundo da pessoa, fazendo-a sentir que é entendida e que existe um laço em comum (*rapport*), como fazer perguntas abertas, realçar aspectos relevantes da fala, reafirmar o que foi dito, entre outros.
- Estabelecer uma ação concreta a partir da conversa, da biografia e das emoções compartilhadas.

Empoderar um indivíduo significa mostrar que ele tem papel central no processo de criar mais saúde e cura. Assumir uma posição ativa, desconstruindo a crença de que a cura é algo exclusivamente ofertada pelo meio externo, como médico, medicamentos ou outras técnicas. A literatura mostra que pessoas mais ativas têm resultados melhores em se manterem saudáveis e no processo de cura.

Cultivar a conexão significa entrar na consulta, no encontro terapêutico com a intenção central de realmente estabelecer uma conexão com a pessoa. Isso significa estar atento ao contato visual, à postura corporal, ao tom de voz e respeitar o silêncio. Quando a pessoa sente que o médico realmente está interessado em sua história, quando sente que está sendo ouvida de maneira genuína, a consulta tem resultados muito positivos na adesão ao tratamento e nos desfechos clínicos.

Assim, a qualidade do encontro médico-paciente é central no processo de promoção de saúde, prevenção, tratamento e reabilitação. Após discutir prognóstico positivo, empoderamento, empatia e conexão, chega-se ao último elemento do método mnemônico PEECE: a educação. A literatura mostra que, quanto mais conhecimento a pessoa tem sobre sua condição de saúde, maiores o senso de controle e a capacidade de a pessoa adotar uma postura ativa e fazer escolhas positivas, que melhoram a adesão e os resultados do tratamento.

A inclusão dessa teoria na prática clínica, por meio de algumas técnicas, aprimora as habilidades de comunicação. Uma dessas técnicas é o método clínico centrado na pessoa. Ele está estruturado em seis componentes, que são complementares entre si e que contribuem para uma relação terapêutica. Os componentes propostos por Stewart et al. são:[17]

- Explorar a doença e a experiência da pessoa com a doença: por meio de história, exame físico e exames complementares, abordar a dimensão da doença – sentimentos, ideias, efeitos sobre a funcionalidade e expectativas da pessoa (SIFE).
- Entender a pessoa como um todo: a pessoa – sua história de vida, aspectos pessoais e de desenvolvimento; contexto próximo – sua família, comunidade, emprego, suporte social; contexto distante – sua comunidade, cultura, ecossistema.
- Elaborar um plano conjunto de manejo: identificar os problemas e prioridades, estabelecer os objetivos do tratamento e do manejo, avaliar e estabelecer os papéis da pessoa e do profissional de saúde.
- Incorporar a prevenção e a promoção de saúde: melhorias de saúde, evitar ou reduzir riscos, identificar precocemente os riscos ou doenças, reduzir complicações.
- Fortalecer a relação médico-pessoa: exercer a compaixão, a relação de poder, a cura (efeito terapêutico da relação), o autoconhecimento, a transferência e a contratransferência.
- Ser realista: tempo e *timing*, construir e trabalhar em equipe, usar adequadamente os recursos disponíveis.

Com essa relação terapêutica associada às evidências, que mostram a importância da mudança no estilo de vida para promoção da saúde e prevenção de doenças, médicos e todos os profissionais da saúde precisam estar atentos e treinados para serem catalisadores desse processo de mudança. Todos os profissionais devem estar aptos a iniciar o processo de mudança com as pessoas e estar disponíveis para o processo de sustentação destas a longo prazo. Os médicos são citados pelos pacientes como principal fonte de motivação para iniciar uma mudança de estilo de vida.[18]

Em 1927, em sua publicação no *Journal of the American Medical Association*, Francis Peabody[19] afirmou que o segredo do cuidado do paciente tem como fundamento a possibilidade de permitir a transcendência do sofrimento,[20,21] que é um caminho puramente pessoal. Nesse artigo, Peabody cita:

> Em todos os seus pacientes que apresentam sintomas de origem funcional, o diagnóstico e o tratamento dependem da percepção do estilo de vida e do caráter de seu paciente, e em todos os casos de doenças orgânicas, existem complexas interações entre o processo patológico e o processo intelectual que devemos apreciar e considerar se quisermos exercer uma boa clínica. Existem momentos, é claro, em que doenças sérias são pensadas apenas no tratamento e nas próprias doenças; mas quando esse instante é contornado e a crise passa, você deve dar atenção ao seu paciente. A doença no homem nunca é exatamente a mesma do modelo animal experimental; para o homem, a doença afeta e é afetada para o que chamamos de vida emocional. Então, o médico que assume cuidar de seu paciente e não se atém a este fator é tão negligente quanto o pesquisador que não se atém a todas as condições que afetem seu experimento. O bom médico conhece seu paciente profundamente, e sua competência é testada continuadamente. Tempo, simpatia e atenção têm de ser dispensados com abundância, mas a recompensa deve ser procurada e encontrada no sentido pessoal da satisfação que a prática da medicina pode trazer. Uma das qualidades essenciais de um clínico é seu interesse na humanidade, na qual o segredo do cuidar do paciente se estabelece no ato de cuidar por si só.[19]

Pode-se concluir que pesquisas na área do manejo do sofrimento e da efetiva promoção de saúde são absolutamente necessárias.[22] Ao auxiliar os pacientes a transcender o sofrimento, os médicos e profissionais de saúde ultrapassam seu papel de curar e controlar a doença[23] e clamam por sua herança como verdadeiros curadores. Nesse processo, a medicina poderá resgatar seu papel de serviço ético como um trabalho que se faz com o "coração e a alma",[24] e manter sua tradição como uma profissão que de fato promove a saúde, além da cura. Um olhar para sistemas de saúde, combinado com as especificidades citadas, pode indicar a atenção primária à saúde como o cenário ideal, e a especialidade medicina de família e comunidade tem princípios que se somam ao paradigma que traz a medicina integrativa, criando um sinergismo que possibilita uma prática em um sistema verdadeiramente de saúde, e não um sistema de doença.[25]

NA PRÁTICA
GRUPO DE MEDICINA INTEGRATIVA

GRUPO DE MEDICINA INTEGRATIVA – CENTRO DE ONCOLOGIA E HEMATOLOGIA DO HOSPITAL ISRAELITA ALBERT EINSTEIN*

Identificação

Nome: C.L.V.
Data de nascimento: 17/04/1965
Idade: 49 anos

Motivo da consulta

Está em tratamento quimioterápico contra câncer de pulmão, proveniente de um câncer primário na mama descoberto há cinco anos.

Objetivos da consulta

Entender todos os alimentos que beneficiam e prejudicam quem teve câncer, mesmo após a cura, para ajudar a eliminar a doença e evitar recidivas. Fortalecer o sistema imunológico para a paciente fazer a quimioterapia contra o câncer de pulmão. Ter uma abordagem mais ampla para o tratamento, fazendo uso de todas as técnicas e alternativas possíveis, como um complemento da medicina convencional.

Avaliação solicitada pela Dra. A.C.M.

Diagnósticos

- Recorrência torácica (pulmão e mediastino) de tumor de mama *HER2*-positivo, cinco anos após o tratamento.
- Tempo de evolução da doença: a recorrência foi diagnosticada há cinco meses. Paciente no quinto ciclo quimioterápico semanal com paclitaxel e segundo com pertuzumabe e trastuzumabe (a cada 3 semanas).

---

* Caso clínico ilustrativo do tema do capítulo. Paciente atendida no Hospital Israelita Albert Einstein. Relato de Paulo de Tarso Ricieri de Lima.

Queixas principais, data, frequência e grau

- Mal-estar, fraqueza e coração acelerado após série completa de quimioterapia.
- Candidíase, duas vezes em um período de seis meses.
- Infecção urinária, uma vez nos últimos seis meses.
- Problemas de memória recente, unhas descoladas e cabelos com falhas, principalmente na parte superior, desde que fez quimioterapia, de dezembro de 2007 a junho de 2008 (docetaxel, carboplatina, trastuzumabe).
- Tosse e catarro: um episódio de uma semana nos últimos seis meses.
- Dor de garganta: uma ou duas vezes por ano.

Histórico familiar

- Doenças do coração: avô paterno.
- Hipertensão: 0.
- Câncer: mãe e pai com leucemia; avó materna, tia, irmã e primas maternas com câncer de mama no presente e no passado.
- Diabetes: 0.
- Doenças pulmonares: 0.
- Hepatite: pai, no passado.
- Problemas digestivos: mãe com úlcera.
- Doenças da tireoide: mãe com nódulo benigno.
- Doenças psiquiátricas: 0.
- Outras: doença renal no avô paterno.

Reação alérgica/intolerância a medicamentos

- Contraste de ressonância magnética, tramadol e soja.

Cirurgias ou acidentes

Varizes há 9 anos, câncer de mama com retalho retoabdominal, colocação de *port-o-cath* e dreno após perfuração de pleura na colocação do *port-o-cath* há 5 anos.

Profissão

Advogada.

Hobbies e interesses nas horas vagas

Dançar, ir ao cinema, ler, viajar, nadar, cursos na área de espiritualidade.

Com quem mora?

Sozinha, mas permanece com a família da tia durante o tratamento.

Faz atividade física? Qual?

Parou a dança e a natação em razão do tratamento.

Qual o maior estresse em sua vida?

Trabalho ("atualmente estou bem *light*"), doenças da paciente e familiares e relacionamentos afetivos.

O que faz para relaxar?

Meditação, cursos, viagens, cinema, sair com os amigos.

Afiliações religiosas

Não.

Qual a experiência com a medicina complementar?

Energização, cromoterapia, *rolfing*, *shiatsu*, meditação.

Uso de medicações (prescritas e de uso próprio)

- Zolpidem e bromazepam: raramente necessários.
- Quimioterapia: desde fevereiro de 2014.
- Suplementos de vitaminas e minerais:
  - Centrum Woman® suplemento: há 3 meses e 1 dia.
  - Cálcio suplemento: desde 2008, 1×/dia.
  - Vitamina C suplemento: desde 2013, 500 mg/dia.
  - Própolis suplemento: há 2 semanas, 30 gotas/dia.

Fumo

Nunca.

Álcool

Sim, às vezes, com frequência de 2×/semana, 2 doses/dia.

Outras drogas

Nunca.

Evolução nutritiva

(Lista de todos os alimentos e bebidas consumidos nas últimas 24 horas, incluindo refeições, lanches, bebidas e condimentos. Indicação sobre se é um dia típico. Se não, por quê? Explicação).

- Café da manhã: 2 fatias de pão sem glúten com azeite de oliva, metade de mamão papaia, café com leite de arroz.
- Lanche: banana.
- Almoço: filé de frango, arroz integral, purê de mandioquinha, abobrinha, alface e tomate.
- Lanche: tapioca com queijo prato e suco de laranja ou de acerola.
- Jantar: torta integral de cenoura e queijo, arroz integral, alface e tomate.

Obs.: tapioca não é tão frequente; normalmente o lanche é apenas uma fruta ou pão de queijo.

Número de porções de frutas ingeridas por dia

(Considera-se uma porção = um pedaço pequeno de fruta, meia xícara de suco, 1/4 de xícara de fruta desidratada).

- Duas porções de fruta, uma de suco e, eventualmente, fruta desidratada (*goji berry*, *cranberry*).

Porções de vegetais ingeridas por dia

(Uma porção = meia xícara de vegetais crus/cozidos, uma xícara de folhas, 1/4 de xícara de vegetais secos).

- Duas porções/dia.

Está fazendo alguma dieta? Descreva.

- "Tentando evitar glúten, sem radicalismo".
- Prefere alimentos integrais.
- Cortou chocolates há 1 ano e açúcar desde que foi descoberto o câncer.
- Tenta tomar chá de gengibre e de hibisco.
- Suco com limão espremido nas refeições sempre que possível.
- Cortou comida japonesa, que adora.

Hábitos alimentares

Qual o tipo de óleo usado nos alimentos?

Óleo de girassol.

O que costuma beber em um dia habitual?

Dois litros de água, um suco de frutas naturais. Tentando começar a tomar suco verde.

Como descreve sua relação com a comida?

Atualmente bem controlada, mas já foi compulsiva.

O que come? Citar o número de vezes que comeu os alimentos nos últimos três dias. Não importa a quantidade, e sim a frequência.

Lanche da manhã		Almoço		Jantar	
Frutas	3	Carne	1	Carne	0
Pão	3	Arroz	3	Arroz	2
Queijo	0	Pão	2	Pão	0
Frutas secas	3	Legumes cozidos	2	Legumes cozidos	2
Cereais	0	Frutas	0	Frutas	2
Chá	0	Frango	2	Frango	1
Sucos	3	Batata frita	0	Batata frita	0
Doces	0	Legumes refogados	0	Legumes refogados	2
Café	3	Peixe	0	Peixe	0
Iogurte	0	Massa	0	Massa	1
Leite	3	Batata cozida	1	Batata cozida	0
Presunto	0	Feijão e leguminosas	2	Feijão e leguminosas	1
Ovos	0	Folhas verdes	3	Folhas verdes	3
Outros	0	Queijo	0	Queijo	0
		Azeite	3	Azeite	3
		Sanduíches	0	Sanduíches	1
		Outros	0	Outros: sopa de legumes	2
		Doces	0	Doces	0
		Bolos	0	Bolos	0

Quais dos seguintes sintomas se aplicam a você neste momento? Por favor, assinale o item apropriado para cada sintoma (nenhum, fraco, moderado, severo, intenso):

- Declínio em seu bem-estar geral (saúde, sentimento): severo.
- Dor comum, dor muscular: fraca.

- Suor excessivo: nenhum.
- Problemas de sono: fraco.
- Aumento da necessidade de dormir, sentir-se frequentemente cansado: severo.
- Irritabilidade, agressividade: nenhuma.
- Nervosismo, tensão, falta de descanso: moderado.
- Ansiedade, pânico: fraco.
- Exaustão física e falta de vitalidade: moderada.
- Diminuição da força muscular, sentimento de fraqueza: moderados.
- Humor depressivo, sentimento de vazio: nenhum.
- Sentindo-se fora de forma: moderado.
- Esgotamento, chegou ao seu limite: moderado.
- Crescimento da barba: nenhum.
- Habilidade/frequência na *performance* sexual: diminuída.
- Diminuições no número de ereções matinais: não se aplica.
- Diminuição da libido/desejo sexual: severa.

Tem algum outro sintoma? Se sim, descrever.

Sangramento ao evacuar quando as fezes ficam mais duras. Boca seca após quimioterapia.

Observações adicionais: nenhuma.

Discussão

Diante dos objetivos, foi desenvolvido em conjunto com a paciente um plano de ação focado no autocuidado e na revisão de ações, o que ela já vinha praticando intuitivamente:

- Revisão de alimentação e promoção de uma dieta anti-inflamatória.
- Introdução de suplementação customizada (cúrcuma longa – extrato padronizado, vitamina D3, melatonina, vitaminas do complexo B e ômega-3).
- Prescrição do tratamento para resistência à insulina (no intuito de diminuir a resposta inflamatória).
- Validação de atividades como a terapia integrativa, no intuito de promover estado de relaxamento e processo de educação quanto ao manejo e à diminuição do estresse.

A proposta foi, sobretudo, de devolver à paciente a percepção de autonomia e participação ativa em seu tratamento, de forma gentil e prazerosa, promovendo a educação focada no autocuidado e na capacidade inata de relaxamento e bem-estar.

Foi sugerida, em momento posterior, a indicação de um suporte psicoterápico, realizado por psicóloga especializada em psico-oncologia. O intuito foi complementar o time de profissionais envolvidos em seu plano de tratamento, trazendo esse importante suporte em momento adequado.

Todas as ações sugeridas foram validadas em conjunto com o médico titular, oncologista, promovendo integração de esforços e orientações.[26-34]

A frase mais dita pela paciente é "está valendo a pena viver". Suas queixas em relação ao tratamento diminuíram muito, apesar do "agravamento" da doença e da piora de seus "marcadores e exames". Relatou que se sentia muito bem e que "deseja viver mais e melhor, apesar da presença da doença". No momento, está se dedicando a estudar e vivenciar a questão espiritual.

REFERÊNCIAS BIBLIOGRÁFICAS

1. Declaration of Alma-Ata. International Conference on Primary Health Care, Alma-Ata, URSS, 6-12 September, 1978 [citado em 24 jul. 2023]. Disponível em: https://www.who.int/publications/i/item/9241800011
2. Starfield B. Is primary care essential? Lancet. 1994;344(8930):1129-33.
3. Starfield B. Primary care and equity in health: the importance to effectiveness and equity of responsiveness to peoples' needs. Humanity & Society. 2009 [citado em 24 jul. 2023];33(1):56-73. Disponível em: https://journals.sagepub.com/doi/abs/10.1177/016059760903300105
4. Starfield B. Atenção primária: equilíbrio entre necessidades de saúde, serviços e tecnologia. Brasília: Unesco, Ministério da Saúde; 2002.
5. McWhinney IR, Freeman T. Manual de medicina de família e comunidade. Porto Alegre: Artmed; 2010.
6. Consortium of Academic Health Centers for Integrative Medicine. About us [citado em 24 jul. 2023]. Disponível em: https://imconsortium.org/about/introduction/
7. Otani MAP, Barros NF. A medicina integrativa e a construção de um novo modelo na saúde [The integrative medicine and the construction of a new health model]. Cienc Saúde Coletiva. 2011;16(3):1801-11.
8. Coelho IB. Apresentação [citado em 03 jul. 2023]. Disponível em: http://bvsms.saude.gov.br/bvs/publicacoes/declaracoesecarta_portugues.pdf
9. Brasil. Conselho Nacional de Secretários de Saúde. Atenção primária e promoção da saúde. Brasília: CONASS; 2015 [citado em 24 jul. 2023]. Disponível em: https://www.conass.org.br/biblioteca/pdf/A-Atencao-Primaria-e-as-Redes-de-Atencao-a-Saude.pdf

10. Brasil. Ministério da Saúde. Secretaria de Vigilância em Saúde. Política nacional de promoção da saúde. Brasília: Ministério da Saúde; 2006 [citado em 03 jul. 2023]. Disponível em: http://bvsms.saude.gov.br/bvs/publicacoes/politica_promocao_saude.pdf
11. Egnew TR. Suffering, meaning, and healing: challenges of contemporary medicine. Ann Fam Med. 2009;7(2):170-5.
12. Broyard A. Intoxicated by my illness. New York: Fawcett Columbine; 1992.
13. Rakel David P. Mindfulness in clinician-patient encounters: improving health outcomes with empathy. Altern Complement Ther. 2013 [citado em 03 jul. 2023];19(5):247-50. Disponível em: http://online.liebertpub.com/doi/abs/10.1089/act.2013.19504?journalCode=act
14. Brasil. Ministério da Saúde. Gabinete do Ministro. Portaria nº 2.761, de 19 de novembro de 2013. Institui a Política Nacional de Educação Popular em Saúde no âmbito do Sistema Único de Saúde (PNEPS-SUS) [citado em 03 jul. 2023]. Disponível em: http://bvsms.saude.gov.br/bvs/saudelegis/gm/2013/prt2761_19_11_2013.html
15. Barrett B, Muller D, Rakel D, Rabago D, Marchand L, Scheder JC. Placebo, meaning, and health. Perspect Biol Med. 2006;49(2):178-98.
16. Rakel DP, Hoeft TJ, Barrett BP, Chewning BA, Craig BM, Niu M. Practitioner empathy and the duration of the common cold. Fam Med. 2009;41(7):494-501.
17. Stewart M, Brown JB, Weston WW, McWhinney IR, McWilliam CL, Freeman TR. Medicina centrada na pessoa. Transformando o método clínico. 2. ed. Porto Alegre: Artmed; 2010.
18. Galuska DA, Will JC, Serdula MK, Ford ES. Are health care professionals advising obese patients to lose weight? JAMA. 1999;282(16):1576-8.
19. Peabody FW. The care of the patient. JAMA. 1927;88(12):877-82.
20. Charon R. The patient-physician relationship. Narrative medicine: a model for empathy, reflection, profession, and trust. JAMA. 2001;286(15):1897-902.
21. Novack DH, Suchman AL, Clark W, Epstein RM, Najberg E, Kaplan C. Calibrating the physician. Personal awareness and effective patient care. Working Group on Promoting Physician Personal Awareness, American Academy on Physician and Patient. JAMA. 1997; 278(6):502-9.
22. LeBaron S. Can the future of medicine be saved from the success of science? Acad Med. 2004;79(7):661-5.
23. Epstein RM. Mindful practice. JAMA. 1999;282(9):833-9.
24. Remen RN. Recapturing the soul of medicine: physicians need to reclaim meaning in their working lives. West J Med. 2001;174(1):4-5.
25. Ornish D. Integrative care: a pathway to a healthier nation. Washington: Senate Dirksen Building; 2009 [citado em 03 jul. 2023]. Disponível em: http://www.help.senate.gov/imo/media/doc/Ornish.pdf
26. Antoni MH, Lutgendorf SK, Cole SW, Dhabhar FS, Sephton SE, McDonald PG, et al. The influence of bio-behavioural factors on tumour biology: pathways and mechanisms. Nat Rev Cancer. 2006;6(3):240-8.
27. Bevans M, Sternberg EM. Caregiving burden, stress, and health effects among family caregivers of adult cancer patients. JAMA. 2012;307(4):398-403.
28. Benson H, Beary JF, Carol MP. The relaxation response. Psychiatry. 1974;37(1):37-46.
29. Monti DA, Kash KM, Kunkel EJ, Moss A, Mathews M, Brainard G, et al. Psychosocial benefits of a novel mindfulness intervention versus standard support in distressed women with breast cancer. Psychooncology. 2013;22(11):2565-75.
30. Smith KB, Pukall CF. An evidence based review of yoga as a complementary intervention for patients with cancer. Psychooncology. 2009;18(5):465-75.
31. Cohen L, Warneke C, Fouladi RT, Rodriguez MA, Chaoul-Reich A. Psychological adjustment and sleep quality in a randomized trial of the effects of a Tibetan yoga intervention in patients with lymphoma. Cancer. 2004;100(10):2253-60.

32. Bower JE, Garet D, Sternlieb B, Ganz PA, Irwin MR, Olmstead R, Greendale G. Yoga for persistent fatigue in breast cancer survivors: a randomized controlled trial. Cancer. 2012;118(15):3766-75.
33. Collinge W, MacDonald G, Walton T. Massage in supportive cancer care. Semin Oncol Nurs. 2012;28(1):45-54.
34. Collinge W, Kahn J, Walton T, Kozak L, Bauer-Wu S, Fletcher K, et al. Touch, caring, and cancer: randomized controlled trial of a multimedia caregiver education program. Support Care Cancer. 2013;21(5):1405-14.
35. LIMA, PTR. Medicina integrativa. Manuais de Especialização. Albert Einstein. São Paulo: Manole; 2015.

4
Estresse: um desafio para o século XXI

Maria Ester Azevedo Massola
Danilo Forghieri Santaella
Marcos Rojo Rodrigues

Um dos grandes desafios mundiais na área da saúde no século XXI diz respeito aos efeitos deletérios do estresse nos indivíduos e na sociedade. O estresse elevado predispõe o indivíduo a um maior risco em relação à chamada síndrome metabólica, caracterizada por pressão arterial elevada, altas taxas de colesterol, obesidade, diabetes e disfunção imune. Com exceção das epidemias agudas causadas por doenças infecciosas transmissíveis, como contaminação pelo vírus Ebola, síndrome respiratória aguda grave e gripes, reconhece-se atualmente que as doenças crônicas não transmissíveis (DCNT), como doenças cardiovasculares, diabetes, câncer, doenças respiratórias crônicas e doenças neuropsiquiátricas, estejam relacionadas ao estresse. Essas são as principais causas de óbitos no mundo, aumento do número de mortes prematuras e perda de qualidade de vida com alto grau de limitação nas atividades de trabalho e lazer, além de terem imenso impacto econômico para famílias, comunidades e sociedade. Os gastos familiares com DCNT reduzem a disponibilidade de recursos para necessidades básicas, como alimentação, educação e moradia.[1]

A Organização Mundial da Saúde (OMS) estima que, por causa das DCNT, 100 milhões de pessoas anualmente sejam levadas à pobreza nos países onde é necessário pagar diretamente pelos serviços de saúde. No Brasil, segundo o Ministério da Saúde,[2] as DCNT estão entre as principais causas de internações hospitalares. Mesmo com a existência do Sistema Único de Saúde (SUS), gratuito e universal, o custo individual de uma doença crônica é muito alto e existem diversos custos agregados, o que colabora para o empobrecimento das famílias.

Importante relembrar a definição de medicina integrativa: "A medicina e a saúde integrativa reafirmam a importância da relação entre paciente e profissional de saúde, é focada na pessoa como um todo, informada por evidências e faz uso de todas as abordagens terapêuticas e de estilo de vida adequadas, profissionais de saúde e disciplinas para alcançar o melhor da saúde e da cura (*health and healing*)."[3]

Todos são responsáveis nesse desafio contemporâneo, e a interdisciplinaridade tem papel fundamental nesse enfrentamento. Ter acesso ao universo da medicina integrativa é olhar para a prevenção e promoção da saúde, compreender que o corpo dá sinais que antecipam a chegada da doença e as práticas integrativas como ioga, meditação, medicina ayurvédica, acupuntura, massagens, *tai chi chuan, lian gong* etc., bem como o desenvolvimento do autocuidado, da gestão de estresse, da alimentação saudável, da atividade física e da higiene do sono, devem ser cultivadas e mais incentivadas por políticas públicas de educação e saúde.

O estilo de vida atualmente adotado pelo ser humano o afasta cada vez mais de suas funções naturais, de maneira que perde gradualmente a capacidade de perceber o próprio corpo e suas necessidades. Em uma aula de educação física nos dias de hoje, o professor tem de ensinar os alunos a andar, correr, saltar corretamente e muitas outras ações que deveriam ser naturais. O afastamento da vida próxima à natureza e o excesso de tecnologia levam as pessoas a necessitar de especialistas para se reeducar e reaprender as funções mais básicas. Gestantes que vivem em cidades têm de fazer curso de preparação para o parto e, na maior parte dos casos, têm de levar o(a) companheiro(a) para que façam o curso juntos. Não faz muito tempo, mulheres tinham seus filhos em casa e provavelmente isso ainda aconteça em lugares mais simples ou em ambientes mais naturais. Crianças com problemas respiratórios precisam ir a um especialista para que aprendam a respirar corretamente.

Hoje em dia, é preciso procurar um nutricionista para que ele ensine como comer corretamente (o que comer e o quanto comer); raramente se fazem considerações sobre como comer. A maioria das pessoas não sabe mais selecionar os alimentos, nem mesmo decidir pela quantidade adequada. Come-se sem necessidade, por pura vontade. Animais que não vivem em cativeiro jamais comem por comer ou por prazer. Um leão que está satisfeito é manso e só ataca quando se sente ameaçado; não ataca o indefeso carneirinho pela simples vontade de comer uma costela. Quando se vai a festas ou eventos, geralmente come-se mais do que se deveria e, além disso, comem-se coisas que se sabe não fazer bem, muitas vezes por apelo social, como a insistência do anfitrião ou simplesmente por estar no automático. Assim, todos os sinais que o corpo manda como alerta para que se respeite o equilíbrio entre comer e jejuar, trabalhar e descansar, sedentarismo e excesso de exercícios vão sendo transgredidos, e o resultado dessas transgressões é se tornar dependente de outras pessoas para que recomendem o que deve ser feito para uma vida saudável.

Recentemente, no início de uma aula de ioga para a terceira idade, recomendava-se aos alunos que se espreguiçassem e sentissem espontaneamente as sensações advindas dessa ação. Para minha surpresa, depois de repetir várias vezes o que era para ser feito, uma aluna perguntou: "Me espreguiçar como?"; parece que, depois de tanto inibir essa forma de se alongar naturalmente, a aluna não sabia mais o que é se espreguiçar. Acredito que o mesmo acontece com o relaxar. Quando alguém, depois da aula de ioga, diz que não conseguiu relaxar, respondo dizendo que é muito bom perceber que não conseguiu, que é meio caminho para que consiga, pois alguns nem percebem que não relaxam.

Uma das formas para reverter esse processo de distanciamento das funções naturais e espontâneas é fazer com consciência. Ou seja, executar as tarefas mais simples e básicas, mas prestando atenção. Por exemplo: comer prestando atenção ao fato de se alimentar e parar quando sentir que está saciado. Caminhar conscientemente, sentindo o contato dos pés com o calçado e com o chão. Respeitar quando o corpo diz que precisa descansar. Alongar-se prazerosamente, respeitando limites e amplitudes individuais. Buscar o prazer nas tarefas mais simples, como tomar banho e escovar os dentes, restabelecendo um diálogo corpo e mente em que se realiza cada ação atentamente e sentindo os efeitos do que acontece internamente.

Isso é o que propõe a prática de ioga no sentido tradicional. Aquele ioga da época em que não existiam tantas modalidades de ioga. Tradicionalmente, o ioga se pratica prestando atenção aos movimentos, às posturas estáticas, a seus efeitos, aos movimentos respiratórios, às modificações de pressões internas e ao estado da mente. É uma forma de diálogo interno, em que, ao fazer um exercício, é como se o corpo "falasse", e, ao sentir o efeito do exercício, é como se a mente "ouvisse o que foi dito". Dessa forma, vai sendo criada maior intimidade com o corpo e suas necessidades, e a pessoa aprende a ouvir, permitindo que muitas das funções básicas sejam resgatadas.

Essas práticas vêm de um ambiente em que trabalhar com o corpo não é sinônimo de sofrimento e superação, como infelizmente aconteceu com o sentido da palavra ginástica no Ocidente. É comum, ainda hoje, que alguém diga que fez uma ginástica danada para conseguir algo, quando quer se referir a uma "coisa difícil". Ioga vem da ideia de usar o corpo como estratégia para manter a mente no que se está fazendo; vem da ideia de que trabalhar com o corpo pode ser muito agradável, que o momento presente pode ser um momento de felicidade. "[...] Mas o mundo atual é um mundo diferente. Os sofrimentos, as calamidades e o mal causam amargura interna [...] Há desobediência e rebelião [...] as influências maléficas nos assolam desde cedo pela manhã até tarde da noite [...] Elas prejudicam a mente e reduzem a inteligência, além de prejudicar os músculos e o corpo como um todo."[4]

Essa frase costuma ser muito útil quando se fala de estresse, pois, geralmente, costuma-se acreditar que o estresse seja uma característica dos tempos modernos; muitos pensam que em outros tempos vivia-se tranquilamente, sem problemas ou grandes requisições. A frase oferece a verdadeira dimensão da contemporaneidade do estresse. Ele está presente onde quer que o ser humano esteja, em qualquer época e em qualquer local, mesmo na China há mais de 4.600 anos. Dessa forma, pode-se entender que esse fenômeno acompanha o homem desde os mais recônditos momentos de sua história.

Antigamente, afirmava-se que estresse era "a dificuldade de adaptação às demandas ambientais".[4] Entretanto, essa definição não é mais utilizada, uma vez que é muito semelhante à definição que a psicologia atribui à deficiência mental ou ao déficit cognitivo. Assim, uma nova definição passou a ser utilizada nos tempos atuais e o estresse passou a ser visto como "tudo aquilo que amedronte, emocione ou ameace o indivíduo profundamente".[5] Pode-se dizer que o estresse é o resultado da percepção de uma necessidade ou de uma reatividade evocada,[6] ou ainda uma modificação dentro de um sistema, induzida por forças externas, uma demanda na adaptabilidade para evocar uma resposta.[7]

No início do século XX, um renomado fisiologista norte-americano, Walter Cannon, denominou essa reação corporal como "resposta de luta ou fuga".[8] Todos os animais são capazes de gerar essa reação que, nos mamíferos, tem origem no sistema hipotálamo-hipofisário, gerando forte descarga adrenérgica cerebral, responsável pela elevação inicial da frequência cardíaca, dilatação das pupilas e aumento da pressão arterial, da glicemia e dos níveis de atenção. Posteriormente, estimuladas pela secreção de hormônio adrenocorticotrófico pelo hipotálamo e pela hipófise, as glândulas suprarrenais entram em ação, liberando adrenalina e noradrenalina na circulação. Para manter esse estado de ativação e possibilitar o comportamento necessário à sobrevivência, ocorre a participação ativa do sistema límbico, que gera avaliações dos níveis de periculosidade do estressor.[7] Assim, percebe-se que a reação de estresse tem componentes fisiológicos e psicológicos. Quando a avaliação do sistema límbico e a comparação com o sistema de valores de cada um não são ameaçadas pelo estressor, o estímulo cessa, e a reação de luta ou fuga deve terminar rapidamente. Entretanto, quando há controvérsia, a ameaça é mantida ou há desrespeito ao sistema de valores, o estresse é mantido e passa-se ao consumo insalubre de reservas adaptativas.[6]

Muita atenção foi direcionada para o estudo do estresse desde o início do século XX, e coube a Hans Selye[9] desenvolver a primeira explicação científica a respeito. Ele percebeu que animais expostos a uma grande variedade de agentes nocivos respondem de uma forma estereotipada, com modificações fisiológicas gerais e não específicas. A essa resposta ele deu o nome de síndrome de adaptação geral, e os estímulos que geravam essas respostas foram denominados estressores. Quando essa síndrome é exacerbada, aparecem as doenças de adaptação. Atualmente, essas características passaram a ser agrupadas em três classes distintas, conhecidas como fases de estresse: alerta, resistência e exaustão. Na síndrome descrita por Selye, há a sinalização do sistema nervoso central (SNC) em resposta a um estímulo qualquer, avisando da necessária adaptação. Esse processo foi mais minuciosamente estudado nos anos que se seguiram.

O estresse começa com um estímulo ao qual se deve reagir, e essa reação depende da percepção. Há diferentes tipos de estressores: internos e externos (morte de parentes, separação, conflitos de consciência, culturais, econômicos, fisiológicos e doenças).[6] Os estressores externos não são modificáveis; há coisas na vida que não podem ser evitadas, mas precisam ser aceitas e, às vezes, esses estressores são revoltantes, intrigantes e causadores de decepções. O budismo afirma que o sofrimento é um fato inevitável da vida; o que se pode fazer com relação a ele é mudar atitudes internas para gerar reações menos desgastantes para si próprio e para os outros. Desta forma, pessoas com traços de personalidade muito competitivos, atitudes hostis e agressivas, com grande senso de urgência temporal, amplo desejo de sucesso, sem objetivos específicos, dominadores e ávidos por reconhecimento têm maior tendência ao acúmulo de estresse. Não é possível alterar a natureza inata das pessoas, mas alguns traços de personalidade podem ser moderados, como a hiperatividade, a urgência temporal, o excesso de ambição e a competitividade, assim como as reações hostis e agressivas a situações estressantes.[7]

Se isso não for tentado, o indivíduo fica sujeito às demais fases de estresse: resistência e exaustão. A falta de apetite, característica da fase de alerta, pode virar gastrite ou carência nutricional na fase de resistência e ainda úlcera ou desnutrição grave na fase de exaustão. Problemas como taquicardias momentâneas podem se desenvolver e associar-se a hipertensão arterial sistêmica (HAS), colesterol elevado, diabetes, infarto agudo do miocárdio (IAM) e acidente vascular encefálico (AVE), podendo levar ao óbito. Os casos relatados em literatura médica de doenças psicossomáticas relacionadas ao estresse, além de numerosos, são graves e devem ser evitados. O estresse acumulado coloca em risco não apenas a homeostase (equilíbrio fisiológico interno), mas também a sociostase (equilíbrio das relações sociais), prejudicando relacionamentos familiares, com amigos e no trabalho. Assim, propostas que viabilizem modificações na base do sistema de integração entre estressor e geração de resposta, ou seja, no sistema de valores individuais, podem contribuir para o gerenciamento de estresse. Auxiliam a restaurar o equilíbrio naqueles que já sentem a negatividade do acúmulo excessivo de tensões geradas pela reação de luta ou fuga mantida.

Após os estudos de Cannon e Selye, Herbert Benson, médico de Harvard, descreveu uma reação fisiológica inata oposta à reação de luta ou fuga, um mecanismo protetor natural contra o excesso de tensão, chamado "resposta de relaxamento". Essa reação diminui as frequências cardíaca e respiratória, a pressão arterial, o consumo de oxigênio e todo o metabolismo, devolvendo ao corpo um equilíbrio saudável. Ao contrário do que ocorre na reação de luta ou fuga, na qual o sistema nervoso simpático está mais ativado, na resposta de relaxamento o parassimpático é mais estimulado. Contudo, a resposta de relaxamento não é tão automática nem ativada tão rapidamente quanto a resposta de luta e fuga; ela precisa ser evocada e treinada para que seja acessada mais fácil, rápida e frequentemente. Para desfrutar tanto dos efeitos calmantes de curto prazo quanto da contribuição duradoura à saúde, alguns métodos devem ser treinados diariamente, como ioga, meditação, orações, relaxamento muscular progressivo, exercícios respiratórios, caminhadas, *tai chi chuan* e até mesmo tricô e crochê. As ondas cerebrais mais lentas, observadas durante a resposta de relaxamento, são muitas vezes associadas à sensação de prazer, indicando que ritmos e padrões cerebrais diferentes interferem no humor e na saúde.[4]

A prática de ioga pode contribuir positivamente para o gerenciamento do estresse, pois tem efeitos na psique e no condicionamento periférico, por meio da filosofia de vida, códigos de comportamento e outras práticas.[7] *Yuj*, raiz do termo ioga, significa integração. É proposto para o indivíduo como um todo, desde níveis mais grosseiros, como o corpo físico, passando pela percepção da natureza individual e culminando na consciência pura e no controle das atividades nas diversas esferas de existência, o que resulta em uma personalidade mais integrada e equilibrada. Tomando emprestadas as palavras do fisiologista Prof. Dr. Swami Kuvalayananda, "o ioga tem uma mensagem completa para o ser humano: para o corpo, para a mente e para a alma humana".[10] O caminho reverso ao do acúmulo de estresse é possível por meio de sistemas filosófico-práticos como esse.

De maneira prática, pode-se afirmar que há três principais grupos de práticas fisiológicas muito úteis no gerenciamento do estresse: *asanas* (posturas corporais), *pranayamas* (exercícios respiratórios) e meditação. Levando-se em consideração que o processo de somatização envolve uma via psicossomática, o ioga propõe uma via de retorno somatopsíquica. Portanto, nessa visão, as emoções e a mente não apenas atuam constantemente no corpo, mas também podem ser alcançadas pelo corpo.

Fisiologicamente, a prática dos *asanas* pode eliminar os acúmulos de tensões musculares, que são adquiridos por interações neuromusculares com frequência de disparos muito elevada e com grande recrutamento de fibras musculares. No alongamento com relaxamento, que é proposto nos *asanas*, as fibras musculares são relaxadas voluntariamente, antes que se exija maior amplitude do alongamento realizado. Para que isso ocorra, os potenciais de ação dos neurônios motores têm de ser diminuídos, permitindo o retorno das fibras à situação de relaxamento pré-contração. Essa diminuição da quantidade de impulsos neuromusculares pode ser entendida como a diminuição do nível de ativação cerebral, o que é comparado ao sistema de valores internos e compreendido como uma situação de maior tranquilidade. Assim, uma postura específica que atue em determinada área física acaba tendo efeito expandido para o corpo como um todo, pois atua gerando sensação de bem-estar. A indicação clara que o ioga oferece para viver sem acúmulos excessivos de estresse é: acalme sua mente. Após preparar o terreno mental pelas práticas das posturas psicofísicas (*asanas*) e das práticas de respirações (*pranayamas*), a mente se torna mais propícia para a prática de atenção e concentração, então a meditação pode se estabelecer.

Nas diversas tradições espirituais, existem vários métodos de meditação, mas que, em essência, não diferem. O que há de comum em quase todas é o sentar-se ereto, relaxado, imóvel e manter a atenção em um único foco, por determinado período, de preferência diariamente. Um dos métodos mais simples e muito utilizados em diversas tradições é observar o fluxo natural da respiração, tomando consciência de cada inspiração e de cada expiração, treinando assim a atenção e fortalecendo o poder de concentração. Cada vez que a mente se afastar da respiração, o praticante deve retornar a atenção a ela. Atualmente, existem comprovações científicas muito fortes dos efeitos benéficos da meditação, por exemplo, na conectividade cerebral e na inteligência fluida de pessoas na terceira idade, o que indica a preservação de flexibilidade cognitiva, prejudicada tanto pelo estresse quanto pelo envelhecimento.[11] De maneira complementar, estudos com cuidadores de pacientes com Alzheimer verificaram redução dos níveis de estresse[12] e aumento de autocompaixão e qualidade de vida[13] em praticantes de ioga e meditação.

Atualmente, existem diversas pesquisas disponíveis sobre a influência de práticas de ioga sobre variáveis fisiológicas[14,15] e psicológicas. Em um estudo sobre os efeitos de uma técnica de ioga denominada *bhastrika pranayama* sobre a pressão arterial e a frequência cardíaca, alguns autores verificaram que esse tipo de *pranayama* tem efeito bradicárdico e hipotensor, o que provavelmente indica aumento da modulação parassimpática sobre o coração.[16] Uma pesquisa realizada pela Faculdade de Medicina da Universidade de São Paulo (FMUSP) investigou os efeitos do treinamento de uma técnica respiratória do ioga em relação a função pulmonar, variabilidade da frequência cardíaca, barorreflexo espontâneo, qualidade de vida, qualidade de sono e nos sintomas de estresse de idosos saudáveis. Os resultados evidenciaram que o período de treinamento respiratório aumentou a função respiratória, melhorou a modulação autônoma cardíaca e a qualidade de vida dos indivíduos saudáveis.[17] De fato, as influências da meditação e do ioga na qualidade de vida vêm sendo amplamente estudadas pela comunidade científica, principalmente nas áreas vinculadas à saúde.

Conduzida na Universidade de Harvard e publicada em 2012, uma pesquisa acerca dos efeitos do ioga na saúde mental e física apresentou uma gama de evidências científicas da efetividade das práticas tradicionais, principalmente em relação ao desenvolvimento de uma vida mental mais saudável. Pesquisadores da Alemanha, Índia e Estados Unidos reuniram e examinaram dados e resultados acerca dos efeitos da prática de ioga nos níveis de cognição, emoção, fisiologia e desempenho físico, e concluíram que o ioga pode ser utilizado de maneira efetiva e eficiente como terapia integrativa e de suporte, associado ao tratamento convencional. Outro estudo longitudinal realizado na Universidade Estadual de Campinas (Unicamp) demonstrou que praticantes de ioga com esclerose múltipla melhoraram a habilidade de equilíbrio e a capacidade de desempenhar atividades da vida cotidiana com autonomia.[18] Além disso, há marcadores de influências estruturais no cérebro de praticantes de ioga. Em um estudo transversal pareado para idade, escolaridade e atividade física, pesquisadores do Instituto do Cérebro do Hospital Israelita Albert Einstein constataram maior espessura do córtex pré-frontal esquerdo de idosas que praticavam ioga há pelo menos 8 anos.[19] Assim, o ioga é custo-efetivo, promove adaptações comportamentais e de estilo de vida positivas, aumenta a autonomia e a autoestima.[20] Além disso, os resultados obtidos com a prática do ioga em casos de transtornos de ansiedade e de pânico demonstram métodos terapêuticos eficazes, sobre alcances e limitações. A redução do estresse, da ansiedade, da fadiga, dos níveis de cortisol e o aumento do bem-estar, vigor e otimismo são alguns dos resultados.[21,22]

Os programas de práticas de ioga no auxílio do manejo de sintomas de doenças como o câncer estão cada vez mais eficientes e aplicáveis em ambientes ambulatoriais e hospitalares. Recentemente, foi constatado que mesmo programas transmitidos por *streaming* são eficazes, pois reduzem fatores que se agregam como causadores de estresse para o tratamento presencial nesses pacientes, como fadiga, dores, dificuldades de transporte e agendamento.[23] Tal efetividade se evidencia inclusive pela alteração positiva de marcadores biológicos de estresse, como os níveis de cortisol salivar,[24] pressão arterial, glutationa e superóxido dismutase.[25] De fato, nesse estudo, os autores também propuseram alterações comportamentais e de estilo de vida a pessoas saudáveis na faixa etária entre 60 e 80 anos, incluindo 20 minutos diários (3 meses) de práticas respiratórias de ioga associadas a caminhadas e alterações dietéticas, como redução do consumo de sal e aumento da ingestão de água; eles verificaram aumento de níveis plasmáticos de glutationa e superóxido dismutase, redução da pressão arterial e de malonaldeído, além da redução dos lipídios plasmáticos em jejum, exceto o HDL.

No que diz respeito especificamente às neoplasias, a experiência de diagnóstico e tratamento do câncer é comumente percebida como um fator de estresse crônico, tanto para pacientes quanto para seus familiares.[26] Frequentemente, eles apresentam sintomas de estresse emocional como ansiedade, depressão, fadiga e problemas de sono. Familiares são parceiros essenciais em todos os tratamentos de saúde complexos e tendem a priorizar mais os cuidados com o paciente que o autocuidado; por isso, atividades que tragam bem-estar e gestão de estresse a pacientes e acompanhantes são muito bem-vindas na área da saúde.

Na pediatria, a capacidade dos pais e cuidadores de manter a criança calma indica menor índice de estresse na criança e sua maior cooperação durante os procedimentos.[27] Cuidar de crianças e adolescentes hospitalizadas traz muitos desafios a todos à sua volta: família e equipes médica e multidisciplinar. O brincar é fundamental a toda criança e deve continuar a fazer parte de sua vida durante a internação, pois auxilia na diminuição do estresse, no enfrentamento da doença e influencia a recuperação.[28] Outros tipos de abordagens, como as terapias integrativas que estimulam a resposta de relaxamento, podem complementar o tratamento oncológico convencional.[29-31]

No Centro de Oncologia e Hematologia do Hospital Israelita Albert Einstein, o Grupo de Medicina Integrativa possui terapeutas corporais especializados que oferecem atendimentos individualizados, executados no leito do paciente, sempre convidando os familiares a participar. Os atendimentos utilizam técnicas que ativam a resposta de relaxamento, baseados em técnicas de ioga, massagens leves, musicoterapia, aromaterapia e terapia de toque,* visando a trazer momentos de bem-estar, relaxamento e manejo do estresse e da ansiedade. O vínculo afetivo entre terapeuta, pacientes e cuidadores é essencial para criar momentos de acolhimento, cuidado e relaxamento. Nos atendimentos, o terapeuta precisa estar focado no momento presente, aperfeiçoar continuamente a escuta sensível e a compaixão.

Empatia é um termo já bastante utilizado na área da saúde, porém a compaixão deveria ser mais bem compreendida e desenvolvida, pois vai além da empatia. Segundo Matthieu Ricard,[32] empatia significa entrar em ressonância afetiva com o outro, fazendo claramente a distinção entre si e o outro; colocar-se no lugar do outro, perguntar-se quais são suas esperanças e temores, considerando a situação do ponto de vista dele, diferentemente do contágio emocional, que não permite levar à empatia. A compaixão é definida como motivação altruísta de intervir em favor daquele que sofre ou está em necessidade. Assim, a compaixão vai além da empatia, pois é acompanhada do desejo de aliviar o sofrimento do outro, fazer algo para o bem da pessoa e é sempre concretizada pela ação.

A exposição à angústia e ao sofrimento de outros pode levar a duas reações emocionais diferentes: por um lado, à "angústia empática", que resulta em sentimentos negativos e acúmulo de estresse e, quando experimentada cronicamente, dá origem a efeitos deletérios à saúde. Por outro lado, existem as "respostas compassivas", que se baseiam em sentimentos positivos, orientados para o outro. Estudos vêm demonstrando que o treinamento da compaixão promove o

---

* Técnica terapêutica que utiliza o contato palmar suave, com movimentos lentos e ritmados sobre o corpo, estimulando, via derme, o sistema nervoso parassimpático, visando a trazer calma e relaxamento.

comportamento pró-social, assim como aumenta as emoções positivas e a resiliência, promovendo melhor enfrentamento de situações estressantes. Há evidências muito promissoras para os profissionais da área da saúde.[33-35]

Desenvolver a compaixão humaniza as relações e adiciona qualidade ao ato de cuidar, tornando-se um protetor contra o *burnout*. Segundo Maslac,[36] o *burnout* é uma síndrome multidimensional constituída por exaustão emocional, despersonalização e reduzida realização pessoal no trabalho. É um problema ocupacional importante na área da saúde, e são encontrados altos níveis de *burnout* entre os profissionais que trabalham em oncologia.[37-39] A medicina integrativa estimula os profissionais da saúde a aprender técnicas de autocuidado e gestão de estresse que incluem a compaixão para auxiliar na diminuição do estresse.

Novos desafios inquietantes do século XXI aparecem na pesquisa nacional *Stress in America*, uma análise anual para a American Psychological Association: uma década após o surgimento de *smartphones* e redes sociais, mais de 86% dos norte-americanos relatam que verificam frequentemente o *e-mail* e as redes sociais, e esse uso constante da tecnologia e das mídias sociais está associado a maiores níveis de estresse. Esse será um tema para futuras reflexões, um assunto para permanecer atentos, principalmente em relação às novas gerações. Também de acordo com esse relatório, a maioria dos norte-americanos sente que não está gerenciando bem seu estresse e que o sistema de saúde quase não os ajuda nessa questão. Mais de 50% dos participantes disseram que receberam pouco ou nenhum apoio do sistema de saúde para o gerenciamento do estresse, enquanto 32% achavam importante discutir suas preocupações em relação ao estresse com os profissionais de saúde, mas apenas 17% disseram que realmente o fizeram.[40] No Brasil, qual seria o suporte dado à população em relação ao manejo do estresse?

As alterações de saúde induzidas pelo estresse são o resultado de uma rede complexa de interações psiconeuroimunológicas. Os desafios relacionados ao estresse causam sofrimento individual, familiar e comunitário, bem como altos custos econômicos e sociais.[1] A prevenção e o tratamento dos efeitos negativos do estresse sobre o bem-estar e a saúde humana são urgentes e de vital importância. Que a visão interdisciplinar da medicina integrativa possa se desenvolver cada vez mais e ajudar a promover um estilo de vida saudável, um ambiente enriquecido pelo autocuidado, abordagens psicológicas positivas e maior conexão espiritual. Felizmente, ainda há recursos para permanecer saudáveis em um mundo tão desafiador.

REFERÊNCIAS BIBLIOGRÁFICAS

1. Fricchione GL, Ivkovic A, Yeung AS. The science of stress: living under pressure. Chicago: The University of Chicago Press; 2016.
2. Malta DC, Morais Neto OL, da Silva Junior JB. Presentation of the strategic action plan for coping with chronic diseases in Brazil from 2011 to 2022. Epidemiol Serv Saúde. 2011;20(4):425-38.
3. The Consortium of Academic Health Center for Integrative Medicine [Internet]. Acesso em: 15 jul. 2023. Disponível em https://imconsortium.org/about/introduction/
4. Benson H. The relaxation response. New York: Avon Books; 1975.
5. Lipp MEN, Malagris LEN. O stress emocional e seu tratamento. In: Rangé B. Psicoterapias cognitivo-comportamentais. Porto Alegre: Artmed; 2001.
6. Shrikrishna. Living with stress without distress through yoga. Lonavala, Índia: Kaivalyadhama; 2004.
7. Rajapurkar MV. Stress management: modern and yogic perspective – an overview. Lonavala, Índia: Kaivalyadhama; 2004.
8. Jacobs GD. The physiology of mind-body interactions: the stress response and the relaxation response. J Altern Complement Med. 2001;7 Suppl 1:S83-92.
9. Selye H. A syndrome produced by diverse nocuous agents-1936. J Neuropsychiatry. 1998;10:230-1.
10. Kuvalayananda S. Asanas. São Paulo: Cultrix; 1997.
11. Gard T, Taquet M, Dixit R, Hölzel BK, Dickerson BC, Lazar SW. Greater widespread functional connectivity of the caudate in older adults who practice kripalu yoga and vipassana meditation than in controls. Front Hum Neurosci. 2015;9:137.
12. Danucalov MA, Kozasa EH, Ribas KT, Galduróz JC, Garcia MC, Verreschi IT, et al. A yoga and compassion meditation program reduces stress in familial caregivers of Alzheimer's disease patients. Evid Based Complement Alternat Med. 2013;2013:513149.
13. Danucalov MA, Kozasa EH, Afonso RF, Galduroz JC, Leite JR. Yoga and compassion meditation program improve quality of life and self-compassion in family caregivers of Alzheimer's disease patients: a randomized controlled trial. Geriatr Gerontol Int. 2017;17(1):85-91.
14. Madanmohan, Udupa K, Bhavanani AB, Vijayalakshmi P, Surendiran A. Effect of slow and fast pranayams on reaction time and cardiorespiratory variables. Indian J Physiol Pharmacol. 2005;49(3):313-8.
15. Pramanik T, Sharma HO, Mishra S, Mishra A, Prajapati R, Singh S. Immediate effect of slow pace bhastrika pranayama on blood pressure and heart rate. J Altern Complement Med. 2009;15(3):293-5.
16. Brown RP, Gerbarg PL. Sudarshan kriya yogic breathing in the treatment of stress, anxiety, and depression: part I-neurophysiologic model. J Altern Complement Med. 2005;11(1):189-201.
17. Santaella DF, Devesa ACRS, Rojo MR, Amato MBP, Drager LF, Casali KR, et al. Yoga respiratory training improves respiratory function and cardiac sympathovagal balance in elderly subjects: a randomised controlled trial. BMJ Open. 2011;1(1):e000085.
18. de Oliveira G, Tavares M da C, de Faria Oliveira JD, Rodrigues MR, Santaella DF. Yoga training has positive effects on postural balance and its influence on activities of daily living in people with multiple sclerosis: a pilot study. Explore. 2016;12(5):325-32.
19. Afonso RF, Balardin JB, Lazar S, Sato JR, Igarashi N, Santaella DF, et al. Greater cortical thickness in elderly female yoga practitioners – A cross-sectional study. Front Aging Neurosci. 2017;9:201.
20. Bussing A, Michalsen A, Khalsa SB, Telles S, Sherman KJ. Effects of yoga on mental and physical health: a short summary of reviews. Evid Based Complement Alternat Med. 2012;2012:165410.
21. Vorkapic CF, Rangé B. Os benefícios do yoga nos transtornos de ansiedade. Rev Bras Ter Cogn. 2011;7(1):50-3.
22. Vorkapic CF. O efeito do yoga na redução da sintomatologia de pacientes com transtorno de pânico. Rev Bras Med Fam Comun. 2012;Suppl 1:61.

23. Huberty J, Eckert R, Gowin K, Mitchell J, Dueck AC, Ginos BF, et al. Feasibility study of online-streamed yoga for symptom management in patients with myeloproliferative neoplasms. Haematologica. 2017;102(10):e384-e388.
24. Sullivan M, Carberry A, Evans ES, Hall EE, Nepocatych S. The effects of power and stretch yoga on affect and salivary cortisol in women. J Health Psychol. 2017:1359105317694487.
25. Bhatnagar A, Tripathi Y, Kumar A. Change in oxidative stress of normotensive elderly subjects following lifestyle modifications. J Clin Diagn Res. 2016;10(9):CC09-CC13.
26. Bevans M, Sternberg E. Caregiving burden, stress and health effects among family caregivers of adult cancer patients. JAMA. 2012;307(4):398-403.
27. Peterson AM, Harper FW, Albrecht TL, Taub JW, Orom H, Phipps S, et al. Parent caregiver self-efficacy and child reactions to pediatric cancer treatment procedures. J Pediatr Oncol Nurs. 2014;31(1):18-27.
28. de Macedo L, da Silva GF, Setúbal SM. Pediatric hospital: the paradigms of play in Brazil. Children (Basel). 2015;2(1):66-77.
29. Diorio C, Celis Ekstrand A, Hesser T, O'Sullivan C, Lee M, Schechter T, et al. Development of an individualized yoga intervention to address fatigue in hospitalized children undergoing intensive chemotherapy. Integr Cancer Ther. 2016;15(3):279-84.
30. Danhauer SC, Addington EL, Sohl SJ, Chaoul A, Cohen L. Review of yoga therapy during cancer treatment. Support Care Cancer. 2017;25(4):1357-72.
31. Jacobs SS. Integrative therapy use for management of side effects and toxicities experienced by pediatric oncology patients. Children (Basel). 2014;1(3):424-40.
32. Ricard M. A revolução do altruísmo. São Paulo: Palas Athena; 2015.
33. Singer T, Klimecki OM. Empathy and compassion. Curr Biol. 2014;24(18):R875-8.
34. Batson CD. These things called empathy: eight related but distinct phenomena. In: Decety J, Ickes W, editors. Social neuroscience. The social neuroscience of empathy. Cambridge, Massachusetts: MIT Press; 2009. p.3-15.
35. Abelson JL, Erickson TM, Mayer SE, Crocker J, Briggs H, Lopez-Duran NL, et al. Brief cognitive intervention can modulate neuroendocrine stress responses to the Trier Social Stress Test: buffering effects of a compassionate goal orientation. Psychoneuroendocrinology. 2014;44:60-70.
36. Maslach C, Jackson S. The measurement of experienced burnout. J Occup Behav. 1981;2:99-113.
37. Demirci S, Yildirim YK, Ozsaran Z, Uslu R, Yalman D, Aras AB. Evaluation of burnout syndrome in oncology employees Med Oncol. 2010;27(3):968-74.
38. Zanatta AB, Lucca SR. Prevalência da síndrome de burnout em profissionais da saúde de um hospital onco-hematológico infantil. Rev Esc Enferm USP. 2015;49(2):253-60.
39. Orellana-Rios CL, Radbruch L, Kern M, Regel YU, Anton A, Sinclair S, et al. Mindfulness and compassion-oriented practices at work reduce distress and enhance self-care of palliative care teams: a mixed-method evaluation of an "on the job" program. BMC Palliat Care. 2017;17(1):3.
40. American Psychological Association (APA) [Internet]. Stress in America: coping with change. 2017 [citado em 04 jul. 2023]. Disponível em: www.apa.org/news/press/releases/stress/2016/coping-with-change.pdf

5
Oncologia: uma visão integrativa

Denise Tiemi Noguchi

INTRODUÇÃO

A oncologia atualmente representa um desafio aos profissionais da saúde, tendo em vista o avanço nas últimas décadas com o surgimento das denominadas terapias-alvo, possibilitando um tratamento cada vez mais individualizado e específico de acordo com as características genéticas/moleculares da doença.

Apesar de todo o avanço tecnológico para exames de diagnóstico precoce, rastreamento genético e tratamentos personalizados, entre outros, o estigma da doença fatal, a doença cujo nome não deve ser pronunciado e a denominação "aquela doença" permanecem na população em geral, remetendo aos anos 1970, quando as terapias antineoplásicas estavam começando a se desenvolver e a maioria dos pacientes com o diagnóstico de câncer realmente morria.

Essa realidade mudou muito; dependendo do tipo e do estadiamento do câncer, a sobrevida pode ultrapassar os 70% com os tratamentos atuais, mas, para alguns pacientes com diagnóstico de doenças metastáticas e tumores primários agressivos e pouco responsivos às terapias atuais, o câncer pode não ter tratamento curativo e pode se comportar como uma doença crônica. Vale lembrar que o câncer representa grande variedade de tipos de tumores malignos, de origem, comportamento e tratamento completamente distintos, exigindo dos profissionais da área constante atualização sobre novas drogas, novos exames de rastreamento, novos paradigmas.

No entanto, o desafio maior é lidar com todo o universo que esse diagnóstico representa: uma doença potencialmente ameaçadora; um tratamento com inúmeros efeitos colaterais e tardios, levando alguns pacientes a denominar a quimioterapia como "veneno"; as alterações na rotina e no convívio social após o diagnóstico; as relações com amigos, família e colegas de trabalho; a incerteza do prognóstico.

Com o avanço das pesquisas na área da psiconeuroendocrinoimunologia – campo da ciência que estuda a interação entre os sistemas nervoso, endócrino e imunológico –, pode haver relação entre fatores biocomportamentais e a biologia tumoral. Essa relação não é de forma alguma direta, como causa e consequência, mas há evidências de que fatores relacionados a dieta, atividade física, qualidade do sono, atividade sexual, estresse psicológico e dificuldades sociais possam influenciar a cascata neuroendócrina, levando a alterações no sistema imunológico que, associadas a outros fatores, podem alterar a biologia tumoral, favorecendo o aparecimento do câncer.[1]

Dessa forma, a ciência atual mostra que não basta "atacar" a doença "apenas" nas características genéticas e moleculares. É necessário olhar para o indivíduo como um todo, levando em conta hábitos, estilo de vida, recursos de resiliência e espiritualidade, para que se atinja a tão almejada "cura total". Quando se amplia esse olhar para além da doença, um novo caminho se abre e novas perspectivas surgem para auxiliar o paciente durante a jornada.

Este capítulo pretende, de forma geral, apresentar a abordagem da medicina integrativa na oncologia, com base nos pilares do autocuidado, da autonomia e do bem-estar da pessoa com o diagnóstico de câncer, contando com a interdisciplinaridade dos profissionais de saúde envolvidos no cuidado.

ONCOLOGIA INTEGRATIVA

O conceito de oncologia integrativa surgiu nos anos 2000, instituído pelo National Cancer Institute, referindo-se ao uso de práticas baseadas em evidências, de forma integrada com a medicina convencional na oncologia,[2] por meio dos princípios da medicina integrativa com a parceria entre paciente e profissional da saúde, abordagem transdisciplinar, foco no autoconhecimento e autodesenvolvimento, orientações sobre hábitos nutricionais, atividade física e gestão de estresse, respeitando a autonomia e o bem-estar.[3] O *Journal of the Society of Integrative Oncology*, periódico indexado da Society of Integrative Oncology, apresenta, desde 2004, artigos e diretrizes, sendo referência na área.[2] Atualmente nos Estados Unidos, os principais centros de referência no tratamento de pacientes com câncer oferecem o serviço de oncologia integrativa: MD Anderson Cancer Center, Dana Farber Cancer Institute, Johns Hopkins University, Memorial Sloan-Kettering Cancer Center, University of California, Los Angeles (UCLA) e a Mayo Clinic.[2]

No Brasil, alguns serviços de oncologia oferecem terapias integrativas associadas ao tratamento convencional, porém o desafio da oncologia integrativa, assim como da medicina integrativa, é não se limitar à prescrição de terapias, técnicas ou práticas complementares, além do tratamento convencional. É, realmente, como a própria definição do IM Consortium reforça, ter o foco na pessoa no todo, oferecendo o que há de melhor e com base em evidências, resgatando a capacidade inata de cura do próprio organismo.[3,4] Assim, é fundamental a capacitação da equipe interdisciplinar para que tal cuidado integrado tenha esse diferencial.

O Centro de Oncologia e Hematologia do Hospital Israelita Albert Einstein foi pioneiro ao oferecer o serviço de medicina integrativa, que começou as atividades no final de 2006, com uma equipe interdisciplinar composta por médicos e terapeutas integrativos que atuam junto com equipes da oncologia e da hematologia.

A procura pelas denominadas terapias integrativas entre os pacientes com câncer é bem estabelecida em estudos internacionais de grandes centros de referência no tratamento oncológico, como o MD Anderson Cancer Center e o Memorial Sloan-Kettering, com frequência de uso entre 69% e 83%,[5,6] e 70% dos pacientes no estudo do Memorial referiram não relatar o uso ao seu médico pelo simples fato de ele não perguntar.[6] Em outro artigo de metanálise e revisão sistemática que selecionou os estudos em 18 países, 33% a 47% dos indivíduos com diagnóstico de câncer faziam uso dessas terapias durante o tratamento oncológico.[7]

Os principais motivos que levam as pessoas com câncer a procurar possibilidades de tratamento além do convencional (quimioterapia, radioterapia, cirurgia) são: desejo de aumentar as chances de cura, amenizar os efeitos colaterais do tratamento oncológico, ter controle da própria vida, ter papel ativo na promoção da própria saúde, desejo de ficar melhor, sentir-se melhor e viver melhor.[8] Nem sempre a fonte de referência é a equipe de saúde, como mostrou uma pesquisa na Europa em que apenas 18,6% dos pacientes obtiveram informações com seu médico; a maioria consultou amigos e familiares.[9]

Dessa forma, fica clara a necessidade de o oncologista e a equipe multiprofissional estarem preparados para abordar essas questões com os pacientes e familiares para poder oferecer informações com segurança e orientar o uso ou não das terapias integrativas,[10] podendo auxiliar na ponte entre dois pilares na oncologia: o da medicina baseada em evidência e o da realidade subjetiva, psicológica e espiritual dos pacientes que buscam acolhimento e empatia diante do próprio sofrimento.[8]

A abordagem da oncologia integrativa com base no conceito e nos princípios da medicina integrativa, por meio dos pilares do autocuidado, a fim de olhar para aspectos que vão além da doença, busca compreender quem é a pessoa que se apresenta, qual é seu universo e de que forma é possível auxiliá-la na trajetória desde o diagnóstico até a fase pós-câncer, conhecida internacionalmente pelo termo *survivorship*. É fundamental lembrar que esse paciente está sendo acompanhado pela equipe da oncologia, com todos os profissionais necessários para a realização do tratamento, seja ele quimioterapia, seja cirurgia, radioterapia ou imunoterapia, além de toda a equipe multiprofissional, como nutrição, psicologia, enfermagem, fisioterapia e odontologia, de forma integrada.

AUTOCUIDADO

O termo autocuidado na área da saúde pode ser definido como "a prática de atividades que indivíduos iniciam e realizam em seu próprio favor para manter a vida, a saúde e o bem-estar", segundo a enfermeira e pesquisadora Dorothea Orem.[11] Portanto, o autocuidado representa a parte que cabe ao paciente em cuidar de si mesmo. Pode representar o cuidado com a higiene pessoal, a espiritualidade, incluir a relação com o meio e com as pessoas ao redor, hábitos alimentares, atividade física, qualidade de sono, uso de práticas ou terapias complementares e gestão de estresse.

Quando os profissionais da saúde deixam de abordar o autocuidado durante o acompanhamento, podem estar colocando o paciente em risco. Por exemplo, se o controle da doença depende de hábitos alimentares adequados, atividade física e gestão de estresse e o paciente não está atuando nesses pontos, apesar de tomar o medicamento corretamente, ele está em risco. Se durante a consulta não houver tempo ou oportunidade para falar sobre a espiritualidade ou como o paciente está enfrentando o tratamento, ele pode se sentir só e com pior percepção da própria qualidade de vida.

No universo do paciente com câncer, a abordagem do autocuidado é fundamental, pois muitos fatores podem resultar não apenas em redução de intercorrências durante o tratamento, mas também em maior sobrevida e melhor percepção de bem-estar.

Quando o paciente deixa de ter esse cuidado sobre sua saúde, o que pode afetar a trajetória do tratamento, pode-se dizer que é responsabilidade do profissional da saúde abordar e intervir, a fim de resgatar as melhores chances de cura.

A roda da saúde (Figura 1), proposta pelo Centro de Medicina Integrativa da Universidade de Duke, representa, de forma ilustrativa e didática, os pilares do autocuidado: conexão mente-corpo, movimento-exercício-descanso, nutrição, espiritualidade, relacionamentos e comunicação, meio ambiente, desenvolvimento pessoal e profissional.[12] De forma integrada, as abordagens convencionais e complementares, assim como a prevenção e as intervenções necessárias de profissionais e do autocuidado, estão centradas na pessoa que está em atenção plena ao momento presente.

De acordo com o relatório de registro da experiência do paciente com câncer nos Estados Unidos, em uma pesquisa com mais de 2 mil pacientes, as principais preocupações relacionadas a necessidades psicológicas, práticas e físicas foram: ingestão e nutrição (62%); exercícios e estar fisicamente ativo (55%); sentir-se muito cansado para realizar tarefas (50%); problemas para dormir (46%); e seguro saúde ou preocupações financeiras (44%).[13]

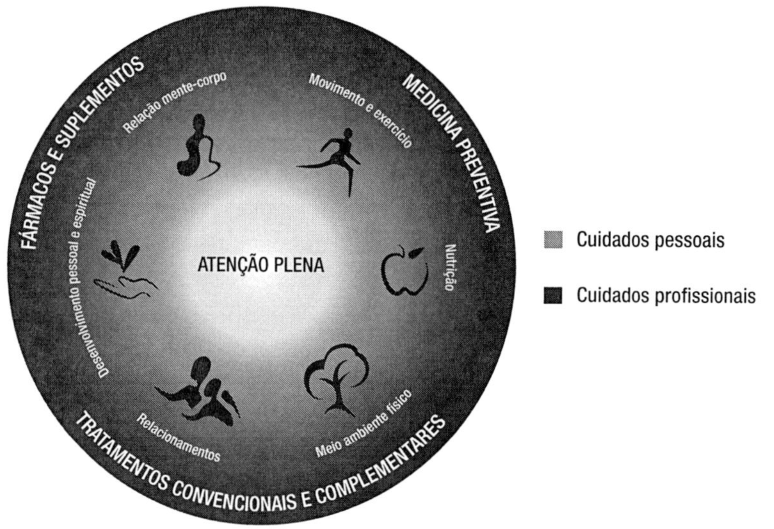

Figura 1. Roda da saúde.

Fonte: adaptada de Duke Integrative Medicine Wheel of Health. Copyright © 2010 by Duke University on behalf of Duke Integrative Medicine. Reimpressa com permissão. Todos direitos reservados. MCOC-8720.

Portanto, por meio da roda da saúde com o foco no autocuidado, é possível ampliar a visão da doença para a pessoa e trazer novos elementos para auxiliá-la durante a jornada do tratamento.

PRÁTICAS MENTE-CORPO

Como citado, muitos pacientes buscam nas terapias integrativas a participação mais ativa na recuperação da própria saúde para melhorar as chances de cura, diminuir efeitos colaterais do tratamento e, dessa forma, melhorar o autocuidado e o bem-estar, promovendo reconexão e interação social.[8,14] O uso de terapias e práticas integrativas durante o tratamento está relacionado à sensação de empoderamento, apoio e relaxamento.[15]

Dentre as principais práticas mente-corpo mais estudadas na população de pacientes com câncer, há a meditação, o *mindfulness-based stress reduction* (MBSR) e as práticas mente-corpo baseadas em movimentos, como ioga, *tai chi* e *qigong*.[16] Por meio do equilíbrio da ação dos sistemas nervosos simpático (responsável pelo mecanismo de luta ou fuga) e parassimpático (relacionado à resposta de relaxamento), essas práticas podem auxiliar na gestão do estresse relacionado tanto ao diagnóstico do câncer quanto durante o tratamento, favorecendo um ambiente mais tranquilo.[16]

Mesmo durante a internação, é possível oferecer algumas dessas práticas aos pacientes, conforme já mostrado por alguns estudos com a prática do ioga.[17] Para isso, é fundamental que o terapeuta atue junto com a equipe, seja orientado pela equipe de enfermagem e esteja habituado ao ambiente hospitalar, garantindo a segurança do paciente durante a realização da prática.

O principal benefício relacionado às práticas integrativas durante a internação é o manejo de sintomas como dor e ansiedade.[18]

Outra técnica bem difundida e cada vez mais aceita e estudada nos pacientes com câncer é a acupuntura. Há evidências de indicação para sintomas relacionados a efeitos colaterais do tratamento oncológico, como dor, náusea, vômito, íleo paralítico, xerostomia, ondas de calor, fadiga, depressão, ansiedade, distúrbios de humor e sono.[19] Ainda há carência de estudos de qualidade publicados, e seus mecanismos de ação não estão completamente elucidados, mas as indicações para náuseas e vômitos induzidos por quimioterapia são consagradas.

A fim de auxiliar a avaliação e a indicação das várias práticas integrativas na oncologia, a Sociedade de Oncologia Integrativa (Society for Integrative Oncology) realiza periodicamente revisão sistemática dos estudos e elabora guias para uso clínico das terapias integrativas e complementares de acordo com o tipo de câncer, com base no nível de evidência para recomendação disponível em seu *site*.[20] Em abril de 2017, foi publicado o guia de recomendação para pacientes com câncer de mama em tratamento e pós-tratamento, sendo as práticas com melhor nível de evidência para o manejo de ansiedade e distúrbios de humor: meditação, ioga e relaxamento com visualização.[21]

É fundamental perceber que o paciente é o foco do cuidado, portanto, a indicação de uma prática integrativa deve respeitar sua autonomia em relação à abertura e à afinidade com cada técnica e profissional. Não se deve simplesmente "prescrever" as práticas para os sintomas, sem levar em consideração a pessoa no todo, com crenças, experiências anteriores e até o direito de recusar a abordagem sugerida. Para tal, é necessário conhecer a pessoa, isto é, o paciente.

A CONSULTA NA ONCOLOGIA INTEGRATIVA

No dia a dia da oncologia, há tantas características e detalhes a serem estudados sobre o tipo de câncer, o estadiamento, as possibilidades terapêuticas, os possíveis efeitos colaterais do tratamento e as intervenções, precauções e intercorrências, que o paciente muitas vezes pode se limitar ao "Sr. Fulano, com diagnóstico de tal tipo de câncer estadiamento tal". No entanto, conhecer a pessoa é um desafio e, em primeiro lugar, é preciso tempo e disponibilidade para tanto.

A relação médico-paciente (profissional da saúde-paciente) vai muito além do conhecimento técnico sobre a doença e, para isso, um recurso é começar com a biografia do paciente. Diferentemente da identificação da anamnese convencional, a biografia ou histórico pessoal permite que a pessoa escolha fatos, características e até mesmo pequenas histórias pessoais que gostaria de contar para ajudar a definir "quem ela é". Ao dizer ao paciente: "Eu gostaria que você me contasse quem é você", um universo de possibilidades se abre e, muitas vezes, ele não sabe o que responder. Esse pode ser o primeiro passo para convidar a pessoa a resgatar ou a manter a autonomia e estabelecer uma relação de parceria. Lembrando que muitos pacientes com câncer em tratamento desejam auxílio no manejo de emoções relacionadas ao diagnóstico, essa pode ser uma abertura para tais questões e pode facilitar até mesmo o encaminhamento para outros profissionais, como o psicólogo, quando necessário.

Temas como espiritualidade, alimentação, atividade física, qualidade do sono, relações pessoais, projetos e planos e práticas mente-corpo e a relação entre esses com orientações sobre os benefícios durante o tratamento podem oferecer novas perspectivas para a pessoa, além do tratamento convencional, que ela deverá seguir rigorosamente.

De forma geral, é possível afirmar que pacientes com câncer podem se beneficiar com a oncologia integrativa, como mostram as evidências de estudos realizados com práticas mente-corpo (ioga), acupuntura, grupos de suporte psicoterápico, dieta pobre em gordura e rica em vegetais e frutas e atividade física.[22]

No caso clínico descrito mais adiante, ilustra-se um exemplo dessa abordagem integrativa.

SURVIVORSHIP – A FASE PÓS-CÂNCER

É importante lembrar que o cuidado ao paciente que teve o diagnóstico de câncer não termina com o fim do tratamento nem com a cura em si. A população de "sobreviventes" ao câncer tem aumentado significativamente; em 2012, nos Estados Unidos, eram 13,7 milhões, representando 4% da população.[23] No Brasil, não se tem estatística específica, mas 4% da população representaria hoje 8,2 milhões de pessoas. Esse número configura uma questão de saúde pública quando dados relacionados aos gastos com esses pacientes representam quase o dobro em relação a pessoas que não tiveram câncer. Além disso, não somente sequelas físicas ou efeitos tardios podem estar presentes, mas também fatores psicológicos e emocionais podem afetar a vida dessas pessoas, que merecem auxílio profissional.[23]

Dessa maneira, desde 2006, o Institute of Medicine preconizou a instituição das clínicas de *survivorship* para atender a essa população, oferecendo, assim, uma abordagem específica às demandas desses pacientes. Grandes centros de referência em oncologia nos Estados Unidos possuem clínicas de *survivorship*, e os pacientes são encaminhados pela própria equipe de oncologia ao final do período de vigilância de recidiva da doença, em geral após o segundo ano do término do tratamento. Há protocolos específicos para o acompanhamento clínico dos efeitos tardios e programas de prevenção de recidiva, com foco nos pilares do autocuidado.[24]

Pesquisa com essa população específica, publicada em 2015 em renomada revista de oncologia clínica, demonstrou benefícios da prática de atividade física moderada para mulheres pós-tratamento de câncer de mama, com redução da mortalidade por esse tipo de câncer e da mortalidade geral, em virtude da redução da obesidade, da resistência à insulina e dos fatores de crescimento e inflamatórios.[25]

CASO CLÍNICO

Paciente de 29 anos, sexo feminino, com diagnóstico de câncer de mama com receptores de estrógeno positivos, localizado, iniciou tratamento quimioterápico no fim de 2016. Exames de reavaliação mostraram boa resposta ao tratamento, com redução de 90% do tumor após a quimioterapia neoadjuvante (pré-operatória). Decidiu procurar médico com a abordagem da medicina integrativa para verificar se realmente precisaria continuar o tratamento com a cirurgia ou se poderia seguir com outros métodos alternativos. Há um mês, começou acompanhamento a distância com médica de outro estado, que indicou termoterapia com esteira térmica (comprou pela internet nos Estados Unidos) e ozonioterapia associada. Como a paciente estava na dúvida sobre qual linha seguir, optou por agendar a consulta.

Anamnese

Paciente sem queixas no momento, tolerou bem o tratamento quimioterápico, mas demonstrou insegurança em relação à indicação da cirurgia depois da boa resposta do tumor à quimioterapia.

Sem antecedentes familiares de câncer de mama ou outros tipos de câncer, sem comorbidades.

Exame físico

- Paciente em bom estado geral, corada, hidratada, acianótica, anictérica, afebril, eupneica.

- Aparelho respiratório, aparelho cardíaco, abdome e extremidades: sem alterações.
- Mamas simétricas, cicatriz da biópsia na mama esquerda, sem tumorações palpáveis.

Abordagem integrativa

Biografia

Paciente considera-se saudável, otimista, sempre gostou de estudar e se interessa por terapias que denominou alternativas, pois acredita que a cura pode acontecer por meio não só de medicamentos, mas também de outras possibilidades, como as terapias que procurou. Quando ficou doente, além do tratamento convencional, optou por associar meditação e achou que ajudou muito, pois não teve muitos efeitos colaterais como náuseas e vômitos. Depois de terminar a quimioterapia e verificar que o tumor havia diminuído de 9 para 1 cm, começou a questionar se, a partir desse ponto, seu próprio corpo não daria conta de alcançar a cura sem precisar se submeter a uma "cirurgia mutilante". Considera-se jovem e não quer ficar com uma cicatriz ou uma mama diferente da outra sem necessidade.

Autocuidado

Segue uma alimentação vegetariana há mais de 10 anos, pratica ioga 2×/semana e caminhadas 3×/semana, faz meditação, dorme bem (média de 7 h/dia), tem bons relacionamentos no trabalho e na família, refere sair com amigos semanalmente, considera-se espiritualizada – não segue nenhuma religião, mas acredita e tem fé no que considera sagrado. Na infância, fez uso de homeopatia.

Condução do caso

Ao perguntar se a paciente havia comentado ou compartilhado com a equipe da oncologia com a qual está em tratamento sobre suas dúvidas em relação à indicação da cirurgia e possibilidade de outros tratamentos, ela referiu que não, porque cada vez era atendida por um médico diferente e não se sentiu à vontade para falar sobre isso. Disse que foi bem tratada de modo geral, mas não tinha ninguém de referência na equipe para conversar e não se sentia ouvida por eles.

Após ser esclarecida a diferença entre medicina alternativa (que exclui um tratamento em detrimento de outro) e medicina integrativa, reforçando que, nesta abordagem, o tratamento convencional é primordial por oferecer as melhores chances de cura, foi sugerido que ela conversasse com um dos nossos oncologistas especialistas em câncer de mama para esclarecer a indicação da cirurgia no seu caso. Ela aceitou e o oncologista explicou que, pela boa resposta ao tratamento quimioterápico e pelo tumor com receptores de estrógeno-positivos, ela teria chances excelentes de cura com a cirurgia, que seria fundamental para consolidar o tratamento, pois, mesmo com a redução de 8 cm no tamanho do tumor, seria necessário completar com a cirurgia para reduzir as chances de recidiva local.

Sobre as terapias ditas alternativas, foi esclarecido que tanto a termoterapia quanto a ozonioterapia não apresentam evidências de eficácia nem segurança no caso dela, podendo comprometer ainda mais sua saúde, pois, no caso da termoterapia, o uso do calor no leito tumoral poderia levar ao aumento da vascularização, possibilitando o aumento do tumor e o risco de metástases, além do risco de infecção por lesão da pele. Atualmente, não há tratamento "alternativo" que possibilite as chances de cura que o convencional com quimioterapia, cirurgia e radioterapia oferece, portanto, não existe qualquer fundamento para trocar o tratamento convencional por outro.

Pela abertura e experiência pessoal sobre as práticas mente-corpo, foi reforçado o conceito de que, quando utilizados de forma complementar, em geral, terapias integrativas como meditação, ioga, práticas de gestão de estresse, acupuntura, musicoterapia, arteterapia, entre outras, podem auxiliar no manejo de sintomas como ansiedade, depressão, dor, alterações de humor, náuseas e vômitos decorrentes da quimioterapia.

Ao final da consulta, a paciente mostrou-se satisfeita, com suas dúvidas esclarecidas, e decidiu que retomaria o tratamento para agendar os exames pré-operatórios e a consulta com o mastologista, para programar a cirurgia. Referiu compreender que não necessitaria das terapias "alternativas" e que estava satisfeita em seguir o tratamento convencional e focaria nas práticas de meditação e ioga, que havia deixado de lado durante o tratamento.

Comentários

Com este caso, é possível perceber a importância dos princípios básicos da medicina integrativa em relação à escuta sensível, à parceria entre o paciente e o profissional da saúde e ao foco na pessoa, e não somente na doença que apresenta. O primeiro ponto a ser destacado é a falta de vínculo que a paciente sentiu com a equipe, impedindo que esta esclarecesse suas dúvidas e inseguranças. É fundamental que os profissionais da saúde incluam na anamnese a pergunta sobre o uso de terapias integrativas e complementares, pois muitos pacientes referem não contar porque "ninguém pergunta". Além disso, a correta informação sobre as evidências de eficácia e segurança de métodos não convencionais deve ser cuidadosamente orientada por profissionais capacitados, pois muitas vezes falta apenas discernimento para que o paciente siga no melhor caminho. Apresentar terapias complementares seguras para lidar com aspectos emocionais que na maioria das vezes não são contemplados pelas terapias medicamentosas convencionais pode ajudar significativamente durante a trajetória do tratamento oncológico e não deve ser menosprezado. A atuação interdisciplinar, integrando equipe médica e multiprofissional, é fundamental na abordagem da oncologia integrativa.

REFERÊNCIAS BIBLIOGRÁFICAS

1. Antoni MH, Lutgendorf SK, Cole SW, Dhabhar FS, Sephton SE, McDonald PG, et al. The influence of bio-behavioural factors on tumour biology: pathways and mechanisms. Nat Rev Cancer. 2006;6(3):240-8.
2. Filice de Barros N, Siegel P. O que é a oncologia integrativa? Cad Saúde Coletiva. 2013;21(3):348-54.
3. Lima PTR, coordenador. Medicina integrativa. Série Manuais de Especialização do Hospital Israelita Albert Einstein. Barueri: Manole; 2015. 260p.
4. Maizes V, Horwitz R, Lebensohn P, McClafferty H, Dalen J, Weil A. The evolution of integrative medical education: the influence of the University of Arizona Center for Integrative Medicine. J Integr Med. 2015;13(6):356-62.
5. Richardson MA, Sanders T, Palmer JL, Greisinger A, Singletary SE. Complementary/alternative medicine use in a comprehensive cancer center and the implications for oncology. J Clin Oncol. 2000;18(13):2505-14.
6. Cassileth BR, Deng G. Complementary and alternative therapies for cancer. Oncologist. 2004;9:80-9.
7. Horneber M, Bueschel G, Dennert G, Less D, Ritter E, Zwahlen M. How many cancer patients use complementary and alternative medicine: a systematic review and metaanalysis. Integr Cancer Ther. 2012;11(3):187-203.
8. Diehl V. The bridge between patient and doctor: the shift from CAM to integrative medicine. Hematology Am Soc Hematol Educ Program. 2009;2009(1):320-5.
9. Molassiotis A, Pud D, Ozden G, Scott JA, Panteli V, Margulies A, et al. Use of complementary and alternative medicine in cancer patients: a European survey. Ann Oncol. 2005;16(4):655-63.
10. Corina G, Christine H, Klein G. Oncologists' experiences of discussing complementary and alternative treatment options with their cancer patients. A qualitative analysis. Support Care Cancer. 2016;24(9):3857-62.
11. Denyes MJ, Orem DE, Bekel G. Self-care: a foundational science. Nurs Sci Q. 2001;14(1):48-54.
12. Smith LL, Lake NH, Simmons LA, Perlman A, Wroth S, Wolever RQ. Integrative health coach training: a model for shifting the paradigm toward patient- centricity and meeting new national prevention goals. Glob Adv Health Med. 2013;2(3):66-74.
13. Cancer Support Community. Cancer Patient Experience General Registry Index Report 2017 [Internet] [citado em 18 jul. 2023]. Disponível em: https://www.cancersupportcommunity.org/sites/default/files/d7/document/registry_report_final.pdf
14. Smithson J, Paterson C, Britten N, Evans M, Lewith G. Cancer patients' Ies of using complementary therapies: polarization and integration. J Health Serv Res Policy. 2010;15(Suppl 2):54-61.
15. Furzer BJ, Petterson AS, Wright KE, Wallman KE, Ackland TR, Joske DJ. Positive patient Ies in an Australian integrative oncology centre. BMC Complement Altern Med. 2014;14(1):158.
16. Chaoul A, Milbury K, Sood AK, Prinsloo S, Cohen L. Mind-body practices in cancer care. Curr Oncol Rep. 2014;16(12):417.
17. Felbel S, Meerpohl JJ, Monsef I, Engert A, Skoetz N. Yoga in addition to standard care for patients with haematological malignancies. Cochrane Database Syst Rev. 2014;6:CD010146-CD010146.
18. Johnson JR, Crespin DJ, Griffin KH, Finch MD, Dusek JA. Effects of integrative medicine on pain and anxiety among oncology inpatients. J Natl Cancer Inst Monogr. 2014;2014(50):330-7.

19. Garcia MK, McQuade J, Haddad R, Patel S, Lee R, Yang P, et al. Systematic review of acupuncture in cancer care: a synthesis of the evidence. J Clin Oncol. 2013;31(7):952-60.
20. Society for Integrative Oncology (SIO) [Internet] [citado em 04 jul. 2023]. Disponível em: https://integrativeonc.org/.
21. Greenlee H, DuPont-Reyes MJ, Balneaves LG, Carlson LE, Cohen MR, Deng G, et al. Clinical practice guidelines on the evidence-based use of integrative therapies during and after breast cancer treatment. CA Cancer J Clin. 2017;67(3):194-232.
22. Abrams D, Weil A. Integrative oncology. 2. ed. Oxford: Oxford University Press; 2014.
23. Rowland JH, Kent EE, Forsythe LP, Loge JH, Hjorth L, Glaser A, et al. Cancer survivorship research in Europe and the United States: where have we been, where are we going, and what can we learn from each other? Cancer. 2013;119(Suppl 11):2094-108.
24. Foxhall LE, Rodriguez MA. Advances in cancer survivorship management. New York: Springer; 2015.
25. Nechuta SJ, Caan BJ, Chen WY, Dwek M, Gao M, Flatt S, et al. Post-diagnosis BMI and physical activity in association with triple-negative breast cancer prognosis: results from 5 prospective cohorts. J Clin Oncol. 2015;33(15_suppl):1507.

6
Epigenética: base teórica e importância clínica

Fernanda Teresa de Lima

ESTRUTURA DOS GENES E EXPRESSÃO GÊNICA

O DNA humano é formado por monômeros de nucleotídeos. Estes nucleotídeos são formados por um açúcar, a desoxirribose; um grupamento fosfato, que será a ligação entre os nucleotídeos; e as bases nitrogenadas, que podem variar e identificam os nucleotídeos. Estas bases são constituídas de anéis heterocíclicos de carbono e nitrogênio e divididas em duas classes: as pirimidinas, com um anel só, constituídas pelas bases citosina e timina; e as purinas, com dois anéis, constituídas pelas bases adenina e guanina. As bases se ligam ao carbono 1' do açúcar e o grupamento fosfato se liga ao carbono 5' do açúcar.[1]

A cadeia do DNA será formada pela ligação desses nucleotídeos. O grupamento fosfato de um nucleotídeo (ligado ao seu carbono 5') se ligará ao carbono 3' do próximo nucleotídeo, através de uma ligação fosfodiéster. Assim, teremos terminações distintas na cadeia do DNA, uma que terá o grupamento fosfato livre, conhecida como terminação 5', e uma que terá o carbono 3' com sua hidroxila livre, conhecida como terminação 3'. A dupla hélice de DNA é formada por duas cadeias de DNA complementares e antiparalelas, ou seja, as bases nitrogenadas das duas cadeias se pareiam e se enovelam, formando uma dupla hélice, uma cadeia no sentido 3'→5' e outra no sentido 5'→3'. O pareamento das bases é específico: as bases adeninas se pareiam com as bases timinas, e as bases citosinas se pareiam com as bases guaninas.[1]

As bases citosinas podem ser metiladas, como será descrito a seguir. A metilação da base citosina é uma das principais marcas epigenéticas.[1]

A duplicação das fitas do DNA é semiconservativa, ou seja, cada uma das fitas gera duas duplas hélices idênticas, que serão posteriormente divididas nas células-filhas durante a divisão celular.[1]

Os genes são constituídos por segmentos de DNA e servem com moldes para a construção de sequências de RNA complementares, que posteriormente codificarão as proteínas.[1] A estrutura de um gene contém sequências regulatórias, que regulam a expressão gênica, e unidades de transcrição, compostas por íntrons e éxons.[1]

A transcrição do DNA em RNA é o primeiro processo para garantir a expressão de um gene. Durante a transcrição, que ocorre no núcleo da célula, a dupla hélice é desespiralizada no local do gene a ser transcrito, e uma das fitas do DNA é utilizada com molde pela polimerase para sintetizar uma fita de RNA que é complementar ao DNA. O RNA é sintetizado a partir de ribonucleosídeos, similares aos nucleotídeos, porém com uma ribose como açúcar. No RNA, a base uracila substitui a base timina. Para que a transcrição ocorra, fatores de transcrição sinalizaram a necessidade da expressão do gene específico a ser transcrito e se ligarão à sequência promotora do gene, localizada na porção 5' do gene.[1]

O RNA primário, gerado a partir da transcrição gênica, sofre uma série de transformações para se tornar um RNA maduro. Uma das transformações é a edição do RNA pelo processo de emenda (*splicing*) do RNA, quando os íntrons são retirados do RNA e os éxons remanescentes são ligados entre si. Existem sequências altamente conservadas que marcam os limites entre íntrons e éxons. O RNA maduro será então transportado para o citoplasma, onde participará da formação das proteínas, em um processo chamado tradução.[1]

Alguns RNA não sofrerão o processo de tradução e atuam na célula como RNA. São os chamados RNA não codificantes.[1]

Os RNA que sofrerão tradução e codificarão as proteínas são chamados RNA mensageiros ou RNA codificantes. Ao migrarem para o citoplasma, eles interagem com os ribossomos, estruturas localizadas principalmente no reticulo endoplasmático. Somente a região central dos RNA será traduzida em proteínas. As regiões periféricas 5' e 3' não são traduzidas e auxiliam na ligação e estabilização do RNA mensageiro com o ribossomo e na promoção de uma tradução eficiente.[1]

A tradução da informação contida no RNA para uma sequência de polipetídeos proteicos é baseada nos códons, grupos de três nucleotídeos que especificam um aminoácido. Um RNA específico, o RNA transportador, com capacidade de se ligar a aminoácidos específicos, tem uma sequência de anticódons que reconhecerá os códons do RNA, fazendo a ligação necessária entre a informação do RNA e sua decodificação na sequência proteica.[1]

ESTRUTURA DO GENOMA HUMANO E VARIAÇÕES GÊNICAS

O genoma humano, com um tamanho estimado de 3,1 gigabases, tem relativamente poucos genes (cerca de 40 mil), que perfazem aproximadamente 1,1% do genoma total. Esses genes podem ser divididos em genes codificadores de proteínas, pseudogenes e genes não codificadores de proteínas. O restante do genoma é composto de sequências repetitivas. Esses elementos repetitivos englobam sequências repetitivas curtas em tandem e sequências repetitivas longas dispersas ao longo do genoma. O DNA repetitivo disperso não codificador é, em sua maioria, derivado de transposons, ou elementos transponíveis, sequências móveis que podem migrar para diferentes regiões do genoma. No genoma humano, somente uma minoria dessas repetições transponíveis está ativamente migando de local; sua atividade é regulada negativamente por marcas epigenéticas.[1]

O genoma dos seres humanos tem um número muito grande de variações em sua sequência. A maior parte dessas variações é completamente inofensiva e não tem nenhum efeito no fenótipo. Entre aquelas que afetam o fenótipo, a maior parte é responsável pela variabilidade da espécie. Algumas, no entanto, afetam a saúde humana e seu impacto é cada vez mais conhecido. As variações podem ser classificadas como genômicas, cromossômicas e gênicas (Tabela 1).[1]

As variações gênicas dependem de alterações na sequência do DNA. Tradicionalmente, são conhecidas como mutações, no entanto, esse termo tem sido reservado a alterações na sequência gênica associadas a um impacto no fenótipo celular ou clínico.[1]

As alterações em nosso material genético podem aparecer por erros endógenos da célula, como erros no processo de segregação cromossômica e no processo de recombinação e replicação do DNA, ou ocorrem como consequências de agressões de produtos do metabolismo ou por agentes exógenos mutagênicos.[1] De acordo com o tipo de dano, a célula tem diferentes sistemas para detectar e reparar essas lesões no DNA. As variações ocorrem quando essas alterações não foram adequadamente corrigidas.[1]

As variações geralmente afetam um pequeno número de nucleotídeos, podendo ser substituições de nucleotídeos, conhecidas como variações de ponto, ou pequenas inserções ou deleções de nucleotídeos, conhecidas como Indels. Variações que afetam um grande número de nucleotídeos são conhecidas como variações estruturais.[1]

A maior parte das variações não tem impacto na função proteica. Uma parte delas pode ter um impacto na função proteica, seja por modificar essa função, seja por alterar a quantidade de proteína produzida. Esse impacto pode ser classificado como perda de função, total ou parcial, ou como ganho de função, seja por ter sua expressão alterada, com expressão no momento, local ou nível errado, seja por ter adquirido uma função totalmente nova.[1]

Tabela 1. Classificação das variações do genoma

Genômicas	Não disjunção dos cromossomos
Cromossômicas	Rearranjos, perdas e ganhos de fragmentos cromossômicos
Gênicas	Alterações na sequência gênica

BASES MOLECULARES DA EPIGENÉTICA

O termo epigenética, cunhado por Conrad Waddington na década de 1940, descreve modificações na cromatina que alteram a expressão gênica de modo estável, sem modificar a sequência do DNA. Essas modificações da cromatina levam a alterações no fenótipo celular, mas não há variações de sequência do DNA.[2,3]

Epigenoma refere-se ao conjunto completo das modificações epigenéticas no material genético de uma célula. O epigenoma modela a estrutura física e conformacional do genoma, ligando e desligando genes e determinando quais proteínas devem ser produzidas. O silenciamento gênico epigenético é uma das maneiras de desligar genes e contribuir para a expressão gênica diferencial. Em um indivíduo, todas as células têm o mesmo genoma, mas existem diferentes genes ativos em diferentes tipos celulares. Essa diversidade na ativação dos genes é modulada pelo epigenoma. Assim, todas as células contêm um genoma, mas podem apresentar vários epigenomas, de acordo com sua especialização, ciclo celular ou demandas fisiológicas. O epigenoma é flexível e reage em resposta a sinais internos e ambientais, ajustando a resposta gênica a fatores altamente variáveis.[2]

Modificações epigenéticas

Existem, nas células, sistemas que interagem para silenciar genes: as modificações epigenéticas e o silenciamento gênico associado ao RNA. As modificações epigenéticas ocorrem tanto no DNA quanto nas histonas e contribuem para a regulação de fatores moleculares fundamentais, como transcrição, replicação, reparo e processamento do RNA.[2,4]

As alterações epigenéticas que ocorrem nas ilhas CpGs próximas às regiões promotoras dos genes e nas histonas, proteínas que se ligam ao DNA, atuam na regulação gênica, alterando a aparência e a estrutura do DNA e modificando a interação dos genes com a maquinaria necessária para a transcrição gênica e consequente produção de proteínas. De modo geral, quando o gene está ativo, a cromatina está relaxada, com citosinas desmetiladas e histonas acetiladas. Essa conformação se inverte para que haja inativação do gene, com metilação das citosinas, desacetilação de histonas e compactação da cromatina.[2]

Metilação do DNA

A metilação do DNA é um processo químico em que há ligação de um grupo metil ($-CH_3$) à base citosina do DNA, transformando-a em uma 5-metilcitosina. Essa metilação pode ocorrer em qualquer parte do genoma. Regiões preferenciais para que ocorra são as ilhas CpG, regiões que variam de 0,5 a 4 Kb, geralmente próximas a regiões promotoras dos genes, ricas em dinucleotídeos CpG, ou seja, ricas em citosinas ligadas a guaninas por ligação fosfodiéster. Estudos recentes mostram que, em linhagens de fibroblastos, cerca de 5% de todas as citosinas no DNA genômico são metiladas, e mais de 99% ocorrem em ilhas CpG.[4,5]

A maquinaria de metilação é composta por enzimas denominadas DNA metiltransferases (DNMT, do inglês *DNA methyltransferases*), que estabelecem e mantêm os padrões de metilação, e por proteínas ligadoras metil-CpG (MBD, do inglês *methyl-CpG binding proteins*), que estão envolvidas na leitura das marcas de metilação.[6] As DNMT são divididas em duas classes principais: as DNMT1 e as DNMT3. As DNMT1 mantêm o estado de metilação durante a replicação do DNA, tendo preferência por DNA hemimetilado. Essas enzimas são fundamentais para a transmissão do padrão de metilação de DNA depois da replicação do DNA e perpetuação da regulação epigenética em gerações celulares subsequentes. Depois da replicação do DNA, as duas moléculas de DNA resultantes estão hemimetiladas, com a fita molde mantendo o padrão de metilação e a nova fita sem metilação. Essas fitas são reconhecidas por DNMT de manutenção que metilam os sítios CpG nas fitas recém-sintetizadas, logo após a replicação do DNA.[4] As DNMT3 (DNMT3A e DNMT3B) estão envolvidas na metilação *de novo*, sendo responsáveis pelo estabelecimento da metilação do DNA durante o desenvolvimento. A DNMT3A atua preferencialmente em DNA não metilado, enquanto a DNMT3B atua em DNA tanto hemimetilado quanto não metilado.[7] Essas enzimas funcionam primariamente durante o desenvolvimento embrionário, para estabelecer os padrões de metilação como processos epigenéticos de remodelamento e reprogramação durante a diferenciação, conforme discutido a seguir.[4]

As DNMT catalisam a transferência de um grupo metil de uma S-adenosil metionina (SAM) para uma citosina não metilada (metilação *de novo*) ou hemimetilada (metilação de manutenção), gerando uma 5-metilcitosina.[4,8] O folato dietético é fundamental para a remetilação da homocisteína, um fator químico chave para a produção de S-adenosil metionina. Fatores dietéticos que influenciam a produção de S-adenosil metionina também incluem metionina, colina, biotina e vitaminas B2, B6 e B12.[9]

O ciclo metabólico de carbonos únicos fornece grupos metil para a saturação da metilação do DNA e está intrinsicamente ligado à via de síntese de glutationa. Essa é uma via de desintoxificação, e a necessidade aumentada de conjugar a glutationa com toxinas ambientais prejudica a síntese de S-adenosil metionina, diminuindo a disponibilidade de grupamentos metil. Além disso, o aumento de variações do número de cópias do DNA, resultantes de instabilidade genômica, eleva a necessidade de grupamentos metil. Outros fatores que aumentam a demanda por grupamentos metil incluem elevação da divisão celular, presente na resposta imune e em vias inflamatórias. Assim, o metiloma humano varia de acordo com o nível médio de saturação da metilação do DNA, influenciada pelo suprimento de metil proveniente da dieta e processada nos ciclos de carbono único e pelas demandas de sua utilização.[8]

A metilação tem importante papel na regulação da expressão gênica e na manutenção da estabilidade genômica, além de ter papel cada vez mais conhecido em processos fisiológicos e em um número crescente de doenças. A metilação de sequências regulatórias específicas da sequência do DNA bloqueia o acoplamento estável de um fator de transcrição, impedindo de maneira direta e mecânica a ativação gênica por esse fator. Outro mecanismo de silenciamento gênico associado à metilação ocorre por meio das proteínas MBD e proteína ligadora MECP2. Essas proteínas reconhecem e se ligam às ilhas CpG metiladas e interagem ou recrutam complexos de remodelamento da cromatina e/ou enzimas modificadoras de histonas que condensam a estrutura da cromatina, reprimindo a transcrição.[4]

Alterações em histonas

As histonas são proteínas que se associam ao DNA.[1,5] Existem vários tipos de histonas, que são variantes não alélicas codificadas por genes diferentes, altamente conservadas entre as espécies. Essas variantes têm localizações genômicas e padrões de distribuição específicas, com efeito profundo na estrutura, estabilidade e dinâmica do nucleossomo, e consequente efeito na expressão gênica.[10]

A histona H1 é conhecida como histona espaçadora e está localizada no DNA espaçador.[1,5] Nas caudas das histonas ocorrem as principais modificações epigenéticas: acetilação, metilação, ubiquinação, sumoilação e fosforilação. Essas modificações pós-traducionais influenciam a estrutura física da cromatina, determinando como o DNA cromossômico associado será transcrito. Se a cromatina não estiver em sua forma compacta, fatores de promoção da transcrição poderão se associar ao DNA e os genes serão transcritos. Se estiver compactada, em um estado conhecido como heterocromatina, está inativa, impossibilitando a transcrição do DNA.[1,5]

Entre as alterações associadas às histonas, as principais são a acetilação e a metilação. Nesses processos, radicais acetil ou metil, respectivamente, são adicionados aos aminoácidos da cauda das histonas. A acetilação geralmente está associada à cromatina ativa, enquanto a desacetilação é geralmente associada à heterocromatina.[11]

A metilação das histonas pode ser associada tanto à ativação quanto à inativação de genes, dependendo do aminoácido e da histona em que ocorrem. Por exemplo, a metilação da lisina na posição 9 (K9) da histona H3 está associada ao silenciamento de vários genes.[11]

RNA não codificantes

Os ácidos ribonucleicos (RNA) são classificados em codificantes e não codificantes, quando codificam e não codificam proteínas, respectivamente. Os RNA não codificantes mais conhecidos são o RNA ribossomal e o RNA transportador. A função dos RNA pequenos não codificantes está sendo estudada gradualmente, e já se sabe que os RNA pequenos nucleares (snRNA, do inglês *small nuclear RNA*) têm papel na regulação da emenda (*splicing*) do DNA, enquanto os RNA pequenos nucleolares (snoRNAs, do inglês *small nucleolar RNA*) têm papel na modificação do RNA ribossomal.[1]

Os microRNA são RNA ainda menores, com cerca de 22 nucleotídeos em forma de grampo de cabelo (*hairpin*). São sequências geralmente geradas a partir de RNA não codificantes longos ou sequências intrônicas. São transcritos no núcleo e sofrem modificações até sua maturação no citoplasma pela enzima DICER1.[1,2,5,10] Esses microRNA atuam no controle da expressão gênica por meio do silenciamento gênico pós-transcripcional, recrutando complexos de silenciamento epigenético. Os microRNA ativam a degradação de RNA mensageiros transcripcionalmente ativos, por meio de um processo denominado interferência de RNA. Esse processo de controle da expressão gênica é sensível a mudanças evolutivas e permite uma resposta rápida, dada a velocidade de produção dos ncRNA nas proximidades do gene-alvo, com baixo custo energético, pela ausência de síntese proteica.[1,2,5]

Os RNA também podem afetar a expressão gênica, induzindo a formação de heterocromatina, alterando o estado de metilação de DNA ou modificando histonas.[11]

EPIGENÉTICA E DESENVOLVIMENTO

Durante a formação das células germinativas e o desenvolvimento embrionário, observam-se grandes mudanças no padrão de metilação do DNA, que, em conjunto, são conhecidas como reprogramação epigenética.[10]

As células germinativas primordiais são globalmente desmetiladas, na medida em que amadurecem. Essa desmetilação também inclui regiões do genoma que apresentam expressão gênica dependendo da origem parental, regiões de impressão diferencial ou *imprinting*. Logo em seguida, as células germinativas primordiais se tornam novamente metiladas durante a gametogênese. Nesse momento, são colocadas as marcas de *imprinting* ou impressão diferencial, dependendo do sexo do indivíduo. Essas marcas identificarão o genoma das células germinativas na descendência, identificando-o como genoma materno ou paterno.[6,12,13]

Na primeira semana do desenvolvimento embrionário, ocorre uma série de eventos epigenéticos que transformam células germinativas altamente especializadas, óvulo e espermatozoide, que se fundiram, em células-tronco embrionárias humanas, que apresentam potencial de desenvolvimento extraordinariamente amplo. O desenvolvimento embrionário precoce é regulado por alterações epigenéticas.[7] Logo após a fertilização, ocorre um período em que o genoma paterno é rápida e ativamente desmetilado, seguido de um período em que ocorre a desmetilação do genoma materno, de forma passiva, dependente de replicação. As marcas em regiões que controlam os genes que são diferencialmente expressos, de acordo com sua origem parental (regiões de impressão diferencial), resistem a essas desmetilações, assim como marcas epigenéticas em elementos repetitivos do genoma e transposons. A metilação *de novo*, que estabelece os padrões de metilação específicos das células somáticas, ocorre após a implantação.[6,10,12]

Sinais específicos durante o desenvolvimento, como *status* hormonal e nutricional, podem alterar a programação do desenvolvimento inicial, na tentativa de gerar um organismo mais adaptado aos sinais externos antecipados pelo que está sendo exposto durante o período gestacional, o que sugere uma plasticidade desse desenvolvimento. A teoria da origem fetal de saúde e doenças crônicas do adulto sugere que determinados fatores ambientais durante o desenvolvimento embrionário precoce podem influenciar desfechos de saúde no adulto. Trabalhos iniciais relacionaram retardo de crescimento intrauterino com doença coronariana, hipertensão e resistência à insulina na idade adulta. Quando o ambiente durante a vida pós-natal é muito diferente, mais abundante, do que encontrado durante o desenvolvimento fetal, quando houve restrições, parece haver uma incompatibilidade (*mismatch*), que leva ao aparecimento desses distúrbios. Quando existe uma compatibilidade, ou seja, o indivíduo é exposto a situações de penúria ou abundância, durante o desenvolvimento tanto pré- quanto pós-natal, a adaptação é máxima e a sobrevida, potenciada.[10,13,14]

Impressão genômica (*imprinting*)

A impressão genômica é definida como uma modificação epigenética de um cromossomo parental específico, no gameta ou no zigoto, que leva a uma expressão diferencial dos dois alelos do gene, o alelo de origem materna e o alelo de origem paterna, nas células somáticas. A metilação do DNA é uma das principais marcas utilizadas em alguns genes para diferenciar qual cópia do gene é herdada do pai e qual é proveniente da mãe. Esse padrão de metilação é estabelecido na linhagem germinativa parental e mantido durante o desenvolvimento.[1,15] O alelo imprintado é reprimido por meio de mecanismos epigenéticos, enquanto o outro alelo exibe expressão monoalélica. Os mecanismos que regulam o *imprinting* são relativamente bem conservados entre as espécies. A expressão monoalélica depende também do estágio do desenvolimento e do tecido.[10]

Como o *impriting* é essencial para o desenvolvimento e crescimento, alterações nesse mecanismo podem levar a graves consequências.[10] A perda do *imprinting* é a disrupção das marcas epigenéticas impressas por meio de ganho ou perda da metilação do DNA, ou do segmento cromossômico em que estão localizados.

Pode levar à ativação do alelo que normalmente deveria estar silenciado, resultando em aumento da expressão de determinado gene ou em silenciamento de um alelo normalmente ativo.[2,13,15]

Esses eventos são descritos em vários tipos de câncer e em síndromes malformativas específicas.[6] A síndrome de Beckwith-Wiedemann é uma delas. Caracteriza-se por macrossomia pré- e pós-natal, dismorfias e predisposição para o desenvolvimento de tumores. O *locus* da síndrome de Beckwith-Wiedemann está localizado em 11p15.5 e inclui vários genes impressos, tanto de expressão materna quanto de expressão paterna, regulados por dois domínios de impressão independentes. Quando há perda da cópia materna dessa região, observa-se desequilíbrio entre genes de expressão materna e genes de expressão paterna, que causa as malformações observadas, e predispõe a tumores.[6]

Inativação do X

Durante o desenvolvimento, o processo de inativação do X constitui-se em um processo à parte. Ocorre precocemente na embriogênese, sendo um mecanismo de compensação de dose, de modo a balancear a quantidade de produtos de genes localizados no cromossomo X em indivíduos do sexo feminino e do sexo masculino. Esse processo é marcado por duas características fundamentais: é aleatório, ou seja, o cromossomo X inativado em cada célula não é predeterminado; e é permanente, ou seja, uma vez inativado, esse mesmo cromossomo estará inativado em todas as células descendentes dessa. A inativação do cromossomo X é fundamentalmente determinada pela atuação do *XIST*, um gene expresso somente pelo cromossomo X inativo, essencial para o estabelecimento da inativação do cromossomo X. Seu RNA é não codificador, recruta fatores proteicos e organiza a cromatina em uma conformação inativa.[1] Essa inativação é determinada precocemente no desenvolvimento embrionário. A manutenção da inativação é determinada pela manutenção do padrão de metilação do *XIST* no cromossomo ativo.[1] Existem vários mecanismos epigenéticos que agem em conjunto para regular a inativação do cromossomo X, além da atuação do *XIST*, como isoformas específicas de histonas H2 que são incorporadas à cromatina para garantir sua compactação, e outros RNA longos não codificadores, como o *TSIX*, que mantém essa inativação. Cerca de 15% dos genes no cromossomo X inativado escapam à inativação.[10]

EPIGENÉTICA E MUTAÇÕES DINÂMICAS INSTÁVEIS

As alterações de metilação também estão associadas a um grupo de doenças genéticas causadas por instabilidade de repetições ou mutações dinâmicas instáveis.

Nesse grupo de doenças, geralmente se observa expansão de repetições de trinucleotídeos (também se observa expansão de repetições de di ou tetranucleotídeos, assim como contração de repetições), durante o período de gametogênese, com consequente alteração patológica. Grande parte dessas doenças é neurogenética, associadas a alterações neurológicas tardias, demência e alterações musculares. Muitas dessas repetições envolvem citosinas que também participam da patogênese da doença e que podem, como referido, sofrer alterações em sua estrutura pelo processo de metilação.[6]

Quando a expansão da repetição está localizada dentro ou próximo a regiões regulatórias enriquecidas com ilhas CpG, é possível ocorrer uma densa hipermetilação dessa região, inativando genes de forma irregular.[16]

Um exemplo dessas doenças é a síndrome do sítio frágil do cromossomo X (SXF), associada à deficiência intelectual ligada ao cromossomo X, que ocorre em 1 a cada 4 mil meninos. Nessa síndrome, ocorre um aumento de uma repetição CGG altamente polimórfica, que se encontra dentro de região 5' não traduzida do gene *FMRP1*. Associado a esse aumento, ocorre metilação *de novo* da repetição CGG expandida, com consequente silenciamento da transcrição do gene.[6] Quando a expansão tem mais de 200 repetições, é conhecida como mutação completa e está associada a hipermetilação das repetições e ausência do produto proteico. Quando a expansão tem entre 50 e 200 repetições, é conhecida como pré-mutação e está associada com quadros autistas, síndrome de tremor, ataxia e falência ovariana prematura. Nesse cenário, o gene não está hipermetilado e gera doença por meio de efeito de toxicidade pelo RNA formado.[16]

Na distrofia muscular fascioescapuloumeral, o mecanismo é oposto. Essa doença envolve a contração de uma repetição polimórfica, que perde a metilação do DNA. A repetição do macrossatélite D4Z4 na porção subtelomérica da região 4q35 tem um tamanho de 11 a 100 repetições na população saudável, em ambos os alelos. Quando ocorre a contração para 1 a 10 unidades de repetição em um dos alelos e existe, no mesmo cromossomo (em *cis*), um subtelômero 4qA específico para a doença, a doença ocorre. Consequentemente, há aumento da expressão de genes que flanqueiam a repetição e que são responsáveis pelo fenótipo observado na doença. Quanto maior a contração, maior a gravidade da doença, embora essa correlação não seja perfeita. A forma mais incomum da doença ocorre em aproximadamente 5% dos casos e, em vez da contração, é causada por mutações em genes necessários para a manutenção do silenciamento epigenético do lócus da doença.[6,17]

EPIGENÉTICA E CÂNCER

A observação de que os tecidos tumorais eram hipometilados alavancou a ligação do câncer com alterações epigenéticas. A perda de metilação, inicialmente observada nas regiões repetitivas do genoma de células tumorais, levava à instabilidade genômica, causando rearranjos cromossômicos. A metilação de ilhas CpG garante o silenciamento de elementos transposons e retrovirais por limitar o acesso a fatores de transcrição. Em tumores, a perda de metilação leva à transcrição não desejada desses elementos, facilitando a instabilidade cromossômica e eventos de recombinação mitótica. Esses eventos em geral ocorrem precocemente na carcinogênese.[6,18] A hipometilação de sequências repetitivas é uma característica comum, embora não exclusiva de tumores.[18]

Outro fenômeno epigenético associado a tumores é a reativação do cromossomo X. Superexpressão de vários genes que regulam a organização da cromatina ou regulação transcricional localizados no cromossomo X têm sido implicadas na carcinogênese. O cromossomo X inativo também pode ser espontaneamente perdido, e erros subsequentes de recombinação mitótica levam à duplicação do cromossomo X ativo.[18]

A perda da expressão monoalélica de genes imprintados por hipometilação do DNA e reativação do gene que deveria estar silenciado também pode aumentar o risco de desenvolvimento de câncer.[19]

Efeitos gene-específicos da hipometilação podem causar uma ativação gênica anormal, associada ao processo tumorigênico, mas são eventos mais tardios que permitem que as células tumorais se adaptem ao ambiente local e promovam metástases.[6]

Estados de hipermetilação também são associados ao câncer e podem inativar genes supressores tumorais e genes envolvidos na regulação do ciclo celular, invasão tecidual, remodelamento da cromatina, sinalização celular, transcrição e apoptose. A hipermetilação nas células tumorais é localizada predominantemente nas regiões promotoras de genes que devem ser expressos, levando ao seu silenciamento e à desregulação de vias como apoptose, regulação de ciclo celular, sinalização celular, reparo do DNA, adesão celular e detoxificação. A hipermetilação, ao silenciar genes de reparo do DNA, pode potencializar o acúmulo de mutações em outros genes ou levar à instabilidade de microssatélites. Essa inativação garante uma vantagem de crescimento, aumenta a instabilidade genética e potencializa as habilidades de invasão e metástase.[6,18]

Alterações pós-transcripcionais em histonas podem levar à ativação ou repressão gênica, e já se conhecem muitas alterações em genes modificadores de histonas associados à carcinogênese.[19]

Os RNA não codificantes estão sendo cada vez mais reconhecidos como moléculas pivotais na saúde e na doença, incluindo em tumores. Os RNA longos não codificantes contribuem para a carcinogênese por atuar como esqueletos para a formação de complexos modificadores da cromatina, mediar a conformação da cromatina e promover interações entre acentuadores e promotores.[20]

Os microRNA podem atuar como oncogenes (nomeados oncomiR) ou como supressores de tumor (nomeados tsmiR), dependendo de certas condições e participando da oncogênese. Eles também participam do controle do ciclo celular, e alterações na expressão de miRNA podem contribuir para o desenvolvimento tumoral por alterar passos críticos reguladores do ciclo celular. Adicionalmente, alterações em microRNA foram associadas com crescimento aberrante de neovasos, favorecendo a angiogênese, fundamental para o crescimento e a progressão tumoral. Eles também podem controlar outros aspectos da progressão tumoral e metástases.[21]

EPIGENÉTICA E IMUNIDADE

A habilidade do sistema imune em diferenciar o próprio do não próprio permite que ele proteja o organismo de agentes ou substâncias potencialmente patogênicas. Os mecanismos regulatórios epigenéticos são um elemento central na diferenciação e na função do sistema imune, garantindo um padrão de expressão gênica adequada. Os fatores patogênicos podem ser considerados pressões ambientais que induzem alterações epigenéticas.[5]

Os receptores de reconhecimento de padrões são fundamentais para o reconhecimento de componentes de patógenos e para a iniciação e ativação da imunidade inata. Os modificadores da cromatina são cruciais para a regulação dessas vias, regulando a transcrição e o remodelamento da cromatina através de vias epigenéticas, com o auxílio de metilação, modificação de histonas e RNA longos não codificadores.[22]

Um exemplo de efeito epigenético induzido é a resposta a sinais do sistema de imunidade inata, em resposta a agentes patogênicos. Os linfócitos T CD4+ *naïve* são diferenciados em populações distintas não somente por determinados por fatores de transcrição, mas também por mecanismos epigenéticos que incluem modificações de histonas e posicionamento nucleossomal.[5]

As células B são importantes efetores da resposta humoral. Ao reconhecer um antígeno e ser induzidas por células T-*helper*, são diferenciadas em células secretoras de anticorpos. Genes promotores para fatores de transcrição de células B são controlados por mecanismos epigenéticos de metilação durante estágios diferentes do desenvolvimento e diferenciação celular. Estão hipermetilados no estágio de células progenitoras e sofrem desmetilação durante a diferenciação de células B. Mecanismos epigenéticos também são responsáveis pelos rearranjos monoalélicos V(D)J e pelo controle da diversidade de anticorpos durante o desenvolvimento das células B.[5,23]

Mecanismos genéticos e epigenéticos são reconhecidos em doenças autoimunes. Alterações epigenéticas induzidas pelo ambiente, como alterações da metilação do DNA, contribuem para a interação ambiente-hospedeiro em algumas doenças autoimunes, levando a padrões de expressão gênica anormal e autotolerância prejudicada. O lúpus eritematoso sistêmico é uma doença autoimune com manifestações clínicas diversas, causada por aumento da produção de autoanticorpos e anticorpos contra componentes nucleares e deficiência de função de células T. É a doença autoimune correlacionada com modificações epigenéticas mais estudada. As células T dirigem a resposta de autoanticorpos no lúpus eritematoso sistêmico, como resultado da perda de metilação do DNA nessas células. Neutrófilos e granulócitos de pacientes com lúpus podem ser encontrados totalmente hipometilados, especialmente em *loci* específicos que codificam interferons. O *status* de metilação de determinados genes foi correlacionado à patogênese e ao desenvolvimento da doença, assim como alterações em microRNA específicos.[5,6,24]

EPIGENÉTICA E MEMÓRIA

Há muitos anos se reconhece o papel da transcrição gênica e da síntese proteica na formação da memória de longa duração. Nas últimas décadas, alterações epigenéticas como metilação do DNA e modificações pós-traducionais de histonas foram identificadas como reguladores importantes de memória, por causarem mudanças na expressão gênica neuronal.[25,26] As modificações epigenéticas são seletivamente induzidas por cascatas específicas de sinalização em genes específicos nas células e regiões cerebrais onde ocorrem tipos específicos de memória.[25]

A metilação do DNA e a acetilação de histonas participam da neurotransmissão espontânea e plasticidade sináptica de curta duração. Mudanças duradouras na eficácia sináptica (memória de longa duração) são sensíveis a alterações na metilação e acetilação de histonas e na metilação do DNA.[27] A ativação neuronal inicia-se pela recepção dos sinais externos que ativam proteínas no citoplasma neuronal, muitas vezes por fosforilação, desencadeando uma cascata de ativação gênica no núcleo, seguida de desmetilação de determinados genes e metilação de outros genes.[26]

Os mecanismos epigenéticos são responsáveis pela formação e pelo armazenamento de informações celulares em resposta a sinais ambientais transientes, o que é análogo à formação de memória comportamental no sistema nervoso central. Em termos psicológicos, memória descreve o processo que é usado pelo cérebro para o armazenamento a longo prazo de informações e envolve muitas vias de sinalização e a regulação harmônica de vários genes.[28]

O condicionamento por medo é um modelo de aprendizado dependente do hipocampo em resposta a estímulos aversivos.[26,28] Mudanças na metilação de regiões promotoras de uma série de genes são observadas nessa região.[26] Em modelos animais, acetilação da histona H3, mas não da histona H4, aumenta de modo significativo após o condicionamento por medo contextual. Uma forma diferente de memória de longa duração, a inibição latente, foi associada à acetilação alterada da histona H4, mas não da histona H3. Esses dados indicam o papel de um código de histonas para a formação de memória, em que tipos específicos de memória são associados com padrões específicos de modificação de histonas.[28] De forma ainda mais consistente, padrões diferenciais de metilação, com especificações espaço-temporais, foram descritos durante a consolidação e a manutenção da memória condicionada por medo.[29]

Padrões alterados de metilação do DNA foram encontrados em tecidos cerebrais em experiências adversas distintas, como estresse pós-traumático, maus-tratos parentais e distúrbios do humor. Alterações na acetilação de histonas e em RNA não codificantes foram encontradas associadas à depressão.[30]

A plasticidade sináptica (mudanças atividade-dependentes na força sináptica) participa da formação da memória de longa duração. Muitos estudos demonstram que sua indução pode envolver mecanismos epigenéticos semelhantes aos mecanismos envolvidos na memória de longa duração.[28] Um dos exemplos envolve a potencialização de longo prazo, uma forma de plasticidade sináptica na qual a força sináptica está aumentada em resposta a atividades sinápticas de alta frequência. Em mamíferos, observou-se que várias formas de potencialização de longo prazo requerem a ativação de receptores NMDA no hipocampo, que levam a um aumento da acetilação das histonas H3, associados à cascata da MEK-ERK/MAPK, via também associada à fosforilação dessas histonas.[28] Ativação neuronal e sinaptogênese mediada por MeCP2, outras modificações de histonas, regulação de BDNF, metilação do DNA e neuroplasticidade mediada por REST são alguns de outros exemplos de mediação epigenética da plasticidade sináptica.[31]

O declínio cognitivo, especialmente na capacidade de memória, com o envelhecimento, foi associado a alterações na expressão gênica no hipocampo e lobo frontal. O papel das modificações de histonas na plasticidade sináptica e formação de memória, já discutido, alinha a regulação transcripcional associada à memória e as bases moleculares do declínio cognitivo, demonstrando o papel, nesses fenômenos, do remodelamento da cromatina associado à idade. Especificamente, a diminuição da transcrição de genes-chave promotores de memória, durante o processo de envelhecimento, parece surgir de marcas epigenéticas e mecanismos controlatórios aberrantes dentro de regiões cerebrais particularmente vulneráveis ao processo de envelhecimento, como o hipocampo e o córtex pré-frontal, resultando em déficit cognitivo.[32]

Esse ramo de estudo atualmente é conhecido como neuroepigenética, que abrange os mecanismos e processos únicos que estudam a regulação dinâmica dependente de experiências no epigenoma de células nervosas. Esse ramo se encontra em franca expansão.[33]

EPIGENÉTICA E ENVELHECIMENTO

Uma série de alterações epigenéticas foi associada com o processo de envelhecimento, e elas já estão bem estabelecidas na literatura científica. Com o envelhecimento, o epigenoma sofre perda progressiva de sua conformação, o que altera a integridade genômica, arquitetura cromossômica e padrões de expressão gênica. Entre elas, podem-se citar diminuição global da metilação do DNA genômico; hipermetilação de promotores gene-específicos; acúmulo de estruturas heterocromáticas em fibroblastos senescentes humanos, conhecidas como *foci* heterocromáticos associados à senescência; alteração da acessibilidade à cromatina; alterações em histonas, incluindo acetilação global, metilação e perda de histonas associada a reposicionamento de nucleossomos e acúmulo de variantes de histonas. A perda de histonas foi associada a remodelamento global da cromatina em vários modelos de envelhecimento. Essas alterações epigenéticas têm profundo impacto no fenótipo de envelhecimento.[34-37]

Doenças associadas ao envelhecimento, como câncer, diabetes tipo 2 e doença de Alzheimer, também foram associadas a alterações epigenéticas e à expressão gênica prejudicada, por acúmulo de mutações gênicas ou alteração nos mecanismos epigenéticos de regulação gênica.[34,35,38] Evidências recentes também demonstram papel dos microRNA em condições associadas à idade, como a neurodegeneração. Modificação de RNA e da regulação de RNA não codificantes também atuam na senescência celular por meio de alteração na regulação pós-transcricional. O processo de geração e acúmulo dessas alterações com a idade é tema de vários trabalhos. Hipóteses aventadas incluem a dependência de fatores estocásticos e ambientais, variação intraindividual de fatores epigenéticos com a idade e fatores genéticos hereditários.[34-36]

HERANÇA EPIGENÉTICA

A habilidade de fatores ambientais em promover doenças e fenótipos epigenéticos induzidas, não somente no indivíduo exposto, mas também em gerações subsequentes, não expostas a esses fatores específicos, conhecida como herança epigenética transgeneracional, foi demonstrada em várias espécies de plantas e animais inferiores na escala evolutiva. A denominação transgeneracional ainda está em discussão. De modo acadêmico, se um indivíduo ou sua linhagem germinativa original são expostos diretamente a um fator ambiental, isso não pode ser considerado um fenômeno transgeneracional, e sim intergeneracional. Assim, ao expor uma gestante a determinado fator, o feto e as células de sua linhagem germinativa também estão expostos. A herança transgeneracional será observada na descendência dos indivíduos gerados a partir dessas células germinativas.

Ao expor um adulto a determinado fator, tanto o adulto quanto suas células germinativas estão expostas, e a herança transgeneracional é investigada somente na terceira geração. Assim, a geração na qual a herança transgeneracional é observada deve, por definição, não ter sido diretamente exposta, seja como célula germinativa, seja como organismo.[10,39]

Conceitos lamarckanianos, que fundamentam a teoria da evolução com base em caracteres adquiridos e durante muito tempo foram considerados de pouca importância diante da teoria moderna de evolução darwiniana, ressurgem fundamentados nas teorias de herança epigenética, por enfatizar a possibilidade de transmissão biológica de fenótipos induzidos por alterações ambientais ou comportamentais.[40]

Assim, características adquiridas durante a vida de um indivíduo podem se tornar hereditárias. Um número importante de fatores ambientais, de nutrientes a químicos, são capazes de alterar a expressão genética, e esses fatores podem ser incorporados à cromatina germinativa e escapar à reprogramação epigenética, sendo transmitidos entre as gerações.[41] Modificações na reprogramação epigenética das células germinativas explicariam a teoria da herança transgeneracional, geralmente explicadas pelo apagamento incompleto de padrões epigenéticos durante a gametogênese e o desenvolvimento inicial. As epimutações na linhagem germinativa que se tornam permanentemente programadas explicam a transmissão de fenótipos epigenéticos trangeneracionais.[3,10] No entanto, os robustos mecanismos de reprogramação epigenética mostram que essas epimutações são pouco prováveis e de difícil análise na espécie humana. Entre mecanismos transgeneracionais que causam confusão ao analisar esse tipo de herança, podem-se incluir variações genéticas críticas, efeitos microbióticos, metabólitos e efeitos comportamentais.[42]

Estudos que sugerem esse tipo de herança no ser humano foram conduzidos em descendentes de mulheres grávidas sobreviventes do inverno faminto holandês (1944-1945). Nas sobreviventes, houve grande melhora no estado nutricional no pós-guerra. Assim, em mulheres grávidas durante esse período em que foi marcante a desnutrição pré-natal, observaram-se maior intolerância à glicose, obesidade e aumento de risco para esquizofrenia nos descendentes. Estes, embora não tenham sido expostos a estados de desnutrição, também tiveram filhos com baixo peso.[41]

Outros estudos, em animais, demonstram a relação inversa entre peso ao nascimento e risco de hipertensão arterial sistêmica, doença cardiovascular e diabetes. Esses riscos são exacerbados se, ao indivíduo recém-nascido, for oferecida boa nutrição pós-natal. Explica-se esse fato por uma programação epigenética que levaria ao aumento da resistência à insulina em descendentes de gestantes desnutridas, para garantir uma vantagem adaptativa a um ambiente desfavorável, associando-se à teoria da origem fetal de doenças crônicas do adulto, discutida anteriormente. Nesses casos, a herança epigenética estaria garantindo uma resposta adaptativa a um ambiente. Uma nutrição adequada após o nascimento só exacerbaria os danos diante desse aumento de resistência, sendo não adaptativa.[14,43]

Outros exemplos de respostas não adaptativas ao ambiente descritas em seres humanos incluem risco maior de adenocarcinoma vaginal em descendentes de mulheres expostas ao estrogênio sintético para a prevenção de abortos durante a gestação e metilação do gene *MLH1* e epimutação de *MSH2* resistindo à reprogramação epigenética na síndrome de Lynch.[43]

Em plantas e animais inferiores na escala evolutiva, apresentam-se exemplos de heranças epigenéticas, mas considera-se que ainda há um longo caminho a ser percorrido até que essa herança seja provada em mamíferos.[42]

EPIGENÉTICA E MEDICINA INTEGRATIVA

As práticas integrativas atuam por meio de interfaces ambiente-corpo e mente-corpo, em diferentes níveis: psicológico, fisiológico e bioquímico. Adicionalmente, podem interagir como epigenoma e atuar por meio de modificações epigenéticas. Essa atuação pode se dar por duas vias epigenéticas independentes, direta ou indireta, ou por uma combinação das duas.[44]

A via de atuação epigenética direta pode ser de dois tipos: por um efeito direto nas enzimas epigenéticas (DNA metiltranferases, histonas desacetilases, histonas acetiltransferases, histonas metiltransferases e histonas desmetilases), ou por interferência em uma via bioquímica que altera a biodisponibilidade de um metabólito, que é uma marca epigenética. Como exemplos, temos a interferência em enzimas modificadoras de histonas por cerca de 36% dos compostos da medicina tradicional chinesa e compostos reguladores de metilação do DNA nuclear utilizados pela ayurveda e no herbalismo.[44]

Estilo de vida e comportamento, dieta, estresse e fatores ambientais são fatores que causam alterações epigenéticas, todos eles abordados por práticas ayurvédicas.[45]

A via alternativa atua no epigenoma por meio de interferências em vias de sinalização celulares, seja com moléculas sinalizadoras que se ligam longe da região promotora ou sítio de início da transcrição (atuação em *trans*) ou com moléculas que se ligam próximas à região promotora ou diretamente à sequência do gene em questão (atuação em *cis*), de forma a alterar a expressão gênica.

A hipótese de mecanismos epigenéticos regulando os efeitos de diferentes práticas integrativas é nova e necessita de um número maior de estudos que investiguem os mecanismos moleculares associados a essas práticas, o que tem surgido progressivamente na literatura.[44]

Talvez as práticas com mais evidências de impacto em marcas epigenéticas sejam as práticas mente-corpo associadas a estados de meditação, como *mindfulness*, ioga, *tai chi*, entre outras, com evidências de diminuição de metilação de ilhas CpG em determinados genes, alteração de padrões de expressão gênica, diminuição dos níveis de biomoléculas associadas ao estresse e alterações em genes associados ao metabolismo de histonas.[30]

CONCLUSÃO

Este capítulo não pretende esgotar o tema epigenética. Minimamente, oferece uma visão abrangente e inicial sobre um conhecimento ainda em construção. As informações colocadas aqui foram escolhidas por fornecerem uma base sobre o assunto e certamente têm um risco grande de se tornarem incompletas ou obsoletas diante do avanço científico que numerosos grupos de pesquisa têm divulgado. No entanto, são fundamentais para que o estudante possa entender essas novas descobertas e construir sua própria bagagem de conhecimento. Como sugestões de atualização, recomenda-se que esses temas sejam pesquisados em bases de literatura científica. "A epigenética nos permite nos diferenciar de nós mesmos mais jovens";[46] essa mesma epigenética também permitirá diferenciar nossos conhecimentos atuais de nossos conhecimentos obsoletos, dada a velocidade com que se revela à comunidade científica.

NA PRÁTICA
GRUPO DE MEDICINA INTEGRATIVA

CENTRO DE ONCOLOGIA E HEMATOLOGIA
DO HOSPITAL ISRAELITA ALBERT EINSTEIN*

Epigenética e medicina ambiental

No coração desse novo campo da medicina, a epigenética, está a simples ideia de que os genes detêm uma "memória". Que a vida de nossos avós – o ar que eles respiraram, a comida que eles comeram e

* Descrição prática ilustrativa do tema do capítulo. Produzida por Paulo de Tarso Ricieri de Lima.

mesmo o que eles vivenciaram em suas vidas – pode nos afetar diretamente, décadas depois, mesmo não tendo diretamente experimentado essas vivências.

Explicando de uma forma simplista, a exposição a uma droga de presença ambiental pode, em algum momento da vida, despertar o epigenoma para expressar ou inibir um gene. Essa mudança epigenética poderá persistir, mesmo décadas depois – e uma doença poderá se constituir como consequência. O potencial de expressão desse gene pode, nesse sentido, persistir por gerações. Muitas preocupações foram levantadas sobre como substâncias tóxicas ambientais poderiam estar relacionadas ao aumento da prevalência de doenças crônicas, como câncer, obesidade e suas associações em efeitos metabólicos associados – hoje sabemos que as mudanças epigenéticas têm importância nesse processo.[47]

Links epigenéticos e poluentes tóxicos

Várias drogas tóxicas de presença ambiental se mostraram ativas na correlação com metilação anormal do DNA e subsequente possibilidade de expressão de doenças.[47-50] Entre elas, as mais pesquisadas foram:

- Drogas pertencentes ao grupo dos metais, como cádmio, arsênico, níquel, cromo e metilmercúrio, levando a efeitos associados, como correlação com a expressão de câncer e neurotoxicidade.
- Poluentes atmosféricos, como o benzeno e partículas de carbono, levando a doenças cardiovasculares e respiratórias.
- Químicos sensibilizadores do sistema endócrino, como bisfenol-A,[51] dietilstilbestrol, poluentes orgânicos e dioxina, levando a efeitos endócrinos e reprodutivos em homens e mulheres e a efeitos no desenvolvimento neurológico fetal.

Muitos outros poluentes e drogas de presença ambiental estão sendo estudados quanto à correlação com doenças e condições como esquizofrenia, autismo, asma, câncer e doenças autoimunes.

REFERÊNCIAS BIBLIOGRÁFICAS

1. Strachan T, Read A. Human molecular genetics. 5. ed. United States: Garland Science; 2019.
2. Hamilton JP. Epigenetics: principles and practice. Dig Dis. 2011;29(2):130-5.
3. Skinner MK, Manikkam M, Guerrero-Bosagna C. Epigenetic transgenerational actions of environmental factors in disease etiology. Trends Endocrinol Metab. 2010;21(4):214-22.
4. Crider KS, Yang TP, Berry RJ, Bailey LB. Folate and DNA methylation: a review of molecular mechanisms and the evidence for folate's role. Adv Nutr. 2012;3(1):21-38.
5. Fernández-Morera JL, Calvanese V, Rodríguez-Rodero S, Menéndez-Torre E, Fraga MF. Epigenetic regulation of the immune system in health and disease. Tissue Antigens. 2010; 76(6):431-9.
6. Robertson KD. DNA methylation and human disease. Nat Rev Genet. 2005;6(8):597-610.
7. Assou S, Boumela I, Haouzi D, Anahory T, Dechaud H, De Vos J, et al. Dynamic changes in gene expression during human early embryo development: from fundamental aspects to clinical applications. Hum Reprod Update. 2011;17(2):272-90.
8. LaSalle JM. A genomic point-of-view on environmental factors influencing the human brain methylome. Epigenetics. 2011;6(7):862-9.
9. Rodríguez-Rodero S, Fernández-Morera JL, Fernandez AF, Menéndez-Torre E, Fraga MF. Epigenetic regulation of aging. Discov Med. 2010;10(52):225-33.
10. Lucier AA, Islam SA, Kobor MS. Epigenetics and genetics of development. In: Gibb R, Kolb B. The neurobiology of brain and behavioral development. London: Elsevier; 2018.
11. Simmons D. Epigenetic influence and disease. Nature Education. 2008 [citado em 18 jul. 2023];1(1):6. Disponível em: https://pt.scribd.com/document/52049539/Epigenetic-Influences--and-Disease
12. Bergman Y, Cedar H. DNA methylation dynamics in heatlh and disease. Nat Struct Mol Biol. 2013;20(3):274-81.
13. Biliya S, Bulla LA Jr. Genomic imprinting: the influence of differential methylation in the two sexes. Exp Biol Med (Maywood). 2010;235(2):139-47.
14. Calkins K, Devaskar SU. Fetal origins of adult disease. Curr Probl Pediatr Adolesc Health Care. 2015;41:158-76.
15. Li Y, Sasaki H. Genomic imprinting in mammals: its life cycle, molecular mechanisms and reprogramming. Cell Res. 2011;21(3):466-73.
16. Poeta L, Drongitis D, Verrillo L, Miano MG. DNA hypermethylation and unstable repeat diseases: a paradigm of transcriptional silencing to decipher the basis of pathogenic mechanisms. Genes. 2020;11:684.
17. Himeda CL, Jones PL. The genetics and epigenetics of fascioscapulohumeral muscular dystrophy. Annu Ver Genom Hum Genet. 2019;20:265-91.
18. Sehgal P, Chaturvedi P. Chromatin and cancer: implications of disrupted chromatin organization in tumorigenesis and its diversifications. Cancers. 2023;15:466.
19. Kanwal R, Gupta K, Gupta S. Cancer epigenetics: an introduction. Methods Mol Biol. 2015;1238:3-25.
20. Lee JE, Kim MY. Cancer epigenetics: past, present and future. Sem Ca Biol. 2022;83:4-14.
21. Pekarek L, Torres-Carranza D, Fraile-Martinez O, García-Montero C, Pekarek T, Saez MA, et al. An overview of the role of microRNAs on carcinogenesis: a focus on cell cycle, angiogenesis and metastasis. Int J Mol Sci. 2023;24:7268.
22. Zhang O, Cao X. Epigenetic regulation of the innate immune response to infection. Nat Rev Immunol. 2019;19:417-32.
23. Busslinger M, Tarakhovsky A. Epigenetic control of immunity. Cold Spring Harb Perspect Biol. 2014;6:a019307.

24. Mazzone R, Zwergel C, Artico M, Taurone S, Ralli M, Greco A, et al. The emerging role of epigenetics in human autoimmune disorders. Clin Epigen. 2019;11:34.
25. Zovik IB, Guzman-Karlsson MC, Sweatt JD. Epigenetic regulation of memory formation and maintenance. Learn Mem. 2013;20(2):61-74.
26. Bernstein C. DNA methylation and establishing memory. Epigenet Insights. 2022;15:1-15.
27. Sultan FA, Day JJ. Epigenetic mechanisms in memory and synaptic function. Epigenomics. 2011;3(2):157-81.
28. Levenson JM, Sweatt JD. Epigenetic mechanisms in memory formation. Nat Rev Neurosci. 2005;6(2):108-18.
29. Poon CH, Chan YS, Fung ML, Lim LW. Memory and neuromodulation: a perspective of DNA methylation. Neurosci Biobehav Rev. 2020;111:57-68.
30. Venditti S, Verdone L, Reale A, Vetriani V, Caserta M, Zampieri M. Molecules of silence: effects of meditation on gene expression and epigenetics. Front Psychol. 2020;11:1767.
31. Nayak M, Das D, Pradhan J, Ahmed RG, Laureano-Melo R, Dandapat J. Epigenetic signature in neural plasticity: the journey so far and journey ahead. Heliyon. 2022;8:e12292.
32. Sweatt JD. Neuroscience. Epigenetics and cognitive aging. Science. 2010;328(5979):701-2.
33. Day JJ, Sweatt JD. Cognitive neuroepigenetics: a role for epigenetic mechanisms in learning and memory. Neurobiol Learn Mem. 2011;96(1):2-12.
34. Calvanese V, Lara E, Kahn A, Fraga MF. The role of epigenetics in aging and age-related diseases. Ageing Res Rev. 2009;8(4):268-76.
35. Muñoz-Najar U, Sedivy JM. Epigenetic control of aging. Antioxid Redox Signal. 2011;14(2):241-59.
36. Wang K, Liu H, Hu Q, Wang L, Liu J, Zheng Z, et al. Signaling pathways involved in ischemic stroke: molecular mechanisms and therapeutic interventions. Signal Transduct Target Ther. 2022;7:374.
37. La Torre A, Lo Vecchio F, Greco A. Epigenetic mechanisms of aging and aging-associated diseases. Cells. 2023;12:1163.
38. Plagiatakis C, Musolino E, Gornati R, Bernardini G, Papait R. Epigenetics of aging and diseases: a brief overview. Aging Clin Exp Res. 2021;33:737-45.
39. Skinner MK. Environmental epigenomics and disease susceptibility. EMBO Rep. 2011;12(7):620-2.
40. Handel AE, Ramagopalan SV. Is Lamarckian evolution relevant to medicine? BMC Med Genet. 2010;11:73.
41. Francis RC. Epigenetics: how environment shapes our genes. New York: W. W. Norton & Company; 2012.
42. Heard E, Martienssen RA. Transgenerational epigenetic inheritance: myths and mechanisms. Cell. 2014;157(1):95-109.
43. Youngston NA, Whitelaw E. Transgenerational epigenetic effects. Annu Rev Genomics Hum Genet. 2008;9:233-57.
44. Kanherkar RR, Stair SE, Bhatia-Dey N, Mills JP, Chopra D, Csoka AB. Epigenetic mechanisms of integrative medicine. Evid Based Complement Alternat Med. 2017;2017:4365429.
45. Sharma H, Wallace RK. Ayurveda and epigenetics. Medicina. 2020;56:687.
46. Jones PA, Martienssen R. A blueprint for a Human Epigenome Project: the AACR Human Epigenome Workshop. Cancer Res. 2005;65(24):11241-6.
47. Faulk C, Dolinoy DC. Timing is everything: the when and how of environmentally induced changes in the epigenome of animals. Epigenetics. 2011;6(7):791-7.
48. Mathers JC, Strathdee G, Relton CL. Induction of epigenetic alterations by dietary and other environmental factors. Adv Genet. 2010;71:3-39.
49. Martino D, Prescott S. Epigenetics and prenatal influences on asthma and allergic airways disease. Chest. 2011;139(3):640-7.
50. Environmental Working Group [Internet]. EWG's guide to endocrine disruptors [citado em 19 jul. 2023]. Disponível em: https://www.ewg.org/consumer-guides/ewgs-guide-endocrine-disruptors

51. Dolinoy DC, Huang D, Jirtle RL. Maternal nutrient supplementation counteracts bisphenol A-induced DNA hypomethylation in early development. Proc Nat Acad Sci USA. 2007;104(32):13056-61.

SUGESTÃO DE *SITE* PARA PESQUISA

Learn Genetics – Genetic Science Learning Center. Epigenetics [Internet] [citado em 04 jul. 2023]. Disponível em: http://learn.genetics.utah.edu/content/epigenetics/

7
A questão da espiritualidade e religião e seu impacto na saúde

Marcelo Saad
Roberta de Medeiros
Alexander Moreira-Almeida

INTRODUÇÃO E CONCEITOS

Quando se trata do estudo científico da religiosidade e espiritualidade (R/E), é bastante frequente que surjam questionamentos como: "É possível estudar cientificamente religião e espiritualidade?" ou "Ciência e religião não são temas antagônicos e conflitivos?". Tais dúvidas parecem emergir de duas concepções que têm se mostrado problemáticas: de que ciência implica necessariamente uma visão fisicalista e mecanicista do universo e de que R/E sempre estiveram em conflito com a ciência.

O que os estudos recentes têm mostrado é que o histórico das relações entre ciência e religião são mais complexos, interessantes e muitas vezes frutuosos do que se costumava supor.[1,2] Nas últimas duas a três décadas houve um notável crescimento no número de estudos que abordam questões relacionadas às implicações da R/E na saúde física e mental dos indivíduos.[3]

Nas últimas décadas, a humanização da medicina e o empoderamento dos pacientes foram constantemente aprimorados, incluindo a experiência subjetiva do paciente, expandindo o quadro causal da doença para um modelo mais abrangente, valorizando a relação médico-paciente e atribuindo novos papéis ao paciente na tomada de decisão clínica. Nesse processo, a dimensão espiritual do cuidado à saúde ganhou cada vez mais relevância. Atualmente, a espiritualidade é de suma importância para a formação médica e para a prática clínica de alto padrão.[4] A humanização da medicina tem sido acompanhada pela inclusão de novos valores, como a valorização da experiência subjetiva da pessoa, o empoderamento do paciente nas decisões terapêuticas e uma relação médico-paciente mais próxima.[5]

Especialmente nos últimos 30 anos, milhares de estudos científicos se dedicaram a pesquisar o impacto da religiosidade e da espiritualidade na saúde. A maioria desses estudos mostrou a existência de uma associação entre esses conceitos e vários parâmetros de saúde física e mental, qualidade de vida e longevidade. Essa associação positiva parece se dar de modo causal, sendo não só estatisticamente significativa, mas também clinicamente relevante.[3,6] Durante a pandemia de covid-19, o aspecto R/E ficou ainda mais importante. Sabe-se que permanecer espiritualmente saudável aumenta parâmetros físicos e resistência a infecções.[7] Além disso, há efeitos do enfrentamento relacionado à fé na fisiologia, especialmente no sistema imunológico.[8]

Os termos espiritualidade e religiosidade podem parecer sinônimos por estarem associados, mas eles têm diferenças conceituais. A religiosidade muitas vezes é a via para manifestar a espiritualidade. Porém, isso nem sempre é uma regra. Assim, podemos encontrar uma pessoa espiritualizada, mas que não esteja formalmente ligada a uma religião. A seguir, há uma tentativa de clarificar as diferenças e semelhanças entre esses dois conceitos. Como a literatura científica aborda esses conceitos em suas similaridades, é comum o uso do binômio "religiosidade/espiritualidade" (R/E).

Realizamos uma ampla revisão de muitos dos principais autores da área para identificar o cerne de seus conceitos de R/E.[3] Com base nessa análise, propusemos definir espiritualidade como "relação ou contato com uma dimensão transcendente da realidade que é considerada sagrada, a verdade ou realidade última". As religiões seriam instituições ou tradições em torno do sagrado e/ou do transcendente (espiritualidade). Assim, religião seria "o aspecto institucional ou comunitário da espiritualidade, como um conjunto de crenças, experiências e práticas relacionadas ao transcendente e ao sagrado". Assim, a espiritualidade é compreendida como uma dimensão mais abrangente e a religião/religiosidade, como modos compartilhados e comunitários de busca e vivência do transcendente sagrado. Uma religião habitualmente envolve elementos como doutrina (estrutura de crença formal), mito (narrativa sacra), ética (regras para a vida), cerimonial (práticas organizadas), experiência (compromisso pessoal) e instituições sociais (igreja, sinagoga etc.). A religiosidade se refere aos comportamentos e atitudes que uma pessoa tem em relação a uma religião em particular, e tem dimensões internas e externas. As internas incluem crenças, religiosidade não organizacional (oração privada), religiosidade subjetiva (importância da religião na vida), experiência religiosa e conhecimento doutrinário. As dimensões externas incluem filiação ou denominação, religiosidade organizacional (participação nas atividades do templo) e adesão a comportamentos.

RELIGIOSIDADE/ESPIRITUALIDADE E SAÚDE FÍSICA E MENTAL

Uma ampla revisão sistemática identificou mais de 3.300 estudos empíricos realizados em diversos lugares do mundo sobre a relação entre R/E e saúde, tanto mental quanto física.[9] Essas pesquisas têm concluído que pessoas com maiores índices de R/E habitualmente reportam melhor bem-estar geral, menores índices de depressão, remissão mais rápida de depressão, menores prevalências de uso/abuso de substâncias, comportamento suicida e mortalidade geral.[10,11]

No campo dos transtornos mentais, foi demonstrado que R/E tem implicações significativas para prevalência (especialmente transtornos depressivos e de uso de substâncias), diagnóstico (p. ex., diferenciação entre experiências espirituais e transtornos mentais), tratamento (p. ex., comportamento de busca de ajuda, adesão, atenção plena, terapias complementares), resultados (p. ex., recuperação e suicídio) e prevenção, bem como para qualidade de vida e bem-estar. Isso levou a Associação Mundial de Psiquiatria a publicar um *position statement* declarando a importância de integrar a R/E no treinamento, pesquisa e prática clínica em psiquiatria.[12] Na área da cardiologia, a Sociedade Brasileira de Cardiologia também incluiu a R/E nas diretrizes de prevenção cardiovascular.[13]

Embora esteja bem estabelecido o impacto da R/E sobre a saúde, os mecanismos explicativos ainda não são bem conhecidos. Os principais recursos apontados como possíveis mediadores são: o apoio social gerado pelos grupos religiosos; o sistema de crenças que propicia tanto sentido à vida e ao sofrimento, como formas de expressar e de lidar com o estresse, entender a vida e o corpo como "sagrados"; o incentivo que a religião dá a comportamentos e estilos de vida saudáveis e a desaprovação de comportamentos como suicídio, tabagismo, comportamento sexual de risco e uso de álcool/drogas, por exemplo. Em resumo, há pelo menos três grupos de mecanismos que poderiam explicar essa associação:

A. Relações mente-corpo: a R/E tende a gerar um estado mental mais equilibrado, com melhor modulação do estresse. Isso acaba se refletindo em funções orgânicas, como o equilíbrio hormonal e imunológico. Muitos dos efeitos salutares de componentes R/E sobre a saúde são atribuídos a efeitos sobre as vias psiconeuroimunoendócrinas (interações entre o estado mental, o sistema nervoso, a imunidade e os hormônios).[14] A R/E mobilizaria crenças e atitudes que, junto com os afetos positivos, poderiam provocar uma cascata de desfechos fisiológicos com impacto sobre parâmetros de saúde.

A oração, como a meditação, pode provocar uma resposta de relaxamento, cuja influência sobre o corpo pode ser medida, tal como na modulação da frequência cardíaca, de ondas cerebrais e frequência respiratória.[15] Além disso, aspectos da R/E podem modular emoções negativas como raiva, medo e vingança, reduzindo os níveis de tensão.

B. Comportamentos de saúde: diversas tradições de fé incentivam seus adeptos a um comportamento de moderação e de respeito ao corpo físico, o que pode gerar um estilo de vida mais saudável e a evitação de fatores de adoecimento, como comportamentos violentos e sexuais de risco, além do uso de drogas.[16,17]

C. Efeitos congregacionais e culturais: as congregações R/E fornecem muitas condições favoráveis para a promoção da saúde física e mental, constituindo um fator poderoso que modifica as atitudes do indivíduo diante da vida e da morte, da felicidade e do sofrimento. A comunhão de fé protege a pessoa do isolamento social, fortalecendo redes familiares e sociais, dando aos indivíduos um sentido de pertencimento e autoestima, oferecendo apoio em tempos de adversidade. A saúde mental dos indivíduos é apoiada pelo engajamento com os membros e líderes de congregações com ideais em comum. Cerimônias coletivas são particularmente fortes nesse sentido, aumentando as interações sociais de apoio, confiança e envolvimento com a comunidade. A pessoa ligada a grupos de pensamento similar pode se beneficiar do apoio e incentivo emocional da coletividade.

ENFRENTAMENTO (*COPING*) RELIGIOSO-ESPIRITUAL

A palavra *coping* vem do inglês, e ainda não foi identificado um bom correspondente em português; o termo mais próximo em nossa língua seria *enfrentamento*. Porém, esse termo ainda não é o ideal, pois não reflete seu significado em inglês: o uso de estratégias utilizadas para lidar com situações adversas ou estressantes. *Coping* seria a habilidade de lidar com circunstâncias difíceis de vida, modificando sua interpretação ou seu comportamento de maneira a sentir-se menos ameaçado. São estratégias utilizadas por um indivíduo para se adaptar a circunstâncias adversas, determinadas por fatores que estão fora de seu controle.

Coping religioso/espiritual (CRE) se refere à utilização de elementos religiosos e/ou espirituais na busca por solução de problemas e alívio de consequências emocionais negativas advindas de circunstâncias de vida estressantes. O objetivo é a busca de significado, controle, conforto espiritual, relacionamento com a sociedade e transformação de vida, visando manter bem-estar físico, psicológico e emocional.

Existem dois tipos de CRE: o positivo (CREP) e o negativo (CREN). O CREP se refere à utilização de estratégias de R/E como fonte de orientação e conforto. Geralmente proporcionam maior bem-estar e encorajamento para lidar com a doença ou situação difícil de vida. O CREN, no entanto, é a utilização de estratégias de R/E que acabam por gerar maior estresse e podem levar o indivíduo a culpa, vergonha e medo ou é utilizado para justificar raiva, agressão e preconceito. Em casos extremos, pode promover a exclusão social daqueles que estão em desacordo com premissas religiosas.[18]

Assim como existem evidências baseadas em rigorosos estudos científicos demonstrando que a R/E frequentemente possui um efeito positivo para diversas condições clínicas, é necessário destacar que a R/E também pode ter efeito adverso na saúde, quando, por exemplo, crenças e práticas religiosas são usadas para justificar comportamentos de saúde negativos ou para substituir tratamentos médicos. É importante ressaltar que a religiosidade só pode ser prejudicial à saúde quando surgem interpretações religiosas inadequadas, por exemplo, quando partes de escrituras são retiradas do contexto. Líderes religiosos sectários ou fundamentalistas podem colocar o paciente entre as éticas médica e religiosa.

APOIO RELIGIOSO/ESPIRITUAL EM HOSPITAIS

A internação é sempre um momento muito desafiador, quando podem surgir sentimentos de temor e incerteza. Para muitas pessoas, a R/E pode ser fonte de conforto e referência. Muitos pacientes costumam usar estratégias dessa dimensão para ajudá-los a lidar com esse momento. Os médicos, que têm contato com as pessoas nesses pontos críticos da vida, devem se informar sobre as necessidades de seus pacientes. Para alguns, o reconhecimento de suas crenças ou práticas religiosas pode ser um aspecto importante da abordagem integrativa de seu cuidado. Ao incentivar a continuidade do paciente em rituais saudáveis, como a oração, o profissional pode melhorar os mecanismos de enfrentamento e, possivelmente, aumentar a eficácia do tratamento.

A compreensão desse fato vem trazendo implicações para a medicina, já que os pacientes estão valorizando uma abordagem que inclua seu bem-estar espiritual. A observação dessas necessidades começa a estar correlacionada com a satisfação do paciente com a qualidade dos cuidados médicos. Muitos pacientes julgam a experiência de sua internação não por aspectos técnicos (equipamentos do hospital ou titulação da equipe), mas sim por habilidades como comunicação e respeito da parte dos profissionais.[19] Isso ilustra a importância do modelo de cuidado de saúde centrado no paciente. As instituições de saúde devem buscar congruência entre crenças do paciente e cuidados oferecidos, conhecer e proteger seus valores culturais e suas crenças e preparar os profissionais para respeitá-los.[20] Assim, a equipe conseguirá direcionar o tratamento considerando essa dimensão.

Os serviços de saúde devem investir em algumas ações a fim de alinhar os interesses religiosos dos pacientes ao tratamento médico. Para atingir os benefícios e superar as dificuldades, discutiremos algumas sugestões para profissionais e serviços de saúde, visando promover o impacto positivo da espiritualidade e da religiosidade no processo de tratamento de saúde.

Treinamento da equipe

Os profissionais de saúde devem ser orientados sobre respeito e tolerância com as crenças dos pacientes e aprender que a R/E é um componente importante do bem-estar. O objetivo do treinamento é levar ao conhecimento dos colaboradores quais são as relações da R/E com a saúde, a doença e a cura, assim como as atitudes que o profissional deve adotar e as que deve evitar. Espera-se que, com o treinamento, a equipe possa desenvolver empatia com a perspectiva cultural e religiosa trazida pelo paciente.

Um exemplo foi uma iniciativa feita no Hospital Israelita Albert Einstein, de São Paulo, em 2009. Uma apresentação de 10 minutos sobre o tema foi transformada em uma aula multimídia (vídeo e texto) e disponibilizada na intranet do hospital. Todos os profissionais de saúde foram convidados a assistir a essa apresentação, em um formato de ensino a distância. A apresentação foi incluída no roteiro de treinamento que todo novo funcionário deve cumprir ao ser admitido na instituição.

Na rotina de atendimento, os profissionais devem ser orientados a manter suas crenças pessoais de forma discreta. Os profissionais de saúde não devem impor suas crenças sobre os pacientes, ou causar aflição pela expressão inapropriada ou insensível de suas crenças religiosas ou filosóficas. Da mesma forma, o profissional não deve pressionar o paciente para discutir ou justificar suas crenças (ou a ausência delas). As visões de R/E do paciente, sejam seculares, sejam religiosas, devem ser respeitadas em vez de desafiadas.

Mesmo os profissionais que não se considerem religiosos podem aprender a reconhecer as dimensões espirituais de seu trabalho. O bom atendimento clínico inclui sensibilidade e interesse sobre crenças e valores culturais e religiosos dos pacientes. A R/E do paciente pode ser explorada com mente aberta e neutralidade que permita a tolerância à diferença e evite o preconceito contra crenças e práticas espirituais ou religiosas que sejam importantes para o paciente.

Triagem religiosa-espiritual proativa

Antes que as necessidades da R/E possam ser satisfeitas, elas devem ser reconhecidas. Já na admissão hospitalar, a afiliação religiosa do paciente deve ser registrada, assim como o nível de observância. Esse é o primeiro passo para examinar a bagagem cultural do paciente e entender sua orientação de valores. Posteriormente, para verificar as necessidades específicas, os profissionais de saúde podem fazer outras perguntas, integradas na própria anamnese. Questões abertas simples podem ser usadas, como: "Qual é a sua fé ou crença?", "Você se considera religioso?", "Qual o papel que a espiritualidade ou religião desempenham em sua vida?", "Que coisas você acredita que dão sentido à sua vida?". Se for possível aprofundar mais, pergunte ao paciente sobre suas fontes de esperança e força, suas práticas pessoais, sua integração com uma comunidade religiosa e rituais que sejam importantes.[21]

Os sistemas de crenças da família e dos cuidadores também devem ser levados em consideração. Em nossa sociedade multicultural, é frequente que o paciente tenha aderido a uma religião diferente daquela que tradicionalmente seja a de sua família. Quando isso acontece, nem sempre as prioridades do paciente e dos familiares serão as mesmas. A instituição deve antever esses conflitos e ter políticas específicas para essas situações, especialmente nos casos em que o paciente não esteja em condições de participar das decisões sobre seu tratamento.

Os profissionais devem estar atentos para identificar e comunicar sinais de embate no sistema de crenças derivado de CREN. Isso pode ter como consequência comportamentos defensivos que podem afetar tratamento e qualidade de vida, chegando até à recusa de certos tipos de tratamento. Alguns exemplos de comportamentos derivados de embate no sistema de crenças são:[22] confiança ingênua na onipotência da religião; voltar-se de repente a práticas religiosas incomuns; dependência total da condução pelo líder religioso; comportamento ritualístico obsessivo; sectarismo, isolamento, fanatismo.

Planejamento terapêutico congruente

É útil que o clínico tenha informações sobre a visão de mundo do paciente e sua família, para evitar procedimentos que possam ser ofensivos a preceitos fundamentais a eles. A equipe deve respeitar o direito do paciente de manter suas crenças religiosas e levar em conta o quanto essas crenças podem ser relevantes para as opções de tratamento. O planejamento do tratamento deve, idealmente, envolver a atenção às sugestões do paciente relacionadas à sua fé. Os médicos, sempre que possível, devem acomodar o tratamento para o melhor interesse de todos os envolvidos nela. É importante avaliar se o plano de tratamento é consistente com suas crenças religiosas. Quando o paciente traz questões religiosas, o médico sempre deve ouvir respeitosamente, reconhecer as preocupações de R/E levantadas e responder ao paciente.

Os profissionais de saúde devem refletir se os cuidados de saúde oferecidos não estão sendo extraordinários, desproporcionais ou não obrigatórios. Algumas pequenas concessões podem satisfazer o paciente e tranquilizar a necessidade de realizar obrigações religiosas. Muitas questões simples são comuns aos praticantes de diversas religiões, como a preferência do paciente em ser atendido por um profissional do mesmo gênero. Além disso, o paciente pode querer consultar um líder religioso de sua denominação antes de aceitar um procedimento, o que deve ser respeitado sempre que possível.

Dúvidas doutrinárias do paciente podem ser sanadas se ele tiver acesso a um conselheiro de sua religião. Para algumas denominações, é vital que o conselho venha de membros ou autoridades da sua tradição. Por isso, o paciente pode ser questionado sobre a necessidade de fazer contato com sua comunidade religiosa. Porém, o respeito à adesão religiosa ou espiritual do paciente pode entrar em conflito com o que os profissionais acreditam que seja o melhor tratamento para o paciente. O exemplo mais conhecido é a recusa em receber sangue e seus produtos por testemunhas de Jeová. Se for possível, o médico pode deixar que o paciente e seus guias religiosos determinem se uma prática religiosa vale um risco elevado de saúde. Porém, quando pode haver risco para o paciente, a instituição precisa ter diretrizes claras, que amparem os profissionais de saúde nesses casos.

Apoio às necessidades gerais e específicas

As abordagens de R/E durante a internação podem assumir várias formas, desde a oração e a participação em serviços religiosos e rituais, até terapias complementares, entre outras. Algumas dessas estratégias são explicitamente religiosas, enquanto outras adotam uma abordagem espiritual não ligada a alguma religião. Em alguns casos, a estratégia tem raízes em uma tradição religiosa, mas foi modificada para torná-la mais favorável a um grupo diversificado de pessoas. Por exemplo, a meditação tem raízes em tradições religiosas orientais, mas foi adotada na cultura ocidental em um contexto laico. As práticas da R/E geralmente envolvem a frequência a igreja/templo, preces, leitura de textos religiosos, ouvir ou tocar música religiosa e assistir a programas de rádio, televisão e na internet.

Os pacientes têm necessidades e demandas muito diversas. Alguns podem querer ajuda com rituais religiosos específicos. Outros podem querer falar com os membros de suas próprias comunidades de fé sobre o sentido do sofrimento. Ainda, outros podem querer aconselhamento pastoral sobre seu medo da morte. Algumas necessidades envolvem a necessidade de perceber valores transcendentes, como esperança, fé, confiança, coragem, amor e paz. Note que algumas dessas necessidades não são necessariamente religiosas, e sim filosóficas e espirituais.

A instituição deve investir em uma infraestrutura que possa atender às necessidades de R/E dos clientes. Idealmente, recomenda-se que a instituição tenha à disposição espaços adequados e isolados para reflexão e recolhimento, onde os clientes possam se refugiar por alguns momentos e reencontrar seu equilíbrio.

Idealmente, a instituição de saúde deve contar com conselheiros espirituais (sejam eles clérigos, sejam leigos). O cuidado espiritual ao paciente pode ser geral ou específico. O cuidado geral atende a uma necessidade universal, sem discussão específica sobre as crenças. Ele envolve presença, compaixão, compreensão e ouvir. Isso pode ser fornecido por qualquer voluntário treinado. O cuidado específico ou especializado aborda as necessidades individuais do paciente. Questões mais complexas exigem a experiência de conselheiros espirituais bem treinados, como capelães formados. Os serviços que podem ser prestados (por clérigos ou leigos treinados) são descritos pela Organização Mundial da Saúde[23] como: avaliação pastoral (bem-estar, necessidades e recursos do paciente); ministério pastoral (relacionamento, conversa e companhia de apoio); aconselhamento pastoral (consulta ética e apoio sobre práticas religiosas); e ritual pastoral (para indivíduos ou grupos, como eucaristia ou outros).

Capelães são clérigos ou leigos especialmente comissionados por uma organização religiosa para oferecer serviços pastorais em uma instituição, como um hospital. Um capelão pode ser visto como a pessoa com quem as questões espirituais podem ser abordadas adequadamente. Capelães que atuam em hospitais devem ter um conhecimento básico das questões de saúde, inerentes a esse ambiente. Embora os capelães sejam frequentemente acionados apenas quando se aproxima o óbito e surgem as questões da finitude, seu potencial para a educação pastoral é muito mais amplo.

O sucesso na prática

Em primeiro lugar, é fundamental que um projeto de apoio a R/E de uma instituição esteja atrelado a um programa de humanização mais abrangente. Atitudes isoladas de apoio a R/E tendem a se perder na rotina de outras prioridades e, assim, desaparecer.

Os profissionais de saúde devem conhecer todos os recursos de apoio a R/E oferecidos pela instituição. Cada nova iniciativa deve ser comunicada a todo o corpo de colaboradores, para que eles possam recomendar aos pacientes, quando pertinente. É importante que os profissionais também conheçam os preceitos básicos das religiões mais prevalentes no hospital, especialmente sobre objeções a suspensão de tratamentos, doação de órgãos, necropsia e cremação do corpo.

Os obstáculos à implementação de elementos de apoio a R/E na instituição não devem ser subestimados e podem ser de várias naturezas: aspectos da equipe (desconhecimento por falta de treinamento); aspectos individuais (o profissional não se sentir à vontade para abordar a questão com os pacientes); aspectos econômicos (falta de pessoal ou de recursos); aspectos ambientais (falta de espaço ou de privacidade).

Um fato frequentemente negligenciado é a R/E dos profissionais de saúde. Eles também devem ser alvo de iniciativas de apoio espiritual, pois precisam estar equilibrados para desempenhar adequadamente seu papel. Alguns sinais podem ser indicativos de sofrimento quanto à R/E do profissional de saúde:[24] raiva ou distanciamento de Deus; voltar-se repentinamente para Deus; crer que Deus não pode ou não quer ajudar; crença de que falhamos com Deus; práticas de fé parecem vazias; perda de significado e propósito; questionamento das crenças.

CONCLUSÃO

Este capítulo teve como objetivo apresentar evidências e discutir propostas sobre como os serviços de saúde podem valorizar os elementos espirituais e religiosos dos pacientes, a fim de que possam ser usados como aliados ao tratamento médico. Está documentada na literatura científica uma relação entre bem-estar religioso/espiritual e melhor saúde física e mental. Os serviços de saúde, especialmente os hospitais, devem investir em algumas ações a fim de otimizar a congruência entre os interesses da R/E de pacientes e o tratamento clínico oferecido. Foram discutidas sugestões de ações para promover o impacto positivo da espiritualidade e da religiosidade no processo do tratamento de saúde.

REFERÊNCIAS BIBLIOGRÁFICAS

1. Number RL. Terra Plana, Galileu na prisão e outros mitos sobre ciência e religião. Rio de Janeiro: Thomas Nelson Brasil; 2020.
2. Le Goff J. Para uma outra Idade Média – tempo, trabalho e cultura no Ocidente. Petrópolis: Vozes; 2013.
3. Moreira-Almeida A, Bhugra D. Religion, spirituality and mental health: setting the scene. In: Moreira-Almeida A, Mosqueiro BP, Bhugra D, editors. Spirituality and mental health across cultures—Evidence-based implications for clinical practice. Oxford: Oxford University Press; 2021. p.11-25.
4. Isaac KS, Hay JL, Lubetkin EI. Incorporating spirituality in primary care. J Relig Health. 2016;55:1065-77.
5. Hirpa M, Woreta T, Addis H, Kebede S. What matters to patients? A timely question for value-based care. PLoS One. 2020;15:e0227845.
6. Lucchetti G, Peres MFP, Damiano RF. Spirituality, religiousness and health – from research to clinical practice. Forlag: Springer Nature Switzerland AG; 2019. p.87-100.
7. Koenig HG. Maintaining health and well-being by putting faith into action during the COVID-19 pandemic. J Relig Health. 2020;59(5):2205-214.
8. Levin J. The faith community and the SARS-CoV-2 outbreak: part of the problem or part of the solution? J Relig Health. 2020;59(5):2215-28.
9. Koenig HG, King DE, Carson VB. Handbook of Religion and Health. 2. ed. Oxford: Oxford University Press; 2012. 1192p.
10. Koenig HG. Religion, spirituality, and health: the research and clinical implications. ISRN Psychiatry. 2012;2012:278730.
11. VanderWeele TJ. Religion and health: a synthesis. In: Balboni MJ, Peteet JR, editors. Spirituality and religion within the culture of medicine: from evidence to practice. New York: Oxford University Press; 2017. p.357-401.
12. Moreira-Almeida A, Sharma A, van Rensburg BJ, Verhagen PJ, Cook CC. Posicionamento da Associação Mundial de Psiquiatria sobre espiritualidade e religiosidade em psiquiatria. Debates Psiquiatr. 2018 [citado em 05 jul. 2023];8:6-8. Disponível em: https://revistardp.org.br/revista/article/view/309
13. Précoma DB, Oliveira GMM, Simão AF, Dutra OP, Coelho OR, Izar MCO, et al. Atualização da Diretriz de Prevenção Cardiovascular da Sociedade Brasileira de Cardiologia – 2019. Arq Bras Cardiol. 2019;113(4):787-891.

14. Levin J. How faith heals: a theoretical model. Explore (New York, N.Y.). 2009;5(2):77-96.
15. Chin F, Chou R, Waqas M, Vakharia K, Rai H, Levy E, et al. Efficacy of prayer in inducing immediate physiological changes: a systematic analysis of objective experiments. J Complement Integr Med. 2021;18(4):679-84.
16. Hoff A, Johannessen-Henry CT, Ross L, Hvidt NC, Johansen C. Religion and reduced cancer risk: what is the explanation? A review. Eur J Cancer. 2008;44(17):2573-9.
17. VanderWeele TJ, Li S, Tsai AC, Kawachi I. Association between religious service attendance and lower suicide rates among US women. JAMA Psychiatry. 2016;73(8):845-51.
18. Moreira-Almeida A, Lotufo Neto F, Koenig HG. Religiousness and mental health: a review. Braz J Psychiatry. 2006;28(3).
19. Reynolds A. Patient-centered care. Radiol Technol. 2009;81(2):133-47.
20. Saad M, de Medeiros R, Peres MFP. Assistência religiosa-espiritual hospitalar: os "porquês" e os "comos". HU Revista. 2020;44(4):499-505.
21. Lucchetti G, Lucchetti ALG, Bassi RM, Vera AVD, Peres MFP. Integrating spirituality into primary care. In: Capelli O, editor. Primary care at a glance – hot topics and new insights. London: InTech; 2012.
22. Saad M, de Medeiros R. Spiritual-religious coping – health services empowering patients' resources. In: Saad M, de Medeiros R, editors. Complementary therapies for the Contemporary contemporary healthcare. Rijeka, Croatia: InTech; 2012.
23. Carey LB, Cohen J. The utility of the WHO ICD-10-AM pastoral intervention codings within religious, pastoral and spiritual care research. J Relig Health. 2015;54(5):1772-87.
24. Larimore WL, Duininck MW, Morsch GB. Spiritual needs of physicians during and following a catastrophe. South Med J. 2007;100(9):940-1.

8
Placebo: o poder da crença e sua importância terapêutica

Mario Fernando Prieto Peres

INTRODUÇÃO

A prática clínica de hoje não seria possível sem o desenvolvimento e a integração do conceito do efeito placebo. Um dos avanços substanciais na determinação das linhas de conduta para as doenças como são definidas nos dias de hoje foi o da correta avaliação de eficácia.

Um tratamento considerado eficaz, preventivo ou agudo, medicamentoso ou não, depende de sua comparação com um grupo controle que utilize o princípio ativo inerte ou o mecanismo da intervenção ausente, podendo ser comprovada sua inserção nas recomendações de tratamento de determinada doença. O grupo controle ideal, chamado de grupo placebo, é a base para a sedimentação das práticas clínicas da medicina moderna.

Neste capítulo, aborda-se desde a conceituação até a utilização de exemplos, com casos práticos ilustrativos.

ORIGEM DO TERMO

O termo placebo vem do latim, do verbo *placere*, que significa agradar. No inglês, assume a forma *I will please*, também traduzido para "ficarei bem" ou "te faz bem".[1]

O termo placebo é visto na Bíblia; no Salmo 116, aparece: *"Placebo Domino in regione vivorum"*, que, traduzido para o inglês, seria: *"I will please the Lord in the land of the living"*.

Há duas origens para a palavra placebo nesse texto, com duas traduções distintas: uma é oriunda do texto em grego, traduzindo placebo para "*please the Lord*" com o conceito de agradar, utilizado no contexto da definição atual de placebo na medicina; porém, outra tradução originada do texto em hebraico traz "*walk before the Lord*", com um conceito um pouco diferente.[2] Isso gera duas traduções possíveis para o português: "Andarei perante a face do Senhor na terra dos viventes" ou "Agradarei o Senhor na terra dos viventes".

A seguir, temos todo o Salmo 116 traduzido:

Amo ao Senhor, porque Ele ouviu a minha voz e a minha súplica.
Porque inclinou a mim os seus ouvidos; portanto, o invocarei enquanto viver.
Os cordéis da morte me cercaram, e angústias do inferno se apoderaram de mim; encontrei aperto e tristeza.
Então invoquei o nome do Senhor, dizendo: Ó, Senhor, livra a minha alma.
Piedoso é o Senhor e justo; o nosso Deus tem misericórdia.
O Senhor guarda aos símplices; fui abatido, mas Ele me livrou.
Volta, minha alma, para o teu repouso, pois o Senhor te fez bem.
Porque Tu livraste a minha alma da morte, os meus olhos das lágrimas, e os meus pés da queda.
Andarei perante a face do Senhor na terra dos viventes.
ou
Agradarei ao Senhor na terra dos viventes.
Cri, por isso falei. Estive muito aflito.
Dizia na minha pressa: Todos os homens são mentirosos.
Que darei eu ao Senhor, por todos os benefícios que me tem feito?
Tomarei o cálice da salvação, e invocarei o nome do Senhor.
Pagarei os meus votos ao Senhor, agora, na presença de todo o seu povo.
Preciosa é à vista do Senhor a morte dos seus santos.
Ó, Senhor, deveras sou teu servo; sou teu servo, filho da tua serva; soltaste as minhas ataduras.
Oferecer-te-ei sacrifícios de louvor, e invocarei o nome do Senhor.
Pagarei os meus votos ao Senhor, na presença de todo o meu povo,
Nos átrios da casa do Senhor, no meio de ti, ó, Jerusalém. Louvai ao Senhor.

O termo placebo se desvirtuou como algo que traz em si o ato de enganar e persuadir por causa das seguintes mudanças:

"*I shall please*" (Eu devo agradar)
"*I shall deceive to please*" (Eu devo enganar pra agradar)
"*I shall deceive.*" (Eu devo enganar)

Há relatos de diversos tratamentos da Antiguidade, como no Código de Hamurabi, na Mesopotâmia, e papiros do antigo Egito, com o uso de sangue de lagarto, excrementos de crocodilo, carne de víbora, dentes de porco, líquido espermático de rã e cascos de burro, elementos que hoje causam estranheza, mas que já foram considerados primeiras opções de tratamentos. Se fossem testados com o conceito de comparação de grupos utilizando o placebo, esses métodos não teriam sido implementados.

DEFINIÇÕES

Define-se efeito placebo como qualquer efeito atribuído a uma pílula, porção ou procedimento, mas não às suas propriedades farmacodinâmicas ou suas propriedades específicas. Deve-se também conceituar o efeito placebo como o efeito benéfico do tratamento e efeito nocebo como o efeito colateral, negativo, indesejado.[2]

> Efeito placebo = benéfico
> Efeito nocebo = efeito colateral negativo

O estudo do efeito placebo é crucial para a fundamentação da medicina integrativa nas suas diversas abordagens e práticas.

Medicina integrativa é a prática da medicina que reafirma a importância da relação entre o paciente e o profissional da saúde. Ela é focada na pessoa em seu todo, informada em evidências, e faz uso de todas as abordagens terapêuticas adequadas, profissionais da saúde e disciplinas para obter o melhor da saúde e cura (*health and healing*).

Na medicina integrativa, o desafio de comprovar a eficácia depende do correto entendimento das bases do efeito placebo para a melhor determinação do grupo comparador, de modo que as práticas estudadas possam ter um grau de evidência para serem inseridas como parte do arsenal terapêutico de determinada doença.

Deve-se conceituar a diferença entre resposta ao placebo e efeito placebo[3]. Os dois termos são usados de forma intercambiável, mas o efeito placebo é considerado quando qualquer melhora ocorre no grupo de pacientes que recebeu determinado tratamento inerte, incluindo todo tipo de efeito, como remissão espontânea, regressão à média, vieses, cointervenções e respostas reais ao placebo.[4]

EFEITOS FISIOLÓGICOS DO PLACEBO

Um tratamento considerado inerte, avaliado como placebo, pode gerar diversas respostas fisiológicas no organismo, como constrição pupilar e alterações da pressão arterial, dos batimentos cardíacos, do ritmo da respiração, da secreção gastrointestinal, da peristalse e da temperatura, podendo inclusive produzir eosinofilia e leucocitose.[5]

Também podem aparecer efeitos negativos, como boca seca, náusea, cefaleia, dificuldade de concentração e sonolência.[6]

Os efeitos fisiológicos do placebo ocorrem na dependência de vários fatores, como as características do tratamento, do paciente, da relação médico-paciente, do ambiente de tratamento e, por fim, do profissional da saúde.

Características do tratamento

Cor, tamanho, brilho, preço e conceito atribuído ao tratamento são elementos importantes para o efeito placebo. Um comprimido maior funciona melhor que um de mesma dosagem, só que menor; dois comprimidos juntos funcionam melhor que um dividido em duas tomadas; dois comprimidos funcionam melhor que um único com a mesma dosagem; uma cápsula funciona melhor que um comprimido; uma injeção funciona melhor que uma cápsula; uma intervenção cirúrgica ou tecnológica funciona melhor que uma injetável.[7]

A forma do comprimido também interfere: o de marca é melhor que o genérico, o mais caro é melhor que o mais barato, o de aspecto reluzente ou colorido é melhor que o incolor ou branco.[8]

Características do paciente

O paciente tem sua resposta ao placebo alterada de acordo com sua cultura, idade, sexo, tipo de doença, origem e sistema de crenças.

Crianças são mais predispostas a responderem ao placebo; doenças que cursam em surto e remissão (esclerose múltipla, doenças imunológicas) ou que tendem a seguir seu curso de regressão natural ou flutuar ao longo do tempo (depressão, hipertensão, enxaqueca, insônia) têm altos índices de resposta ao placebo.

Um exemplo interessante são as diferenças observadas na resposta ao placebo em diferentes doenças e culturas. Em alemães, o efeito placebo para o tratamento de úlceras é maior que em toda a Europa; já para a hipertensão, é o menor índice entre todos os países europeus.[9]

Já se detectou que alguns perfis de comportamento e personalidade interferem na resposta ao placebo. Pacientes com alta sugestionabilidade, mais otimistas, têm maiores respostas ao placebo, enquanto pessimistas apresentam efeitos nocebo mais significativos.[10]

Relação médico-paciente

Para um bom andamento do processo saúde-doença, é fundamental uma boa ligação do médico ou profissional da saúde com o paciente. É uma aliança baseada na confiança, sugestão e idealização que o paciente tem de seu médico, assim como a atitude do médico diante de seu paciente, com respeito, atendimento às demandas do paciente, tempo, compaixão e empatia.[11]

Ambiente de tratamento

De acordo com o local de atendimento, seja domiciliar, seja ambulatorial ou hospitalar, é natural ter uma resposta diferente. Dependendo também do grau de complexidade do sistema de saúde (em ambiente terciário, superespecialista ou básico, de medicina de família), as expectativas podem ser variadas.

Caso o paciente não tenha acesso ao sistema de saúde e seja absorvido para uma pesquisa ou tratamento, a simples mudança de ambiente pode gerar diferenças significativas na resposta do paciente, também pela sua adesão ao tratamento.[12]

Características do profissional

Também relacionadas à interação médico-paciente e ao ambiente de tratamento, as características do profissional afetam o efeito placebo. Uma consulta mais demorada, com uma preocupação maior do médico e maior empatia, tem um impacto maior que uma consulta rápida, seca e objetiva. Independentemente do ambiente de tratamento, a fama do médico, sua respeitabilidade, grau de especialização, títulos e até mesmo a forma como se veste e se apresenta podem afetar as respostas clínicas.[12]

COMO EXPLICAR O EFEITO PLACEBO

Existem vários aspectos a serem considerados quando se dissecam os motivos para o efeito placebo acontecer. Primeiro, é importante entender o ambiente a ser observado. Em um estudo clínico, uma série de vieses já está presente: o ambiente de tratamento, a inovação do tratamento, a expectativa do paciente, a atenção e o cuidado que o paciente recebe em uma pesquisa clínica.

Considera-se que o efeito placebo deve ser minimizado em uma pesquisa clínica e otimizado na prática clínica. Em um estudo científico, o objetivo é isolar o efeito do tratamento a ser empregado para que se possa identificar sua magnitude. O conceito de ganho terapêutico é fundamental para essa análise, sendo a diferença entre a resposta total subtraída da resposta do grupo placebo, podendo-se atribuir um efeito exclusivo do tratamento proposto. Deve-se ter cuidado especial com os artifícios estatísticos na análise do estudo, pois um dado estatisticamente significativo não necessariamente é relevante a partir da perspectiva clínica.[13]

Análise do efeito placebo

Cálculo de poder estatístico para um estudo de poder estatístico de 80%, significância de 0,05, comparando-se dois grupos na análise, esperando uma diferença de 20%. Precisa-se de 93 pacientes em cada grupo.

Nesse mesmo cenário, mas com uma diferença estimada de 5% entre os grupos, tem-se uma amostra de 1.593 pacientes em cada grupo.

Imagine que se queira provar que o tratamento é eficaz. A chance de terminar o estudo com um "p" significativo é muito maior se for estimada uma diferença de 5%, mas deve-se arguir se essa diferença seria para aquela doença ou condição realmente relevante.

As explicações para o efeito placebo observado nas pesquisas podem ser divididas nos aspectos apresentados a seguir.

História natural da doença

Uma doença autolimitada, como uma infecção viral, deve evoluir com melhora gradual independentemente do tratamento empregado. Se não se atentar ao efeito sobre o tempo, provavelmente ocorrerá no grupo placebo uma melhora semelhante à do grupo de intervenção, mesmo que este último seja sabidamente eficaz. Há doenças que vão evoluir para um desfecho, seja de cura, seja de óbito, com, sem ou apesar do tratamento empregado.[14]

Doenças que cursam com formas de surto e remissão também são desafiadoras na sua análise; remissão espontânea é algo que pode ocorrer em maior ou menor frequência em diversas doenças.

Regressão à média

Em um fenômeno ou doença estudada cujo pico de manifestação está sendo avaliado, a tendência natural e estatística de regressão à média afeta os resultados quando se avalia a evolução ao longo do tempo.

Suponha-se que um paciente incluído em um estudo clínico para avaliar o efeito de um tratamento para depressão tende a ser randomizado quando o estado de seu quadro depressivo esteja no pior momento de sua evolução; este é um viés de inclusão que sabidamente afeta a resposta clínica. A tendência de melhora e retorno ao que seria a média da manifestação de sua doença alterará os escores das escalas de avaliação empregadas.[4]

Mudanças comportamentais e cointervenções

Ainda pensando no exemplo do paciente com depressão em um estudo clínico, tem-se que, no processo de interação com outros pacientes e profissionais da saúde do estudo clínico, é natural que o paciente tome consciência de atitudes, comportamentos e hábitos que interfiram significativamente em sua evolução. O paciente realizará mudanças que vão intervir nos desfechos clínicos a serem estudados, tanto no grupo de tratamento ativo quanto no grupo placebo.

Cointervenções são difíceis de serem controladas, pois os pacientes procuram mais que um recurso para o tratamento, mesmo quando estão em estudos clínicos. Essas associações de tratamentos que podem interferir positivamente no tratamento não necessariamente serão reveladas pelo paciente.[15]

A redução da ansiedade do paciente, ao ser inserido em um contexto clínico de diagnóstico e tratamento, é algo que certamente interfere de forma positiva nos desfechos clínicos.[16] O placebo pode aumentar a motivação do paciente em se cuidar melhor, trabalhar menos, dormir melhor, alimentar-se melhor e realizar exercícios físicos.

Condicionamento e alteração da percepção

Quando uma resposta é benéfica em um primeiro momento, ela tende a se repetir em uma nova intervenção de um mesmo tratamento. O mecanismo de condicionamento também é atribuído como uma variável importante no efeito placebo. Um paciente que está acostumado a ter uma resposta positiva para cortar uma crise de enxaqueca com um comprimido de ácido acetilsalicílico pode, ao receber uma pílula de características iguais, mas sem o princípio ativo, apresentar efeito semelhante ao anterior.[17] Condicionamento e expectativa andam juntos nesse contexto.

A interpretação dos sintomas pode mudar com a expectativa de estarem melhorando. Uma sensação como dor pode ser reinterpretada como parestesia ou formigamento.[8]

NEUROFISIOLOGIA DO EFEITO PLACEBO

Os estudos de neuroimagem com o objetivo de detectar a participação das redes neurais envolvidas no efeito e na resposta ao placebo mostram que algumas estruturas têm participação fundamental.

O córtex pré-frontal dorsolateral, o córtex orbitofrontal e o núcleo *accumbens* são estruturas reconhecidas nas situações de expectativa;[18] o córtex insular, o cingulado anterior e o tálamo foram mediadores de respostas somáticas e viscerais (Figura 1).[15]

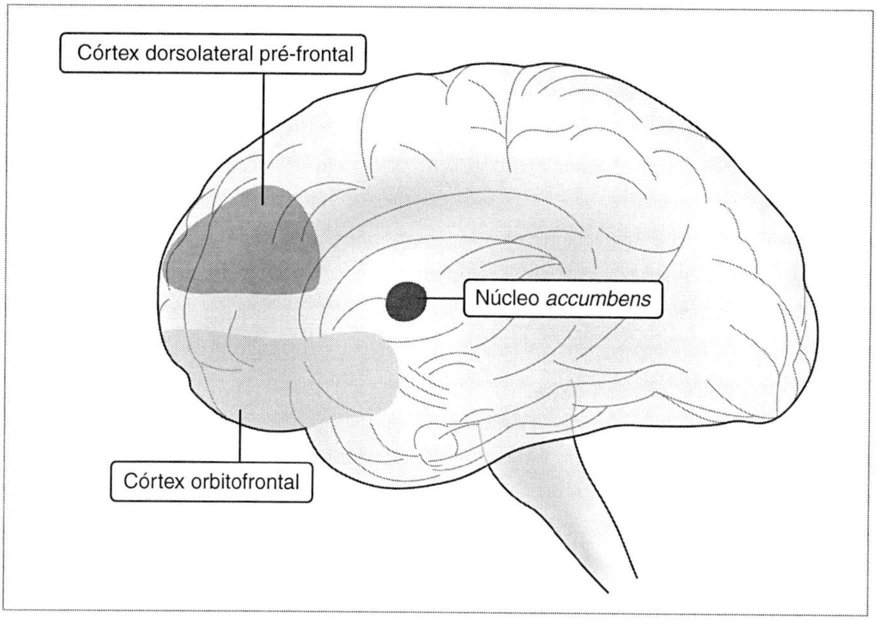

Figura 1. Representação neuroanatômica de áreas ativas durante pesquisa por ressonância magnética em situações de expectativa.

Peciña et al.[19] mostraram recentemente que alguns preditores comportamentais da resposta ao placebo foram relacionados a estruturas neurais. Resiliência e altruísmo afetaram positivamente, e raiva/hostilidade afetaram negativamente a resposta de analgesia pelo placebo. Nesse caso, as estruturas envolvidas foram o córtex cingulado anterior e a substância periaquedutal cinzenta.

Em outro estudo, Geers et al.[20] mostram que o otimismo influenciou significativamente a resposta ao placebo de analgesia, postulando que a circuitaria neural do sistema opioide endógeno deve estar envolvida nesse efeito. Na visão do estudo da religiosidade e espiritualidade e sua influência na saúde, o otimismo faz paralelo com a fé, a confiança, a crença em algo superior que vai determinar a resposta futura positiva para o indivíduo, nas escalas de avaliação de envolvimento religioso, e em sua comparação com as escalas de otimismo há correlação importante.[21,22] O papel das crenças na evolução favorável das doenças deve ser considerado como hipótese que merece ser testada cientificamente nos diversos contextos clínicos.

CONCLUSÃO

O efeito e a resposta ao placebo são componentes importantes na determinação da efetividade dos tratamentos na medicina atual. Na medicina integrativa, sua importância é ainda maior e mais desafiadora, pelo nível de complexidade das variáveis envolvidas. Ao avaliar a eficácia de práticas clínicas na medicina integrativa, as diversas variáveis que influenciam a resposta ao placebo devem ser consideradas em uma pesquisa clínica, assim como a otimização desses aspectos no contexto do tratamento merece um cuidado especial, destacando-se principalmente o papel do otimismo e das crenças dos pacientes.

NA PRÁTICA
O PODER DA CRENÇA: O CASO DO SR. WRIGHT[*]

O sr. Wright desenvolveu tumores do tamanho de laranjas em seu pescoço, virilha e regiões axilares, diagnosticados como linfossarcomas. Seu baço estava aumentado e sua drenagem linfática torácica, obstruída, o que determinava punções torácicas diárias para drenar volumes de 1 a 2 litros de fluido. Infelizmente, sua resposta aos protocolos hospitalares de quimioterapia não foi favorável e, consequentemente, ele estava sob assistência de oxigênio medicinal e apresentava anemia profunda.

Curiosamente, esse cenário mudou rapidamente porque o centro de oncologia norte-americano onde ele estava sendo tratado o submeteu a um protocolo de avaliação para uma nova droga que estava sendo pesquisada, derivada de soro equino e chamada de Krebiozen. Apesar de o sr. Wright não preencher os critérios de inclusão na pesquisa, porque os pacientes tinham de ter um prognóstico mínimo de três meses para serem incluídos, ele expressou profundo desejo de que seu médico administrasse a ele a droga Krebiozen. Graças à sua insistência, o médico atendeu à sua demanda e administrou a droga em uma sexta-feira. Na segunda-feira seguinte, seu médico declarou: "Eu o deixei febril, com falta de ar, completamente fragilizado. Agora ele está assim, caminhando no corredor, cantando alegremente com as enfermeiras e espalhando mensagens de otimismo para qualquer um que queira ouvi-lo. Imediatamente eu corri para observar os outros pacientes que receberam a primeira dose do medicamento no mesmo momento que ele. Nenhuma mudança, para melhor ou pior. Somente o sr. Wright teve essa melhora espetacular. Suas massas tumorais

* Caso clínico ilustrativo do tema do capítulo. Relato publicado na década de 1950. Descrito, neste livro, por Paulo de Tarso Ricieri de Lima.

desapareceram como gelo em um forno quente e, em apenas poucos dias de medicação, elas estavam medindo metade de seu tamanho original!".

Depois de 10 dias, sr. Wright teve alta do hospital, ativo e respirando normalmente. De fato, ele continuou sua recuperação não convencional, até aproximadamente dois meses depois, quando jornais publicaram reportagens sobre a baixa taxa de sucesso do tratamento com o Krebiozen. Isso claramente minou a confiança do sr. Wright e levou à recorrência da doença. Entretanto, depois de novo exame com seu médico titular, o sr. Wright foi orientado a não acreditar nas reportagens, e foi dito a ele que a injeção original de Krebiozen que ele recebeu não estava no protocolo. O médico foi um pouco além – disse ao sr. Wright que o hospital havia recebido uma nova e extrapotente remessa de Krebiozen e em poucos dias ele seria o primeiro a recebê-la.

Dois dias depois, o sr. Wright foi novamente tratado, mas com soro fisiológico em vez de Krebiozen. Em resposta ao tratamento, o sr. Wright mostrou uma nova recuperação não convencional. De fato, sua recuperação foi ainda mais intensa que a da primeira vez. Ele exibiu grande redução do tamanho do tumor, não necessitou de drenagem de tórax e mais uma vez estava sendo tratado ambulatorialmente. Pouco tempo depois, foi mandado para sua casa em tão bom estado que pôde pegar um voo comercial sem o uso de oxigênio suplementar.

Esse relato quase se parece com um final de filme hollywoodiano, mas não muito tempo depois a Associação Médica Americana declarou oficialmente que o Krebiozen era uma droga sem utilidade clínica. Depois de ler essa declaração, o sr. Wright experimentou uma recaída final, foi readmitido no hospital e faleceu dois dias depois.

O caso do sr. Wright não é fictício e foi reportado pela primeira vez em 1957, pelo pesquisador pioneiro Bruno Klopfer,[23] para demonstrar a ação do poder da sugestão na remissão de importante quadro tumoral, bem como em sua recidiva.

REFERÊNCIAS BIBLIOGRÁFICAS

1. Carlino E, Pollo A, Benedetti F. The placebo in practice: how to use it in clinical routine. Curr Opin Support Palliat Care. 2012;6(2):220-5.
2. Shapiro AK. Semantics of the placebo. Psychiatr Q. 1968;42(4):653-95.
3. Shapiro AK. The placebo effect in the history of medical treatment: implications for psychiatry. Am J Psychiatry. 1959;116:298-304.

4. Colloca L, Benedetti F. How prior experience shapes placebo analgesia. Pain. 2006;124(1-2):126-33.
5. Benedetti F. Placebo and endogenous mechanisms of analgesia. Handb Exp Pharmacol. 2007(177):393-413.
6. Benedetti F. The placebo response: science versus ethics and the vulnerability of the patient. World Psychiatry. 2012;11(2):70-2.
7. Benedetti F. Placebo responses in animals. Pain. 2012;153(10):1983-4.
8. Benedetti F. Mechanisms of placebo and placebo-related effects across diseases and treatments. Annu Revi Pharmacol Toxicol. 2008;48:33-60.
9. Benedetti F, Amanzio M. The placebo response: how words and rituals change the patient's brain. Patient Educ Couns. 2011;84(3):413-9.
10. Geers AL, Kosbab K, Helfer SG, Weiland PE, Wellman JA. Further evidence for individual differences in placebo responding: an interactionist perspective. J Psychosom Res. 2007;62(5):563-70.
11. Shapiro AK. Etiological factors in placebo effect. JAMA. 1964;187:712-4.
12. Shapiro AK. Factors contributing to the placebo effect. Their implications for psychotherapy. Am J Psychother. 1964;18:Suppl 1:73-88.
13. Benedetti F, Rainero I, Pollo A. New insights into placebo analgesia. Curr Opin Anaesthesiol. 2003;16(5):515-9.
14. Carlino E, Pollo A, Benedetti F. Placebo analgesia and beyond: a melting pot of concepts and ideas for neuroscience. Curr Opin Anaesthesiol. 2011;24(5):540-4.
15. Geers AL, Wellman JA, Fowler SL, Rasinski HM, Helfer SG. Placebo expectations and the detection of somatic information. J Behav Med. 2011;34(3):208-17.
16. Colloca L, Benedetti F. Nocebo hyperalgesia: how anxiety is turned into pain. Curr Opin Anaesthesiol. 2007;20(5):435-9.
17. Amanzio M, Corazzini LL, Vase L, Benedetti F. A systematic review of adverse events in placebo groups of anti-migraine clinical trials. Pain. 2009;146(3):261-9.
18. Geers AL, Rose JP, Fowler SL, Rasinski HM, Brown JA, Helfer SG. Why does choice enhance treatment effectiveness? Using placebo treatments to demonstrate the role of personal control. J Pers Soc Psychol. 2013;105(4):549-66.
19. Peciña M, Azhar H, Love TM, Lu T, Fredrickson BL, Stohler CS, et al. Personality trait predictors of placebo analgesia and neurobiological correlates. Neuropsychopharmacology. 2013;38(4):639-46.
20. Geers AL, Wellman JA, Fowler SL, Helfer SG, France CR. Dispositional optimism predicts placebo analgesia. J Pain. 2010;11(11):1165-71.
21. Peres MF, Lucchetti G. Coping strategies in chronic pain. Curr Pain Headache Rep. 2010;14(5):331-8.
22. Lucchetti G, Lucchetti AL, de Bernardin Goncalves JP, Vallada HP. Validation of the Portuguese version of the Functional Assessment of Chronic Illness Therapy-Spiritual Well-Being Scale (FACIT-Sp 12) among Brazilian psychiatric inpatients. J Relig Health. 2013. [Epub ahead of print].
23. Klopfer B. Psychological variables in human cancer. J Proj Tech. 1957;21(4):331-40.

9
Quando as gazelas nos superam: a realidade inventada

Paulo Vicente Bloise

INTRODUÇÃO

Este capítulo funciona como um convite a um passeio pelas nossas formas de pensar e pela variedade de cenários que criamos acreditando ser "a realidade". Por que, quando estamos deprimidos, até o sorriso de uma criança nos entristece, e nos momentos de ansiedade, até mesmo as boas notícias nos causam preocupação? Há algum motivo para nossos pensamentos se deterem, com muito mais frequência, em aborrecimentos do que nos eventos positivos? Para tentar responder a essas perguntas, vamos abordar fatores que influenciam a percepção da realidade, como o devaneio, os estados de humor e as diferentes formas de cognição. Durante esse percurso, passaremos pelos resquícios que os répteis e os mamíferos inferiores deixaram no nosso cérebro e tentaremos entender por que as gazelas, mesmo fugindo de leões e pumas, parecem não adoecer com o estresse crônico ou com crises de ansiedade.

REALIDADE?

Segundo o dicionário *Oxford*, realidade seria a qualidade do que é real. Ou ainda, realidade seria o estado das coisas como elas são de fato, ao contrário de uma ideia conceitual sobre elas.[1] Já o real seria o que não é falso, ilusório ou artificial.[2]

Normalmente entendemos a realidade como algo verdadeiro, claro e palpável. Contudo, ao necessitar dos sentidos para aprendê-la, não será essa uma conclusão apressada? Um deficiente visual, por exemplo, não habita um mundo muito mais tátil e com uma riqueza sonora bem superior ao nosso? Além disso, a qualidade dos sentidos depende, em grande modo, do estado emocional em que nos encontramos. A realidade que vemos, sentimos e tocamos é constantemente modulada pela imaginação, que cria possibilidades futuras e traz resquícios de experiências passadas.

Para facilitar a compreensão das ideias aqui apresentadas, exemplificamos áreas anatômicas do cérebro relacionadas a determinadas funções. No entanto, como afirmou o neurologista Marcel Mesulam, "o cérebro não possui 'centros' para 'escutar palavras', 'perceber o espaço' ou 'armazenar memórias'. A coordenação destes [e dos demais] domínios cognitivos e comportamentais é feita pelas redes neurais interligadas com componentes corticais e subcorticais".[3]

Em nosso cérebro, é possível acompanhar a longa evolução que fizemos como espécie, desde os vertebrados inferiores, passando pelos primeiros mamíferos, até chegar à sofisticação humana. De uma forma simplificada, nosso cérebro é composto por três unidades. Ao observar o desenvolvimento de um feto, nota-se que a primeira unidade do cérebro a aparecer intraútero corresponde a uma estrutura surgida há aproximadamente 300 milhões de anos.[4] O tronco cerebral, herdado dos répteis e dos anfíbios, permite reações de luta, fuga ou congelamento. A primeira unidade do cérebro nos mantém alerta e é responsável pelas respostas reflexas e pela manutenção das funções básicas da vida. Para os répteis, em última análise, comer ou ser comido é a questão.

A segunda unidade do cérebro é o sistema límbico, que recobre e mantém um íntimo contato com o tronco cerebral. O sistema límbico também é conhecido como sistema emocional e surgiu com os primeiros mamíferos há aproximadamente 200 milhões de anos. Podemos imaginar que, a partir desse momento, a realidade ganhou tons afetivos. Além de fugir e atacar, os mamíferos começaram a distinguir o que lhes agradava ou desagradava e a experimentar emoções como raiva, medo e apego. Muito importante nesse caminho foi o desenvolvimento das funções afetivas, como o cuidado com os filhos e o comportamento lúdico.[5] O sistema límbico, em contato com outras áreas do cérebro, foi e ainda é fundamental para a formação da memória.

John Teasdale,[6] pesquisador de Oxford e um dos criadores do *mindfulness-based cognitive therapy* (MBCT), denomina "resposta holística" a um padrão de interação dos mamíferos com a realidade. Os mamíferos continuamente processam informações dos sentidos, como sons, imagens, características ambientais e o próprio estado físico, respondendo ao todo. A mente dos mamíferos continuamente detecta a relação entre essas informações e apresenta uma tendência a se sentir tranquila e integrada, quando registra uma coerência entre elas. Para o autor, nós, humanos, mantemos essa capacidade de reagir às situações de forma integral, em uma espécie de conhecimento sensitivo, intuitivo e espontâneo. Vítimas de acidentes muitas vezes descrevem reações intuitivas que as livram do perigo e depois se perguntam como agiram daquela maneira: "Eu não pensei, eu apenas agi de acordo com a circunstância".

A terceira unidade do cérebro desenvolveu-se principalmente com os mamíferos superiores. O córtex cerebral atingiu o ápice em tamanho e complexidade no humano moderno, que há 25 milhões de anos se separou da linha dos macacos do Velho Mundo, como mandris e babuínos.[7] O neocórtex é a camada mais externa, que integra informações do corpo e das demais áreas do próprio cérebro. Essa terceira unidade continua a se desenvolver após o nascimento e depende muito das experiências para moldá-la. Vivências traumáticas no início da vida, privações e falta de estímulos na infância podem causar danos irreversíveis nessa área cerebral. O neocórtex é responsável, por exemplo, pelo controle motor, por regular a atenção, manter atividades intelectuais, utilizar a linguagem simbólica e pela capacidade de sentir emoções de outras pessoas.[5]

Um córtex tão sofisticado trouxe inúmeras vantagens para enfrentar a realidade, porém passamos a experimentar problemas inéditos no mundo animal. Mark Williams,[8] pesquisador de Oxford e cocriador do MBCT, oferece o seguinte exemplo: quando um bando de gazelas é perseguido por um predador, surgem reações de medo e comportamento de fuga. Mesmo que uma delas seja morta, as outras fogem até se sentirem seguras. Em menos de uma hora, o bando estará pastando, pois, se não aproveitar o alimento disponível, a fome poderá dizimá-lo. O estresse passou, a vida voltou ao normal. Se pudéssemos olhar a imagem do cérebro desses animais, veríamos que o sistema límbico – a amígdala, importante para o comportamento de luta ou fuga – estaria muito acionado. No entanto, essa ativação desaparece rapidamente. Há um sistema de medo que precisa ser ligado instantaneamente e desligado quando o perigo passa.[8]

Entretanto, o que se passa com os humanos, que podem manter o sistema detector de perigo ativo mesmo após um evento estressante ter cessado? Vamos abordar, a seguir, algumas formas de perceber a realidade, apontando relações com estresse, ansiedade e depressão.

O DEVANEIO

Como o *Sapiens*, relativamente fraco e lento, foi capaz de dominar as outras espécies? Sem dúvida, o desenvolvimento do neocórtex foi fundamental nessa empreitada, trazendo a possibilidade de pensar com uma finalidade objetiva, ou devanear em cenários imaginários. Durante esse processo evolutivo, por uma questão de sobrevivência, desenvolvemos a característica de reter na memória muito mais as experiências negativas que as positivas. Se, quando éramos coletores, nosso bando poderia ser dizimado por um carnívoro, memorizar onde ele habitava seria muito mais importante do que o caminho para uma região agradável. Milhares de anos se passaram, mas, ainda hoje, quando a mente vagueia no chamado "pensamento livre do estímulo", essa tendência de lembrar fatos preocupantes se manifesta.

Para entender melhor a relação entre o devaneio e os estados de humor, dois pesquisadores da Universidade de Harvard, Dan Gilbert e Matthew Killingsworth,[9] desenvolveram um programa para acessar pessoas em tempo real. Isso permitiu a mais de 2 mil indivíduos nos Estados Unidos responder às seguintes perguntas: como você está se sentindo agora? O que você está fazendo? Você está pensando em algo diferente do que a atividade do momento? Entre as conclusões do estudo, destacam-se:

- As pessoas passavam, em média, 47% do tempo em devaneios, independentemente das atividades que realizavam. Ou seja, o pensamento estava longe, quase com a mesma frequência do que engajado na atividade do momento.
- Mesmo que a mente devaneasse em algo prazeroso, o nível de felicidade mostrou-se menor do que quando o pensamento estava engajado na atividade do momento.
- O que as pessoas pensavam predizia mais o nível de felicidade que a atividade exercida por elas. Os autores sugerem que essa habilidade de pensar sobre algo que não está acontecendo no momento trouxe para o ser humano inúmeras possibilidades, porém com a tendência custosa de torná-lo mais infeliz.

Para que ocorra o devaneio, é necessário determinado funcionamento neuronal, com a ativação de uma rede – rede de modo padrão (RMP) – e a inibição de outra – a rede de controle frontoparietal (RCF), relacionada à realização de tarefas. O devaneio é um monólogo interno autorreferente, muitas vezes com imagens mentais que competem com a atenção que damos às situações do mundo externo.[10] Como resultado, durante o vaguear da mente, diminuímos a capacidade de pensar objetivamente e, assim, solucionar problemas que se apresentem.[11]

Mas por que passamos metade do tempo acordados em uma atividade que nos entristece e afasta da realidade? Enfim, qual é a função da divagação da mente? Pesquisadores como Buckner et al.[12] consideram o devaneio como processos cognitivos espontâneos, que acionam memórias autobiográficas e auxiliam na construção de modelos mentais internos. Utilizar experiências passadas para planejar o futuro e mentalizar interações sociais sob a perspectiva alheia são consequências positivas do devaneio.

O PENSAMENTO CONCEITUAL

Há vários nomes para a cognição que se opõe ao devaneio: cognição orientada para objetivos, modo de resolução de problemas ou conhecimento verbal conceitual. Quando pensamos em atingir uma meta, inibimos a RMP e ativamos a RCF, que envolve principalmente o córtex pré-frontal.[11] A ativação do córtex pré-frontal é fundamental para o pensamento conceitual, pois permite sustentar o foco em estímulos externos, ativar a memória de trabalho e tomar decisões. Normalmente usamos o pensamento conceitual para resolver um problema objetivo, para atingir algo no futuro. Mark Wiliams[13] faz uma analogia entre esse modo cognitivo e um GPS, que registra o local atual, calcula a rota e vai encontrando as melhores soluções para os problemas que encontra no caminho.

Em termos de evolução, foram inúmeras as possibilidades que esse tipo de cognição criou: orientação no espaço e no tempo, antecipação de eventos, solução de problemas sobre temas que nunca presenciamos, construção de modelos abstratos de compreensão do mundo e acesso à própria subjetividade. Pela grande praticidade e por ter permitido que a nossa espécie prevalecesse sobre todas as outras, normalmente identificamos o pensamento verbal-conceitual como a única forma de conhecimento.[6]

Segundo Mark Wiliams,[13] a cognição verbal-conceitual é eficiente para resolver problemas externos, mas pode criar dificuldades ao lidar com as emoções. Por exemplo, um indivíduo que passou por um estresse intenso tende a se lembrar constantemente do trauma e, em uma infrutífera tentativa de parar de sofrer "solucionando o passado", aumenta o sofrimento. Além disso, é frequente o sujeito começar a imaginar o que poderia ter acontecido, construindo histórias ao redor dos acontecimentos: e se eu tivesse morrido? E se eu não sair dessa, como ficará a minha família? Tais narrativas, muitas vezes piores que o trauma original, podem conduzir as emoções. O autor faz uma brincadeira: a habilidade de criar um mundo virtual é incrível, mas "ninguém avisou o sistema límbico".

Ou seja, quando elaboramos cenários negativos ou assustadores, o sistema emocional os considera verdadeiros, e não hipóteses. Criamos um mundo conceitual totalmente diferente das informações sensoriais do aqui e agora. Levados por suposições, deixamos despercebidos muitos fatos da experiência do momento que poderiam nos auxiliar. Esse fenômeno já parece mencionado em um trecho taoísta do século XVI: "Na adversidade, em toda a sua volta há uma espécie de remédio que ajuda a refinar a conduta, mas você ignora isso. Em situações agradáveis, você pode estar cercado por armas destrutivas e não perceber".[14]

Uma característica importante do pensamento conceitual é a capacidade de fazer associações, levando-nos além das evidências, tocando o aparentemente invisível. As associações ocorrem não só entre os pensamentos, mas também com sentimentos, sensações do corpo e disponibilidade para a ação.[13] Por exemplo, uma pessoa portadora de dor crônica, ao fazer por descuido um movimento que lhe dispara a sensação dolorosa pode, de imediato, sentir-se culpada. Automaticamente, ela pensa que o dia será terrível, comparando-se ao amigo que "vive tão bem" e, revoltando-se pelo seu azar, tensiona o corpo, aumentando ainda mais a própria dor. O dia realmente vai ser terrível!

A RESPOSTA HOLÍSTICA

Ao falar do sistema límbico, comentamos a capacidade dos mamíferos de processar as informações do momento e responder a elas de forma integral. A detecção dessa coerência entre os estímulos e as respostas normalmente traz um sentimento de paz e tranquilidade.

Se essa possibilidade de nos sentirmos integrados e em paz é possível (ainda somos mamíferos!), por que a sensação de incompletude é tão frequente entre nós? Esse vazio existencial foi e ainda é exaustivamente estudado pela psicanálise há mais de 100 anos. Todavia, seguiremos outro rumo e, para isso, nos próximos parágrafos sintetizaremos a proposta de Teasdale[6] sobre o tema.

O autor sugere uma relação entre a sensação de incompletude e a mente conceitual com as características de criar categorias, classificar separando o mundo entre Eu e o Outro, Sujeito e Objeto. Dentro dessa perspectiva, o próprio desenvolvimento da consciência dificultou a resposta holística – nós substituímos a experiência de integração, só possível no aqui e agora, por metas e ideias para consegui-la no futuro. No entanto, essa busca de completude é inviável, pois necessita de certezas inexistentes e decisões que muitas vezes se antagonizam, por exemplo: ter mais tempo livre e mergulhar no trabalho para, um dia, gozar a vida em segurança. É como se tentássemos transformar a sensação de vazio em tarefas infindáveis, que nos afastam da frustração do momento, com planos e sonhos para a felicidade na aposentadoria.

Uma das consequências do pensamento conceitual é a sensação de desconexão e isolamento: Eu – Aqui, sou um ser afastado de Você – Lá. Nesse modo de realidades separadas, buscamos o bem-estar em afetos que dirigem a atenção para mim e para minhas necessidades, excluindo tudo o que estiver fora dos meus objetivos. Contudo, esse isolamento narcísico dificilmente traz o bem-estar desejado. O ser humano, que precisou do bando para sobreviver, sente ansiedade e desconforto quando se desconecta do grupo.

Para experimentar com mais frequência o modo intuitivo, holístico, é necessário dar espaço a afetos diferentes dos instrumentais. Proteção, carinho, compaixão e brincadeiras nos conectam aos outros e diminuem afetos pautados por metas e êxitos. No modo holístico, a atenção é orientada para o outro, aberta e receptiva a tudo o que se apresenta.

Teasdale[6] propõe *mindfulness* como alternativa para unir o conhecimento conceitual ao intuitivo. Nesse processo, vários componentes inerentes a *mindfulness* contribuem à integração, como: manter o foco no momento presente; fazer uma coisa de cada vez; tratar pensamentos como eventos, diferenciando-os da realidade; e, por fim, suspender o julgamento, em uma atitude de aceitação e curiosidade.

O estado de consciência de *mindfulness* naturalmente busca uma coerência entre diversas formas de informação, permitindo que percebamos como os pensamentos disparam emoções e como elas geram sensações no corpo que produzem mais pensamentos. Outro recurso disponível em *mindfulness* é a possibilidade de a mente observar a si mesma, permitindo que um sistema reconheça o que se passa em outro e, desse modo, se influenciem mutuamente.

Para concluir, Teasdale sugere que, enquanto o modo conceitual coloca o foco em um objetivo futuro, o holístico traz a atenção para o presente e, sensível ao todo, responde à situação do momento, que é sempre fluida e mutável.

Um episódio vivido há alguns anos expressa diferenças entre estes dois modos de funcionamento: o holístico e o conceitual. Estávamos com um grupo de amigos, conhecendo um sítio com intenção de compra. A área envolvia uma mata densa, cujos limites não estavam bem definidos. Henrique, um amigo engenheiro agrimensor, munido de teodolito e mapa, ia conferindo as demarcações. Chegávamos a um destino, ele assinalava a localização, fazia cálculos, traçava um novo rumo e íamos direto para o próximo ponto. Para nos ajudar na empreitada, chamamos Antônio, que, embora não conhecesse aquela área específica, era um "mateiro", morador da região. No meio do percurso fomos surpreendidos por uma chuva forte, que nos fez parar por mais de uma hora. Embrenhados no mato, com frio, pisando na lama, decidimos voltar. A luz diminuía rapidamente. Henrique, com os olhos voltados para os "seus dados", indicava: por aqui, mas logo parava; virava a posição do mapa, por ali, afirmava. E retomávamos o andar com um passo cada vez mais incerto. Enfim, o engenheiro admitiu que estava "meio perdido" e perguntou se Antônio tinha ideia de como sair dali. Ele acenou com a cabeça um talvez e, sem muito alarido, passou a nos guiar. Àquela altura, a mata parecia uniforme, incompreensível, uma massa escura e homogênea. Ele olhava ora para o chão, ora para os galhos, notava a direção da chuva, voltava-se constantemente para onde havia um pouco mais de luz no céu. Perguntamos como achava o caminho. Com naturalidade, Antônio respondeu que apenas seguia o trajeto por onde viéramos. Quando finalmente saímos da mata, a escuridão era total.

Refletindo hoje sobre esse episódio, noto que Antônio nos guiava integrado ao aqui e agora. Imerso na mata, ele tomava decisões baseadas no que olhava, cheirava e tocava. Henrique, com seu conhecimento exato, guiava olhando para o mapa e, desconectado do lugar onde estávamos, pensava no local de saída.

PERCEPÇÃO DA REALIDADE E ESTADOS EMOCIONAIS

Quando a mente está agitada, o reflexo de um arco pode ser confundido com uma serpente e uma rocha no mato pode ser vista como um leão em tocaia; em todo lugar, somente se veem ameaça e perigo. Entretanto, quando os pensamentos se aquietam, o violento pode se tornar suave e o comum se mostrar elegante; em todos os lugares você enxerga o verdadeiro potencial.[14]

Durante o dia, passamos por vários estados emocionais que, com padrões próprios cognitivos e fisiológicos, influem na atenção e, portanto, na percepção da realidade. Quando estamos com raiva, enxergamos provocações com muito mais frequência; em momentos de medo, qualquer ruído assusta.

Para entender um pouco esse processo, voltaremos a dois sistemas regulatórios cerebrais, que modulam o pensamento e a emoção. Como vimos, a RCF, ligada ao pensamento conceitual, é importante para a tomada de decisões, memória, julgamentos e controle voluntário da atenção.

O outro sistema, o límbico, processa as emoções coletando informações de várias fontes, como os órgãos dos sentidos, a interocepção (estado interno do corpo) e o tronco cerebral, enviando-as ao RCF para serem processadas, comparadas e compreendidas.

Pensando mais topograficamente, a RCF situa-se acima do sistema límbico. Denomina-se modulação *top-down* quando as funções cognitivas, por exemplo, amenizam as emoções. Denomina-se *bottom-up* a modulação do sistema límbico ao sistema da RCF. A relação entre esses dois sistemas explica, em parte, como o pensamento pode interferir nas emoções e vice-versa.[15] Em condições normais, podemos nos acalmar pela força de uma ideia ou produzir pensamentos positivos graças a uma experiência física prazerosa. No entanto, o que acontece quando esses sistemas se encontram desregulados?

Estudos com ressonância magnética funcional de pacientes deprimidos mostram que áreas do sistema límbico se tornam hiperativas, enquanto áreas frontais ficam pouco ativas. Isso explica, em parte, por que o indivíduo deprimido tem dificuldade para organizar as informações que recebe, não consegue tomar decisões e tende a colocar a atenção predominantemente nos estímulos negativos. Clinicamente, o paciente ainda se queixa de esquecimento (prejuízo na memória), sente-se dominado pelas emoções e confuso.[16] Na depressão, tristeza, desesperança e sentimentos de fracasso tornam a realidade sombria e inóspita.

A amígdala, que faz parte do sistema límbico, exerce, entre outras funções, o rastreamento de situações ameaçadoras. Várias pesquisas mostram como essa estrutura se encontra hiper-reativa, tanto nos transtornos ansiosos como nos depressivos. Davey et al.,[17] por exemplo, compararam um grupo de pacientes com depressão unipolar a um grupo controle saudável. Os grupos foram submetidos a imagens que desencadeavam emoções neutras, positivas ou negativas, ao mesmo tempo que eram examinados por ressonância magnética funcional. O grupo controle (pessoas saudáveis) fazia a distinção claramente, ficando contente com as imagens positivas e triste com as negativas, momento em que ativavam a amígdala. Já no grupo deprimido, houve aumento da atividade da amígdala nas imagens negativas, neutras e até nas positivas.[17] Literalmente, o indivíduo olha para uma situação neutra, cotidiana, e a enxerga como ameaçadora ou triste.

Corroborando essa ideia, Gollan et al.[18] referem que costumamos sentir as situações neutras como ligeiramente agradáveis. O chamado deslocamento positivo tem a função de encorajar o comportamento de aproximação. Já nos indivíduos deprimidos, essa característica encontra-se diminuída, favorecendo ainda mais o isolamento, sintoma importante da depressão.

Um processo semelhante ocorre com pessoas cronicamente ansiosas (transtorno de ansiedade generalizada). Alguns estudos mostram que há uma "atenção seletiva" para sinais de perigo.[19,20] Isso sugere que indivíduos viveriam e enxergariam o ambiente, na maior parte do tempo, como se estivessem sob ameaça. O ansioso crônico, sempre em sobressalto, habitado por um susto potencial, desconfia da realidade e da capacidade de enfrentá-la. Ante as situações novas, o indivíduo não se sente encorajado pelas oportunidades, mas assustado com os piores cenários possíveis.

Em maior ou menor grau, todos nós temos fases pessimistas, criamos conflitos imaginários e enfatizamos tudo o que pode dar de errado. Nos momentos de estresse, em geral, nos saímos pior do que as gazelas. Parafraseando Mark Williams, enquanto elas conseguem pastar calmamente após o ataque do leão, nós não paramos de correr, assombrados pelo predador que nos habita.

REFERÊNCIAS BIBLIOGRÁFICAS

1. English Oxford Living Dictionaries [Internet] [citado em 06 jul. 2023]. Disponível em: https://en.oxforddictionaries.com/definition/reality.
2. Dicionário Houaiss [Internet] [citado em 20 jul. 2023]. Disponível em: https://www.dicio.com.br/realidade/
3. Mesulau M. In: Duffau H, editor. Brain mapping – from neural basis of cognition to surgical applications. New York: Springer Wien; 2011.
4. Siegel D. Mindfulness and neural integration: TEDxStudioCityED 2012 [citado em 06 jul. 2023]. Disponível em: www.youtube.com/watch?v=LiyaSr5aeho&t=1s
5. Amaral JR, Oliveira JM. Sistema límbico: o centro das emoções, 1998 [citado em 06 jul. 2023]. Disponível em: www.cerebromente.org.br/n05/mente/limbic.htm
6. Teasdale J. Oxford Mindfulness Centre (OMC) Summer School 2016 [citado em 06 jul. 2023]. Disponível em: www.youtube.com/watch?v=t6fhz9Pmb0I&t=40s
7. Rakic P. Evolution of the neocortex: perspective from developmental biology. Nat Rev Neurosci. 2009;10(10):724-35.
8. Williams M. Mindfulness. The School of Life. 2013 [citado em 06 jul. 2023]. Disponível em: www.youtube.com/watch?v=WY08aXxor20&t=2672s
9. Killingsworth MA, Gilbert DT. A wandering mind is an unhappy mind. Science. 2010; 330(6006):932.
10. Mittner M, Boekel W, Tucker AM, Turner BM, Heathcote A, Forstmann BU. When the brain takes a break: a model-based analysis of mind wandering. J Neurosci. 2014;34(49):16286-95.

11. Anticevic A, Cole MW, Murray JD, Corlett PR, Wang XJ, Krystal JH. Role of default network deactivation in cognition and disease. Trends Cogn Sci. 2012;16(12):584-92.
12. Buckner RL, Andrews-Hanna JR, Schacter DL. The brain's default network: anatomy, function, and relevance to disease. Ann N Y Acad Sci. 2008;1124:1-38.
13. Williams M. Opening: Reflection on MBCT. Oxford Mindfulness Centre (OMC) Summer School 2016 [citado em 06 jul. 2023]. Disponível em: www.youtube.com/watch?v=ryXbiJLxEjY
14. Daoren H. Back to beginnings. Boston: Shambhala; 1990.
15. McRae K, Misra S, Prasad AK, Pereira SC, Gross JJ. Bottom-up and top-down emotion generation: implications for emotion regulation. Soc Cogn Affect Neurosci. 2012;7(3):253-62.
16. Murrough JW, Iacoviello B, Neumeister A, Charney DS, Iosifescu DV. Cognitive dysfunction in depression: neurocircuitry and new therapeutic strategies. Neurobiol Learn Mem. 2011;96(4):553-63.
17. Davey CG, Allen NB, Harrison BJ, Yücel M. Increased amygdala response to positive social feedback in young peop Gollan le with major depressive disorder. Biol Psychiatry. 2011;69(8):734-41.
18. Gollan JK, Hoxha D, Hunnicutt-Ferguson K, Norris CJ, Rosebrock L, Sankin L, et al. Twice the negativity bias and half the positivity offset: evaluative responses to emotional information in depression. J Behav Ther Exp Psychiatry. 2016;52:166-70.
19. Bishop SJ. Neural mechanisms underlying selective attention to threat. Ann N Y Acad Sci. 2008;1129:141-52.
20. Ruderman L, Lamy D. Emotional context influences access of visual stimuli to anxious individuals' awareness. Conscious Cogn. 2012;21(2):900-14.

Seção 2

Autocuidado

10 A saúde mental e os recursos de autocuidado

Fernanda Burmeister de Campos Pires
Rogier Hoenders
Geraldo Busatto Filho
Lama Michel Rinpoche

INTRODUÇÃO

A saúde mental pode ser definida como um estado de bem-estar emocional, psicológico e social, no qual o indivíduo é capaz de lidar com os desafios do dia a dia, manter relacionamentos saudáveis e desenvolver seu potencial. Ela se refere não apenas à ausência de transtornos mentais, mas também ao desenvolvimento e fortalecimento de habilidades emocionais, como a capacidade de lidar com o estresse, gerenciar as emoções e estabelecer relacionamentos saudáveis. De acordo com a Organização Mundial da Saúde (OMS), "a saúde mental é um estado de bem-estar no qual o indivíduo é capaz de usar suas próprias habilidades, recuperar-se do estresse, trabalhar produtivamente e contribuir com a sua comunidade".[1]

Ainda segundo dados recentes da OMS, as doenças mentais, como a depressão e a ansiedade, são altamente prevalentes em todo o mundo, e o Brasil não é uma exceção a essa tendência. Estima-se que a depressão seja a principal causa de incapacidade no mundo, afetando mais de 264 milhões de pessoas. Hoje o transtorno de ansiedade acomete cerca de 9,3% da população brasileira. Os grupos minorizados, pessoas em situação de vulnerabilidade social e que têm fatores como histórico familiar de transtornos mentais, estresse, trauma, abuso de substâncias, questões econômicas e de relacionamento apresentam o maior risco de desenvolver problemas de saúde mental.

No entanto, é importante ressaltar que os transtornos mentais não são determinados apenas por fatores individuais, mas também por fatores sociais, culturais e ambientais. Por isso, é fundamental que a saúde mental seja abordada de forma ampla e integrada, levando em consideração todos esses aspectos e dimensões humanas.

Infelizmente, ainda existem muitos tabus associados às doenças mentais, o que pode levar à discriminação e à falta de acesso ao tratamento adequado, pela falta de compreensão sobre a natureza dos transtornos mentais e pela tendência em culpabilizar as pessoas por sua condição. Esses preconceitos podem levar à discriminação e marginalização, por isso tão é necessário combater esses estigmas por meio de conscientização e educação sobre a natureza dos transtornos mentais e por isso também é fundamental tratar essas pessoas em sofrimento com compaixão, empatia e respeito.

Antes da pandemia de covid-19, a saúde mental mundial já era uma preocupação crescente. Transtornos mentais como depressão, ansiedade, estresse e *burnout* já eram responsáveis por uma parcela significativa do fardo global de doenças. No entanto, com a pandemia, houve um aumento dramático na incidência de transtornos mentais em todo o mundo. As restrições de distanciamento social, a incerteza em relação ao futuro, a perda de empregos e a diminuição de renda, além das preocupações com a saúde e o bem-estar pessoal e familiar, são apenas alguns dos exemplos de contribuição para o aumento dos níveis de ansiedade, depressão e outras condições de saúde mental.

A pandemia também exacerbou as desigualdades na saúde mental, afetando mais duramente aqueles que já se encontravam em situação de vulnerabilidade, como populações de baixa renda, minorias étnicas e refugiados. As restrições na prestação de serviços de saúde mental e a redução no acesso aos recursos de apoio comunitário também dificultaram ainda mais a busca por ajuda e tratamento.

Embora a pandemia tenha trazido grandes desafios para a saúde mental, por outro lado ela abriu a oportunidade para uma abordagem mais integrativa na promoção e prevenção da saúde mental. A conscientização sobre a importância do cuidado com a saúde como um todo, incluindo a mental, aumentou significativamente, e muitas organizações e indivíduos passaram a investir mais em recursos e serviços de saúde. As tecnologias digitais também se mostraram uma ferramenta importante na prestação de serviços de saúde, permitindo o acesso a informações e o tratamento a distância.

Neste cenário, a medicina integrativa pode colaborar oferecendo novas perspectivas sobre a saúde mental, com uma abordagem mais abrangente, que considera não apenas os sintomas físicos, mas também as causas subjacentes dos transtornos mentais, como o bem-estar emocional, social e espiritual do indivíduo.

A medicina integrativa compreende que a saúde mental está ligada à saúde física, emocional e espiritual. A abordagem integrativa reconhece que emoções e pensamentos têm um impacto significativo na saúde física e que o estresse crônico pode levar a uma variedade de problemas de saúde mental e física. Além disso, ela reconhece a importância da prevenção e promoção da saúde global. Ela enfatiza a importância do autocuidado e a necessidade de criar um estilo de vida saudável e equilibrado, que inclui alimentação adequada, atividade física regular, práticas de relaxamento e de gestão de estresse, cuidado com o sono, com o meio ambiente, com os aspectos espiritual, social e financeiro, e apoio emocional, além do acesso a recursos de tratamento e apoio para a saúde mental.

A psiquiatria integrativa é uma abordagem que combina a medicina convencional com práticas complementares, como meditação, ioga e terapia cognitivo-comportamental, entre outras. Ela é baseada em evidências científicas e leva em consideração a opinião do paciente em relação ao tratamento. Essa abordagem é particularmente útil para pessoas que não responderam bem ao tratamento convencional ou que também consideram as abordagens complementares. Ao tratar a pessoa como um todo, a psiquiatria integrativa pode ajudar a melhorar a qualidade de vida e a prevenir recaídas em pessoas que sofrem de transtornos mentais.

Neste capítulo, abordaremos questões relacionadas à saúde mental, como o que são transtornos mentais, o que é uma mente saudável e quais são suas características, quais os hábitos e comportamentos considerados importantes para uma vida e uma mente saudável, e como se encontra o cenário atual. Exploraremos estratégias e técnicas para promover a saúde emocional, desde a prevenção até o tratamento e a recuperação por meio do relato da experiência de um importante psiquiatra integrativo holandês, da entrevista com um renomado e experiente psiquiatra brasileiro e da participação especial de um mestre budista tibetano, que traz sua visão e sabedoria.

PSIQUIATRIA INTEGRATIVA: O MELHOR DOS DOIS MUNDOS

Rogier Hoenders, MD, PhD, psiquiatra

A biomedicina fez progressos incríveis na compreensão molecular e genética das doenças, em inovações de alta tecnologia e nos tratamentos disponíveis. Muito sofrimento tem sido prevenido e muitas doenças, curadas. No entanto, nem todos os pacientes respondem bem aos tratamentos disponíveis. As intervenções tendem a ser fragmentadas, focalizadas estritamente em sistemas de órgão único. Além de exames de saúde e vacinação, a maioria dos cuidados ocorre após um paciente ter adoecido. Os cuidados episódicos são frequentemente transacionais, mal coordenados e conduzidos durante muitas breves visitas. Com frequência, cabe ao paciente coordenar e iniciar os cuidados. O cuidado com a saúde frequentemente não está ligado à saúde pública e a abordagens comunitárias. Além disso, há efeitos colaterais e preocupações de segurança de muitos medicamentos e intervenções, o custo da saúde continua a subir de forma insustentável e muitos profissionais da saúde sofrem de estresse crônico e *burnout* em um sistema burocrático estritamente regulamentado de protocolos e cuidados gerenciados, o que prejudica a relação terapêutica.[2]

Por esses (e outros motivos), pacientes nos países ocidentais se voltam cada vez mais para a medicina tradicional complementar e integrativa (MTCI). Fora dos países ocidentais, isso é ainda mais frequente e estima-se que até 76% da população mundial usa alguma forma de MTCI a cada ano. Em muitos países (menos desenvolvidos), esses são os principais serviços de saúde para a população desde os tempos ancestrais.

Nos países europeus, as MTCI são utilizadas em sua maioria como complemento ao sistema convencional. As principais razões para o uso da MTCI são: ter uma expectativa de benefícios da MTCI; a percepção de segurança; ressonância com valores ou perspectivas sobre a saúde; e a insatisfação com a medicina convencional. Tangkiatkumjai et al. [3] descobriram que é mais provável que o *locus* de controle interno da saúde como fator influenciador do uso da MTCI seja relatado nas populações ocidentais, enquanto as redes sociais são um fator comum entre as populações asiáticas. A acessibilidade econômica e o fácil acesso à MTCI foram fatores significativos entre as populações africanas. Esses fatores, juntamente com a maior disponibilidade de informações de saúde na internet e um grau similar de satisfação entre MTCI e biomedicina, parecem estar impulsionando o crescimento do uso da MTCI nos países ocidentais e orientais nas últimas décadas.

Além disso, o uso da MTCI é endossado pela Organização Mundial de Saúde (OMS).[4,5] Sua importância nos cuidados de saúde primária foi reconhecida nas Declarações de Alma-Ata e Astana e é ressaltada pela Declaração de Pequim do primeiro Congresso de Medicina Tradicional da OMS. A MTCI de qualidade, segurança e eficácia documentadas contribui para o objetivo de alcançar uma cobertura de saúde universal e assegurar que todas as pessoas tenham acesso aos cuidados.[4,6]

Em consonância com isso, várias resoluções da Assembleia Mundial da Saúde (AMS) têm encorajado os Estados-membros a aproveitar as contribuições da MTCI para a saúde, o bem-estar e a explorar como elas podem contribuir para fortalecer serviços de saúde integrados e centrados na pessoa.[7-10] A AMS também solicitou que a OMS forneça apoio técnico e orientação aos Estados-membros para implementação, adaptação nacional e operacionalização de uma estrutura sobre serviços de saúde integrados e centrados na pessoa como parte do fortalecimento do sistema de saúde.[10]

Apesar de sua crescente popularidade e do apoio da OMS, o campo da MTCI enfrenta muitos desafios, como problemas com regulamentação e padrões de qualidade, reivindicações não apoiadas por segurança e/ou eficácia, falta de familiaridade dos provedores convencionais de saúde sobre a MTCI baseada em evidências, ausência de mecanismos de reembolso, não divulgação do uso da MTCI pelos pacientes e fontes de informação não confiáveis. Então, como utilizá-la de forma segura e criteriosa?

Medicina integrativa: o melhor de dois mundos

Como a biomedicina e a MTCI parecem ter seus pontos fortes e fracos, a integração de ambas as abordagens pode ser benéfica.[11,12] Medicina integrativa (MI) é uma visão de saúde que parece oferecer um paradigma para fazê-lo. A MI foi lançada por um consórcio de centros acadêmicos de saúde nos Estados Unidos no final dos anos 1990 em resposta aos desafios antes mencionados na biomedicina. Atualmente, esse consórcio de MI tem mais de 75 centros acadêmicos de saúde ativos e sistemas de saúde como membros (incluindo Duke, Harvard, Stanford e Yale). Esse consórcio define a MI como a prática da medicina que: 1) reafirma a importância da relação entre o profissional e o paciente; 2) focaliza a pessoa como um todo; 3) é informada por evidências fazendo uso de todas as abordagens terapêuticas, profissionais da saúde e disciplinas apropriadas (incluindo MTCI) para 4) alcançar a saúde e a cura ideais. Outros consórcios nacionais para MI foram fundados no Brasil (2017) e nos Países Baixos (2018). Hoje, a MI também está sendo cada vez mais aplicada em áreas específicas, como saúde mental, oncologia e pediatria. A MI pode fornecer algumas soluções para os desafios e preocupações mencionados nos parágrafos anteriores e pode melhorar os resultados do tratamento.

Medicina integrativa aplicada à saúde mental

Psiquiatria integrativa

"A psiquiatria integrativa (1) enfatiza a importância da relação terapêutica entre clínico e paciente usando a tomada de decisões compartilhadas e uma abordagem personalizada. (2) Concentra-se em tratar a 'pessoa inteira' de uma perspectiva holística, considerando a mente-corpo e seus sistemas como inter-relacionados, com aspectos biológicos, mentais, emocionais, culturais, ecológicos e espirituais/religiosos. Ela (3) procura fornecer o 'melhor de dois mundos' combinando biomedicina com MTCI com base em evidências para sua segurança e eficácia. Seu foco (4) está no aumento das qualidades e forças (salutogênese), assim como na diminuição dos sintomas (patogênese) e visa aumentar o bem-estar geral e a saúde mental".[13] No entanto, em alguns países há muitas críticas e até mesmo hostilidade em relação à MTCI. Isso se deve a um conflito de paradigmas e à preocupação com a segurança da MTCI, pois ocasionalmente tem havido relatos de efeitos nocivos, como com Ma Huang e possível poluição de ervas chinesas com metais pesados, embora isso raramente aconteça.

Centro de Psiquiatria Integrativa (Holanda)

O Centro de Psiquiatria Integrativa (CPI), localizado na Holanda, foi fundado pela Lentis, uma grande instituição de saúde mental, em 2007. O CPI visava formular um modelo de trabalho cientificamente fundamentado que respondesse às necessidades e desejos dos pacientes, honrasse sua liberdade de escolha, oferecesse medicina ocidental e MTCI que fossem seguras e eficazes e, ao mesmo tempo, protegesse contra a charlatanice e o abuso. Esse modelo de trabalho tinha que ser baseado na lei holandesa, nas regras formuladas pela Associação Holandesa de Médicos, e em diretrizes e na jurisprudência do Tribunal Disciplinar Médico, bem como em evidências científicas. Após extensa discussão desses documentos, bem como da literatura científica, consulta a especialistas mundiais em MI e sessões de grupos de discussão, obteve-se o protocolo CAM[14] (Figura 1). No CPI, só estão sendo utilizados os medicamentos convencionais e complementares que se provou serem eficazes e seguros. Isso significa que eles devem ser baseados em (revisões de) vários estudos científicos bem projetados (estudos randomizados controlados – RCT, do inglês *randomized controlled trial*). As MTCI (às vezes referidas como medicina alternativa) que não sejam comprovadamente eficazes e seguras não são oferecidas dentro do CPI (p. ex., homeopatia ou medicina energética). Entretanto, os pacientes podem ser encaminhados a terapeutas externos sob condições estritas que são explicadas posteriormente. Todos os tratamentos são avaliados por meio de pesquisas. Para isso, é usada a medição de resultados de rotina (MRR) para todos os pacientes[15] e para pacientes que são tratados com tratamentos inovadores também é feita a medição de resultados individuais (MRI) com "análises de séries temporais".[12] Os tratamentos consistem em quatro etapas que geralmente são seguidas consecutivamente:

1. **"*Plus*" convencional:** como base, os pacientes recebem o melhor da psiquiatria convencional, no sentido mais amplo. Isso significa psicoterapia, terapia cognitivo-comportamental, EMDR, terapia focada em soluções, prevenção de recaídas, exame físico, análise de sangue, medicação, intervenções corporais (massagem e expressão criativa). O CPI chama esses tratamentos de "*plus*" convencional, uma vez que eles eram (e deveriam ser) parte dos tratamentos convencionais, mas infelizmente muitos deles hoje em dia estão perdidos por causa de cuidados administrados e uma ênfase excessiva na prática baseada em evidências.
2. **Psiquiatria de estilo de vida:** todos os pacientes são convidados a trabalhar em seu estilo de vida, seja em sessões curtas em grupo (corrida, caminhada, redução do estresse, sono), seja em treinamentos mais intensivos, como atenção, compaixão, ioga, comunicação não violenta e terapia de aceitação e compromisso (veja o Quadro 1 para exemplos). Mais recentemente foi iniciado um treinamento intensivo, a "intervenção combinada de estilo de vida", que aborda dieta, exercícios, relaxamento, sono, espiritualidade e o consumo de álcool, drogas e *junk food*.[16] Esse treinamento se concentra em informação,

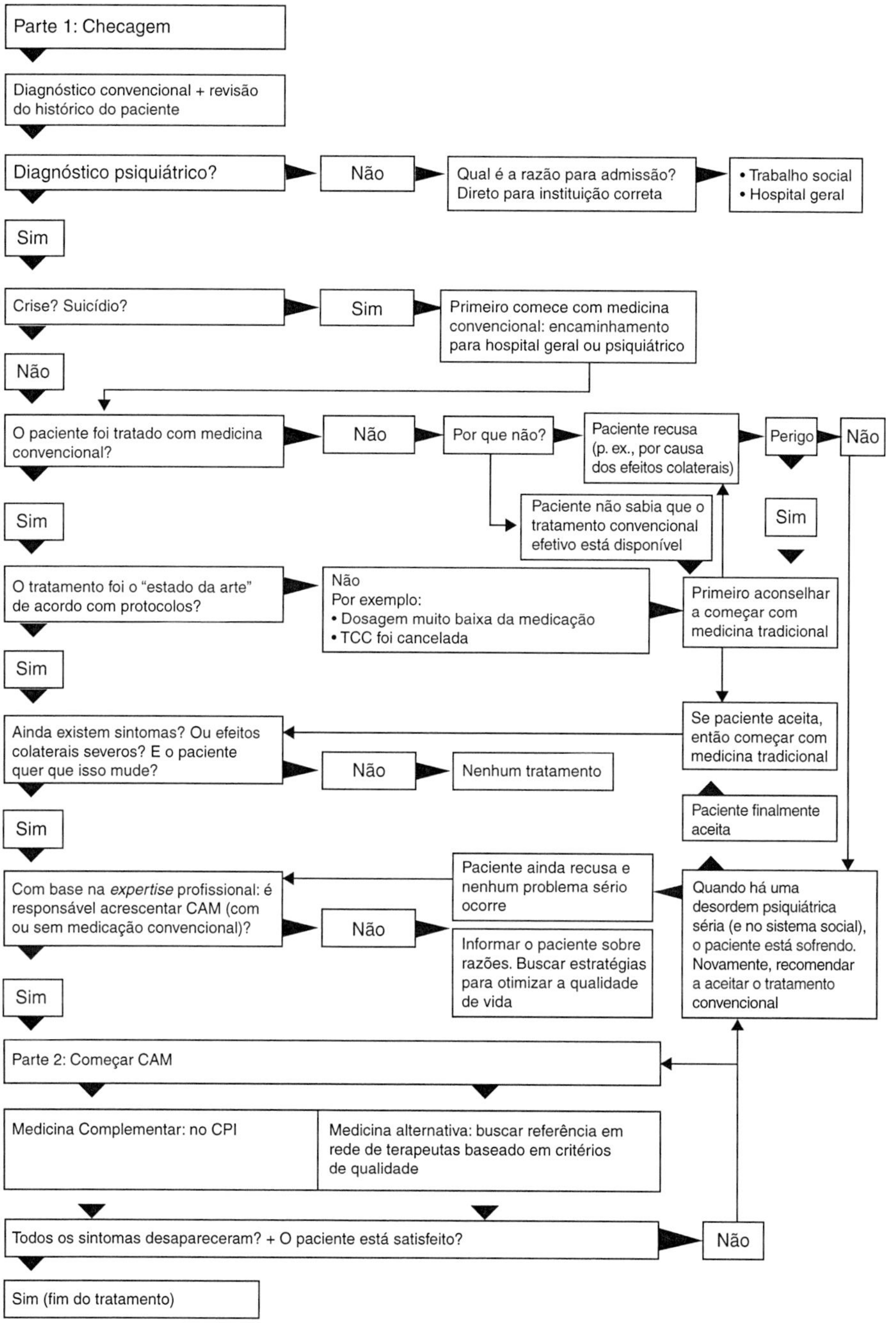

Figura 1. A ferramenta de decisão do protocolo CAM.

CPI: Centro de Psiquiatria Integrativa; TCC: terapia cognitivo-comportamental.

Quadro 1. Exemplos de intervenções no estilo de vida

Intervenção no estilo de vida	Indicação
Relaxamento	SGA
Respiração	Ansiedade
Terapia de corrida	Depressão
Intervenção no estilo de vida combinada (dieta, exercícios, relaxamento, sono, não fumar, não usar drogas e álcool)	**Melhorar a saúde (mental) e o funcionamento diário**
Dieta	Depressão
ACT	Ansiedade
MBCT	Depressão, ansiedade
Ioga	Aprimorar a saúde e o rendimento diário

ACT: terapia de aceitação e compromisso; MBCT: terapia cognitiva baseada em *mindfulness*.

conscientização, experiência, intercâmbio em grupo, trabalho de casa e estabelecimento de metas (propósito e significado). Ele ajuda os pacientes a alcançar uma mudança de comportamento sustentável. Cerca de 80% das resoluções do ano novo falham dentro de um ano quando as pessoas não são guiadas pela mudança de estilo de vida. Usar um programa intensivo com informação, experiência, lição de casa, *feedback*, apoio de grupo e estabelecimento de metas pode aumentar consideravelmente a probabilidade de mudanças sustentáveis.

3. **Medicamentos naturais:** alguns pacientes preferem os medicamentos naturais aos químicos. Isso pode ser por seu paradigma pessoal ou convicções, ou por experiências negativas no passado (efeitos colaterais ou falta de eficácia), seja de si mesmos, seja de sua família/amigos ou notícias. Em geral, os medicamentos naturais parecem um pouco menos eficazes que os químicos, mas têm, em média, muito menos efeitos colaterais negativos. Nos casos em que os sintomas são crônicos e não muito graves, estas substâncias podem ser usadas juntamente com os químicos ou às vezes como uma alternativa. Geralmente, distinguem-se seis tipos, para os quais há evidências emergentes no tratamento de distúrbios mentais (ver Quadro 2). Ao prescrever medicamentos naturais, é preciso ser cauteloso quanto às marcas a serem utilizadas, pois há grande heterogeneidade na qualidade dos produtos; alguns contêm dosagens diferentes das que o rótulo mostra e alguns até mesmo contêm substâncias tóxicas. Natural não significa que não possa causar nenhum dano. Existem incidentalmente exemplos de graves efeitos colaterais e toxicidade de produtos à base de ervas (p. ex., Ma Huang). Também podem ocorrer interações com medicamentos. É aconselhável usar avaliações de qualidade como boas práticas de fabricação (GMP, do inglês *good manufacturing practice*) ou análise de perigos e pontos críticos de controle (HCCP, do inglês *hazard analysis and*

Quadro 2. Exemplos de medicamentos naturais

Classe	Exemplo	Condição
Ervas	Erva-de-são-joão	Depressão
	Lavanda	SGA e insônia
	Ginkgo biloba	Declínio cognitivo
Vitaminas	Ácido fólico, vitamina D	Depressão
Suplementos	Ômega-3, SAMe, melatonina	Depressão
Minerais	Magnésio	Estresse, enxaqueca
	Zinco	Depressão
Probióticos	*Lactobacillus helveticus* *Bifidobacterium longum*	Depressão
	Streptococcus thermophilus *Bifidobacterium breve* *Bifidobacterium longum* *Bifidobacterium infantis* *Lactobacillus acidophilus* *Lactobacillus plantarum* *Lactobacillus paracasei* *Lactobacillus delbrueckii/bulgaricus*	Autismo
Psicodélicos	MDMA (XTC)	TEPT
	Psilocina, ayahuasca	Depressão

MDMA: 3,4-metilenodioximetanfetamina; SGA: síndrome da adaptação geral; TEPT: transtorno do estresse pós-traumático.

critical control point). Bancos de dados profissionais, como o Medicamentos Naturais ou o Laboratório do Consumidor, ou aplicações como a Sobre Ervas, também são úteis.

4. **Recomendações para o uso criterioso da MTCI:** como o campo da MTCI é altamente heterogêneo e varia desde tratamentos seguros e eficazes até aqueles para os quais a eficácia não foi estabelecida, incluindo tratamentos ineficazes ou prejudiciais comprovados. Para os pacientes (e para muitos terapeutas convencionais), é difícil saber em qual tratamento ou fornecedor de MTCI eles podem confiar. Portanto, como parte do protocolo CAM, o CPI formulou recomendações para o uso seguro da MTCI:
   - Os terapeutas integrativos são membros de uma organização profissional nacional da(s) disciplina(s) que eles representam. Essa organização tem um procedimento formal para reclamações e práticas indevidas.
   - O terapeuta integrativo baseia seus tratamentos e sua forma de trabalhar nas diretrizes profissionais da organização. O terapeuta se responsabiliza pelas exigências legais relativas aos arquivos dos pacientes.

- A clínica ou consultório onde os pacientes estão sendo tratados deve atender às exigências de privacidade e higiene, como é comum na medicina convencional.
- O terapeuta tem de ter seguro contra negligência médica.
- O terapeuta integrativo não deve aconselhar contra o tratamento (simultâneo) com tratamentos convencionais que são baseados em evidências e fazem parte das diretrizes clínicas, ou dificultar esses tratamentos, especialmente quando eles são de risco por causa da gravidade dos sintomas (como ser suicida ou estar fora de controle).

Experiência do paciente

Muitos pacientes, especialmente aqueles que têm uma forte preferência pela abordagem psiquiátrica integrativa, viajam de longe para obter aconselhamento e/ou tratamento no CPI. Eles estão muito felizes e aliviados em poder falar abertamente sobre suas preocupações com os efeitos colaterais de medicamentos convencionais (ou outros tratamentos) e seu interesse em MTCI. Isso cria uma forte relação terapêutica, o que melhora os resultados clínicos. Uma análise dos dados de rotina de monitoramento de resultados (RMR) do CPI de 2008 a 2011 e novamente de 2012 a 2022, incluindo mais de 1.000 pacientes, mostra que eles melhoram em quase todos os aspectos: psicopatologia, qualidade de vida, bem-estar, felicidade e funcionamento diário.[2-17]

O CPI participou do programa de residência e treinamento clínico de jovens psiquiatras da Lentis e organizou uma série de grandes conferências e oficinas nacionais para psiquiatras e outros profissionais da saúde mental. Agora a abordagem da psiquiatria integrativa é cada vez mais praticada em diferentes organizações de saúde mental e consultórios particulares em todo o país. Duas organizações de saúde mental são membros do Consórcio Holandês para Cuidados Integrados e Saúde (CIZG), que faz parceria com Consórcios do Brasil e dos Estados Unidos para facilitar a integração mundial dos sistemas médicos.

A integração da MTCI e da biomedicina pode ajudar a superar (alguns dos) desafios atuais, combinando seus pontos fortes e equilibrando seus pontos fracos. De fato, a integração dos sistemas de saúde é apoiada pela OMS e pela evolução e crescimento da saúde integradora (mental). Entretanto, alguns partidos na Holanda criticam e se opõem fortemente ao uso da MTCI. O CPI propõe superar essas hostilidades e usar o melhor de ambos os mundos usando o protocolo CAM para o uso judicioso da biomedicina e da MTCI. A CPI da Lentis faz parceria com outros membros da CIZG e outros consórcios de MI para promover, facilitar e acelerar a integração dos sistemas médicos. Com isso, esperamos alcançar uma saúde global mais integrada, compassiva e centrada na pessoa, na qual qualquer pessoa, independentemente de sua doença, formação sociodemográfica ou cultural, visão de mundo ou preferência de tratamento, possa receber os cuidados de que precisa e que estejam mais de acordo com seus valores.

Segundo Geraldo Busatto Filho

É possível ter definições objetivas para doenças e transtornos mentais: os transtornos mentais são condições clínicas que envolvem mudanças das emoções e sentimentos e/ou mudanças no conteúdo e no fluxo do pensamento, mudanças de comportamento, alterações da sensopercepção, da maneira que se interpretam os estímulos externos ou estímulos interoceptivos, e mudanças na atribuição de significados e juízo de valor. Por exemplo, mudanças muito acentuadas do juízo de valor, delírios, alterações na percepção, fenômenos alucinatórios, alterações emocionais e transtornos ansiosos, bipolares e depressivos, tudo baseado na identificação de mudanças que fogem muito da norma das pessoas no dia a dia. Então, esse é um primeiro item.

O segundo é que essas coisas têm de ser intensas e causar sofrimento intenso. E o terceiro ponto é que elas têm de causar prejuízo no funcionamento geral da pessoa: nas atividades de vida diária e nas atividades profissionais e sociais. Então é uma tríade. E essas duas, a segunda e a terceira, é que dão a essência do significado clínico: precisa haver um grande nível de sofrimento e um prejuízo significativo das atividades.

Sobre saúde mental, aproveito muito a definição da OMS.[1] Acho interessante definir saúde como não sendo simplesmente a ausência de doença, mas essa definição também deve encampar os aspectos físicos, mentais e sociais. A ideia de que a saúde seria o bem-estar pleno nesses três campos faz muito sentido. A curiosidade, pensando sobre o ângulo da saúde mental, é que o bem-estar mental pleno, completo, é muito mais um ideal que uma definição. Por um lado, é muito importante que se inclua o aspecto mental, porque, de fato, não existe saúde sem saúde mental. Porém, o bem-estar pleno é uma busca e, dependendo dos critérios que você usar, não encontramos ninguém, ou então uma parcela muito pequena da população que o possua.

Sobre as características de uma mente saudável, podemos pensar em quatro principais tópicos, descritos a seguir.

O primeiro é o que eu chamaria de um nível equilibrado de preocupações e de angústias. Um equilíbrio, um controle emocional e de preocupações, que podem ser claramente preocupações com a vida (condições básicas de vida, de moradia, de subsistência, sobre o presente e o futuro, preocupações com a família etc.), até as preocupações profundas e existenciais, sobre o sentido da nossa existência (p. ex., qual é o propósito da vida humana, nossa relação com os outros entes que o coabitam o planeta). E por que eu falo aqui de um nível equilibrado? Porque, em primeiro lugar, não existe a ausência de preocupação e angústia e não deve existir essa ausência. Pois, se formos pensar em um exemplo básico, o da ansiedade (a ansiedade não exagerada, não patológica), ela é muito importante para que busquemos o sustento e as conquistas que vão modificar nossa vida e a de quem está ao nosso redor. Sem a tristeza, também não dá para funcionar, porque ela traz a possibilidade de elaboração e de frustração. A ruminação, desde que não exagerada, nos prepara para a transformação e para lidar com questões da vida de uma maneira cada vez mais amadurecida. Essa reflexão profunda também faz parte disso. Por isso eu falo em equilíbrio, e não na ausência dele. Mas o problema é quando isso fica exagerado e o estresse que isso causa no indivíduo e nas pessoas ao seu redor.

E é por isso que eu faço aquele comentário de que não tem plenitude de bem-estar. Porque a preocupação causa um mal-estar necessário e importante para vida; é um mal-estar fundamental, tanto do dia a dia quanto um mal-estar existencial, digamos assim. Então essa é a primeira parte.

O segundo ponto, que é muito importante, é a mente aberta para encontro com as outras pessoas, no aspecto social. E isso não quer dizer que a pessoa precise ser altamente extrovertida e sociável, mas sim ter abertura para aprender, para a troca, para o compartilhamento de experiências boas, de gratificação, de prazer de compartilhamento, daquilo que pode não ser tão bom também. A compaixão, a empatia e os aspectos positivos dessa mente aberta para o encontro. E o outro aspecto que é importante, que pode não ser tão prazeroso e gratificante, é a mente aberta para lidar com a diferença, que sabe lidar com conflito, sabe aceitar que existem diferenças e está aberta a resolver conflitos e aprender com isso. Muitas vezes isso não é algo que traz um bem-estar completo, muito pelo contrário. Mas considero que a mente aberta para entender que isso existe e que faz parte da vida humana é outro aspecto muito importante de uma mente saudável.

O terceiro ponto, muito simples, é uma mente que seja capaz e esteja aberta para relaxar, para ter tempo livre, para fazer atividades de lazer que podem ser individuais. Ter um sono adequado, separar tempo para o sono, ou seja, ter o descanso e o ócio. O ócio criativo de descanso, de recuperação e de reparação.

O último ponto é uma mente estimulada do ponto de vista cognitivo. De preferência desde cedo na vida, ter abertura para aprender, ter curiosidade, desenvolver o hábito da leitura, usar as oportunidades para treinar, o raciocínio lógico, se preparar e aprender a fazer planejamento para ações. Assim, não se trabalha tanto com a gratificação imediata, mas usa-se nossa capacidade executiva para planejar o futuro de um forma mais significativa, de uma maneira mais ampla e mais profunda.

A respeito dos principais fatores que podem desencadear transtornos mentais, aqui continua valendo a visão já de muitas décadas, da interação entre genética e ambiente. Muito conhecimento acumulado nesses últimos anos a partir do momento do revigoramento das neurociências, que incluiu novos estudos genéticos, critérios diagnósticos operacionais, estudos epidemiológicos e de família, mostrando que existe uma hereditariedade, mas que isso confere um risco adicional, que é pequeno para alguém que tem história familiar de transtornos mentais. A psiquiatria não é uma área na qual se tem aconselhamento genético. É um risco que fica aumentado e já se sabe muito a respeito das variações gênicas que contribuem para esse risco, mas, em geral, são múltiplas influências de contribuição bem pequena. Então é por isso que se usa muito hoje em dia, em pesquisa de genética e de psiquiatria, o conceito de risco poligênico. Calcula-se o risco poligênico com base nas metanálises, como para psicoses, depressão, transtorno bipolar e demência de Alzheimer.

Na década de 1990, havia uma visão de que talvez fosse possível encontrar ali alguns genes que trariam uma grande contribuição, que se buscasse, por exemplo, o gene da esquizofrenia no cromossomo 21... então isso caiu completamente por terra. Hoje estamos falando aqui de múltiplos genes, geralmente com contribuição pequena, aditiva.

A maior contribuição é transdiagnóstica. Então encontramos poucos genes especificamente envolvidos em esquizofrenia ou em transtorno bipolar, por exemplo.

Já a herdabilidade é significativa, mas explica uma parte pequena do surgimento dos sintomas. E é aí que vai para o ambiente. Então, classicamente, para influências ambientais, sempre se consideraram as experiências adversas precoces, desde a infância e, na realidade, desde antes do nascimento, como uma infecção materna na gravidez ou ao nascimento e complicações obstétricas. Traumas na infância, abuso físico sexual e deflagradores recentes, eventos traumáticos de vida mais recentes. São exemplos a perda de entes queridos, perdas financeiras, desastres coletivos e assim por diante.

Agora isso cresceu demais e, do mesmo jeito que vamos olhar para o genoma, temos que olhar para o ambiente, o bioma, de uma forma ampla. Então hoje podemos encontrar evidências de que a poluição ambiental e sonora aumenta o risco de transtorno mental. Lembrando da importância do contato com a natureza.

Considerando a exposição a estímulos que podem causar adição, desde drogas até dependências comportamentais, aí passamos a trabalhar com modelos de interação. Um determinado grau de risco poligênico para a esquizofrenia, por exemplo: a pessoa também pode ter um risco, se exposta à maconha e apresentar uso abusivo, e a interação dessas influências vai aumentar o risco de que sejam deflagrados os sintomas psicóticos. Podemos ter várias outras influências ambientais que podem moderar essa interação, como a alimentação, a poluição ambiental e por aí afora. Temos então duas variáveis que são importantes, como a carga genética e uso abusivo de maconha, e podemos ter várias outras variáveis ambientais que vão moderar, acentuar ou diminuir o risco da internação entre essas duas variáveis.

Outro aspecto que é importante é a interação entre genes e ambiente, que também influencia o estilo de vida. Usando infelizmente o exemplo da pobreza, do indivíduo que teve pouca educação e que trabalha hoje para garantir o jantar da família de hoje à noite: como essa pessoa vai pensar em atividade física? Em alimentação balanceada? Estamos falando aqui também de inflamação... A alimentação equilibrada balanceada custa mais caro, custa também a informação de saber que esse balanceamento é importante inclusive para a saúde mental. Um parêntese: o eixo cérebro-sistema gastrointestinal é uma área que está florescendo demais, assim como o que são alimentos pró-inflamatórios e como eles vão afetar a microbiota.

Sobre a inflamação sistêmica, só para citar um exemplo, há muitas evidências de que as citocinas inflamatórias aumentam o risco de ansiedade, de depressão e até de transtorno de estresse pós-traumático. Ou seja, aquilo que a genética e as condições ambientais influenciam o estilo de vida é outro aspecto que vai poder funcionar como gatilho ou como proteção.

Citando o *Global Burden of Disease*,[18] atualizado constantemente, uma vez que a partir desses estudos ficou claro o tamanho da incapacitação causada pelos transtornos mentais, na última versão, de 2019, vemos que, se pegarmos o exemplo da depressão, do ponto de vista de prevalência, ela continua por volta dos 8%. Não teve diminuição desde 1990 até hoje, apesar de tudo o que foi desenvolvido do ponto de vista de recursos terapêuticos. E não é porque os recursos não funcionam, muito pelo contrário: existem hoje diversos pacotes terapêuticos muito interessantes para a recuperação do paciente com transtorno mental grave. O problema é o acesso. Principalmente em países de baixa e média renda, como que se faz para ter equipes multidisciplinares, por exemplo? Assim, não houve uma diminuição, mas também não houve um aumento da prevalência de transtornos mentais; há uma estabilidade, que pode ser decorrente de uma compensação. Na covid-19, as análises do *Global Burden*[19] mostravam vir já em 2021 um aumento de depressão e de ansiedade na faixa dos 20% a 25%. Ainda não há dados sobre a longevidade disso, mas há alguma tendência a mostrar isso; na população geral, talvez haja um pico que freia depois. Ou seja, talvez esse aumento enorme esteja sendo temporário.

Com tudo o que foi mencionado até aqui, o isolamento, a alimentação, a preocupação com a subsistência, com a segurança para o futuro, "o mundo vai acabar ou não vai acabar", é perfeitamente compreensível que ocorresse um aumento, mas estou entre aqueles que acreditam ser um fenômeno temporário.

Agora, um alerta importante: tivemos uma pandemia global, um desastre global e temos outra ameaça sobre a humanidade e o planeta, que é o cenário de mudanças climáticas e de catástrofes decorrentes disso. Assim, hoje em dia não dá para pensar que você vai conversar com um psiquiatra que não vai falar sobre isso. Infelizmente a maioria não fala, mas vamos ter que começar a falar! A literatura já tem mostrado que a quantidade de preocupações do indivíduo com a perspectiva de mudanças climáticas pode ser um fator de risco para o aparecimento de sintomas depressivos posteriores.[20] Esse é um tópico que está causando estresse para a população humana, e que é um assunto importante, principalmente para os jovens. Mas eu ligo isso com a pandemia, pois, no momento que se tem um desastre concreto global, não estamos seguros, e aí fica mais visível a preocupação com as mudanças climáticas.

Então, aqui reitero o ponto de que não é que nos faltem recursos terapêuticos: temos recursos eficazes e até variados de sobra. O que falta é acesso, principalmente para a população menos favorecida. Isso depende da organização dos serviços de saúde, que possam pavimentar o caminho dessa jornada de recuperação do paciente, que pode levar tempo e em diferentes fases vai demandar diferentes tipos de recursos. Talvez a forma como o serviço de saúde se organiza tem um impacto direto sobre a possibilidade de a pessoa se manter bem. E aquilo que está nas mãos da pessoa, desde que as condições mínimas estejam satisfeitas, são aquelas coisas já citadas: a importância da higiene do sono, a alimentação balanceada, o lazer, a atividade física, as técnicas de meditação etc.

Por um lado, ficamos muito preocupados com o acesso intenso ao telefone celular e à internet, que podem ter tempo de exposição de tela muito alto, o que pode prejudicar o sono, gerar sonolência e cansaço no dia seguinte. Também não podemos esquecer as imagens maravilhosas das redes sociais e essa questão toda da realidade inatingível, que pode ter um efeito sobre a imagem corporal e a autoconfiança, e algumas pessoas podem desenvolver dependência da mesma forma como se pode desenvolver dependência com drogas. Por outro lado, que esperamos ser muito promissor, podemos usar os recursos de internet e telefone celular para ajudar as pessoas a aprender a fazer meditação, a realizar programas simples de atividade física, que não requerem academia, e a aprender o valor da alimentação balanceada. Um estudo sobre isso realizado na Dinamarca[21] verificou que mensagens não quilométricas, bem focadas, pelo celular aumentaram a aceitação de idosos a tomar vacina contra a *influenza*. Eu acho bem promissora essa linha de uso dos recursos tecnológicos.

Agora, sobre prevenção, se formos pensar em prevenção primária, estamos falando do começo da vida, do contato mãe-bebê, dos primeiros anos de vida. Estamos falando de acesso à educação, que vai dar um capital de reserva cognitiva a vida inteira, e que até irá ajudar a prevenir os sintomas de demência mais cedo do que deveria, como em quem desenvolve a doença de Alzheimer; do combate à pobreza: um estudo publicado na *Science*[22] mostra que programas de transferência de renda têm um impacto positivo sobre saúde mental, que vai bater naquele ponto lá de cima das condições básicas; assim como da luta contra a discriminação por orientação sexual, contra mulheres, racial e por aí afora. Esses seriam os elementos de prevenção primária que ressalto.

E tem um último ponto importante sobre prevenção, que em psiquiatria nunca podemos deixar de falar, que é a prevenção do suicídio. Há campanhas que são muito importantes, que têm muito valor e um grau de efetividade, assim como as políticas de Estado em relação a isso. O comportamento suicida é impulsivo. Além disso, não podemos esquecer das armas de fogo e dos perigos que implicam.

Na minha prática clínica, algo importante é a inclusão da anamnese: perguntar para a pessoa sobre alimentação, atividade física, histórico de vida, se a pessoa já meditou etc. Na época em que me formei, ficávamos quase que restritos à higiene do sono, mas isso mudou. Hoje temos suporte científico para falar que o prognóstico pode ser mais positivo com a atividade física regular, com práticas como a meditação. Mas claro, lembrando que, para pessoas que já apresentam um quadro de transtorno mental com significado clínico importante, nunca devemos deixar de oferecer os recursos terapêuticos que têm eficácia e fazer apenas um programa de estilo de vida. A pessoa não deve sair do consultório apenas com uma prescrição para fazer atividade física, meditação etc. Mas como complemento isso tudo é absolutamente importante.

Lama Michel Rinpoche

Definir com clareza quais são as características de uma mente saudável não é algo tão simples, pois não se trata de uma ciência exata e precisa, porém, a meu ver, existem características que, quanto mais presentes, mais saudável uma pessoa se encontra.

A mente saudável:

- Está diretamente conectada com uma vida saudável, com um corpo saudável e com um estilo de vida saudável. Então é importante desde o começo não fazermos uma distinção entre corpo, mente e estilo de vida, afinal, não é algo que ocorre em uma só direção, mas tudo está diretamente conectado e cada um tem uma influência direta sobre o outro.
- Vive em harmonia com a realidade na qual ela se encontra, tanto com o mundo à sua volta como consigo mesma. Há uma consciência da interdependência e, por meio disso, também do poder e valor de cada ação. Em outras palavras,

uma pessoa com um estado interior saudável não se encontra em oposição com a realidade nem com o presente, tanto próprio como dos outros, mas ela direciona para o futuro que gostaria de ver e de ter. Ocorre, então, uma aceitação do presente, não como uma forma de submissão, mas no sentido de poder vivenciá-lo com mais harmonia.

- Não está obstruída pelos medos, pela ansiedade e pela tensão, mas está livre para fluir com o estado de espaço interior, com confiança no presente e com esperança, pois há confiança nos próprios recursos.
- Não se deixa levar por fortes desejos e aversões, pois isso é um dos aspectos que distraem a mente e não permitem que ela seja concentrada, direcionada e equilibrada. É claro que todos têm desejos, aversões e aspectos que reconhecemos como prazerosos e não prazerosos, aos quais naturalmente vão ocorrer atração e aversão, porém não nos deixamos levar por um estado de desejo e de raiva ou de ódio, no qual perdemos o controle de nós mesmos.
- Possui um bom nível de concentração e de estabilidade interior na qual, quando ela se direciona a um objeto mental ou a um estado emocional, consegue sustentar esse estado, como ocorre na meditação. Em outras palavras, uma mente saudável não tem dificuldade de estar em um estado de concentração ou meditativo.
- Sabe reconhecer quais são as próprias necessidades e dar prioridade a elas. Sabe distinguir aquilo que não é uma necessidade, mas apenas um desejo. Então ela sabe usufruir das coisas pelas quais ela tem atração, ao mesmo tempo não sendo escrava dos desejos, mas sim desenvolvendo um estado profundo de satisfação.
- Sabe reconhecer e valorizar o presente e as situações nas quais ela se encontra.
- Compreende a natureza da interdependência, ou seja, vê que a realidade é complexa e é um conjunto de causas e de condições e não está apegada a uma imagem idealizada de como as coisas deveriam ser.
- Consegue ser paciente, não perde o próprio equilíbrio ou entra em um estado de raiva e de indignação diante de situações que não correspondem àquilo que acredita que seria o ideal. Isto é, existe uma visão do que seria melhor ou ideal, porém, ao mesmo tempo existem respeito e humildade diante da realidade do momento presente e das causas e condições que se criam. Dessa maneira, não ocorre uma reação agressiva com raiva, mas há um estado de paz, um estado de maior equilíbrio interior que reconhece os próprios recursos para se direcionar melhor.
- Não está centralizada ou obcecada com o "eu" e com o "meu" e, dessa maneira, tem a capacidade de ver e de sentir o outro, gerando empatia. Por meio da empatia ocorre um estado de amor, no qual a felicidade do outro é tão importante quanto a própria, ou seja, em que não se cria essa distinção entre o

outro e si mesmo. O que não quer dizer que seja uma só coisa, mas sim que ambas as felicidades têm o mesmo peso. Aqui entra também a compaixão, em que o sofrimento do outro é tão importante quanto o próprio, ou seja, lidar com o sofrimento do outro é tão importante quanto lidar com o próprio sofrimento e vice-versa. Isso se conecta com o sentimento de pertencer a um todo, a uma comunidade, a uma família, e se opõe a um estado de extremo individualismo e egoísmo.

- Tem a capacidade de ver a si mesma, de ter a própria identidade, sem necessitar sempre se comparar com o outro, sem se sentir superior a um ou inferior a outros. Ela reconhece a si mesma baseando-se nos próprios sentimentos, nos próprios ideais, nas próprias características, mas não em dependência do julgamento e da visão que o outro tem sobre ela.
- Possui um estado de empatia e de amor; é naturalmente generosa. Ela tem alegria em compartilhar, material, emocional, espiritual e fisicamente, pois dar e compartilhar com o outro é tão importante como dar a si mesmo.
- É atenta, tem clareza sobre os objetos dos cinco sentidos e tem a capacidade de sentir e de perceber com clareza aquilo que vê, escuta, sente e toca. É a mente que está presente no momento presente e que consegue efetivamente estar consciente e ver as semelhanças que existem entre as coisas, mas ao mesmo tempo ver as características específicas de cada situação, de cada pessoa e de cada objeto.
- Tem a capacidade de encontrar um estado de relaxamento e de paz em si mesma. De uma certa maneira, uma mente saudável encontra o próprio refúgio em si mesma e não de uma forma egoísta, mas de maneira que não precise buscar outras condições externas para viver em um estado de bem-estar, de paz consigo mesma. Mesmo diante de momentos difíceis, de tensões, dor física ou de qualquer outra situação, uma mente saudável sabe internamente onde ela pode encontrar paz, onde pode estar bem e em harmonia consigo mesma.

Ter uma mente saudável significa possuir um certo nível de controle dos próprios pensamentos, ou seja, ter a capacidade de direcionar a mente de uma forma consciente em relação a qualquer coisa que seja: a algo que está escutando, a uma reflexão e até no estado meditativo. Então ela é mais parecida com um barco que navega na direção escolhida, tendo controle do vento e das correntezas, sabendo se adaptar a situações, mas mantendo a própria direção, não como uma folha levada pelo vento, que vai para a direita, para a esquerda, para cima e para baixo e para todas as direções, sem ter controle de si mesma. Uma mente que não está saudável acaba sendo levada pelos objetos sensoriais, por conexões que são feitas na própria mente, pelos pensamentos.

Uma pessoa que se encontra com uma mente saudável está em paz com o passado. Ela vive o passado com harmonia, mesmo tendo vivido coisas que não foram tão boas, ou que não foram prazerosas e até situações que foram de sofrimento. Ela não se encontra em uma situação de oposição àquilo que ocorreu, ou seja, não entra em negação do que ocorreu, com o desejo de que as coisas tivessem sido diferentes; ela está em harmonia com seu passado e não idealiza como as coisas deveriam ter sido.

Acredito também que ter uma mente saudável implica encontrar significado na vida e nas próprias ações e se sentir parte do todo. Ser uma parte do todo e ao mesmo tempo não estar no centro de tudo e do todo, mas como parte de uma rede de pessoas, seres nesse mundo. Isso traz um forte sentimento de significado e sentido para a própria vida.

Sobre os elementos e os hábitos necessários para uma mente saudável, acredito que são muitos e dependem bastante das características de cada pessoa. Lembrando que uma mente saudável não é algo que se cria do zero, não é algo imediato. Por isso acredito também que algumas condições importantes para que uma pessoa consiga ter uma mente efetivamente saudável vêm desde o nascimento. Então existe o contexto de receber afeto, de viver em um contexto coerente emocionalmente e de ter uma coerência entre as palavras e as ações. É importante para o desenvolvimento de uma mente saudável passar por situações nas quais a pessoa tem a necessidade de buscar as próprias soluções, de encontrar a própria força e de ter que confiar em si mesma, porque é pelo processo de se encontrar também em situações com um certo nível de dificuldade e ao mesmo tempo poder encontrar os recursos próprios para lidar com elas que se começa a gerar uma identidade e a autoestima necessárias para o estado de uma mente mais saudável.

Por isso que muitas vezes o excesso de proteção pode acabar criando uma situação de mais insegurança, em vez de uma sensação de segurança na pessoa. Também o fato de vivermos sob a lei do mínimo esforço e do máximo conforto acaba muitas vezes gerando um estado de maior sofrimento e maior instabilidade, pois acabamos criando cada vez mais condições necessárias para a nossa felicidade.

Acredito ser necessário diminuirmos a quantidade de condições externas que impomos para nosso próprio estado de bem-estar, para nosso próprio estado de felicidade. Devemos buscar gradualmente mais harmonia e estabilidade, nos responsabilizando pela nossa própria estabilidade, saúde e felicidade, não "terceirizando" e colocando a responsabilidade da nossa vida sobre os outros.

Existe outro aspecto importante para uma mente saudável: ela precisa de tempo e espaço para elaborar as próprias emoções, por isso é necessário o contato com a natureza e ter uma parte do dia a dia na qual cada um possa fazer coisas que aparentemente podem parecer inúteis. Momentos nos quais não existe a necessidade de ter que estar produzindo e fazendo algo. E isso pode ocorrer por meio da arte, da meditação, da prece, do contato com a natureza etc., ou seja, coisas que podem parecer relativamente inúteis, mas que na verdade são extremamente importantes, pois permitem tempo e espaço para a elaboração das próprias emoções.

Considero ser importante diminuir a quantidade de estímulos sensoriais e a forte dependência que nós temos deles, por exemplo, o uso do celular, do computador e de tantas outras formas. Isso porque, quanto mais vivemos com estímulos fortes, mais criamos essa dependência e necessidade de cada vez ter mais estímulos fortes e perdemos os nossos recursos internos. Por isso é importante diminuir a quantidade de estímulos externos constantes e tudo aquilo que gera dependência.

Outro ponto, em relação ao próprio estilo de vida, é a dieta, o exercício físico, o contexto no qual uma pessoa vive, as pessoas com as quais interage etc. Um estado saudável da mente está diretamente conectado com um corpo saudável e com estilo de vida adequado. Acredito que, uma vez que se chega a um estado de saúde mental, é possível manter esse estado mesmo se as condições familiares, do trabalho ou até as condições físicas se degenerarem. Porém, para chegar nesse estado, as condições externas e o estado físico de saúde também influenciam.

Nos tempos em que vivemos, há algumas características que acabamos desenvolvendo de uma forma mais ampla e que continuamos a desenvolver, que não têm mostrado bons resultados. Vemos isso com a dependência que se existe hoje em relação às mídias sociais e um estilo de vida no qual falta o espaço para que a pessoa possa elaborar as próprias emoções, o que aumenta a ansiedade. Falta o silêncio. O silêncio não só do ponto de vista do som, mas falta o silêncio dos estímulos como um todo. Estamos cada vez mais em um estado no qual constantemente estamos consumindo objetos sensoriais e isso faz com que a mente nunca pare, nunca se acalme, o que gera um nível de estresse grande. Acredito que isso esteja conectado também com a poluição, que pode ser sonora, luminosa... Tenho certeza de que tudo isso também tem uma conexão forte com os problemas de saúde mental que vemos cada vez mais. Acredito que uma questão muito séria atualmente são os constantes estímulos sensoriais que temos, que criam cada vez mais uma dependência.

Na minha visão, a meditação é um instrumento valioso, assim como a arte, estar na natureza e fazer esportes, por exemplo. Mas não como um objetivo para produzir algo, mas no seu próprio processo em si.

Além disso, alguns hábitos comportamentais que podemos eliminar, entre eles o de não se comparar com os outros, de não reclamar e de não criticar, e do outro lado, criar o hábito de regozijar e de agradecer, podem favorecer uma mente saudável.

A meu ver, a pandemia trouxe mais à tona coisas que já estavam presentes. Por exemplo, pessoas que já viviam em um estado bastante saudável, como estilo de vida, puderam aproveitar o fato de não ter que estar em contato com muitas pessoas, de poder passar mais tempo consigo mesmas. Assim como pessoas que não vivem o dia a dia de uma forma saudável, que não têm relações saudáveis dentro da própria família ou que vivem constantemente buscando distrações, por exemplo, acabaram vivendo a pandemia com esses conflitos ainda mais evidentes, e tiveram uma maior dificuldade de estarem consigo mesmas. Portanto, foi um período bastante forte de ansiedade e de medo para muitas pessoas, em que várias questões, problemas e conflitos que já estavam presentes simplesmente se tornaram cada vez mais fortes e vieram à tona.

Acredito que o aumento das queixas de estresse, ansiedade e depressão está relacionado a múltiplos fatores, e há um ponto, relacionado a questões físicas, ligado à forma de se alimentar, à poluição, ao processo da dependência da dopamina. Também existe uma questão relacionada com a aceleração da vida, na qual cada vez mais se vive a vida como um instrumento para ter o que produzir, ter que fazer, e isso é uma coisa bastante forte, diminuindo em vários níveis as relações humanas.

Também acredito que essa lei do mínimo esforço e do máximo conforto na qual vivemos acaba criando uma imagem idealizada de como as coisas deveriam ser. Então existe uma tendência de se vitimizar, de ver que as coisas não são como achamos que deveriam ser.

É claro que não existe uma resposta única, mas, em poucas palavras, são vários fatores do nosso estilo de vida moderno que têm levado a este estado de maior sofrimento mental.

Mesmo com os muitos recursos externos que podem aumentar o conforto físico, temos visto como o estado mental das pessoas tem se degenerado, e uma das razões é a falta de cuidado com a saúde mental. Precisamos ver que é algo que deve ser cultivado e cuidado, levando em conta o estilo de vida como um todo.

Uma das questões que também se relacionam com a saúde mental é o fato de a própria identidade estar cada vez mais baseada no reconhecimento e na aprovação do outro. Até relativamente pouco tempo atrás, buscávamos aprovação, porém em um nível muito menor e de um número muito menor de pessoas, mais daquelas próximas de nós. Mas, com o aumento do uso das mídias sociais, passamos a buscar uma aprovação pública, de muitas pessoas. Passamos a ter uma questão com a própria imagem corporal e sentimos que temos de manter uma imagem idealizada de como temos que ser e de como cada pessoa tem que ser. Isso acabou gerando muito estresse e um sentimento forte de nunca sermos o bastante, de não sermos como achamos que deveríamos ser e, assim, continuamos buscando constantemente a aprovação do outro para estarmos bem com nós mesmos. Acredito que isso influencia o aumento do estresse e, como resultado, o aumento da ansiedade e da depressão.

Acredito que uma das questões que também estão conectadas com isso é essa visão moderna de que a felicidade está diretamente conectada com o prazer, em que o objetivo da vida é se divertir e sentir prazer. A natureza do prazer acaba sendo a insatisfação: quanto mais estimulamos nossos sentidos, mais precisamos de estímulos cada vez maiores. E tem um momento no qual os estímulos não bastam mais e aí se acaba criando um profundo vazio dentro da pessoa. Quando isso ocorre, ela acaba não vendo uma função dela dentro da sociedade como um todo e acaba deixando de ter uma função na família, deixando de ter uma função no contexto social no qual ela se encontra, pois o objetivo da própria vida é a própria autogratificação, é o próprio prazer. Isso é algo que em um primeiro momento pode parecer muito bom, mas que na verdade não se sustenta e eventualmente gera um estado ainda maior de mal-estar e de sofrimento.

Considero que seria muito importante no nosso contexto como um todo, como nos contextos educacional ou familiar, levar em consideração a saúde mental e emocional. Isso é algo que depende de nós e de nossas escolhas. Precisamos dar mais importância, espaço e reconhecer nosso poder para manter um estado de saúde mental. Acredito ser importante ter nas escolas um processo de aprendizado sobre as emoções, uma parte da educação voltada à aprendizagem da saúde mental, e não somente as academias dedicadas à saúde física, mas que pudéssemos ter essa consciência de desenvolver, além do corpo saudável, uma mente saudável. E isso requer esforço, exercício.

REFERÊNCIAS BIBLIOGRÁFICAS

1. Organização Mundial da Saúde. Classificação Estatística Internacional de Doenças e Problemas Relacionados à Saúde - CID-10: Descrições Clínicas e Diretrizes Diagnósticas. 10. ed. Porto Alegre: Artes Médicas; 1993.
2. Hoenders HJR, Ghelman R, Portella C, Simmons S, Locke A, Cramer H, et al. Facilitating the integration of biomedicine and Traditional & Complementary Medicine: the Federation of Consortia for Integrative Medicine White Paper (sob revisão). 2023.
3. Tangkiatkumjai M, Boardman H, Walker DM. Potential factors that influence usage of complementary and alternative medicine worldwide: a systematic review. BMC Complement Med Ther. 2020;20(1):363.
4. World Health Organization. WHO traditional medicine strategy: 2014-2023. Geneva: World Health Organization; 2013 [citado em 06 jul. 2023]. Disponível em: https://apps.who.int/iris/rest/bitstreams/434690/retrieve
5. World Health Organization. WHO global report on traditional and complementary medicine 2019. Geneva: World Health Organization; 2019 [citado em 06 jul. 2023]. Disponível em: https://apps.who.int/iris/rest/bitstreams/1217520/retrieve
6. United Nations. 2019 Report of the Secretary-General on the work of the Organization. United Nations; 2019 [citado em 30 jul. 2023]. Disponível em: https://www.un.org/annual-report/2019/
7. World Health Assembly, 56. Fifty-sixth World Health Assembly, Geneva, 19-28 May 2003: resolutions and decisions, annexes. Geneva: World Health Organization; 2003 [citado em 06 jul. 2023]. Disponível em: https://apps.who.int/iris/handle/10665/259836

8. World Health Assembly, 62. Sixty-second World Health Assembly, Geneva 18-22 May 2009: resolutions and decisions, annexes. Geneva: World Health Organization; 2009 [citado em 06 jul. 2023]. Disponível em: https://apps.who.int/iris/handle/10665/2878
9. World Health Assembly, 67. Sixty-seventh World Health Assembly, Geneva, 19-24 May 2014: summary records of committees, reports of committees, list of participants. Geneva: World Health Organization; 2014 [citado em 06 jul. 2023]. Disponível em: https://apps.who.int/iris/handle/10665/260355
10. World Health Assembly, 69. Sixty-ninth World Health Assembly, Geneva, 23-28 May 2016: resolutions and decisions, annexes. Geneva: World Health Organization; 2016 [citado em 06 jul. 2023]. Disponível em: https://apps.who.int/iris/handle/10665/259134
11. Hoenders HJR, Willgeroth F, Appelo MT. Western and Traditional Medicine; a comparison of paradigms and work styles. J Altern Complement Med. 2008;14(8):894-6.
12. Hoenders HJR, Appelo MT, de Jong JTVM. Integrative medicine: a bridge between biomedicine and alternative medicine fitting the spirit of the age. Sociology Mind. 2012;2:441-6.
13. Hoenders HJR. Integrative psychiatry: conceptual foundation, implementation, effectiveness [dissertation]. Groningen (Netherlands): Rijksuniversiteit Groningen; 2014.
14. Hoenders HJR, Appelo MT, van den Brink H, Hartogs BMA, de Jong JTVM. The Dutch complementary and alternative medicine (CAM) protocol. J Altern Complement Med. 2011;17(12):1-5.
15. Hoenders HJR, Bos EH, Bartels-Velthuis AA, Vollbehr NK, van der Ploeg K, de Jonge P, et al. Pitfalls in the assessment, analysis, and interpretation of routine outcome monitoring (ROM) data; results from an outpatient clinic for integrative mental health. Adm Policy Ment Health. 2014;41(5):647-59.
16. Hoenders HJR, Braam AW. De rol van zingeving in de psychiatrie: belangrijk, maar nog onduidelijk. Tijdschrift voor Psychiatrie. 2020;62(11):955-9.
17. Sarris J, Glick R, Hoenders R, Duffy J, Lake J, The International Network of Integrative Mental Health. Integrative mental health care white paper: establishing a new paradigm through research, education and clinical guidelines. Adv Integr Med. 2013;1(1):9-16.
18. GBD 2019 Mental Disorders Collaborators. Global, regional, and national burden of 12 mental disorders in 204 countries and territories, 1990-2019: a systematic analysis for the Global Burden of Disease Study 2019. Lancet Psychiatry. 2022;9(2):137-50.
19. COVID-19 Mental Disorders Collaborators. Global prevalence and burden of depressive and anxiety disorders in 204 countries and territories in 2020 due to the COVID-19 pandemic. Lancet (London, England). 2021;398(10312):1700-12.
20. Schwaab L, Gebhardt N, Friederich HC, Nikendei C. Climate change related depression, anxiety and stress symptoms perceived by medical students. Int J Environ Res Public Health. 2022;19(15):9142.
21. Johansen ND, Vaduganathan M, Bhatt AS, Lee SG, Modin D, Claggett BL, et al. Electronic nudges to increase influenza vaccination uptake in Denmark: a nationwide, pragmatic, registry-based, randomised implementation trial. Lancet (London, England). 2023;S0140-6736(23)00349-5.
22. Ridley M, Rao G, Schilbach F, Patel V. Poverty, depression, and anxiety: causal evidence and mechanisms. Science (New York, N.Y.). 2020;370(6522):eaay0214.

11
Criatividade, corpo e consciência: fundamentos para a saúde integrativa e o bem-estar

Marcela Guimarães Cavalcanti Ribeiro
Marina Gomes Cavalcanti Ribeiro

INTRODUÇÃO

A criatividade, o corpo e a consciência são fundamentos para a experiência humana e para o desenvolvimento de potencialidades ao longo da vida. Funcionam como dimensões interdependentes que desempenham um importante papel para a saúde e o bem-estar integral. A visão da saúde integrativa considera que o ser humano é um todo integrado, composto por dimensões físicas, mentais, emocionais, sociais e espirituais que se interconectam e influenciam mutuamente. A trilha para alcançar a harmonia da conexão entre as dimensões humanas é o autoconhecimento e seu processo é dinâmico, fluido, contínuo e individual.

O corpo é o veículo primordial, a estrutura, a base da coleta de informações externas, oriundas do ambiente, e internas, de cada célula e órgão do corpo, de forma a promover a manutenção da homeostase. Como uma entidade complexa e dinâmica, tem a habilidade de se adaptar e de modificar sua estrutura física e sua funcionalidade ao longo do tempo, além de ser vulnerável a gatilhos definidos previamente pela herança genética, bem como a estímulos negativos e positivos do ambiente.

A estrutura biológica responsável pelos processos mentais conta com o cérebro e seus circuitos e redes neurais, responsáveis pela percepção e pelo processamento sensorial, pela cognição, pela memória, pelo aprendizado, pelo pensamento e pela consciência de estar e de ser no mundo. O sistema nervoso central (SNC) e o sistema nervoso periférico (SNP) regulam as emoções, definem o comportamento e modulam as respostas ao estresse. O corpo é o promotor das experiências humanas, e práticas corporais funcionam como recursos para a prevenção e para o tratamento complementar em várias doenças. Estudos comprovam que usar o corpo como ferramenta de cura fortalece o sistema imunológico, reduz tensões, aumenta o tônus parassimpático de autorregulação e conduz à consciência interoceptiva relacionada à saúde física e mental.

A criatividade é uma expressão da capacidade humana de adaptação e de evolução fundamental para a sobrevivência e para o aprimoramento do indivíduo, da espécie e da sociedade. A relação entre a mente e a criatividade é complexa e multifacetada; envolve a neuroplasticidade e a flexibilidade cognitiva, de maneira a promover a aprendizagem a partir de situações de estresse controlado e de um ambiente motivador, entre outros fatores.

"Quando a mente está livre de todo condicionamento, então você descobrirá que surge a criatividade da realidade, de Deus, ou do que quiser chamar, e só essa mente que constantemente experiencia essa criatividade é capaz de criar uma perspectiva diferente, valores diferentes, um mundo diferente", escreveu o filósofo Krishnamurti. E, para adentrar este estado de fluxo criativo, o indivíduo precisa estar plenamente atento de si, saudável, disponível, motivado e consciente.

A consciência é o "estar ciente de si", de forma ampla e aprofundada. Ela influencia a qualidade e a intensidade das experiências vivenciadas, além de, como base da capacidade de reflexão, da introspecção e do autoconhecimento, auxiliar o indivíduo a compreender padrões de comportamento e de pensamento e a transformar crenças limitantes.

O presente capítulo constrói uma trilha que parte da estrutura física (a relação entre o corpo-experiência e o complexo cérebro-mente), atravessa os fundamentos da expressão humana (criatividade e inteligência) e se aprofunda no autoconhecimento (consciência) em busca do "eu maior" (transcendência). O objetivo é aumentar a curiosidade dos profissionais sobre técnicas e recursos disponíveis na área da saúde e nas diversas terapias. Os fundamentos neurocientíficos são necessários, pois geram confiança na condução da relação com os pacientes e evitam uma abertura de espaço para a "pseudociência" e para o charlatanismo. O leitor deve utilizar a informação de maneira intuitiva em sua busca de autodescoberta, de forma a inspirar seus pacientes e seus clientes. O autoconhecimento é a chave-mestra para a saúde integral, o autocuidado, o bem-estar e a felicidade genuína.

CORPO-EXPERIÊNCIA E O COMPLEXO CÉREBRO-MENTE

"O corpo humano,
único no mundo,
é minha grande riqueza.
Que outras riquezas, teria?
O corpo, os corpos,
uma alegria, uma vida
em que não somos bons
nem maus: somos o corpo"
(Carlos Drummond de Andrade)

Neuroplasticidade, epigenética e teoria do apego

Neuroplasticidade

A neuroplasticidade é a capacidade que o cérebro tem de modificar sua estrutura e sua função em resposta a experiências e a estímulos ambientais repetidos.[1] Nos últimos anos, técnicas de neuroimagem de última geração facilitaram o rastreamento da reforma estrutural, do funcionamento e das redes de conectividades, comprovando a adaptação fisiológica do cérebro humano às experiências do ambiente.[2]

Os tipos de neuroplasticidade são importantes para as diferentes funções cerebrais em diversas áreas do cérebro que respondem aos variados estímulos, como segue:

- **Plasticidade sináptica de longo prazo (LTP):** o tipo mais estudado de neuroplasticidade, refere-se ao fortalecimento das conexões sinápticas entre neurônios. A LTP pode ocorrer em diferentes áreas do cérebro, como o hipocampo, sendo considerada uma base celular para a aprendizagem e para a memória.
- **Plasticidade sináptica de curto prazo (STP):** forma de neuroplasticidade que envolve mudanças transitórias na força das conexões sinápticas entre neurônios. A STP é importante para a integração sensorial, para a percepção e para a cognição.[3]
- **Neurogênese:** refere-se à formação de novos neurônios no cérebro, especialmente no hipocampo e na área subventricular. É importante para a aprendizagem e para a memória e pode ser influenciada por fatores como o estresse, o exercício físico e a nutrição.
- **Remodelação dendrítica:** capacidade dos dendritos (as extensões dos neurônios que recebem sinais sinápticos) de mudar sua forma e sua estrutura em resposta a mudanças ambientais. A remodelação dendrítica é importante para a plasticidade sináptica e para a aprendizagem.
- **Reorganização cortical:** forma de neuroplasticidade que envolve a reorganização das áreas do cérebro que controlam funções sensoriais e motoras em resposta a lesões ou mudanças no ambiente. A reorganização cortical é importante para a recuperação de lesões cerebrais e para a adaptação do cérebro ao ambiente. A poda sináptica ocorre em algumas fases importantes do neurodesenvolvimento e pode estar relacionada a transtornos como autismo e transtornos psiquiátricos ao longo da vida.

A plasticidade sináptica é fundamental para a adaptação do cérebro ao ambiente, para a aprendizagem, a memória e a recuperação de lesões cerebrais, e conta com os processos de sensibilização e habituação, mecanismos envolvidos na plasticidade sináptica de curto e longo prazo (STP e LTP) para aprendizagem e memória.[4]

A sensibilização ocorre quando estímulos repetidos, aversivos ou estressantes causam um aumento na força das conexões sinápticas entre os neurônios envolvidos no processamento desse estímulo. Esse aumento de força sináptica pode levar a uma resposta comportamental mais intensa ao estímulo, o que é conhecido como "hipersensibilização". Por exemplo, a exposição a um ruído alto repetidamente pode causar aumento da percepção dos sons e reações exageradas, mesmo a estímulos sonoros relativamente suaves.

A habituação, por outro lado, ocorre quando a repetição de um estímulo leva a uma diminuição na resposta comportamental ou neuronal. Esse fenômeno é observado em resposta aos estímulos neutros ou não ameaçadores ou mesmo à exposição monótona e repetida a esses estímulos, diminuindo a força das conexões sinápticas envolvidas no processamento dos estímulos, o que reduz, consequentemente, a resposta efetora comportamental. A sensibilização e a habituação estão envolvidas, respectivamente, tanto no desenvolvimento de transtornos de ansiedade ou estresse pós-traumático quanto na redução das funções executivas, como a atenção, causando apatia e baixa resposta ao ambiente.[3,4]

A neurogênese é o processo de formação de novos neurônios no cérebro. Anteriormente, acreditava-se que fosse limitada ao desenvolvimento fetal e neonatal, mas estudos mais recentes demonstraram sua ocorrência em duas áreas específicas do cérebro em adultos: a zona subventricular (ZSV) e o giro denteado do hipocampo. As células progenitoras neurais que residem na ZSV se diferenciam em neurônios que migram para o bulbo olfatório, onde se integram às redes neurais envolvidas na percepção do olfato. Já o giro denteado do hipocampo é uma estrutura em forma de ferradura que faz parte do sistema límbico, envolvido na regulação do comportamento e das emoções. Neurônios recém-gerados no giro denteado são importantes para a aprendizagem espacial e para a memória. A neurogênese no cérebro humano é limitada e não ocorre em grande escala em comparação com outras espécies animais, além de diminuir à medida que envelhecemos.[5-7]

Exemplos de fatores que influenciam a neuroplasticidade:

- **Experiências enriquecedoras:** contextos que são mais complexos e desafiadores, como o aprendizado de novas habilidades ou idiomas, a exposição a novas culturas ou o contato com pessoas diferentes.
- **Exercício físico:** a prática de atividade física regular tem sido associada a um aumento da neurogênese e da plasticidade sináptica, especialmente no hipocampo.

- **Sono adequado:** importante para a consolidação da memória e para a formação de novas conexões neurais.
- **Nutrição:** uma dieta rica em substâncias como polifenóis, cúrcuma (açafrão), *curry*, ômega-3, resveratrol (uva, vinho e amendoim) e ácidos graxos aumenta habilidades cognitivas, diminui o risco de declínio da capacidade cerebral e funciona como fator neuroprotetor.
- **Redução do estresse:** o estresse crônico pode afetar negativamente a plasticidade sináptica e a neurogênese.
- **Aprendizagem contínua:** a aprendizagem contínua ao longo da vida pode manter o cérebro ativo e estimulado.
- **Estimulação sensorial:** a terapia ocupacional ou a fisioterapia podem ajudar a manter as conexões neurais ativas e a fortalecer as áreas do cérebro que são importantes para a função sensorial ou motora.[8]

Embora a neuroplasticidade seja principalmente influenciada pelas experiências e pelos aprendizados, fatores genéticos e epigenéticos também podem desempenhar um papel importante. A genética influencia a plasticidade sináptica, e pesquisas em animais e humanos mostraram que mutações genéticas específicas podem afetar a capacidade neuroplástica. Nesse sentido, polimorfismos nos genes humanos que codificam o fator neurotrófico derivado do cérebro (BDNF) e a apolipoproteína E (ApoE) foram estudados para explicar a plasticidade na recuperação de estruturas e de funções após acidente vascular cerebral por meio de suas competências moduladoras, que podem ser influenciadas negativamente pela depressão e positivamente pelos efeitos farmacoterapêuticos.[9]

Epigenética e neurodesenvolvimento

A epigenética é o estudo das alterações hereditárias e estáveis na expressão gênica que ocorrem por meio de modificações no cromossomo e não na sequência do DNA. Apesar de não alterarem diretamente a sequência do DNA, os mecanismos epigenéticos podem regular a expressão gênica por meio de variações químicas das bases do DNA e de mudanças na superestrutura cromossômica na qual o DNA é empacotado.

Mecanismos epigenéticos regulam a expressão e o silenciamento de genes. No câncer, por exemplo, os padrões epigenéticos normais são interrompidos, resultando na expressão de genes antiapoptóticos e pró-proliferativos e no silenciamento de genes supressores de tumor, como o CDKN2A.[10]

Ao longo da vida, as maiores influências no epigenoma são o ambiente, a dieta, o tabagismo e o estresse psicológico. As mudanças epigenéticas podem ocorrer desde o útero, pois o perfil epigenético do feto está se formando; assim, teratógenos (fumaça de cigarro, poluição, álcool, medicamentos e minerais) e transtornos psiquiátricos da genitora podem causar alterações na neuroplasticidade do desenvolvimento, o que pode gerar condições como o transtorno do espectro autista e o transtorno bipolar.[11]

Além disso, estudos em animais demonstraram que o ambiente social pode influenciar a expressão gênica e a plasticidade sináptica no cérebro e, consequentemente, o desenvolvimento cerebral, a saúde mental e o comportamento ao longo da vida.[12] Uma pesquisa realizada em ratos mostrou que a privação social em animais jovens levou a mudanças epigenéticas em genes envolvidos na regulação do estresse e na plasticidade sináptica. Essas mudanças epigenéticas também estavam associadas a déficits de comportamento social e de aprendizagem. Outro estudo em ratos mostrou que a exposição a um ambiente enriquecido, com mais brinquedos e oportunidades para atividades físicas e mentais, levou a um aumento na expressão de genes envolvidos na plasticidade sináptica e na formação de novos neurônios, com resultados positivos na cognição. Ademais, a exposição a um ambiente socialmente enriquecido também pode aumentar a expressão de genes que regulam o sistema imune, com implicações na saúde cerebral e no envelhecimento.[13]

Portanto, os períodos críticos são momentos específicos no desenvolvimento em que o cérebro é especialmente sensível a estímulos ambientais e vulnerável a lesões que podem ter impacto duradouro na arquitetura cerebral. Os primeiros anos de vida são considerados janelas de neuroplasticidade, e a qualidade dos cuidados parentais funciona como modulador da expressão gênica e da plasticidade sináptica em áreas cerebrais envolvidas na cognição, regulação do estresse e emoções.[14]

Teoria do apego e vulnerabilidade ao longo da vida

A teoria do apego é uma abordagem baseada na psicologia do desenvolvimento para explicar a importância entre os estímulos fornecidos pelos cuidadores nos primeiros anos de vida que delimitam o neurodesenvolvimento.

Em sua primeira fase, John Bowlby, psiquiatra britânico, na década de 1950, estudou crianças com histórico de separação de suas figuras parentais durante a Segunda Guerra Mundial e concluiu que bebês são biologicamente programados para buscar proximidade e contato físico com seus cuidadores primários, especialmente em momentos de estresse e desconforto. Por consequência, a negligência materna pode afetar o comportamento socioafetivo ao longo da vida.[15]

A psicóloga britânica Mary Ainsworth, que deu continuidade às pesquisas de Bowlby, definiu quatro tipos de apego advindos da interação inicial entre os bebês e seus cuidadores:

- **Apego seguro:** tipo mais saudável e desejável. As crianças se sentem seguras e protegidas na presença dos cuidadores e são capazes de explorar o ambiente livremente, sabendo que podem contar com o cuidado e o apoio dos pais ou cuidadores quando precisarem.

- **Apego ansioso-ambivalente:** crianças com este tipo de apego tendem a ser inseguras e ansiosas, esperando a proximidade constante dos cuidadores, ficando perturbadas quando eles se afastam e, ao mesmo tempo, resistentes quando se aproximam.
- **Apego evitativo:** as crianças tendem a evitar ou resistir ao contato com os cuidadores, demonstrando pouca ou nenhuma emoção em relação a eles e, apesar de parecerem independentes, sentem pouco interesse pela atenção e pelo cuidado dos pais.
- **Apego desorganizado ou desorientado:** tipo de apego caracterizado por uma mistura de comportamentos contraditórios ou confusos, que expressam medo, ansiedade ou desconforto de maneira permanente.

As experiências afetivas na infância precoce podem ter um impacto duradouro no desenvolvimento emocional e social do indivíduo.[16]

Estudos em neurogenética demonstraram variações em genes relacionados ao sistema de ocitocina e de dopamina associadas ao tipo de apego na infância. Esses genes estão envolvidos na regulação do estresse e na plasticidade sináptica, sugerindo que eles podem mediar os efeitos do apego na arquitetura cerebral e na função cognitiva por toda a vida.[17] O abuso e a negligência na infância precoce causam mudanças funcionais em regiões do cérebro relacionadas à emoção, como a amígdala e o hipocampo, que são estruturas límbicas subcorticais envolvidas na emoção e na memória, e em regiões reguladoras pré-frontais, incluindo o córtex orbital frontal e o córtex pré-frontal medial. A conectividade estrutural e funcional da amígdala (emoções) com o córtex pré-frontal (controle inibitório) está relacionada à regulação emocional eficiente, à cognição comportamental e à extinção do medo. O circuito frontolímbico, que conecta o córtex pré-frontal à amígdala, é altamente sensível a informações ambientais, particularmente durante o início da vida, e fortemente inervado por receptores de glicocorticoides durante as primeiras semanas após o nascimento.[18,19]

Os sistemas sensoriais somáticos (Figura 1), mediados pelo padrão de apego inicial, fornecem uma base para a integração vertical e horizontal no cérebro. As informações vestibulares, táteis e proprioceptivas impulsionam os processos de neurodesenvolvimento saudáveis, o desenvolvimento da regulação emocional, o planejamento motor e o senso de tempo, quando apoiados por uma figura de apego segura e sintonizada. No entanto, a escassez ou a falta de experiências sensoriais somáticas seguras e nutritivas, somadas a contextos de abuso e/ou negligência, resulta em integração sensorial sobrecarregada, fragmentada e desintegrada no nível do tronco cerebral, o que provoca efeitos em cascata nas capacidades

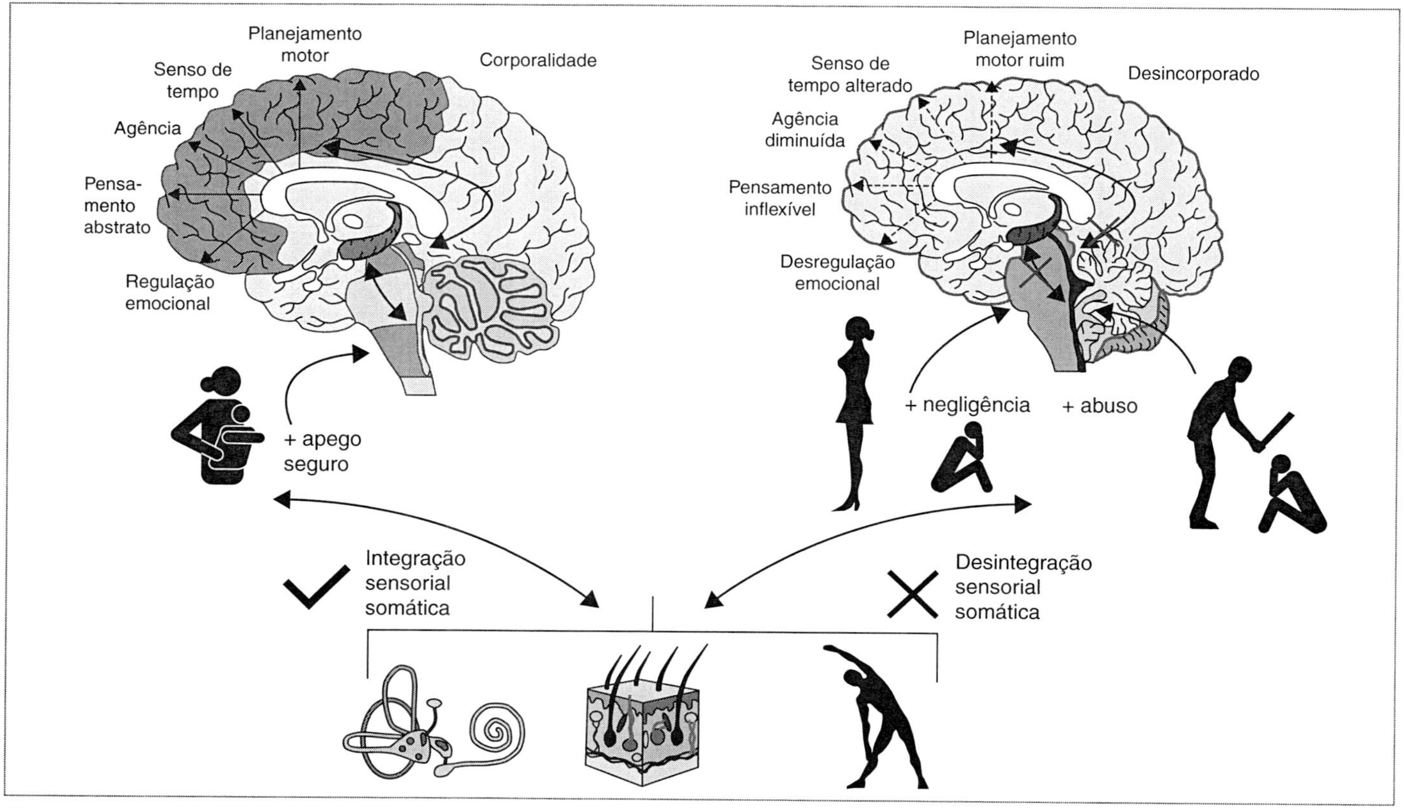

Figura 1. Esquema hierárquico de como os sistemas sensoriais somáticos respondem ao padrão de apego inicial.

Fonte: adaptada de Kearney e Lanius, 2022.[21]

de ordem superior das regiões límbicas e corticais do cérebro.[20] Além disso, as experiências traumáticas podem exacerbar inseguranças relacionadas ao apego e tendências à resposta defensiva (em oposição à busca de conexão). Indivíduos com estilos de apego inseguros apresentam maior gravidade de sintomas psiquiátricos e de transtorno do estresse pós-traumático, e o estilo de apego mostrou ser um mediador e uma variável moderadora entre a exposição infantil ao trauma e o sofrimento psiquiátrico.[19,21]

CONCEITOS DA NEUROCIÊNCIA NA ABORDAGEM INTEGRATIVA

Percepção e inferência bayesiana

A percepção é a habilidade que o cérebro tem de interpretar as informações sensoriais por meio dos sentidos (visão, audição, tato, paladar e olfato) e de formar uma representação mental coerente do mundo. Os processos cognitivos da atenção, da memória, do raciocínio e da linguagem, além dos processos sensoriais básicos, estão envolvidos na percepção.

As vias neurais que conectam as regiões corticais envolvidas na percepção desempenham um papel importante na integração e na coordenação das informações sensoriais. O córtex somatossensorial, localizado no lobo parietal, recebe informações advindas do tálamo, que é o alvo de informações do sistema nervoso periférico (somático e autonômico), geradas através dos receptores sensoriais distribuídos pelo corpo.

O córtex pré-frontal está envolvido no controle executivo da percepção, permitindo que ela seja ajustada de acordo com as emoções e as demandas do ambiente, como perceber mais o cheiro da comida quando sente fome. O córtex cingulado está envolvido na monitoração e na regulação das respostas emocionais associadas à percepção, como nos casos de sentimentos de aversão que geram atitudes de rejeição.

O cérebro humano pode atualizar suas crenças e fazer inferências a partir de informações sensoriais. De acordo com essa abordagem, o SNC pode ser considerado um sistema probabilístico que utiliza informações sensoriais para atualizar a probabilidade de diferentes hipóteses ou modelos mentais.

A teoria da decisão bayesiana, ou inferência bayesiana, envolve a integração de informações sensoriais com crenças anteriores para produzir uma estimativa precisa do estado do mundo. Isso é alcançado por intermédio da atualização da crença *a priori* usando a informação sensorial disponível. Essa atualização é realizada usando a regra de Bayes, a qual permite que a crença anterior seja atualizada para *a posteriori*, levando em consideração a verossimilhança dos dados. Pesquisas em neurociência cognitiva têm demonstrado que a inferência bayesiana é uma estratégia poderosa para o cérebro humano resolver problemas perceptuais, cognitivos e de tomada de decisão em muitas tarefas diferentes.[22]

Segundo essa teoria, os pesquisadores sugerem que a percepção emerge da inferência probabilística inconsciente que orienta o comportamento em nosso ambiente ubíquo e incerto e descreve como as pessoas tomam decisões racionais usando observações sensoriais ruidosas e ambíguas.[23] "Não é preciso perguntar-se se nós percebemos verdadeiramente o mundo, é preciso dizer, ao contrário: o mundo é aquilo que nós percebemos", teorizou o filósofo francês Merleau-Ponty já na década de 1950.

Processamento e integração sensorial

O processamento sensorial refere-se à capacidade de registrar, organizar e modular a informação sensorial, recebida do meio interno ou externo, e é utilizado para fornecer uma resposta comportamental orientada para um objetivo.

Alterações no processamento multissensorial medeiam a cognição de ordem superior, a emoção, as capacidades sociais e o senso de identidade, globalmente afetados em distúrbios do neurodesenvolvimento, levando à sobrecarga sensorial e emocional persistente em resposta a estímulos. A sintomatologia indica responsividade desadaptativa às informações recebidas, incluindo desregulação da excitação fisiológica, impulsividade, autogerenciamento diminuído, senso de tempo alterado e dificuldades sociais ou isolamento.

A integração sensorial é uma função cognitiva mais complexa, que permite que o cérebro combine e organize informações sensoriais de diferentes modalidades e fontes para criar uma percepção completa e unificada do ambiente.[24]

Pessoas com **distúrbio de integração sensorial (DIS)** podem apresentar uma variedade de sintomas:

- Sensibilidade extrema a estímulos sensoriais, como sons, luzes, texturas e cheiros.
- Dificuldade em distinguir diferentes sensações ou em identificar a fonte de uma sensação.
- Dificuldade em se adaptar a novos ambientes ou situações.
- Problemas de equilíbrio e de coordenação.
- Dificuldade em realizar tarefas motoras finas, como escrever ou amarrar sapatos.
- Dificuldade em se concentrar ou em filtrar estímulos sensoriais irrelevantes.
- Comportamento hiperativo ou hipoativo em resposta a estímulos sensoriais.

O DIS leva a um quadro que se manifesta na infância e deve ser reconhecido por profissionais especializados em neurodesenvolvimento. Nos adultos, pode estar relacionado a crises de ansiedade, irritabilidade e dificuldades de autorregulação, que podem levar ao diagnóstico de condições psiquiátricas. Esses sintomas podem expressar comportamentos neuroatípicos ao longo da vida e gerar prejuízos funcionais e na interação social. Porém, podem ser modificados com experiências sensório-motoras significativas que modulam o sistema, reduzindo os sintomas e melhorando a qualidade de vida.[25]

Funções executivas

As funções executivas (FE) permitem que os seres humanos executem as tarefas cotidianas, alcancem objetivos, se adaptem a mudanças e gerenciem emoções (Quadro 1). Tradicionalmente, as FE (Figura 2) têm sido associadas ao funcionamento do lobo frontal, porém evidências mais recentes mostram que regiões posteriores e subcorticais também desempenham um papel crucial no processamento das FE, especialmente na integração de informações sensoriais e emoções.[26]

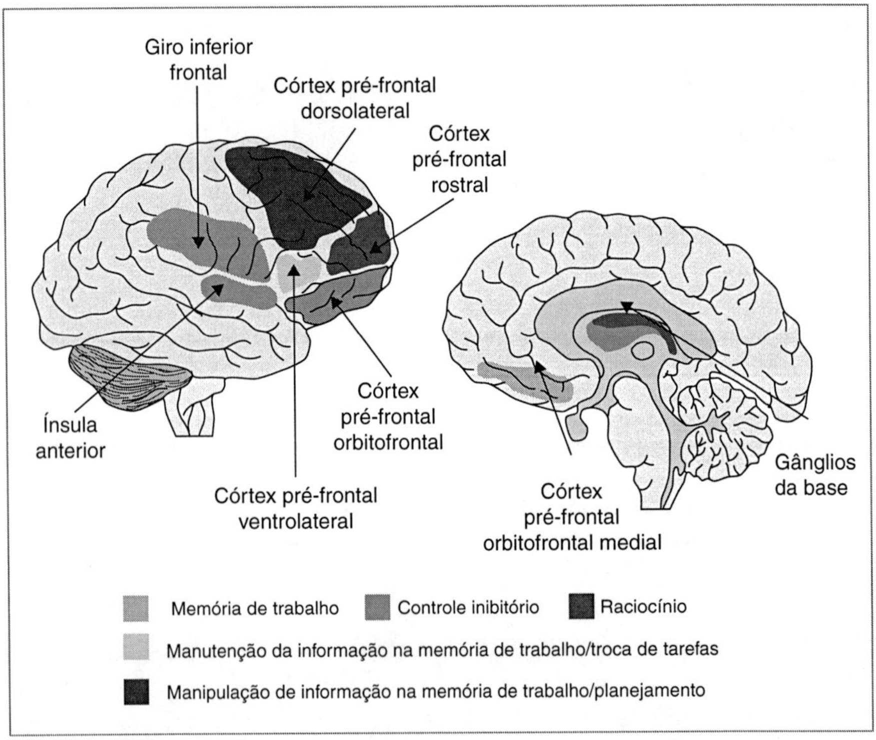

Figura 2. Áreas cerebrais associadas a diferentes FE com base em estudos de lesão e/ou neuroimagem.

Fonte: adaptada de Patrick J. Lynch.

Quadro 1. Funções executivas

Função executiva	Definição
Memória de trabalho	Permite que as pessoas mantenham temporariamente informações relevantes em suas mentes para uso imediato em tarefas complexas
Controle inibitório	Interage com a memória de trabalho e com o controle cognitivo para monitorar comportamentos adaptativos, como reter ou suprimir uma resposta que não é mais relevante (p. ex., tarefa de ir/não ir) ou uma recuperação de informações irrelevantes da memória (p. ex., esquecimento direcionado)
Flexibilidade cognitiva	Capacidade de se adaptar diante das mudanças ambientais e gerar ideias que impulsionam a inovação e promovem o crescimento e a descoberta
Planejamento	Inclui processos de FE envolvidos na formulação, na avaliação e na seleção de ações necessárias para atingir um objetivo
Raciocínio	O núcleo dos processos de generalização e de abstração que permitem a formação de conceitos e a criatividade
Resolução de problemas	O processo de trabalhar os detalhes de um problema para chegar a uma solução. A resolução de problemas pode incluir operações matemáticas ou sistemáticas e pode ser uma medida do pensamento crítico de um indivíduo

Fonte: adaptado de Cristofori et al., 2019.[26]

Cognição

A cognição é definida como o conjunto de processos mentais e neurais que permitem ao cérebro adquirir, processar, armazenar e usar informações para guiar o comportamento. Engloba todos os aspectos da mente, incluindo a percepção sensorial, a atenção, a linguagem, a memória e a tomada de decisão. A cognição é um processo contínuo que começa desde o momento em que uma pessoa percebe um estímulo até o momento em que ela toma uma decisão e inicia uma resposta comportamental com base no processamento do significado do estímulo.[27]

A abordagem neurocientífica da cognição estuda a relação entre a atividade neural e os processos mentais, os tratos e os circuitos que conectam várias áreas cerebrais, além da importância dos fatores genéticos, ambientais e comportamentais para o desenvolvimento e o funcionamento do cérebro. A carência de estímulos ambientais adequados durante a infância pode estar relacionada ao baixo desempenho cognitivo e resulta em prejuízos na comunicação, na aprendizagem, nas funções executivas e nas habilidades sociais, com impactos ao longo da vida.

O principal fator responsável pela saúde cognitiva em qualquer etapa da vida é o estilo de vida saudável e o ambiente enriquecido. Dietas ricas em nutrientes, como ômega-3 e ácidos graxos poli-insaturados de cadeia longa (PUFA), prática regular de atividade física, práticas "mente-corpo", como ioga e meditação, além de um sono satisfatório, funcionam como promotores da neuroplasticidade e da saúde cognitiva e permitem ao cérebro consolidar informações e memórias. Atividades cognitivas desafiadoras, como jogos mentais ou aprendizado de novas habilidades, levam à formação de novas conexões neuronais e ao aprimoramento cognitivo em todas as idades.[28] Em contrapartida, o estresse crônico está associado a impactos negativos sobre a cognição de maneira permanente, prejudicando a estrutura e a função do hipocampo, o que compromete a aprendizagem e a memória. Outras áreas vulneráveis ao estresse, como o córtex pré-frontal, responsável pelas funções executivas, contribuem para prejuízos na organização, no planejamento e na persistência nas tarefas, os quais afetam a qualidade de vida e podem se associar a depressão, ansiedade, apatia e desmotivação, com impactos no autocuidado e falha no gerenciamento do estresse, agravando a saúde mental.[29]

Metacognição

A metacognição é definida como "pensar sobre o pensamento"[30] ou a capacidade de monitorar e controlar os próprios processos cognitivos, sendo influenciada por três fatores. O primeiro deles é o conhecimento metacognitivo, que se refere ao conhecimento geral das pessoas e à compreensão de vários processos cognitivos e de suas próprias habilidades e estratégias cognitivas comparados aos de outras pessoas. Já as estratégias metacognitivas são usadas para controlar a cognição. Por fim, as experiências metacognitivas contam com os sentimentos, os julgamentos e o conhecimento específico da tarefa, elementos que influenciam a forma como uma pessoa vivencia e sente a execução de uma tarefa.

Essas habilidades têm um papel importante no processo de aprendizagem e no autodesenvolvimento ao longo da vida. Pessoas com alto desempenho tendem a apresentar melhores habilidades metacognitivas que pessoas de baixo desempenho em diversas atividades educacionais. Além disso, pessoas com menor sensibilidade metacognitiva apresentaram risco aumentado no desenvolvimento de psicopatologias.

No que diz respeito ao metaconhecimento, estudos descobriram que indivíduos que recebem *feedback* sobre seus julgamentos metacognitivos em relação a uma tarefa de tomada de decisão perceptiva apresentaram melhor precisão metacognitiva em uma tarefa treinada, mas também em uma tarefa não treinada,[31] com mudança de *mindset* e aumento da memória, da aprendizagem e dos repertórios cognitivos, além de mostrarem maior geração de novos comportamentos.

Um estudo utilizou o *mindfulness*, especificamente a prática do exercício da autocompaixão baseada na meditação da atenção plena, em 92 pacientes esquizofrênicos. Os resultados mostraram o aumento da consciência metacognitiva e da atenção plena, levando a maior autocompaixão (ou seja, autobondade), enquanto o aumento do *insight* cognitivo resultou em maior falta de autocompaixão (ou seja, autojulgamento). Essas descobertas, embora com limitações metodológicas na pesquisa, sugerem que as intervenções metacognitivas específicas podem reduzir o sofrimento psíquico em transtornos neuropsiquiátricos graças à aceitação e à redução do autojulgamento.[32]

Cognição corporificada (*embodied cognition*)

A cognição é incorporada ou "corporificada" quando as características do corpo físico desempenham um papel causal ou fisicamente constitutivo significativo no processamento cognitivo. Essa abordagem reconhece a relevância da experiência sensorial e motora no desenvolvimento da cognição e enfatiza a importância da emoção nela. As capacidades sensório-motoras individuais estão inseridas em uma estrutura biológica e psicológica dentro de um contexto cultural abrangente.[33]

As emoções são experimentadas não só no cérebro, mas também em todo o corpo, e a maneira como o corpo reage às emoções pode afetar os pensamentos, as percepções e os comportamentos. Por exemplo, ao sentir medo, o corpo pode se preparar para lutar ou fugir, afetando a percepção de tempo e de espaço e ativando estados emocionais baseados em experiências anteriores, condicionadas. Por meio da redução da excitação (estresse) e do aumento da capacidade de reconhecimento de sinais corporais (interocepção), há um aumento da autoconsciência para promover regulação emocional e autoeficácia.

Novos estudos sobre a associação entre a cognição corporificada e a consciência interoceptiva (*interoception awareness*) podem esclarecer como a experiência de ter "o corpo" está na gênese de várias condições patológicas e, ao mesmo tempo, deve ser usada como recurso para o resgate da saúde e do bem-estar.[34]

Essa teoria explica como o movimento e as práticas corporais como dança, teatro e expressão corporal, ioga e artes marciais podem ter um efeito positivo na cognição e no bem-estar, melhorar a memória, a atenção e a tomada de decisões, bem como reduzir o estresse e a ansiedade. Estudos sobre a eficácia da psicoterapia baseada no corpo, no ioga[35] e na dança terapêutica[36] no tratamento da depressão apresentaram resultados promissores na melhoria do humor e na qualidade de vida dos pacientes.

Cognição social, sistema de espelhos e empatia

A cognição social refere-se a um conjunto complexo de habilidades mentais subjacentes à percepção, ao processamento, à interpretação e à resposta a estímulos sociais para com os coespecíficos.[37] Juntas, essas habilidades apoiam o desenvolvimento da competência social adequada à adaptação social. A cognição social tem um desenvolvimento prolongado desde a infância até a idade adulta de habilidades relativamente básicas, como o processamento facial e a atenção compartilhada, e outras mais complexas, como a teoria da mente, o raciocínio moral e a tomada de decisão social.[38]

A cognição social conta com uma estrutura cerebral extensa e quatro redes neurais:[39]

- Rede centrada na amígdala (respostas emocionais, detecção de ameaças, afiliação social).
- Rede de mentalização (pensar sobre os estados internos dos outros).
- Rede da empatia (sistema límbico).
- Rede do sistema de espelho (imitação/simulação/percepção na ação e na expressão facial).

A cognição social é resultado de um grande número de diferentes estruturas cerebrais, e a conectividade dessas redes depende de um processamento rápido, eficiente e interativo. Portanto, disfunções leves em qualquer estrutura, assim como disfunções difusas sem representações neuroestruturais específicas e lesões em áreas subcorticais da substância branca, podem resultar em comprometimento do funcionamento social, do comportamento social e da cognição social.[40]

Os neurônios-espelho foram descobertos na década de 1990 por um grupo de pesquisadores liderado pelo neurocientista italiano Giacomo Rizzolatti. Desde sua descoberta acidental em macacos, a definição de neurônios-espelho foi ampliada para incluir uma enorme rede cerebral.[41]

O sistema de neurônios-espelho (SNE) envolve o córtex motor suplementar e o córtex temporoparietal, que, juntos, processam informações visuais, auditivas e somatossensoriais. Esse sistema sugere que a maioria das áreas corticais que organizam os movimentos também responde à observação do movimento; ou seja, as mesmas áreas do cérebro são ativadas quando observamos outra pessoa praticando um ato motor voluntário ou experimentando uma emoção.[42] Além disso, as regiões somatossensoriais do cérebro são ativadas quando vemos alguém que, quando está sendo tocado,[43] sente dor[44] ou mostra sofrimento mediante expressões faciais.[45] Alguns déficits funcionais típicos do transtorno do espectro autista, como déficits na imitação, na empatia e na atribuição de intenções, têm uma contrapartida clara nas funções do sistema de espelhos.[46]

A ínsula anterior participa do SNE e processa as informações do estado do corpo sobre si mesmo (interocepção) e as associa com as informações sociais e contextuais para fornecer um substrato neural da experiência consciente das

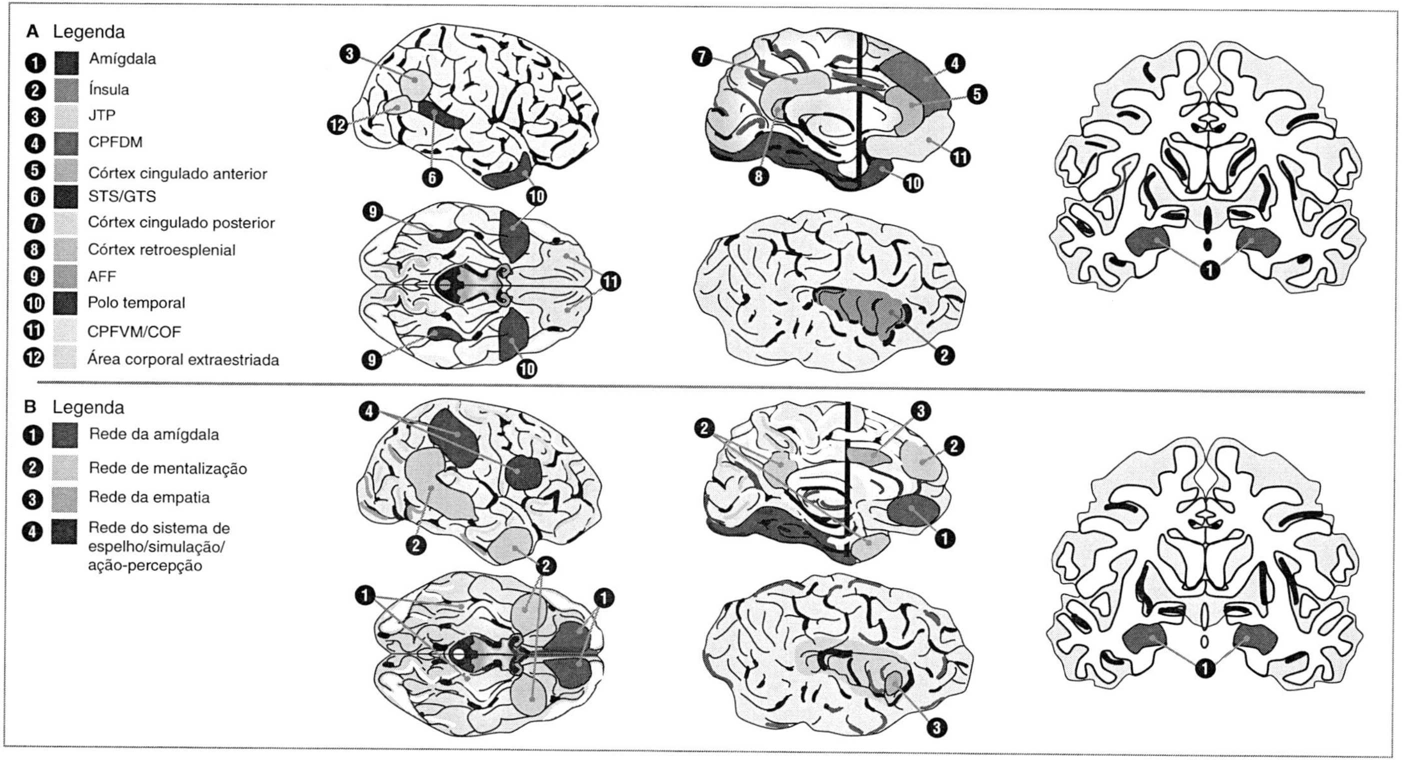

Figura 3. O cérebro social: das estruturas às redes. A: estruturas anatômicas envolvidas nas funções e lesões relacionadas à cognição social. B: redes neurais associadas à cognição social. AFF: área fusiforme da face; COF: córtex orbitofrontal; CPFDM: córtex pré-frontal dorsomedial; CPFVM: córtex pré-frontal ventromedial; GTS: giro temporal superior; JTP: junção temporoparietal; STS: sulco temporal superior.
Fonte: Kennedy e Adolphs, 2012.[39]

emoções.[47] Observar atitudes e reações de outras pessoas pode acionar as representações de nossos próprios estados internos, motivações e intenções, além de ampliar nosso reconhecimento de outras mentes, o que sugere que captamos automaticamente e, muitas vezes, inconscientemente os sinais sociais dos outros. Como visto na Figura 3, o reconhecimento dos sinais possibilita a cooperação social, e a experiência consciente compartilhada permite o aprendizado social para que a cultura possa ser construída.[48]

> "Aprendi que as pessoas vão esquecer o que você disse, as pessoas vão esquecer o que você fez, mas as pessoas nunca vão esquecer como você as fez sentir."
> (Maya Angelou, poeta e ativista)

A empatia denota, em um nível fenomenológico de descrição, um senso de semelhança entre os sentimentos que uma pessoa experimenta e aqueles expressos por outras pessoas. Entre as várias formas de conexão emocional com os outros, a empatia tem recebido muita atenção de filósofos, de psicólogos e, mais recentemente, de neurocientistas cognitivos.[49]

Decety e Lamm[50] descreveram um modelo composto por dois níveis de processamento de informações inter-relacionados, um de baixo para cima (*bottom-up*) e o outro de cima para baixo (*top-down*). O nível inferior (*bottom-up*) é ativado automaticamente (a menos que seja inibido) pela entrada perceptiva e está relacionado ao compartilhamento de emoções, o que leva ao reconhecimento implícito de que os outros são como nós (empatia emocional). Assim, a regulação de cima para baixo (*top-down*), por meio de funções executivas – implementadas no córtex pré-frontal e reguladoras tanto da cognição quanto da emoção –, modula níveis baixos e adiciona flexibilidade, o que torna o indivíduo menos dependente de estímulos externos, sendo, portanto, representada pela autorregulação e pelo controle executivo (empatia cognitiva). Esse *feedback* metacognitivo desempenha um papel crucial, pois considera a própria competência mental para reagir (ou não) aos estados afetivos dos outros.

Uma condição necessária para fazer inferências sobre os estados mentais dos outros e o pré-requisito para a interação social, incluindo a experiência de empatia, é que os dois agentes possam preservar sua individualidade.[51]

O conhecimento mais profundo da neurociência da empatia ajuda, inclusive, na educação médica e de profissionais que atuam nas áreas de cuidados e de saúde. Estudos mostram que a empatia diminui durante a formação médica, e a ausência de intervenções individualizadas para a pessoa, o atendimento sem compaixão e o tratamento sem empatia reduzem a confiança dos pacientes, que estarão menos propensos a seguir as recomendações de tratamento, ocasionando resultados negativos e dúvidas quanto à competência dos provedores de saúde.

Assim, entende-se que a empatia cognitiva visa adequar a relação interpessoal quando a empatia emocional está prejudicada por questões raciais, étnicas, religiosas ou físicas.[52]

CRIATIVIDADE, SAÚDE E BEM-ESTAR

Einstein considerou a criatividade como "a inteligência se divertindo", enquanto Nietzsche a via como uma força vital que impulsiona a evolução da cultura humana, permitindo que os indivíduos transcendam suas limitações e criem algo significativo.

Quando pensamos em criatividade, geralmente as artes vêm à mente. A maioria das pessoas concordaria que escritores, pintores e atores são todos criativos, porém a criatividade pode ser considerada uma maneira de estar no mundo, possuindo valor substancial para o bem-estar e para a expressão centrada no ser humano.[53]

Mas de onde vêm as ideias criativas e o que torna algumas pessoas mais criativas que outras? Ao contrário das noções românticas de um processo puramente espontâneo, evidências crescentes de experimentos de psicologia e de neurociência indicam que a criatividade requer esforço cognitivo – em parte, para superar a distração e a "fixação" do conhecimento prévio.

O pensamento criativo geral pode ser considerado uma interação dinâmica entre a memória do cérebro e os sistemas de controle. Sem a memória, nossas mentes seriam uma lousa em branco – não propícia à criatividade, que requer conhecimento e experiência. Mas, sem controle mental, não seríamos capazes de levar o pensamento em novas direções e de evitar ficarmos presos ao que já sabemos. E, para que essa dinâmica aconteça, a inteligência criativa conta com o pensamento divergente, o qual envolve a resolução de problemas com muitas soluções possíveis, associado ao pensamento convergente, que envolve a resolução de problemas com uma abordagem mais focada e restrita.

Neurocircuitos da cognição criativa

A cognição criativa considera a criatividade como um produto de vários processos cognitivos que levam ao *insight* e à descoberta. Os princípios de cognição criativa são aplicados em vários domínios, como na inteligência artificial, no *design*, na arquitetura, na educação e nas artes, e podem, também, ser utilizados para aumentar o campo de investigação e de experiências na área da medicina a fim de proporcionar bem-estar e saúde física e mental.[54]

A neuroimagem funcional, por meio de ressonância magnética (fMRI) e de análise de conectividade funcional de dados de fMRI, tem sido utilizada para avaliar interações dinâmicas entre sistemas cerebrais de grande escala, como as redes-padrão e de controle executivo, durante a cognição criativa e a performance artística. Uma das funções mais estudadas no campo da cognição criativa é a tarefa de pensamento divergente em contraste com as tarefas de pensamento convergente, que envolvem a descoberta de uma única solução para um problema criativo (*insight*). O pensamento divergente envolve a geração de várias soluções possíveis para um problema aberto, como inventar usos criativos para objetos comuns. A análise de conectividade funcional do cérebro foi utilizada para identificar uma rede de regiões cerebrais associadas ao pensamento divergente, a qual incluía várias regiões das redes padrão, de controle e de saliência, como mostra a Figura 4.

O pensamento criativo é apoiado em parte pela capacidade de imaginar o futuro – nossa capacidade de visualizar experiências que ainda não ocorreram e de lembrar do passado, funções registradas no hipocampo. O *default mode*, ou rede de modo padrão (córtex pré-frontal medial, córtex cingulado posterior, lobos parietais inferiores bilaterais e lobos temporais medianos), está ativado quando as pessoas estão simplesmente relaxando em um ambiente sem nenhuma tarefa cognitiva para fazer, divagando aleatoriamente, com pensamentos lembrados ou projeções de pensamentos futuros.[55]

As áreas acionadas durante o pensamento divergente estão envolvidas em tarefas como escrita criativa e poemas, ilustrações de livros e produção de usos criativos e alternativos para objetos do cotidiano. A mente relaxada e não focada, ou seja, que pausa e divaga, faz com que as ideias criativas surjam na contrapartida de aumentar a atenção sobre determinado problema, o que explica o fenômeno de *eureka* ou epifania associado à criatividade.

Criatividade, recurso para a saúde integral

Há um interesse emergente na influência positiva que as tarefas associadas à criatividade exercem sobre o bem-estar e sobre a saúde física e mental das pessoas. Pesquisas científicas confirmaram a relação das intervenções baseadas na meditação da atenção plena (*mindfulness*) com o aumento da criatividade e do bem-estar físico e mental. Outras técnicas, como ioga, escrita criativa, atividades corporais, dança, música, teatro e artes, funcionam como boas alternativas no tratamento de doenças como câncer, doenças degenerativas, condições ligadas ao estresse e transtornos mentais.[56]

Em contrapartida, os pesquisadores também encontraram uma relação entre vulnerabilidade psicológica e emoções negativas e pessoas altamente criativas, como artistas plásticos, músicos e escritores diagnosticados com transtornos mentais, como o transtorno bipolar e a esquizofrenia, em comparação à população em geral.[57]

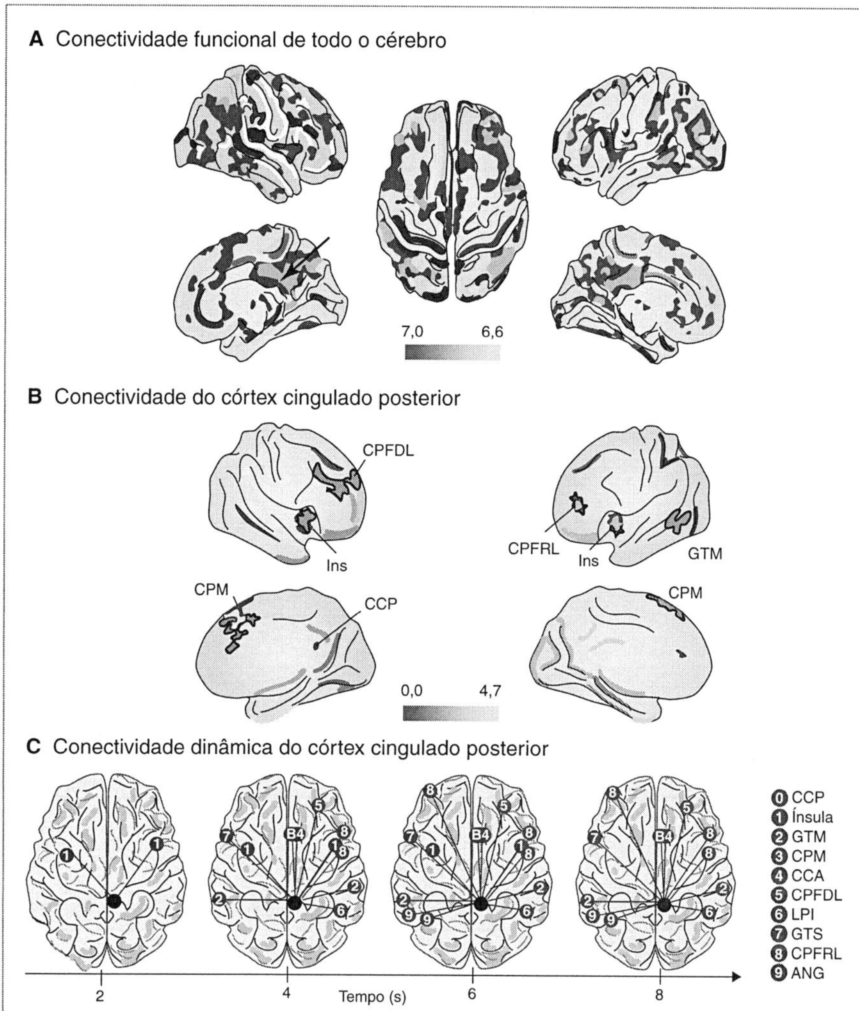

Figura 4. Conectividade funcional associada ao pensamento divergente: a análise de padrão multivariado de todo o cérebro contrastando alternativas usa pensamento divergente com geração de características de objeto. A: os mapas cerebrais mostram padrões de conectividade funcional diferencial durante o pensamento divergente. B: o córtex cingulado posterior (CCP) mostra conectividade aumentada com regiões das redes de controle (CPFDL) e saliência (ínsula) durante o pensamento divergente. C: o CCP (esfera negra) mostra acoplamento inicial com regiões de rede de saliência (ínsulas bilaterais) e acoplamento posterior com regiões de rede de controle (CPFDL).

ANG: *angular gyrus* ou giro angular; CCA: córtex cingulado anterior; CCP: córtex cingulado posterior; CPFDL: córtex pré-frontal dorsolateral; CPFRL: córtex pré-frontal rostrolateral; CPM: córtex pré-motor; GTM: giro temporal médio; GTS: giro temporal superior; LPI: lobo parietal inferior.
Fonte: adaptada de Beaty et al., 2015.[55]

Mindfulness e criatividade na aprendizagem

Os neurocircuitos estimulados durante a meditação coincidem com a neuroanatomia da criatividade mostrada na Figura 4, o que pode explicar o aumento na neuroplasticidade nessas regiões e regular o estresse de forma a melhorar o funcionamento cognitivo, emocional e interpessoal. Esses são os efeitos da meditação de qualquer duração e das práticas de atenção plena, as quais estão relacionadas com o crescimento da cognição criativa, tanto no pensamento dito divergente quanto no convergente.[58]

Diferentes tipos de meditação induzem as pessoas a determinados estados de controle cognitivo relacionados à criatividade. A meditação de monitoramento aberto encoraja o pensamento divergente e a meditação de atenção focada induz ao pensamento convergente.[58] A prática de "relaxar a mente" se associa à divagação e estimula novas ideias ou novas conexões entre conhecimentos antigos, de maneira a chegar a novas soluções.[59]

Embora pesquisas apontem para uma associação entre divagação e déficits na manutenção do foco ou finalização de tarefas, divagar pode ser benéfico em algumas áreas, como no planejamento, na resolução de problemas e no campo da inovação. Alunos com transtorno do déficit de atenção com hiperatividade (TDAH) geralmente se saem melhor no "pensar fora da caixa" e na maneira de criar alternativas a problemas,[60] ainda que apresentem dificuldades com a organização e a execução das tarefas escolares tradicionais. A prática da atenção focada pode auxiliar esses alunos a melhorar a concentração e a persistência nas tarefas.

A atenção plena tem o efeito potencial de melhorar a ansiedade, reduzir o medo do risco ou do fracasso e ampliar habilidades metacognitivas (pensar sobre o próprio pensamento). A ansiedade prejudica a criatividade durante a aprendizagem, e a prática da atenção plena ativa circuitos autorregulatórios importantes para reduzir essas barreiras em nível emocional e de funções executivas. A meditação pode oferecer uma experiência da mente que não é puramente linguística, expandindo a criatividade dos alunos ao acessar o pensamento subconsciente e intuitivo.[61]

CONSCIÊNCIA

Consciência, do latim *conscientia*, *consciens*, *conscire*, significa "estar ciente". Consciência é um termo ambíguo e pode se referir a um estado de vigília, a uma experiência ou a um estado mental. A autoconsciência é igualmente ambígua, com sentidos que incluem a propensão ao constrangimento em ambientes sociais; a capacidade de detectar as próprias sensações e de relembrar as ações recentes; o autorreconhecimento; a consciência da consciência; e o autoconhecimento no sentido mais amplo.[62]

Os seres humanos são mais do que apenas conscientes – eles também são autoconscientes. A consciência é a percepção do corpo e do ambiente, da experiência vivenciada, do objeto. A autoconsciência é o reconhecimento metacognitivo de ser o observador que está ciente de observar o objeto-consciência. Outra maneira de pensar sobre isso: ser consciente é pensar sobre; ser autoconsciente é perceber que você é um ser pensante e pensar sobre seus pensamentos.[63]

As teorias científicas abrangentes da consciência incluem conceitos neurobiológicos para a consciência e se concentram no processamento de informações do ambiente ou consideram as funções da consciência em um contexto de autoconexão e de conexão social.[63]

O *self* (o "eu")

O eu humano existe na interface entre o corpo animal e o sistema social. O *self* começa com o corpo físico, que sente, age e escolhe como uma unidade e como um ponto de referência distinto dos outros. Ele adquire conteúdo significativo ao participar do sistema social. O "eu" não está contido no cérebro, mas o cérebro humano aprende a operar o "eu". William James, em 1890, descreveu um "eu físico", um "eu mental" e um "eu espiritual".[64]

Eu físico (consciência interoceptiva e emocional)

A consciência emocional se relaciona ao eu físico, produto da consciência interoceptiva, nos domínios sensorial e motor, que será assunto de outro capítulo.[65]

Lane e Schwartz[66] estudaram os níveis de consciência emocional como a consciência de sensações corporais, o corpo em ação, sentimentos individuais, combinações de sentimentos e combinações de combinações de sentimentos. A amígdala e o córtex pré-frontal ventromedial estão envolvidos na consciência emocional,[67] enquanto o córtex insular parece ser o substrato neural para a consciência interoceptiva e consciência emocional.[65]

Eu mental (autoconsciência, *self awareness*)

A autoconsciência é "pensar sobre si", refletir e gerar autoconceitos em termos do que é mais essencial e pessoalmente endossado. Esse "eu verdadeiro percebido" é importante para a definição de autoconexão.

Tanto o "eu verdadeiro percebido" quanto os autoconceitos potencialmente mais amplos são formados e mantidos por atenção seletiva, por interpretação e por lembrança de aspectos de experiências momentâneas.[68] Por sua vez, manter o autoconceito pode, às vezes, prejudicar o bem-estar individual e social, como quando os indivíduos se preocupam principalmente com pensamentos negativos relacionados a si mesmos ou reagem defensivamente em relação aos outros.

A atividade neural nas estruturas corticais da linha média (ECM) foi observada durante tarefas autorrelacionadas em todos os domínios. Tarefas verbais, de memória, emocionais ou sociais relacionadas ao eu induzem ativação nessas regiões. Isso sugere que o envolvimento do ECM reflete o componente autorrelacionado que atua como unidade anatômica e funcional durante o processamento autorreferencial (Figura 5).[69]

O cérebro dos esquizofrênicos experimenta uma desconexão em virtude de disfunções de ECM, especialmente aquelas em que as representações cognitivas e afetivas não estão integradas. O senso de propriedade da experiência é frequentemente perturbado e os sentimentos e pensamentos não são mais coordenados, levando a delírios e a déficits de percepção.[69]

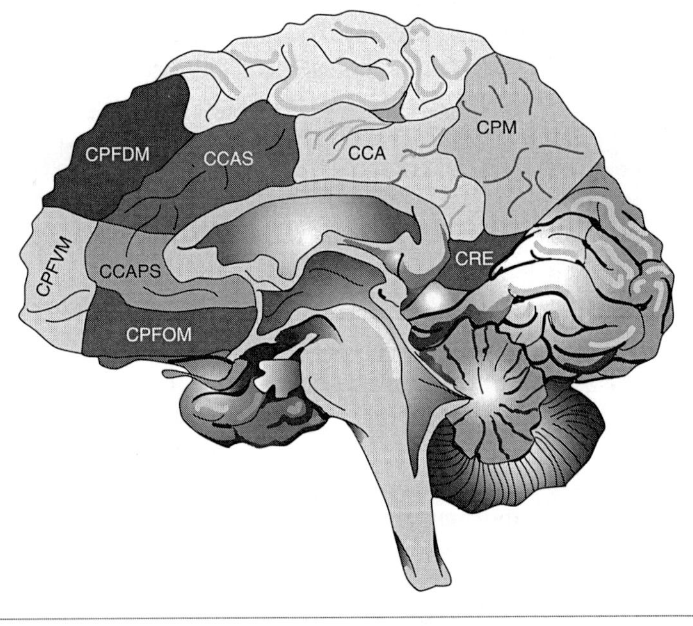

Figura 5. Ilustração esquemática das estruturas corticais da linha média. As regiões referidas como estruturas corticais da linha média (ECM) (BA = áreas de Brodman) neste capítulo incluem as áreas citadas a seguir. CCA: córtex cingulado posterior (BA 23); CCAS: córtex cingulado anterior supragenual (BA 24, 32); CCAPS: córtex cingulado anterior pré e subgenual (BA 24, 25, 32); CPFDM: córtex pré-frontal dorsomedial (BA 9); CPFOM: córtex pré-frontal orbital medial (BA 11, 12); CPFVM: córtex pré-frontal ventromedial (BA 10, 11); CPM: córtex parietal medial (BA 7, 31); CRE: córtex retroesplenial (BA 26, 29, 30). Observe que não há limites definidos anatomicamente claros entre as diferentes regiões.

Fonte: adaptada de Northoff et al., 2006.[69]

A autoconexão envolve um senso de integração que se relaciona exclusivamente com o "eu percebido" e inclui a autoaceitação e o autoalinhamento nas decisões comportamentais.

A autoaceitação pode ser definida como uma aceitação completa dos estados internos, das preferências, dos recursos e das intuições; envolve receptividade e abertura para si mesmo, em oposição à autocrítica, à evitação e à negação.

Por sua vez, o autoalinhamento sugere o "comportar-se de maneira consistente com os próprios estados internos, preferências, recursos e intuições". Esses conceitos são semelhantes ao proposto na autocompaixão experimentada no *mindfulness*, que propõe atenção plena de si e do momento presente, o que promove a autoaceitação, que resultará na ausência do julgamento de si.

À vista disso, a autoconsciência, alinhada à autoconexão, parece promover aumento da percepção de significado e de propósito na vida, bem como um maior potencial para alcançar objetivos relacionados a maior satisfação e bem-estar eudaimônico (não dependente de fatores externos) em nível pessoal. Essa percepção está associada a um crescimento das atitudes pró-sociais e da conexão social, pois possibilita a habilidade de reconhecer estados internos e necessidades de comunicar as próprias preferências e valores aos outros de forma clara, apoiando os outros a fazê-lo também.[70]

Eu espiritual: eu superior (*higher self*) e transcendência

"Eu superior" ("eu maior") é um termo associado a vários sistemas de crenças, mas sua premissa básica descreve um ser eterno, onisciente, consciente e inteligente, que é o "verdadeiro eu" e proporciona a conexão com fenômenos considerados fora dos limites do ego adulto. Carl Jung foi talvez o primeiro clínico que tentou legitimar uma abordagem espiritual e propôs que a experiência transcendente está dentro e é acessível a todos, e que a cura e o crescimento estimulados por tal experiência muitas vezes fazem uso de linguagens de imagens simbólicas e experiências não verbais, que não são redutíveis a termos puramente racionais.[71]

"É como se a nossa percepção habitual da realidade não passasse de uma ilha insignificante, cercada por um vasto oceano de consciência, insuspeitado e desconhecido, cujas ondas batem continuamente contra os recifes que erigiram nossa percepção cotidiana como barreiras... até que, espontaneamente, as ondas quebram e inundam essa ilha com o conhecimento de um novo mundo de consciência, tão vasto quanto inexplorado, mas intensamente real."[72]

A psicologia transpessoal (PT) tem como objeto o estudo da consciência e de seus estados não ordinários e congrega vários recursos como a hipnose, a meditação, os estados místicos de tradições espirituais e, no campo da pesquisa, a experiência com alucinógenos. A disciplina busca a integração entre aspectos espirituais e transcendentais da experiência humana com a estrutura da psicologia moderna. Questões consideradas na psicologia transpessoal incluem o autodesenvolvimento espiritual, o "além do ego", experiências de pico, experiências místicas, transe, crises de emergências espirituais, evolução espiritual, conversão religiosa, estados alterados de consciência e práticas espirituais diversas.[73] As práticas ainda carecem de estudos e validações, e as metodologias conhecidas não apresentam métricas suficientes, o que não invalida a discussão, mas exige discernimento e maturidade para evitar pseudociência especulativa sobre o tema.

CONCLUSÃO: AUTOCONHECIMENTO, A BASE DA SAÚDE INTEGRAL

"*Gnōthi seautón*" ou "conhece-te a ti mesmo" é a frase de origem grega que, há séculos, influencia filósofos e pensadores, como Sócrates e Kant, por destacar categoricamente a necessidade do autoconhecimento. Foi este, também, o intuito deste capítulo: promover o entendimento da dinâmica do eixo corpo-criatividade-mente e sua importância para a conquista do conhecimento de si e, em última análise, da felicidade e do bem-estar, um dos fins principais da saúde integrativa. Assim, realiza-se uma investigação que percorre a dimensão objetiva, neurocientífica e material no que diz respeito à cognição do indivíduo, sem desconsiderar o âmbito subjetivo e particular do "eu" que precisa ser descoberto.

Para tanto, foi necessário destrinchar o funcionamento do sistema interdependente do corpo, da criatividade e da mente. Tais elementos se articulam de maneira a caracterizar, respectivamente, a forma como alguém percebe – do modo como Bayes define – a realidade, o recurso que possibilita as variadas respostas dadas para os estímulos apreendidos e, por fim, a capacidade de interpretar e elaborar esses *inputs* externos, o que está diretamente relacionado às funções executivas de um indivíduo citadas aqui. Além disso, é interessante olhar para a forma como a criatividade interfere na interação entre o corpo e a mente, haja vista que funciona como a ferramenta que possibilita o encontro de respostas alternativas, produzidas pela mente, aos estímulos percebidos pelo corpo. Isto é, propicia uma adaptação eficaz diante dos diversos contextos que serão vividos por um sujeito, promovendo formas de explorar possibilidades em nível cognitivo – com a neuroplasticidade e o neurodesenvolvimento – e, então, em nível comportamental. Nesse sentido, pode-se dizer que daí surge a evolução individual e, por consequência, da espécie humana: a capacidade de usar o processamento sensorial de forma criativa para responder às variadas situações garante que diversos "caminhos" e possibilidades sejam testados. Assim, tem-se mais chance de descobrir qual a melhor alternativa para atingir o bem-estar.

Nesse contexto, introduzem-se o autoconhecimento e a metacognição, ou seja, a autorregulação intencional e consciente que o indivíduo faz de seus processos cognitivos. Em sintonia com o que foi citado previamente, a exposição a variadas experiências é capaz de criar um repertório emocional e comportamental, gerando abertura para processos que estimulem o autoconhecimento por meio de práticas como realização de artes, ioga, meditação *mindfulness* e novos aprendizados, entre outras situações que, em algum nível, desafiem a cognição a encontrar, de forma alternativa, a habitual homeostase física e mental que acaba por ser perturbada por essas atividades. Isso exige que o sujeito se coloque de forma ativa perante seu próprio conhecimento e pense sobre o pensar em si para atingir seu bem-estar, o que promove a autognose.

O autoconhecimento, então, funciona como promotor de satisfação e de saúde, tornando-se uma dimensão complexa e subjetiva da multifacetada saúde integrativa. Por isso, o principal objeto de observação deve ser o paciente, sua criatividade – no sentido abordado neste capítulo –, seu corpo e sua mente, de forma integrada. Afinal, como diz a célebre citação latina, "*mens sana in corpore sano*": uma mente sã em um corpo são. O autoconhecimento é uma das chaves para a saúde integral, e o fim último deste é o que Aristóteles chamaria de *eudaimonia*, o máximo bem humano, a suprema felicidade.

Então, percebe-se que a melhor integração corpo-criatividade-mente é aquela que, amparada pelo autoconhecimento, gera maior bem-estar. Enfim, é possível chegar à conclusão de que o cuidado e a cura podem estar, muitas vezes, diretamente relacionados ao conhecimento do indivíduo sobre ele mesmo, o que leva a uma extensão da frase grega inicialmente referenciada: "conheça-te a ti mesmo para que possa cuidar de si".

REFERÊNCIAS BIBLIOGRÁFICAS

1. Puderbaugh M, Emmady PD. Neuroplasticity. 2022 May 8. In: StatPearls [Internet].
2. Saberi M, Khosrowabadi R, Khatibi A, Misic B, Jafari G. Requirement to change of functional brain network across the lifespan. PLoS One. 2021;16.
3. Holtmaat A, Svoboda K. Experience-dependent structural synaptic plasticity in the mammalian brain. Nat Rev Neurosci. 2009;10(9):647-58.
4. Malenka RC, Nicoll RA. Long-term potentiation--a decade of progress? Science. 1999;285(5435):1870-4.
5. Gould E, Beylin A, Tanapat P, Reeves A, Shors TJ. Learning enhances adult neurogenesis in the hippocampal formation. Nat Neurosci. 1999;2(3):260-5.
6. Zhao C, Deng W, Gage FH. Mechanisms and functional implications of adult neurogenesis. Cell. 2008;132(4):645-60.
7. Villalba A, Götz M, Borrell V. The regulation of cortical neurogenesis. Curr Top Dev Biol. 2021;42:1-66.
8. Phillips C. Lifestyle modulators of neuroplasticity: how physical activity, mental engagement, and diet promote cognitive health during aging. Neural Plast. 2017;2017:3589271.
9. Pearson-Fuhrhop KM, Cramer SC. Genetic influences on neural plasticity. PM R. 2010;2(12 Suppl 2):S227-40.
10. Murrell A, Hurd PJ, Wood IC. Epigenetic mechanisms in development and disease. Biochem Soc Trans. 2013;41(3):697-9.

11. Jaenisch R, Bird A. Epigenetic regulation of gene expression: how the genome integrates intrinsic and environmental signals. Nat Genet. 2003;33(Suppl 3):245-54.
12. Reichard J, Zimmer-Bensch G. The epigenome in neurodevelopmental disorders. Front Neurosci. 2021;15.
13. Jedd K, Hunt RH, Cicchetti D, Hunt E, Cowell RA, Rogosch FA, et al. Long-term consequences of childhood maltreatment: altered amygdala functional connectivity. Dev Psychopathol. 2015;27(4 Pt 2):1577-89.
14. Francis D, et al. The role of social experience in cortical development. Front Neurosci. 2013;7:1-13.
15. Bowlby J. The nature of the child's tie to his mother. Int J Psychoanal. 1958;39:350-73.
16. Main M, Solomon J. Discovery of an insecure-disorganized/disoriented attachment pattern: procedures, findings and implications for the classification of behavior. In: Brazelton TB, Yogman M, editores. Affective development in infancy. Norwood, NJ: Ablex; 1986. p.95-124.
17. Ein-Dor T, Verbeke WJMI, Mokry M, Vrtička P. Epigenetic modification of the oxytocin and glucocorticoid receptor genes is linked to attachment avoidance in young adults. Attach Hum Dev. 2018;20(4):439-54.
18. Hart H, Rubia K. Neuroimaging of child abuse: a critical review. Front Hum Neurosci. 2012;6:52.
19. White MG, Bogdan R, Fisher PM, Muñoz KE, Williamson DE, Hariri AR. FKBP5 and emotional neglect interact to predict individual differences in amygdala reactivity. Genes Brain Behav. 2012;11(7):869-78.
20. Hanson JL, Nacewicz BM, Sutterer MJ, Cayo AA, Schaefer SM, Rudolph KD, et al. Behavioral problems after early life stress: contributions of the hippocampus and amygdala. Biol Psychiatry. 2015;77(4):314-23.
21. Kearney BE, Lanius RA. The brain-body disconnect: a somatic sensory basis for trauma-related disorders. Front Neurosci. 2022;16:1015749.
22. Lin CS, Garrido MI. Towards a cross-level understanding of Bayesian inference in the brain. Neurosci Biobehav Rev. 2022;137:104649.
23. Beck JM, Ma WJ, Kiani R, Hanks T, Churchland AK, Roitman J, et al. Probabilistic population codes for Bayesian decision making. Neuron. 2008;60(6):1142-52.
24. Passarello N, Tarantino V, Chirico A, Menghini D, Costanzo F, Sorrentino P, et al. Sensory processing disorders in children and adolescents: taking stock of assessment and novel therapeutic tools. Brain Sci. 2022;12(11):1478.
25. Camarata S, Miller LJ, Wallace MT. Evaluating sensory integration/sensory processing treatment: issues and analysis. Front Integr Neurosci. 2020;14.
26. Cristofori I, Cohen-Zimerman S, Grafman J. Executive functions. Handb Clin Neurol. 2019;163:197-219.
27. Bayne T, Brainard D, Byrne RW, Chittka L, Clayton N, Heyes C, et al. What is cognition? Curr Biol. 2019;29(13):R608-R615.
28. Strehli I, Burns RD, Bai Y, Ziegenfuss DH, Block ME, Brusseau TA. Mind-body physical activity interventions and stress-related physiological markers in educational settings: a systematic review and meta-analysis. Int J Environ Res Public Health. 2020;18(1):224.
29. Erickson KI, Hillman C, Stillman CM, Ballard RM, Bloodgood B, Conroy DE, et al; for 2018 Physical Activity Guidelines Advisory Committee. Physical activity, cognition, and brain outcomes: a review of the 2018 Physical Activity Guidelines. Med Sci Sports Exerc. 2019;51(6):1242-51.
30. Sandi C. Stress and cognition. Wiley Interdiscip Rev Cogn Sci. 2013;4(3):245-61.
31. Fleur DS, Bredeweg B, van den Bos W. Metacognition: ideas and insights from neuro- and educational sciences. NPJ Sci Learn. 2021;6(1):13.
32. Hochheiser J, Lundin NB, Lysaker PH. The independent relationships of metacognition, mindfulness, and cognitive insight to self-compassion in schizophrenia. J Nerv Ment Dis. 2020;208(1):1-6J.
33. Foglia L, Wilson RA. Embodied cognition. Wiley Interdiscip Rev Cogn Sci. 2013;4(3):319-25.

34. Varela F, Thompson E, Rosch E. The embodied mind: cognitive science and human experience. Cambridge, MA: MIT Press; 1991.
35. Hoy S, Östh J, Pascoe M, Kandola A, Hallgren M. Effects of yoga-based interventions on cognitive function in healthy older adults: a systematic review of randomized controlled trials. Complement Ther Med. 2021;58.
36. Koch SC, Riege RFF, Tisborn K, Biondo J, Martin L, Beelmann A. Effects of dance movement therapy and dance on health-related psychological outcomes. A meta-analysis update. Front Psychol. 2019;10:1806.
37. Beaudoin C, Beauchamp MH. Social cognition. Handb Clin Neurol. 2020;173:255-64.
38. Frith CD. Social cognition. Philos Trans R Soc Lond B Biol Sci. 2008;363(1499):2033-9.
39. Kennedy DP, Adolphs R. The social brain in psychiatric and neurological disorders. Trends Cogn Sci. 2012;16(11):559-72.
40. Brothers L. The social brain: a project for integrating primate behavior and neurophysiology in a new domain. Concepts Neurosci. 1990;1:27-51.
41. Rizzolatti G, Craighero L. The mirror-neuron system. Annu Rev Neurosci. 2004;27:169-92.
42. Jeon H, Lee SH. From neurons to social beings: short review of the mirror neuron system research and its socio-psychological and psychiatric implications. Clin Psychopharmacol Neurosci. 2018;16(1):18-31.
43. Blakemore SJ, Bristow D, Bird G, Frith C, Ward J. Somatosensory activations during the observation of touch and a case of vision-touch synaesthesia. Brain. 2005;128:1571-83.
44. Morrison I, Lloyd D, Di Pellegrino G, Roberts N. Vicarious responses to pain in anterior cingulate cortex: is empathy a multisensory issue? Cogn Affect Behav. Neurosci. 2004;4:270-8.
45. Singer T, Seymour B, O'Doherty J, Kaube H, Dolan RJ, Frith CD. Empathy for pain involves the affective but not sensory components of pain. Science. 2004;303:1157-62.
46. Oberman LM, Ramachandran VS. The simulating social mind: the role of the mirror neuron system and simulation in the social and communicative deficits of autism spectrum disorders. Psychol Bull. 2007;133(2):310-27.
47. Craig AD. How do you feel? Interoception: the sense of the physiological condition of the body. Nat Rev Neurosci. 2002;3:655-66.
48. Keysers C, Gazzola V. Expanding the mirror: vicarious activity for actions, emotions, and sensations. Curr Opin Neurobiol. 2009;19:666-71.
49. Riess H. The science of empathy. J Patient Exp. 2017;4(2):74-7.
50. Decety J, Lamm C. Human empathy through the lens of social neuroscience. ScientificWorldJournal. 2006;6:1146-63.
51. Batson CD, Eklund JH, Chermok VL, Hoyt JL, Ortiz BG. An additional antecedent of empathic concern: valuing the welfare of the person in need. J Pers Soc Psychol. 2007;93:65-74.
52. Pembroke N. Human dimension in medical care: insights from Buber and Marcel. South Med J. 2010;103(12):1210-3.
53. Beaty RE. The creative brain. Cerebrum. 2020;2020:cer-02-20.
54. Jedrczak A, Beresford M, Clements G. The TM-Sidhi program, pure consciousness, creativity and intelligence. J Creat Behav. 1985;19:270-5.
55. Beaty RE, Benedek M, Kaufman SB, Silvia PJ. Default and executive network coupling supports creative idea production. Sci Rep. 2015;5:10964.
56. Goff K, Torrance EP. Healing qualities of imagery & creativity. J Creat Behav. 1991;25(4):296-303.
57. Thys E, Sabbe B, De Hert M. Creativity and psychopathology: a systematic review. Psychopathology. 2014;47(3):141-7.
58. Colzato LS, Szapora A, Hommel B. Meditate to create: the impact of focused-attention and open-monitoring training on convergent and divergent thinking. Front Psychol. 2012;3:116.
59. Baird B, Smallwood J, Mrazek MD, Kam JW, Franklin MS, Schooler JW. Inspired by distraction: mind wandering facilitates creative incubation. Psychol Sci. 2012;23(10):1117-22.

60. White HA, Shah P. Creative style and achievement in adults with attention- deficit/hyperactivity disorder. Pers Individ Differ. 2011;50:673-7.
61. Henriksen D, Richardson C, Shack K. Mindfulness and creativity: Implications for thinking and learning. Think Skills Creat. 2020;37:100689.
62. Zeman A. Consciousness. Brain. 2001;124(Pt 7):1263-89.
63. Gladwell M. Blink: the power of thinking without thinking. New York, NY: Little, Brown and Company; 2005.
64. James W. The principles of psychology. New York, NY: H. Holt and Company; 1890.
65. Seth AK, Suzuki K, Critchley HD. An interoceptive predictive coding model of conscious presence. Front Psychol. 2012;2:395.
66. Lane RD, Schwartz GE. Levels of emotional awareness: a cognitive-developmental theory and its application to psychopathology. Am J Psychiatry. 1987;144(2):133-43.
67. Craig AD. How do you feel--now? The anterior insula and human awareness. Nat Rev Neurosci. 2009;10(1):59-70.
68. Gallagher S, Daly A. Dynamical relations in the self-pattern. Front Psychol. 2018;9:664.
69. Northoff G, Heinzel A, de Greck M, Bermpohl F, Dobrowolny H, Panksepp J. Self-referential processing in our brain--a meta-analysis of imaging studies on the self. Neuroimage. 2006;31(1):440-57.
70. Klussman K, Curtin N, Langer J, Nichols AL. The importance of awareness, acceptance, and alignment with the self: a framework for understanding self-connection. Eur J Psychol. 2022;18(1):120-31.
71. Jung CG. Symbols of transformation (1912). In: Collected works. v. 5, translated by Hull RFC (Bollingen Series). Princeton, NJ: Princeton University Press; 1967.
72. Wilber K. Eye to eye: the quest for the new paradigm, revised edition. Boston: Shambala; 1990.
73. Kasprow MC, Scotton BW. A review of transpersonal theory and its application to the practice of psychotherapy. J Psychother Pract Res. 1999;8(1):12-2.

12
O processo inflamatório e sua interface com a prevenção de doenças crônicas

Mário Peribañez Gonzalez

RESPOSTA INFLAMATÓRIA, UMA BREVE REVISÃO

Inflamação é a resposta fisiopatológica a infecções ou dano tecidual. Em condições normais, a resposta inflamatória é responsável por inativar ou destruir microrganismos invasores e remover corpos estranhos ou irritativos. E, em sequência, montar as vias que conduzem à reparação tecidual.

Os estímulos agressivos causadores de lesão podem ter natureza física, química ou microbiológica. Para neutralizá-los, removê-los e iniciar a reparação tecidual, o sistema imune inato articula uma resposta desenvolvida em várias fases.

Inicialmente, na resposta inata de fase aguda, que ocorre logo após a agressão, células teciduais do sistema imune inato detectam o dano ao tecido e liberam mediadores inflamatórios. Estes são responsáveis por aumentar a aderência endotelial e a permeabilidade vascular e acionar neutrófilos circulantes que, facilitados pela maior aderência e permeabilidade do endotélio, migram para o tecido inflamado, onde promovem o recrutamento de monócitos e potencializam o ambiente pró-inflamatório. Esse ambiente no tecido permite lidar apropriadamente com o agente causal da inflamação.[1]

Consequentemente, nessa resposta de fase aguda há aumento do fluxo sanguíneo e da permeabilidade vascular, com recrutamento de leucócitos no foco da lesão e liberação de mais mediadores inflamatórios.

A cadeia de mediadores bioquímicos liberados na resposta inflamatória, responsável pelo aumento da permeabilidade vascular, inclui autacoides derivados de lipídios, como os eicosanoides ou fatores ativadores de plaquetas (PAF, do inglês *platelet-activating factor*); peptídeos de grande cadeia molecular, como interleucina-1 (IL-1); pequenos peptídeos, como a bradicinina; e aminas, como histamina e 5-hidroxitriptamina (5-HT). Esses mediadores causam manifestações clínicas e patológicas da inflamação[2] (Quadro 1).

Quadro 1. Relações entre mediadores inflamatórios e sintomas de inflamação*

Sintomas	Mediadores
Permeabilidade vascular	Aminas vasoativas
	Bradicinina
	Leucotrienos C4, D4, E4
	Fator de agregação plaquetária
	Complemento (C3a e C5a)
	Substância P
	Óxido nítrico
Vasodilatação	Óxido nítrico
	PGI2, PGI1, PGE2, PGD2
	Peróxido de hidrogênio
Vasoconstrição	Tromboxano A1
	Leucotrienos C4, D4, E4
	Superóxido
Quimiotaxia e adesão de leucócitos	Quimiocinas
	LTB4, HETE
	Complemento (C5a)
	Antígenos bacterianos
	Superóxido
Dor	Bradicinina
	Prostaglandinas
	Superóxido
Febre	IL-1, TNF, IL-6
	Prostaglandinas
Danos teciduais e endoteliais	Espécies reativas de oxigênio
	Óxido nítrico
	Enzimas lisossômicas

Fonte: adaptado de Guzik et al., 2003.[2]
* Essas relações são muito complexas, e apenas os efeitos mais evidentes foram resumidos na tabela.

Essas manifestações incluem sinais locais clássicos de inflamação (dor, calor, rubor e edema). Contudo, tanto na resposta de fase aguda inata quanto na adaptativa, mediadores inflamatórios podem agir de maneira local e/ou sistêmica, ativando outras células envolvidas no processo inflamatório (células endoteliais, fibroblastos e células do sistema fagocítico mononuclear), ampliando a resposta inicial ao agente lesivo. Sistemicamente, essa resposta se traduz por febre, hipotensão, leucocitose e caquexia, além de alterações no metabolismo de lipídios e lipoproteínas.

A transição da fase de resposta inflamatória inata para adaptativa é caracterizada pelo desenvolvimento da resposta imune celular, mediada por células apresentadoras de antígeno, que, por meio de receptores MHC classe I, ativam linfócitos CD4.[3] Estes, por sua vez, são responsáveis por coordenar o balanço entre resposta citotóxica, dirigida a patógenos intracelulares, via interleucinas pró-inflamatórias T-*helper* (Th1), e resposta humoral específica mediada por interleucinas T-*helper* 2 (Th2).

Assim que a resposta imune mediada por células (Th1) conclui sua ação no sítio de inflamação, o processo inflamatório se encaminha para resolução, caracterizada pela apoptose dos neutrófilos, seguida de ação fagocítica mediada por macrófagos.[1] O *clearance* dos neutrófilos apoptóticos promove um câmbio no fenótipo dos macrófagos, de pró-inflamatório (secreção de interleucinas Th1) para anti-inflamatório (secreção de interleucinas Th2), e este é um pré-requisito para a retirada dos macrófagos, via vasos linfáticos, favorecendo o retorno à homeostase tecidual e a formação de anticorpos específicos pela ativação de linfócitos B (Figura 1).

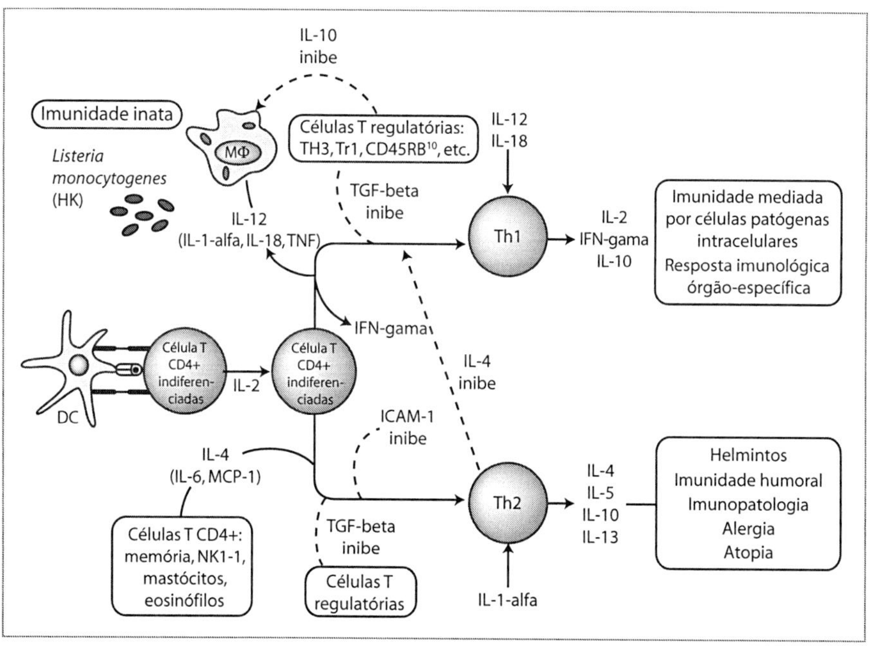

Figura 1. Regulação da resposta das células T-*helper* (Th).

DC: células dendríticas; IFN-gama: interferon-gama; IL: interleucina; MΦ: macrófagos; MCP: proteína monócito-quimiotática; TGF: fator de transformação do crescimento; TNF: fator de necrose tumoral.

Fonte: adaptada de O'Garra e Arai, 2000.[3]

RESPOSTA IMUNE ADAPTATIVA, DIFERENCIAÇÃO, MEDIADORES E FUNÇÕES

As células Th2 dependem da IL-4 para se diferenciar e estão envolvidas em processos alérgicos. Além disso, por meio de sua produção de IL-4 e IL-10, têm um papel na imunotolerância: especificamente, foi sugerido que a mudança de fenótipo Th1 para Th2 previne o desenvolvimento de doenças autoimunes.

Como visto na Figura 1, há um complexo balanço regulador da secreção de interleucinas, que resulta na resolução do processo inflamatório, caracterizada por eventos moleculares e celulares que irão garantir o reparo tecidual e a recuperação das funções fisiológicas.

No entanto, em algumas situações, esse processo inflamatório não se resolve. Por exemplo, no caso das infecções virais crônicas (p. ex., vírus da imunodeficiência humana, vírus das hepatites B e C). Nesses casos, a inflamação crônica persistente promove lesão tecidual e disfunção.

Há outras situações em que o próprio desbalanço entre os subtipos funcionais de resposta inflamatória específica (TH1, TH2) é o mantenedor da inflamação (p. ex., asma, doenças autoimunes).

Essas doenças inflamatórias crônicas são caracterizadas por alta intensidade inflamatória, sintomatologia exuberante, lesão tecidual e perda funcional progressiva.

Diferentemente da inflamação de alta intensidade, observada nas doenças inflamatórias crônicas e infecções persistentes, destaca-se o papel fisiopatológico do microambiente pró-inflamatório associado ao desenvolvimento de doenças crônicas, como as doenças cardiovasculares, diabetes e câncer. Esse estado pró-inflamatório, que serve de base fisiopatológica para essas doenças, é também chamado de microinflamação (MInf), ou inflamação crônica de baixa intensidade.

MICROINFLAMAÇÃO

Enquanto as respostas inflamatórias em danos agudos são mecanismos de reparo necessários para manter defesa e homeostase, regeneração e cicatrização, a MInf promove o desenvolvimento de uma série de desordens. Esse tipo de inflamação não apresenta um processo inflamatório agudo desencadeante; manifesta-se de maneira insidiosa, como uma resposta inflamatória de baixo grau, latente, na maioria das vezes assintomática.[4]

As etiologias da MInf são variadas: em alguns casos, componentes genéticos funcionam como risco de desenvolvimento de doenças inflamatórias crônicas. Além disso, fatores ambientais, como tabagismo, estresse, poluentes disruptores da função endócrina, excesso alimentar (caracterizado por dietas hipercalóricas,

ricas em gordura) e obesidade têm sido demonstrados como proeminentes agentes causais do desenvolvimento e propagação de doenças relacionadas à inflamação.

Embora não existam critérios diagnósticos específicos, sabe-se que a MInf provoca lesão tissular incipiente pela ativação em longo prazo do sistema imune inato. Essa ativação provocada pela MInf está associada ao desenvolvimento de doenças crônicas não transmissíveis, como as cardiovasculares, diabetes *mellitus*, obesidade, câncer, doenças autoimunes, depressão e doenças neurodegenerativas. O mecanismo pelo qual esses mediadores pró-inflamatórios levam à manifestação dessas doenças parece envolver a atenuação da atividade insulínica, mobilização de gorduras, disfunção endotelial e estresse oxidativo (Figura 2).

Vários mediadores inflamatórios têm sido utilizados para o diagnóstico de microinflamação na prática clínica e em estudos associados à patogênese do diabetes *mellitus* tipo 2 (DM2), da hipertensão arterial, da obesidade e da aterosclerose.

Diante do grande número de estímulos envolvidos com o início e a progressão da resposta inflamatória, é preciso ter cautela na escolha dos marcadores inflamatórios. A proteína C reativa ultrassensível (PCR-US) é o marcador mais utilizado nos estudos e na prática clínica.

A PCR desempenha um papel importante na ativação da via clássica do sistema complemento. Sua utilização vem se tornando mais frequente, em virtude de sua comprovada ação como marcador da resposta vascular inflamatória,[5] com importância similar a outros biomarcadores, como o LDL-colesterol, na predição de eventos cardiovasculares em indivíduos saudáveis. A PCR-US se destaca como o marcador inflamatório cujos níveis apresentam menor coeficiente de variação entre os estudos.

Este capítulo aborda a relação causal entre a MInf e algumas doenças crônicas, bem como as abordagens da medicina integrativa, para mitigar o processo inflamatório crônico e, assim, prevenir o desenvolvimento e a evolução de diversas doenças.

OBESIDADE E INFLAMAÇÃO

Nas últimas décadas, a transformação do estilo de vida, e em particular a mudança dos padrões alimentares, determinou uma pandemia sem precedentes na História: a obesidade.[6]

Sobrepeso (IMC > 25) e obesidade (IMC > 30) são definidos pela Organização Mundial da Saúde (OMS) como o acúmulo de gordura anormal ou excessiva que representa risco para a saúde.[7]

O aumento epidêmico da obesidade em muitos países tem sido reconhecido como um desafio para a saúde pública, visto que pode contribuir, associado à

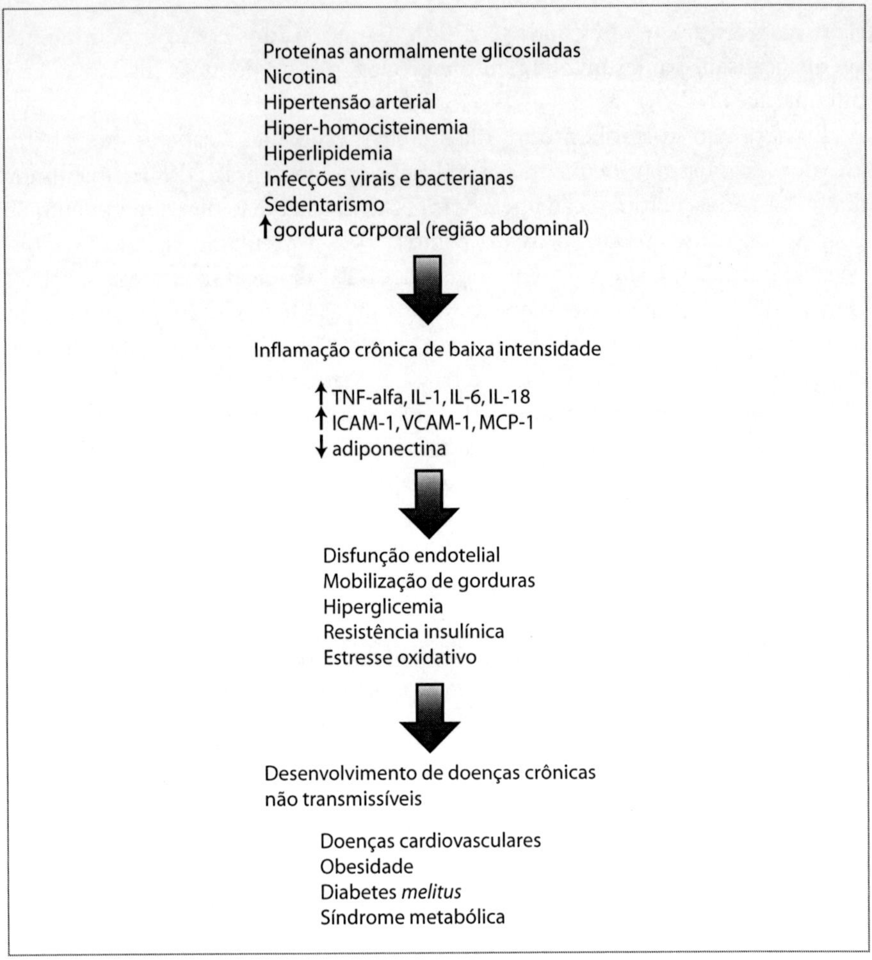

Figura 2. Relação entre processo inflamatório crônico e desenvolvimento de doenças crônicas.

Fonte: adaptada de Geraldo e Alfenas, 2008.[4]

distribuição abdominal de gordura, para o aumento no risco de desenvolvimento de diabetes tipo 2, dislipidemia, doença gordurosa do fígado, microinflamação, hipertensão, doenças cardiovasculares e câncer.[8-10]

Hotamisligil et al. foram os primeiros a descrever a existência de um estado inflamatório envolvendo o tecido adiposo demonstrando a secreção de TNF-alfa pelos adipócitos.[11] Desde então, avanços em pesquisa sobre obesidade levaram ao reconhecimento do tecido adiposo como um órgão endócrino ativo que secreta diversas proteínas, chamadas adipocinas.[12]

Adipocinas são um grupo bastante heterogêneo de proteínas solúveis, que apresentam efeitos pró- e anti-inflamatórios. Muitas adipocinas são secretadas principalmente pelos adipócitos do tecido adiposo branco, o qual é considerado atualmente um dos maiores órgãos endócrinos.

De maneira autócrina e parácrina, as adipocinas contribuem para a modulação de adipogênese, a migração para o tecido adiposo de células imunológicas e a regulação de metabolismo e função dos adipócitos.[13,14]

O tecido adiposo é igualmente pouco vascularizado, e a proporção do fluxo encontra-se ainda mais diminuída em indivíduos obesos, podendo a hipóxia ser um fator crítico no aparecimento do estado inflamatório associado à obesidade.[15]

Esses dois tipos celulares (adiposo e imune) interagem não só pela potencialização da produção de citocinas e proteínas de fase aguda pelo tecido adiposo, mas também pela conversão de pré-adipócitos em macrófagos. Os macrófagos, um dos componentes da resposta imune inata, desempenham um papel dominante no estado de inflamação crônica associada à obesidade. Essas células se encontram proporcionalmente aumentadas em número e tamanho no tecido adiposo, de acordo com o índice de massa corporal (IMC), podendo atingir até 60% dos componentes desse tecido. O acúmulo proporcional dos macrófagos com o aumento da quantidade e do tamanho dos adipócitos pode conduzir ao aumento da expressão de moléculas pró-inflamatórias e contribuir, de forma significativa, para esse estado inflamatório (Figura 3).[16] A ação dessas moléculas inflamatórias pode representar a relação entre tecido adiposo e complicações cardiovasculares da obesidade.

Opções farmacológicas atuais para tratar a obesidade e suas desordens metabólicas associadas permanecem limitadas e ineficientes. No entanto, a reversão do estado inflamatório observado na obesidade é associada à redução do IMC, com consequente perda de tecido adiposo e redução da produção de citocinas e quimiocinas pró-inflamatórias, além do aumento de mediadores anti-inflamatórios, com redução concomitante do risco de doenças associadas.[15]

MICROINFLAMAÇÃO E CÂNCER

Ainda em meados do século XIX, ao examinar a histologia de tecidos neoplásicos, Virchow observou um abundante infiltrado inflamatório. A abundância de leucócitos nos tecidos neoplásicos foi crucial para estabelecer a relação entre inflamação e desenvolvimento de câncer.[17] Atualmente, a inflamação é uma reconhecida marca da patogênese dos tumores e crescentes evidências continuam a indicar que a inflamação crônica é associada com maior risco de câncer.[18]

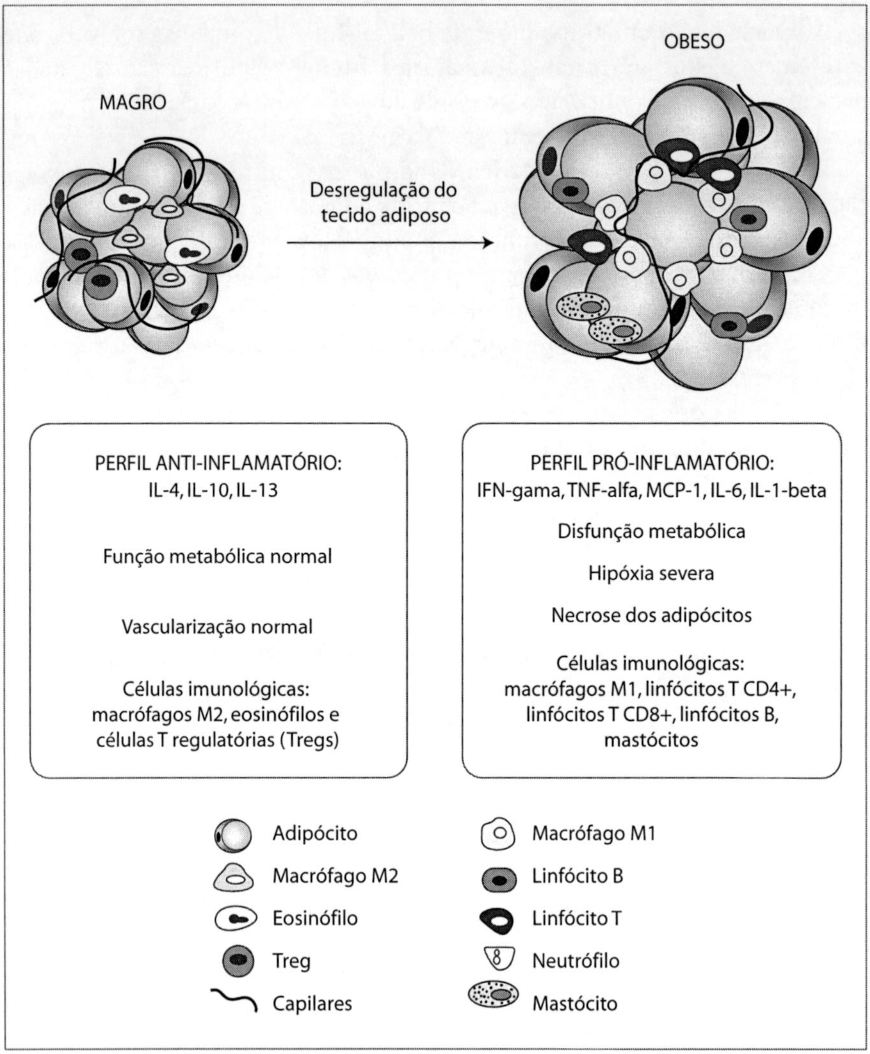

Figura 3. O tecido adiposo é um órgão endócrino ativo: no estado magro, ele exibe macrófagos residentes com fenótipo M2 (anti-inflamatório), sendo a inflamação controlada por meio de IL-4, IL-10 e IL-13, secretadas por macrófagos fenótipo M2. Com a progressão da obesidade, os adipócitos passam por hipertrofia e liberação de adipocinas que promovem a aquisição do fenótipo M1 (pró-inflamatório) pelo macrófago, com consequente aumento de citocinas pró-inflamatórias, como fator de necrose tumoral alfa (TNF-alfa), proteína monócito-quimiotática (MCP)-1 e IL-6. Isso é acompanhado pela infiltração de mastócitos e linfócitos T, o que contribui para a desregulação do tecido adiposo e favorece a perpetuação de um estado inflamatório.

De forma análoga ao tecido adiposo, o microambiente tumoral é composto por múltiplos tipos celulares, incluindo células epiteliais, fibroblastos, mastócitos e células do sistema imune inato e adaptativo, os quais favorecem um ambiente pró-inflamatório e pró-tumorigênico.[19]

Essas células inflamatórias secretam citocinas, fatores de crescimento, metaloproteinases e espécies reativas de oxigênio, as quais podem induzir instabilidade cromossômica e dano ao DNA.[20]

Estudos moleculares recentes destacam o papel da inflamação derivada de leucócitos intratumorais como promotora do crescimento tumoral. Demonstrou-se que alguns dos principais reguladores de inflamação, como o fator de necrose tumoral kappa-beta (NF-Kb), são cruciais para o crescimento tumoral, bem como foram elucidados os papéis de seus efetores com ação em cascata, como citocinas, quimiocinas e fatores de crescimento. Agora se sabe que o perfil imunológico do microambiente tumoral passa por uma remodelagem dinâmica contínua e o crescimento bem-sucedido do tumor acontece pela desorganização e pelo escape do controle imunológico mediado por células.[21]

O crescimento tumoral é diretamente facilitado por sinais inflamatórios no microambiente tumoral, os quais são capazes de subverter a resposta imune local contra o câncer, inibindo a ação de células apresentadoras de antígenos, alterando a função dos linfócitos T CD8 e diminuindo o desenvolvimento de linfócitos T de memória.

Como já descrito, a expansão do tecido adiposo está associada ao aumento de infiltração de vários tipos de células do sistema imune, do sistema imune tanto inato quanto adaptativo. Logo, os adipócitos e as células imunológicas secretam adipocinas e citocinas pró-inflamatórias, causando a MInf, que serve de base ao microambiente favorável ao crescimento tumoral (Figura 4).

A obesidade está associada com maior infiltração de células, do sistema imune tanto inato quanto adaptativo. A expansão aberrante da população dessas células é relacionada ao início das comorbidades associadas à obesidade, notadamente o desenvolvimento de neoplasias.

O câmbio fenotípico observado em macrófagos e linfócitos é um importante mecanismo correlacionado ao risco de crescimento tumoral observado na obesidade. Outros possíveis mecanismos sinérgicos que causam um tecido adiposo disfuncional incluem inflamação induzida por ácidos graxos, estresse oxidativo, estresse de retículo endoplasmático e hipóxia tecidual[22] (Figura 5).

Os mecanismos que ligam a obesidade ao câncer não estão totalmente esclarecidos, mas inflamação crônica de baixa intensidade, desregulação da sinalização das vias de crescimento, hiperinsulinemia crônica e hipóxia associadas à obesidade são amplamente aceitas como importantes fatores patogênicos, em especial a infiltração de células imunológicas no tecido adiposo.

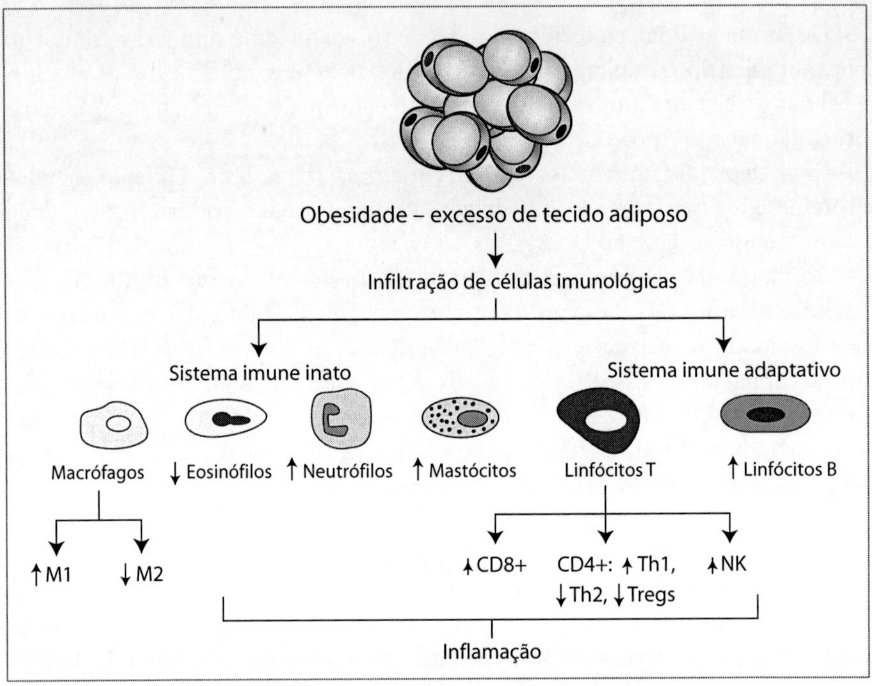

Figura 4. Alterações imunológicas desencadeadas pela obesidade.

Fonte: adaptada de Catalán et al., 2013.[16]

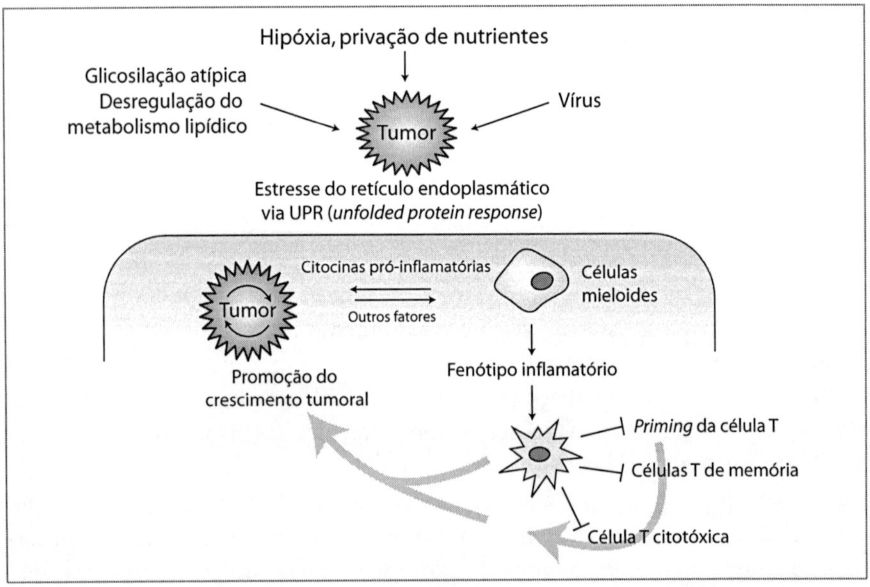

Figura 5. Relações das células tumorais com fatores estressantes e o ambiente.

ESTRESSE E INFLAMAÇÃO

O estresse é desencadeado por uma percepção do indivíduo acerca de suas demandas objetivas e suas habilidades em lidar com elas.[23] O estresse evoca padrões de respostas fisiológicas e comportamentais compatíveis com o objetivo de manter a homeostase.

Por exemplo, a percepção de uma ameaça é geralmente acompanhada pela ativação do eixo hipotálamo-hipófise-adrenal (HHA) e do sistema simpático-adrenal (SA), resultando na secreção dos hormônios corticotropina (CRH), cortisol e norepinefrina (NE). Apesar de necessários no curto prazo para lidar com os estressores, ao longo do tempo essas respostas, conhecidas como "luta ou fuga", podem levar a múltiplos efeitos negativos no corpo e no cérebro, além de contribuir para um ciclo recorrente de disfunções.[24]

Estudos clínicos e experimentais demonstraram que a ativação anômala do eixo HHA pode estar relacionada ao aumento da produção de citocinas pró-inflamatórias a partir de linfócitos estimulados na periferia e no cérebro. Dessa forma, os distúrbios de ativação do eixo HHA secundários resultam em disfunção imune e vice-versa; a disfunção imune também pode induzir alterações no eixo HHA (Figura 6).

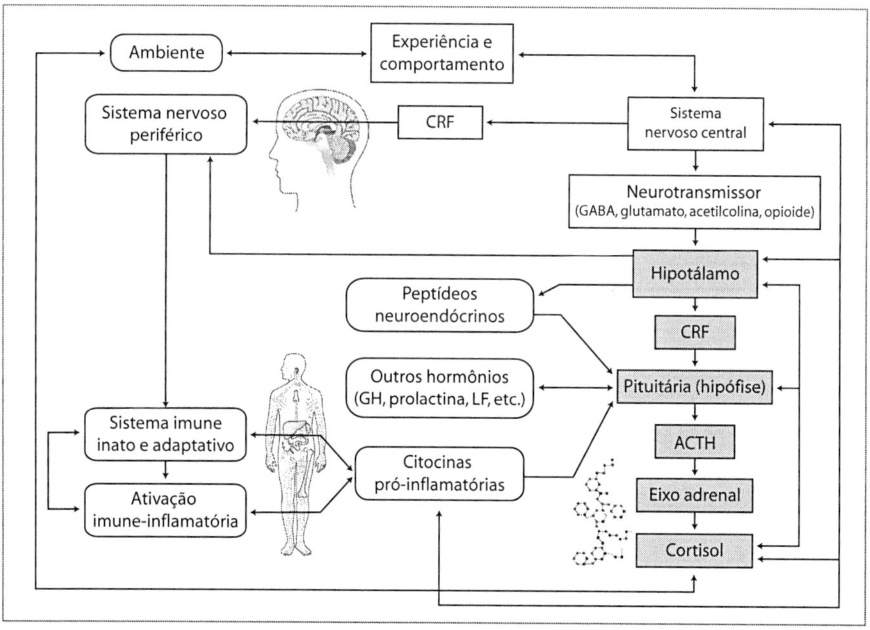

Figura 6. Rede de interações entre sistemas imune, endócrino e nervoso. Na depressão, uma ativação do eixo HHA, como a que acontece no estresse, leva a uma ativação imune e vice-versa.

Fonte: adaptada de Song e Leonard, 2000.[27]

DEPRESSÃO E INFLAMAÇÃO

O estresse crônico desencadeia mudanças no eixo HHA e no sistema imune, agindo como um gatilho para a ansiedade e a depressão. Evidências tanto clínicas quanto experimentais mostram que o aumento na concentração de citocinas pró-inflamatórias e glicocorticoides, como ocorre em situações de estresse crônico, contribui para mudanças comportamentais associadas à depressão.[25]

Níveis séricos de cortisol alto estão associados a um defeito na função serotoninérgica e ao aumento de citocinas pró-inflamatórias que acompanham a depressão. Glicocorticoides e citocinas pró-inflamatórias aumentam a conversão de triptofano para quinurenina, o que resulta na redução da produção de serotonina no cérebro. Além disso, levam à formação de neurotoxinas agonistas ao glutamato, contribuindo para a apoptose de astrócitos, oligodendrócitos e neurônios.

Até recentemente, acreditava-se que o cérebro fosse um órgão protegido do sistema imune periférico pela barreira hematoencefálica. Agora se sabe que essa noção não é correta, pois o cérebro pode ser diretamente influenciado por citocinas, quimiocinas e glicocorticoides, assim como algumas células imunológicas que podem acessar o sistema nervoso central e, dessa forma, influenciar as redes neuronais afetadas na depressão.[26]

A influência de moléculas grandes no cérebro, oriundas do sistema imune periférico, é um tanto surpreendente, porque aparentemente não há transportadores para esse tipo de peptídeos, como interleucinas, na barreira hematoencefálica.

No entanto, atualmente existe evidência experimental de que essas moléculas podem acessar o cérebro via barreira hematoencefálica permeável, como ocorre na depressão maior; por ativação de células endoteliais que revestem a vasculatura endotelial e produzem mediadores endoteliais dentro da própria barreira hematoencefálica; por se ligarem a receptores de citocina associados ao nervo vago e, dessa forma, sinalizar alterações inflamatórias no cérebro via *nucleus tractus solitarius* e hipotálamo.[28,29]

Uma vez no cérebro, as citocinas pró-inflamatórias ativam tanto células neuronais quanto não neuronais via cascata do NF-kB, de maneira similar ao que acontece na resposta inflamatória periférica.[30]

MEDICINA INTEGRATIVA COMO PROPOSTA DE ABORDAGEM ANTI-INFLAMATÓRIA

A obesidade, o câncer, o estresse e a depressão são citados neste capítulo como exemplos da íntima interação entre inflamação e desenvolvimento de doenças crônicas.

A medicina integrativa é uma ferramenta de identificação e intervenção em fatores desencadeantes da MInf. Assim, o manejo do estresse, a implementação de atividade física e a abordagem dietética têm sido demonstrados como fatores de estilo de vida que influenciam significativamente o perfil inflamatório.

Os próximos tópicos pretendem demonstrar algumas modalidades de medicina integrativa como proposta de abordagem terapêutica para o estado de inflamação crônica de baixa intensidade.

MEDICINA MENTE-CORPO E MICROINFLAMAÇÃO

A medicina mente-corpo (MMC) empodera o paciente no manejo de sua doença. É complementar, mas não irrelevante em relação à farmacoterapia e não está associada com nenhum risco ou toxicidade. Além disso, a MMC objetiva a melhora do estado geral e do bem-estar do paciente. Logo, os benefícios não são limitados aos objetivos da doença em questão, mas ao paciente em todos os seus aspectos.[31]

A MMC inclui uma variedade de técnicas com a proposta de facilitar a capacidade da mente em regular a função corporal. A MMC foca nas interações entre cérebro, mente, corpo e comportamento, assim como na intensidade com que fatores emocionais, mentais, sociais, espirituais e comportamentais afetam diretamente a saúde.

As intervenções mais comumente praticadas incluem técnicas de relaxamento, hipnose, imagens mentais, meditação, ioga, *biofeedback*, *tai chi*, *qi gong*, terapia cognitivo-comportamental, grupos de suporte e espiritualidade.

O comportamento afeta a inflamação. Mesmo níveis relativamente modestos de sintomas de ansiedade e depressão podem aumentar a produção de citocinas pró-inflamatórias.[32] Além disso, o estresse pode provocar aumentos transitórios na produção de citocinas pró-inflamatórias.[33,34] E o estresse crônico está ligado ao aumento sustentado de IL-6.[35,36]

Com o objetivo de avaliar os benefícios do *hatha yoga* na redução do estresse, um estudo comparou as respostas inflamatória e endócrina de novatos *versus* praticantes habituais, antes, durante e depois de uma sessão de ioga.

Apesar de apresentarem características semelhantes em idade, adiposidade abdominal e condicionamento cardiorrespiratório, a IL-6 dos novatos foi 41% maior que a dos praticantes habituais e o risco de um novato apresentar PCR elevada foi 4,75 vezes maior do que a dos praticantes habituais.[37]

Um estudo mais recente avaliou os resultados da ioga, como intervenção de curta duração, em pacientes com doenças inflamatórias crônicas e identificou uma significativa queda de marcadores inflamatórios em apenas 10 dias de prática.[38]

Os efeitos benéficos do *qi gong*, outra modalidade de MMC, sobre qualidade de vida e inflamação em pacientes com câncer, foram relatados em estudo publicado recentemente.[39]

O interesse na meditação como um método para a redução do estresse vem aumentando substancialmente nos últimos anos.[40,41]

Maior tempo praticando a técnica de *mindfulness* foi associada com maior queda de TNF-alfa, mas os efeitos benéficos associados a essa técnica são dependentes da prática mais constante.[42-44] Pace et al., por exemplo, encontraram como resultado de seu estudo que a redução do estresse psicológico e da IL-6 plasmática induzida por estresse, associada com o treino em meditação, só foi observada naqueles que relataram praticar meditação com mais frequência que a mediana. Já aqueles abaixo da mediana não apresentaram diferença em relação aos controles. Ademais, a prática da meditação promoveu um declínio na produção diária de cortisol.[44]

Um estudo recente demonstra que intervenções comportamentais dirigidas à redução da reatividade emocional podem ter efeito benéfico em doenças inflamatórias crônicas.[45]

ATIVIDADE FÍSICA E REDUÇÃO DE INFLAMAÇÃO

A atividade física também é um importante fator de estilo de vida. Pessoas que se descrevem como ativas têm níveis mais baixos de biomarcadores inflamatórios quando comparadas a controles sedentários.[46]

Além disso, quando o condicionamento físico ou cardiorrespiratório é avaliado com rigor, objetivamente por testagem máxima de esforço, o condicionamento é inversamente associado com inflamação, mesmo depois de ajustar para fatores como idade, tabagismo, medicações e gordura abdominal.[47-50]

Apesar de a atividade física regular estar associada a níveis mais baixos de IL-6 e outras citocinas pró-inflamatórias, o exercício agudo aumenta transitoriamente a produção e liberação de IL-6 a partir da musculatura esquelética; a IL-6 liberada durante a atividade física inibe a produção de TNF-alfa e pode induzir a produção de IL-10, um dos mecanismos de ação anti-inflamatória subjacente ao exercício. Níveis mais baixos de IL-6 em repouso, assim como após o exercício, parecem ser uma adaptação normal ao treino.[51]

Dadas essas evidências relativas à atividade física como redutora de inflamação, propõe-se que a prática de exercícios seja parte, sempre que possível, de uma abordagem integrativa.

DIETA ANTI-INFLAMATÓRIA

Sugere-se que os padrões dietéticos caracterizados por elevado consumo de alimentos de alto índice glicêmico, pobres em fibra e ricos em gordura trans causem ativação do sistema imune inato, levando à excessiva produção de mediadores pró-inflamatórios, com concomitante redução dos anti-inflamatórios. Apesar de os resultados serem controversos, a adoção de hábitos alimentares saudáveis, com redução da ingestão de gorduras trans e saturadas, aumento das gorduras mono e poli-insaturadas, associadas ao aumento do consumo de frutas, hortaliças e cereais integrais, parecem influenciar positivamente a melhora do estado inflamatório crônico de baixa intensidade.[4]

A obesidade tem sido caracterizada como um estado crônico de inflamação por causa dos elevados níveis plasmáticos de IL-6, TNF-alfa e PCR.[52] Um mecanismo óbvio é o fato de os adipócitos serem capazes de produzir e secretar IL-6 e TNF-alfa; sabe-se que até 30% da IL-6 pode ser derivada do tecido adiposo.[53]

Portanto, reduzir o IMC por meio de uma dieta saudável é uma meta a ser atingida dentro de uma abordagem integrativa, com o intuito de mitigar a inflamação crônica de baixa intensidade.

A ingestão de glicose por indivíduos saudáveis tem sido associada ao aumento da síntese de superóxido pelos leucócitos e pelas células mononucleares, bem como à elevação da quantidade e da atividade do NF-kB, que regula a atividade de, pelo menos, 125 genes envolvidos na transcrição, a maioria deles pró-inflamatórios.[54,55]

Os resultados de estudos observacionais[56,57] e ensaios clínicos[58,59] sugerem que o consumo de alimentos de baixo índice glicêmico (IG) ou baixa carga glicêmica (CG) atenue o processo inflamatório crônico de baixa intensidade.

Os resultados de diversas pesquisas sugerem que o consumo de dieta saudável seja capaz de reduzir os níveis de marcadores inflamatórios, favorecendo a produção de citocinas anti-inflamatórias, contribuindo para a prevenção ou o controle da resistência insulínica, das dislipidemias e de outras condições metabólicas relacionadas à manifestação de doenças crônicas não transmissíveis. Tal dieta deve apresentar teor energético capaz de manter o peso corporal adequado, sendo composta por teor moderado de gordura, baixos teores de açúcares simples, de gorduras trans e saturadas, sendo rica em frutas, hortaliças e alimentos integrais.

Com o objetivo de instrumentar a abordagem de uma dieta que tivesse propriedades anti-inflamatórias, o Dr. Andrew Weil, do Centro de Medicina Integrativa da Universidade do Arizona, propôs um modelo sistematizado em forma de pirâmide, para fácil compreensão dos pacientes (Figura 7).[60]

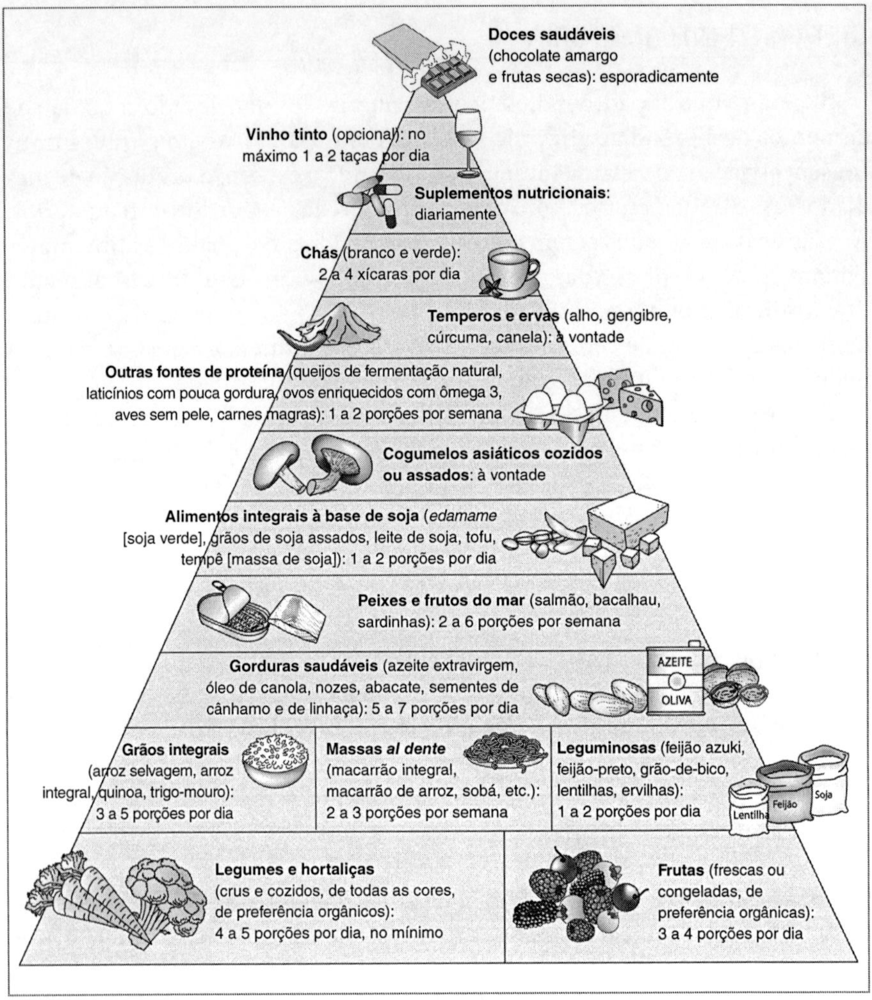

Figura 7. Dieta anti-inflamatória – pirâmide alimentar.

Fonte: adaptada de Weil, 2014.[60]

Embora mais estudos necessitem ser realizados a fim de esclarecer o papel específico dos componentes dietéticos nos níveis de marcadores inflamatórios, bem como seus resultados em longo prazo, esse modelo alimentar parece recomendável, pois mantém um equilíbrio na ingestão de fibras, carboidratos, proteínas, gorduras saudáveis e fitonutrientes.

NA PRÁTICA

GRUPO DE MEDICINA INTEGRATIVA – CENTRO DE ONCOLOGIA E HEMATOLOGIA DO HOSPITAL ALBERT EINSTEIN

Dieta anti-inflamatória – recomendações práticas

Sabe-se que o risco de enfermidades é minimizado com a ingestão de 8 a 10 porções de legumes e frutas ao longo do dia (cada porção equivale ao volume de uma bola de tênis) – pesquisas associam a adoção de dieta variada com boa saúde.[61-67] Essa é, sem dúvida, a melhor maneira de obter todas as vitaminas, sais minerais e micronutrientes de que o corpo necessita diariamente. Não é preciso conhecer em detalhe as propriedades nutricionais de cada fruta, legume ou verdura, nem ficar consultando guias toda vez que entrar em um supermercado: tenha em mente que a cor de uma fruta ou legume está relacionada com as substâncias contidas nela. Assim, monte um prato o mais colorido possível – de preferência, com alimentos frescos e produzidos da maneira natural. Lembre-se sempre de incluir fibras e grãos, que fornecem zinco, ácido fólico e magnésio ao organismo, e são ricos em fibras, ajudando o bom funcionamento do intestino, aumentando a sensação de saciedade e estabilizando os níveis de glicose no sangue. É bom ressaltar que as gorduras desempenham papéis importantes no organismo e devemos ingeri-las – sem elas, o corpo não conseguiria produzir hormônios, absorver algumas vitaminas (A, D, E e K) e obter ácidos graxos essenciais que não são produzidos pelo organismo (como ômega-3). No entanto, procure limitar o consumo de gorduras saturadas presentes em queijos amarelos, leite integral, biscoitos, sorvete cremoso e carne vermelha (geralmente de origem animal e apresentadas em estado sólido, aumentando o colesterol ruim – LDL –, quando ingeridas) e de gorduras trans (formadas por um processo químico no qual óleos vegetais líquidos são convertidos em gordura sólida). Dê preferência às gorduras poli-insaturada e monoinsaturada, presentes no óleo de canola, nas sementes oleaginosas, nas azeitonas, no abacate e no salmão. Aliás, salmão, atum, sardinha, truta e sementes de linhaça moídas devem ser incluídos com frequência na alimentação, por se tratar de excelentes fontes de ácidos graxos com ação anti-inflamatória, que ajudam a reduzir o risco de doenças cardíacas.

Portanto, a atenção e o autocuidado aparecem novamente como ponto de partida para qualquer pessoa interessada em se alimentar melhor. Sem atenção ao que o corpo pede e à maneira como ele reage ao que se ingere, não é possível desenvolver o autocuidado alimentar necessário, que se traduz na escolha consciente de hábitos alimentares. Uma vez entendidas essas premissas, é possível apontar diretrizes básicas primordiais para um corpo saudável, que atuarão na prevenção e no controle de doenças crônicas e agudas. Mais do que intuitivas, são recomendações embasadas em pesquisas realizadas ao longo de décadas por médicos de diversas instituições.[61-67]

Dicas práticas da dieta anti-inflamatória

Açúcar e sal

Cada um, por um motivo diferente, deve ser controlado e ingerido com bastante moderação. O consumo excessivo de açúcar está associado ao aparecimento de diabetes e inflamações, além de obesidade. Procure consumir frutas frescas e secas e prefira o mel e o açúcar mascavo. Já o excesso de sal está relacionado ao acúmulo de líquidos no organismo e à hipertensão arterial. No preparo dos alimentos, use ervas e temperos, que dão sabor sem exigir tanto acréscimo de sal. Quanto aos alimentos industrializados, dê preferência àqueles que contenham menos de 5% da dose diária recomendada de sódio. Falando em alimentos industrializados, evite os que tenham alto índice glicêmico (como batatas, arroz branco e frutas maduras), pois elevam rapidamente os níveis de açúcar no sangue e, como consequência, também promovem quedas abruptas nesses níveis, fazendo com que você logo sinta fome.

Vinho tinto (álcool)

A ingestão de vinho é opcional, mas não deve exceder duas taças ao dia. Uma escolha saudável pode ser o vinho tinto orgânico. O vinho tinto tem propriedades antioxidantes, mas, se você não ingere álcool, não comece por causa disso.

Suplementos nutricionais

Os suplementos podem ajudar a corrigir falhas na alimentação, porém é fundamental sempre ter orientação médica ou de nutricionista especializado, respeitando a escolha do melhor produto indicado para você.

Pesquisas recentes revelam que a suplementação nutricional não substitui, nem mesmo traz vantagens, sobre uma dieta rica e variada.

Evite tomar suplementos por indicação popular ou propagandas; consulte seu médico ou nutricionista.

Chá

O chá é rico em antioxidantes que reduzem inflamações. Opte por chás de boa qualidade (sobretudo quanto à estocagem e ao controle de contaminação) e aprenda a prepará-los de maneira que mantenham as propriedades e o sabor. Evite tomar mais que quatro xícaras por dia.

Temperos e ervas

Podem ser ingeridos à vontade. Escolhas saudáveis são cúrcuma (açafrão-da-terra), alho, gengibre, *curry* (preparado de temperos indianos), canela, pimenta, tomilho e alecrim.

Os temperos geralmente têm propriedades anti-inflamatórias, por causa de seus fitonutrientes. A utilização diária de temperos crus deve ser incentivada como parte da rotina alimentar.

Fontes de proteína além do peixe

Escolhas saudáveis: queijos, iogurte desnatado, ovos enriquecidos com ômega-3, frango sem pele e carnes magras em geral.

Tente reduzir o consumo de alimentos de origem animal. Se você come frango, prefira o orgânico e prepare-o sem pele e gordura. Use produtos desnatados com moderação, especialmente iogurte e queijos amarelos e conservados.

Peixe e frutos do mar

Peixes são ricos em ômega-3, uma gordura essencial que interage no metabolismo anti-inflamatório do corpo.

Quantidade: de 2 a 6 porções por semana. Escolhas saudáveis são salmão e sardinha. Se você não come peixe, converse com seu médico ou nutricionista sobre a possibilidade de ingerir suplementos constituídos por óleo de peixe.

Gorduras saudáveis

Quantidade: de 5 a 7 porções por dia (uma porção equivale a uma colher de chá de azeite, duas castanhas ou duas colheres de abacate). Escolhas saudáveis: azeite extravirgem, óleo de canola, castanhas, abacate, sementes. As boas gorduras são produtos ricos em gordura monoinsaturada e ômega-3, que colaboram para aumentar os índices do bom colesterol. O azeite de oliva extravirgem é rico em polifenóis com ação antioxidante.

Cogumelos asiáticos cozidos ou assados

Escolhas saudáveis: shitake e shimeji, além de cogumelos sazonais. Os cogumelos têm componentes que auxiliam o sistema imunológico. Em geral, não devem ser ingeridos crus. A ingestão também está contraindicada em associação com radioterapia (pode ocorrer um fenômeno de sensibilização da pele).

Alimentos integrais à base de soja

A soja contém isoflavonas, antioxidante que protege o organismo contra o câncer. Prefira sempre o grão inteiro da soja em vez da versão processada ou que imita carne.

Escolhas saudáveis: grão de soja, leite de soja, tofu. Evite o consumo excessivo de alimentos de soja quando no tratamento ou pós-tratamento de câncer de mama ou tumores de origem endócrina.

Grãos integrais

Quantidade: de 3 a 5 porções por dia (cada porção equivale a meia xícara de grão cozido). Escolhas saudáveis: arroz integral, quinoa e aveia. Os grãos integrais são digeridos mais lentamente, o que reduz os picos de açúcar no sangue, que provocam inflamação. Os grãos integrais vêm inteiros ou em pedaços grandes, ao contrário das versões refinadas, que são moídas.

De 2 a 3 porções de massas integrais cozidas *al dente* podem ser ingeridas por semana (uma porção: meia xícara de massa cozida). A massa cozida *al dente* (quando está no ponto, sem ficar mole demais) tem índice glicêmico mais baixo que a excessivamente cozida, o que reduz os picos de glicose e insulina séricos.

Leguminosas (feijões)

A quantidade ideal é de 1 a 2 porções por dia. Escolhas saudáveis podem ser tipos variados de feijão, ervilhas, lentilhas e grão-de-bico. As leguminosas são ricas em ácido fólico, magnésio, potássio e fibras solúveis e têm baixo índice glicêmico. Devem ser ingeridas bem cozidas, inteiras ou em pasta.

Legumes e hortaliças

A quantidade sugerida é de pelo menos 4 a 5 porções por dia (uma porção equivale a duas xícaras de alface ou meia xícara de legumes cozidos). Escolhas saudáveis são: espinafre, repolho, brócolis, couve-flor, cenoura, cebola. Devem-se ingerir legumes e verduras de todas as cores, crus e cozidos – e, se possível, preferir os orgânicos ou coletados em áreas de vizinhança, diminuindo-se o risco de contaminação por agrotóxicos. Os legumes e hortaliças são ricos em carotenoides e flavonoides, que têm ação anti-inflamatória e antioxidante.

Frutas

A quantidade sugerida é de 3 a 4 porções por dia (uma porção equivale a um pedaço médio de melão ou melancia, uma fatia de abacaxi, uma maçã pequena ou uma pera pequena). Escolhas saudáveis são: morango orgânico, pêssego orgânico, nectarina, laranja, ameixa, maçã. Ingira frutas de todas as cores, com preferência às típicas da estação. Frutas de origem orgânica são indicadas, sobretudo os morangos e pêssegos, que apresentam alto grau de contaminação por agrotóxicos. As frutas são ricas em carotenoides e flavonoides.

Água

É importante beber bastante água, de forma fracionada, ao longo do dia. Ela é fundamental para o bom funcionamento do metabolismo enzimático e mitocondrial.

Recomenda-se estabelecer um padrão regular de alimentação, sugerindo-se que se preste atenção ao tamanho das porções servidas. Deve-se aprender a distinguir fome de compulsão; importante também é orientar quanto à ingestão regular de alimentos em intervalos de 3 a 4 horas no máximo, definindo um padrão de 5 a 6 refeições moderadas diárias – café da manhã, lanche, almoço, lanche, jantar e lanche. Além de estabelecer um padrão de saciedade, o hábito de se alimentar em intervalos regulares mantém estáveis os níveis de glicose sanguínea, evitando a promoção de quadros de inflamação e resistência à insulina e levando a um estado de percepção de vitalidade e bem-estar.

REFERÊNCIAS BIBLIOGRÁFICAS

1. Ortega-Gómez A, Perretti M, Soehnlein O. Resolution of inflammation: an integrated view. EMBO Mol Med. 2013;5(5):661-74.
2. Guzik TJ, Korbut R, Adamek-Guzik T. Nitric oxide and superoxide in inflammation and immune regulation. J Physiol Pharmacol. 2003;54(4):469-87.
3. O'Garra A, Arai N. The molecular basis of T helper 1 and T helper 2 cell differentiation. Trends Cell Biol. 2000;10(12):542-50.
4. Geraldo JM, Alfenas RCG. Papel da dieta na prevenção e no controle da inflamação crônica: evidências atuais [Role of diet on chronic inflammation prevention and control: current evidences]. Arq Bras Endocrinol Metab. 2008;52(6):951-67.
5. Pearson TA, Mensah GA, Alexander RW, Anderson JL, Cannon RO 3rd, Criqui M, et al.; Centers for Disease Control and Prevention; American Heart Association. Markers of inflammation and cardiovascular disease: application to clinical and public health practice: a statement for healthcare professionals from the Centers for Disease Control and Prevention and the American Heart. Circulation. 2003;107(3):499-511.
6. Scrivo R, Vasile M, Müller-Ladner, Neumann E, Valesini G. Rheumatic diseases and obesity: adipocytokines as potential comorbidity biomarkers for cardiovascular diseases. Mediators Inflamm. 2013;2013:808125.
7. World Health Organization [Internet]. Health topics. Obesity [citado em 10 jul. 2023]. Disponível em: http://www.who.int/topics/obesity/en/
8. Van Gaal LF, Mertens IL, De Block CE. Mechanisms linking obesity with cardiovascular disease. Nature. 2006;444(7121):875-80.
9. LeRoith D, Novosyadlyy R, Gallagher EJ, Lann D, Vijayakumar A, Yakar S. Obesity and type 2 diabetes are associated with an increased risk of developing cancer and a worse prognosis; epidemiological and mechanistic evidence. Exp Clin Endocrinol Diabetes. 2008;116 Suppl 1:S4-6.
10. Blüher M. Adipose tissue dysfunction in obesity. Exp Clin Endocrinol Diabetes. 2009;117(6):241-50.
11. Hotamisligil GS, Shargill NS, Spiegelman BM. Adipose expression of tumor necrosis factor-alpha: direct role in obesity-linked insulin resistance. Science. 1993;259(5091):87-91.
12. Tilg H, Moschen AR. Adipocytokines: mediators linking adipose tissue, inflammation and immunity. Nat Rev Immunol. 2006;6(10):772-83.
13. Blüher M. Do adipokines link obesity to its related metabolic and cardiovascular diseases? Clin Lipidol. 2010;5(1):95-107.
14. Bays HE. "Sick fat", metabolic disease, and atherosclerosis. Am J Med. 2009;122(1 Suppl):S26-37.
15. Ramalho R, Guimarães C. Papel do tecido adiposo e dos macrófagos no estado de inflamação crônica associada à obesidade: implicações clínicas. Acta Med Port. 2008 [citado em 10 jul. 2023];21(5):489-96. Disponível em: http://www.actamedicaportuguesa.com/revista/index.php/amp/article/view/1635
16. Catalán V, Gómez-Ambrosi J, Rodríguez A, Frühbeck G. Adipose tissue and immunity and cancer. Front Physiol. 2013;4:275.
17. Virchow R. Die Krankenhasften Geschwulste. Berlin: Verlag von August Hirchwald; 1863.
18. Aggarwal BB, Gehlot P. Inflammation and cancer: how friendly is the relationship for cancer patients? Curr Opin Pharmacol. 2009;9(4):351-69.
19. Harvey AE, Lashinger LM, Hursting SD. The growing challenge of obesity and cancer: an inflammatory issue. Ann N Y Acad Sci. 2011;1229:45-52.
20. Khasawneh J, Schulz MD, Walch A, Rozman J, Hrabe de Angelis M, Klingenspor M, et al. Inflammation and mitochondrial fatty acid beta-oxidation link obesity to early tumor promotion. Proc Natl Acad Sci U S A. 2009;106(9):3354-9.

21. Schreiber RD, Old, LJ, Smyth MJ. Cancer immunoediting: integrating immunity's roles in cancer suppression and promotion. Science. 2011;331(6024):1565-70.
22. Mahadevan NR, Zanetti M. Tumor stress inside out: cell-extrinsic effects of the unfolded protein response in tumor cells modulate the immunological landscape of the tumor microenvironment. J Immunol. 2011;187(9):4403-9.
23. Lazarus RS. Stress and emotion: a new synthesis. New York: Springer Publishing Company; 1999.
24. Taylor AG, Goehler LE, Galper DI, Innes KE, Bourguignon C. Top-down and bottom-up mechanisms in mind-body medicine: development of an integrative framework for psychophysiological research. Explore (NY). 2010;6(1):29-41.
25. Leonard BE. The concept of depression as a dysfunction of the immune system. Curr Immunol Rev. 2010;6(3):205-12.
26. Godbout JP, Berg BM, Krzyszton C, Johnson RW. Alpha-tocopherol attenuates NFkappaB activation and pro-inflammatory cytokine production in brain improves recovery from lipopolysaccharide-induced sickness behavior. J Neuroimmunol. 2005;169(1-2):97-105.
27. Song C, Leonard BE. Fundamentals of psychoneuroimmunology. Philadelphia: John Wiley & Sons; 2000.
28. Raison CL, Borisov AS, Majer M, Drake DF, Pagnoni G, Woolwine BJ, et al. Activation of central nervous system inflammatory pathways by interferon-alpha: relationship of monoamines and depression. Biol Psychiatry. 2009;65(4):296-303.
29. Si Q, Cosenza M, Kim MO, Zhao ML, Brownlee M, Goldstein H, Lee S. A novel action of minocycline: inhibition of human immunodeficiency virus type 1 infection in microglia. J Neurovirol. 2004;10(5):284-92.
30. Anisman H, Merali Z, Hayley S. Neurotransmitter, peptide and cytokine processes in relation to depressive disorder: comorbidity between depression and neurodegenerative disorders. Prog Neurobiol. 2008;85(1):1-74.
31. Pelletier KR. Mind as healer, mind as slayer: MindBody medicine comes of age. Adv Mind Body Med. 2002;18(1):4-15.
32. Howren MB, Lamkin DM, Suls J. Associations of depression with C-reactive protein, IL-1, and IL-6: a meta-analysis. Psychosom Med. 2009;71(2):171-86.
33. Glaser R, Kiecolt-Glaser JK. Stress-induced immune dysfunction: implications for health. Nat Rev Immunol. 2005;5(3):243-51.
34. Steptoe A, Hamer M, Chida Y. The effects of acute psychological stress on circulating inflammatory factors in humans: a review and meta-analysis. Brain Behav Immun. 2007;21(7):901-12.
35. Kiecolt-Glaser JK, Preacher KJ, MacCallum RC, Atkinson C, Malarkey WB, Glaser R. Chronic stress and age-related increases in the proinflammatory cytokine IL-6. Proc Natl Acad Sci U S A. 2003;100(15):9090-5.
36. Lutgendorf SK, Garand L, Buckwalter KC, Reimer TT, Hong SY, Lubaroff DM. Life stress, mood disturbance, and elevated interleukin-6 in healthy older women. J Gerontol A Biol Sci Med Sci. 1999;54(9):M434-9.
37. Kiecolt-Glaser JK, Christian L, Preston H, Houts CR, Malarkey WB, Emery CF, et al. Stress, inflammation, and yoga practice. Psychosom Med. 2010;72(2):113-21.
38. Yadav RK, Magan D, Mehta N, Sharma R, Mahapatra SC. Efficacy of a short-term yoga-based lifestyle intervention in reducing stress and inflammation: preliminary results. J Altern Complement Med. 2012;18(7):662-7.
39. Oh B, Butow PN, Mullan BA, Clarke SJ, Beale PJ, Pavlakis N, et al. Effect of medical Qigong on cognitive function, quality of life, and a biomarker of inflammation in cancer patients: a randomized controlled trial. Support Care Cancer. 2012;20(6):1235-42.
40. Barnes PM, Bloom B, Nahin RL. Complementary and alternative medicine use among adults and children: United States, 2007. Natl Health Report. 2008;(12):1-23.

41. Kabat-Zinn J, Wheeler E, Light T, Skillings A, Scharf MJ, Cropley TG, et al. Influence of a mindfulness meditation-based stress reduction intervention on rates of skin clearing in patients with moderate to severe psoriasis undergoing phototherapy (UVB) and photochemotherapy (PUVA). Psychosom Med. 1998;60(5):625-32.
42. Carmody J, Baer RA. Relationships between mindfulness practice and levels of mindfulness, medical and psychological symptoms and well-being in a mindfulness-based stress reduction program. J Behav Med. 2008;31(1):23-33.
43. Jha AP, Stanley EA, Kiyonaga A, Wong L, Gelfand L. Examining the protective effects of mindfulness training on working memory capacity and affective experience. Emotion. 2010;10(1): 54-64.
44. Pace TW, Negi LT, Adame DD, Cole SP, Sivilli TI, Brown TD, et al. Effect of compassion meditation on neuroendocrine, innate immune and behavioral responses to psychosocial stress. Psychoneuroendocrinology. 2009;34(1):87-98.
45. Rosenkranz MA, Davidson RJ, Maccoon DG, Sheridan JF, Kalin NH, Lutz A. A comparison of mindfulness-based stress reduction and an active control in modulation of neurogenic inflammation. Brain Behav Immun. 2013;27(1):174-84.
46. Hamer M. The relative influences of fitness and fatness on inflammatory factors. Prev Med. 2007;44(1):3-11.
47. Aronson D, Sheikh-Ahmad M, Avizohar O, Kerner A, Sella R, Bartha P, et al. C-reactive protein is inversely related to physical fitness in middle-aged subjects. Atherosclerosis. 2004;176(1):173-9.
48. Kasapis C, Thompson PD. The effects of physical activity on serum C-reactive protein and inflammatory markers: a systematic review. J Am Coll Cardiol. 2005;45(10):1563-9.
49. Kullo IJ, Khaleghi M, Hensrud DD. Markers of inflammation are inversely associated with VO2 max in asymptomatic men. J Appl Physiol (1985). 2007;102(4):1374-9.
50. von Känel R, Hong S, Pung MA, Mills PJ. Association of blood pressure and fitness with levels of atherosclerotic risk markers pre-exercise and post-exercise. Am J Hypertens. 2007;20(6): 670-5.
51. Fischer CP. Interleukin-6 in acute exercise and training: what is the biological relevance? Exerc Immunol Rev. 2006;12:6-33.
52. Dandona P, Aljada A, Bandyopadhyay A. Inflammation: the link between insulin resistance, obesity and diabetes. Trends Immunol. 2004;25(1):4-7.
53. Mohamed-Ali V, Goodrick S, Rawesh A, Katz DR, Miles JM, Yudkin JS, et al. Subcutaneous adipose tissue releases interleukin-6, but not tumor necrosis factor-alpha, in vivo. J Clin Endocrinol Metab. 1997;82(12):4196-200.
54. Mohanty P, Hamouda W, Garg R, Aljada A, Ghanim H, Dandona P. Glucose challenge stimulates reactive oxygen species (ROS) generation by leucocytes. J Clin Endocrinol Metab. 2000;85(8):2970-3.
55. Wang S, Leonard SS, Castranova V, Vallyathan V, Shi X. The role of superoxide radical in TNF-alpha induced NF-kappaB activation. Ann Clin Lab Sci. 1999;29(3):192-9.
56. Liu S, Manson JE, Buring JE, Stampfer MJ, Willett WC, Ridker PM. Relation between a diet with a high glycemic load and plasma concentrations of high-sensitivity C-reactive protein in middle-aged women. Am J Clin Nutr. 2002;75(3):492-8.
57. Qi L, Rimm E, Liu S, Rifai N, Hu FB. Dietary glycemic index, glycemic load, cereal fiber, and plasma adiponectin concentration in diabetic men. Diabetes Care. 2005;28(5):1022-8.
58. Ebbeling CB, Leidig MM, Sinclair KB, Seger-Shippee LG, Feldman HA, Ludwig DS. Effects of an ad libitum low-glycemic load diet on cardiovascular disease risk factors in obese young adults. Am J Clin Nutr. 2005;81(5):976-82.
59. Järvi AE, Karlström BE, Granfeldt YE, Björck IE, Asp NG, Vessby BO. Improved glycemic control and lipid profile and normalized fibrinolytic activity on a low-glycemic index diet in type 2 diabetic patients. Diabetes Care. 1999;22(1):10-8.

60. Weil A. Anti-inflammatory diet & Pyramid [Internet] [citado em 31 jul. 2023]. Disponível em: https://www.drweil.com/diet-nutrition/anti-inflammatory-diet-pyramid/dr-weils-anti--inflammatory-food-pyramid/
61. Esmaillzadeh A, Kimiagar M, Mehrabi Y, Azadbakht L, Hu FB, Willett WC. Fruit and vegetable intakes, C-reactive protein, and the metabolic syndrome. Am J Clin Nutr. 2006;84(6):1489-97.
62. Thomson CA, Ravia J. A systematic review of behavioral interventions to promote intake of fruit and vegetables. J Am Diet Assoc. 2011;111(10):1523-35.
63. Jiang Y, Wu SH, Shu XO, Xiang YB, Ji BT, Milne GL, et al. Cruciferous vegetable intake is inversely correlated with circulating levels of proinflammatory markers in women. J Acad Nutr Diet. 2014;114(5):700-8.e2.
64. Root MM, McGinn MC, Nieman DC, Henson DA, Heinz SA, Shanely RA, et al. Combined fruit and vegetable intake is correlated with improved inflammatory and oxidant status from a cross-sectional study in a community setting. Nutrients. 2012;4(1):29-41.
65. Rink SM, Mendola P, Mumford SL, Poudrier JK, Browne RW, Wactawski-Wende J, et al. Self-report of fruit and vegetable intake that meets the 5 a day recommendation is associated with reduced levels of oxidative stress biomarkers and increased levels of antioxidant defense in premenopausal women. J Acad Nutr Diet. 2013;113(6):776-85.
66. Folchetti LD, Monfort-Pires M, de Barros CR, Martini LA, Ferreira SR. Association of fruits and vegetables consumption and related-vitamins with inflammatory and oxidative stress markers in prediabetic individuals. Diabetol Metab Syndr. 2014;6(1):22.
67. Macready AL, George TW, Chong MF, Alimbetov DS, Jin Y, Vidal A, et al. Flavonoid-rich fruit and vegetables improve microvascular reactivity and inflammatory status in men at risk of cardiovascular disease--FLAVURS: a randomized controlled trial. Am J Clin Nutr. 2014;99(3):479-89.

13
O processo imunológico na perspectiva da medicina integrativa

Sonia Perez Cendon Filha
Andrea Horvath Marques

INTRODUÇÃO

Nos últimos 40 anos, um novo campo da ciência – a psiconeuroimunologia – permitiu melhor compreensão e elucidação das interações entre os sistemas nervoso, endócrino e imunológico. Evidências crescentes têm demonstrado que o estresse é capaz de influenciar o sistema imunológico e, inversamente, que esse sistema pode alterar o comportamento e as emoções, e até mesmo deflagrar transtornos psiquiátricos. No entanto, as alterações de saúde induzidas pelo estresse são o resultado de uma rede complexa de interações entre muitos sistemas do corpo, nos quais o sistema imunológico desempenha papel essencial.[1-3]

A observação clínica é extremamente importante, porém insuficiente *per se* para a obtenção de credibilidade definitiva e incontestável. Por esse motivo, busca-se avidamente por marcadores biológicos ou evidências baseadas em trabalhos científicos que possam elucidar a relação causa-efeito envolvendo eventos clínicos.

Os diferentes tipos de estresse (físico, psicogênico ou imune), sua duração (agudo ou crônico), a intensidade e o momento do estresse em relação à resposta imune, o tipo de resposta imune e o histórico (*background*) genético podem afetar a relação entre função imune, estresse e desordens psiquiátricas, desencadeando a depressão.[4,5] O estresse pode ser definido como um estado de alteração da homeostase provocado por mudança no ambiente interno ou externo do indivíduo (ou seja, de natureza física ou psicológica). Esse estado resulta em respostas fisiológicas e comportamentais necessárias para o organismo se adaptar à demanda de modificação do ambiente e restabelecer a homeostase. Foi descrito que o estresse, via ativação dos sistemas neuroendócrinos do estresse, do eixo hipotálamo-hipófise-adrenal (HPA – libera glicocorticoides, como cortisol) e do sistema nervoso autônomo (SNA), simpático e parassimpático, induz a efeitos paradoxais sobre o sistema imunológico (tanto supressão como intensificação). Contudo, o principal papel biológico desempenhado pela resposta fisiológica do estresse pode ser promover/favorecer a sobrevida, ativando os sistemas neuroendócrinos a desencadear a reação de luta ou fuga e a preparar o sistema imunológico para desafios potenciais.[6]

Esse complexo neuroendócrino-imunológico tem papel importante na fisiopatologia das doenças psiquiátricas e na associação entre as desordens psiquiátricas e clínicas, como as doenças cardiovasculares, autoimunes, pulmonares e cânceres. Por isso, o melhor entendimento de como o sistema imune interage com as vias fisiológicas e com as doenças psiquiátricas é definitivamente relevante para a descoberta e a aplicação de novas terapias cujo alvo seja estimular o sistema imune.

Os estudos atuais têm enfatizado a importância de intervenções no comportamento, como música, ioga, meditação, *tai chi chuan* e psicoterapia, além das mudanças no estilo de vida, como exercícios físicos, dieta adequada e cessação do tabagismo, e alterações no local do trabalho e no espaço físico para reduzir o impacto do estresse e as doenças a ele relacionadas.[7-16]

PROCESSO IMUNE: UMA VISÃO INTEGRATIVA

Em resposta ao estresse agudo, a função imune é, na verdade, intensificada, o que funciona como um papel adaptativo na antecipação dos processos de ficar doente e/ou sofrer aumento no risco de infecção. Conforme o estresse se torna prolongado, a ativação mais contínua de glicocorticoides começa a exercer efeitos imunossupressores, trazendo a ativação imune inicial de volta ao nível basal e evitando a exacerbação das respostas inflamatórias. Contudo, quando o estresse se torna crônico, os efeitos imunossupressores de altos níveis de glicocorticoides inibem certos aspectos da imunidade abaixo do nível "saudável"; por causa disso, esses efeitos deixam de ser adaptativos, tornando o sistema imunológico ineficaz no combate à infecção. Além disso, a atividade muito acentuada ou muito baixa de glicocorticoides pode ser nociva à saúde de qualquer indivíduo. Embora se acredite que a superprodução/hiperatividade de glicocorticoides contribua diretamente para muitas das sequelas comportamentais (psiquiátricas) e fisiológicas (neurológicas, cardiovasculares, metabólicas, imunológicas) adversas associadas ao estresse crônico, há evidências crescentes de que a sinalização insuficiente de glicocorticoides (hipocortisolismo ou resistência a esses hormônios) e, portanto, ativação imune/inflamação desenfreada (não controlada), pode desempenhar papel significativo no desenvolvimento e na manifestação de doença em casos de transtorno relacionado ao estresse.[17,18] Por essa razão, o estresse crônico é associado não só à supressão demasiada do sistema imunológico e ao aumento da suscetibilidade a infecções e câncer, mas também à hiperativação desse sistema, exercendo papel nos processos de deflagração e exacerbação de doenças autoimunes e inflamatórias[6,19-21] (Figura 1). De fato, estudos identificaram muitos fatores

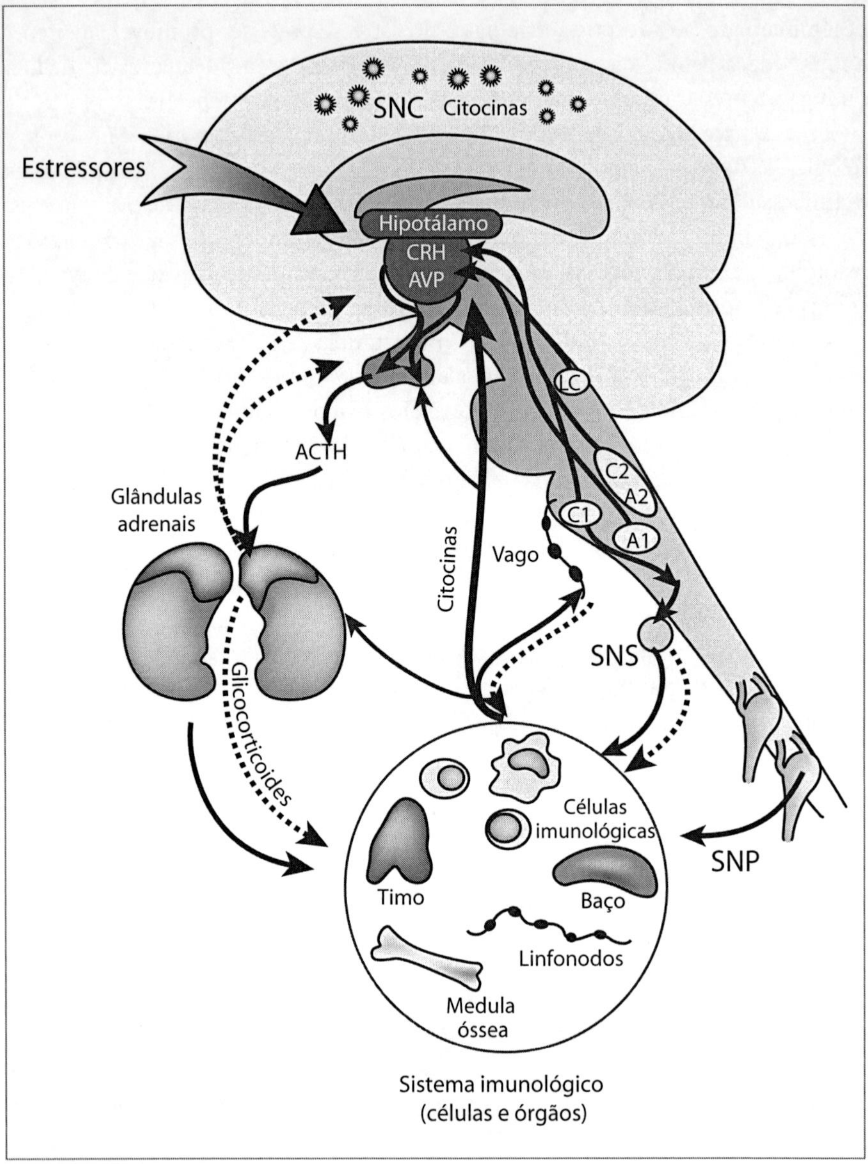

Figura 1. Diagrama das vias de comunicação entre o cérebro e o sistema imunológico, incluindo o eixo hipotálamo-hipófise-adrenal, o sistema nervoso autônomo e as interações de citocinas com ambos os sistemas.

ACTH: hormônio adrenocorticotrófico; AVP: arginina-vasopressina; CRH: hormônio liberador da corticotropina; SNC: sistema nervoso central; SNP: sistema nervoso periférico; SNS: sistema nervoso simpático.
Fonte: adaptada de Marques-Deak et al., 2005.[2]

biológicos e psicológicos envolvidos nesse processo aparentemente paradoxal, como diferentes tipos de estresse (psicogênico, físico, imune), sua duração (agudo *vs.* crônico), intensidade, concentração dos hormônios de estresse (doses fisiológicas *versus* farmacológicas; endógenos *versus* sintéticos), sincronização do estresse em relação à resposta imune, tipo de resposta imune e histórico individual (genética, sexo, idade, estágio evolutivo, percepção do estresse, enfrentamento etc.).[6] Esses fatores podem afetar significativamente a relação entre a função imune, o estresse e os transtornos psiquiátricos, como depressão.

O aumento crescente de dados sugere que a resposta inflamatória inata, de grande importância, desempenha papel relevante na fisiopatologia da depressão. Estudos têm demonstrado que a estimulação sistêmica do sistema imunológico com lipopolissacarídeo (LPS – um componente importante da membrana externa de bactérias Gram-negativas), ou com as próprias citocinas pró-inflamatórias, deflagra a produção local e central de citocinas que, por fim, atuam sobre o cérebro de forma a provocar o que é conhecido como comportamento de doença (*sickness behavior*).[22,23] Quando a ativação do sistema imunológico periférico é prolongada, em virtude de infecção sistêmica, câncer, doença autoimune ou outros desequilíbrios da homeostase, a sinalização imune intensificada ao cérebro pode levar à exacerbação desse comportamento de doença e ao desenvolvimento de sintomas depressivos em indivíduos vulneráveis.[24,25] Estudos científicos rigorosos estão revelando a interação bidirecional entre os sistemas neuroendócrino e imunológico, e tem sido demonstrado que essa rede neuroendócrina imune complexa desempenha papel importante na fisiopatologia de transtornos psiquiátricos (ver adiante em "Implicações clínicas das interações neuroendócrinas e imunológicas em transtornos psiquiátricos com ênfase no transtorno depressivo") e na associação entre esse tipo de transtorno e doenças clínicas, como doenças pulmonares, cardiovasculares, distúrbios autoimunes e câncer.[26-29]

CONCEITO MODERNO DE ESTRESSE: DESDE A RESPOSTA DE "LUTA OU FUGA" ATÉ A CARGA ALOSTÁTICA

Uma definição moderna de estresse é proposta por Firdaus Dhabhar e Bruce McEwen. Eles descreveram "estresse" como uma série de eventos constituídos por algum estímulo (estressor físico ou psicológico) que deflagra uma reação no cérebro (percepção do estresse), levando à ativação dos sistemas de luta ou fuga (resposta fisiológica do estresse).[6]

As duas principais vias por meio das quais o estresse é retransmitido do cérebro para o corpo são o eixo HPA, com a consequente liberação de glicocorticoides (cortisol em seres humanos e primatas; corticosterona em roedores), e o sistema nervoso simpático (SNS), com a consequente liberação de catecolaminas (noradrenalina/adrenalina). Esses dois sistemas (neuroendócrino/neural) do estresse coordenam a resposta de muitos outros sistemas fisiológicos a algum estressor, incluindo os sistemas imunológico e cardiovascular, bem como a produção/utilização de energia e o comportamento, permitindo que o indivíduo atenda com êxito às demandas do desafio e depois conduza o corpo de volta à homeostase.[30]

A resposta de "luta ou fuga" consiste na rápida mobilização de energia (glicose, aminoácidos e ácidos graxos) dos locais de armazenamento para músculos críticos e o cérebro, de maneira concomitante ao aumento da frequência cardíaca, pressão arterial e frequência respiratória, para facilitar o rápido transporte de nutrientes e oxigênio a tecidos relevantes. Durante essas situações de emergência, a ativação do eixo HPA também auxilia o corpo no desvio de recursos metabólicos dos processos de crescimento, digestão, reprodução e certos aspectos da imunidade para o desafio mais imediato em questão.

McEwen e Dhabhar propuseram que a resposta ao estresse deve ser analisada no espectro do próprio estresse – desde estresse agudo (curta duração, minutos a horas) até estresse crônico (estresse repetido ou prolongado). Eles denominaram "carga alostática" as alterações "psicofisiológicas" (depreciação/desgaste do corpo) que ocorrem quando diferentes sistemas biológicos são ativados para manter um estado de equilíbrio (alostase) em resposta às demandas impostas por indutores internos ou externos de estresse crônico. Eles ainda sugeriram que uma situação de alta carga alostática resultaria em desregulação do corpo, com supressão da função imune.

A volta ao equilíbrio corporal (alostase) depende de uma série de aspectos psicológicos (como mecanismos de enfrentamento, otimismo, apoio social, experiências precoces de vida, aprendizado, genética e sono) e fisiológicos (reatividade neuroendócrina, genética, ambiente, nutrição e sono).[6]

É importante enfatizar que a resposta ao estresse é um mecanismo relevante que nos permite responder imediatamente a estímulos externos e internos. Isso é essencial para a sobrevida e benéfico em curto prazo (estresse agudo e estresse positivo). Contudo, essa resposta pode se tornar nociva quando prolongada (estresse crônico ou estresse negativo). Portanto, estudos na área de estresse devem levar em consideração não só suas características (duração e intensidade), mas também os aspectos psicológicos e fisiológicos do indivíduo, que serão importantes para determinar a recuperação ou a suscetibilidade ao desenvolvimento de doença.

INTERAÇÕES ENTRE OS SISTEMAS NEUROENDÓCRINO E IMUNOLÓGICO

Atualmente, está consolidado que os sistemas nervoso e imunológico se comunicam de forma bidirecional.[26-28,31-34] Conforme mencionado, o estresse psicológico é retransmitido ao corpo pelo eixo HPA e pelo SNS, resultando em resposta adaptativa ao estresse, o que envolve mudanças de comportamento e alterações na função dos sistemas metabólicos, cardiovasculares e imunológicos.

Por outro lado, a manutenção da homeostase durante algum desafio imune envolve ativação do sistema imunológico, resolução do desafio (ou seja, desaparecimento do patógeno) e proteção do hospedeiro contra processos inflamatórios potencialmente nocivos. Em relação ao último, as interleucinas/citocinas (TNF-alfa, IL-1 e IL-6 em particular) ativam as mesmas vias de estresse para coordenar uma resposta imune apropriada.[26,27,35]

Foram detectados receptores de citocinas em todos os níveis do eixo HPA; por essa razão, cada nível pode servir como um ponto de integração para as sinalizações imunológicas e neuroendócrinas.[26] Na sequência, os glicocorticoides dão *feedback* negativo sobre as células imunológicas, de modo a suprimir maior síntese e liberação de moléculas pró-inflamatórias inatas. Os glicocorticoides também moldam a imunidade por influenciar a diapedese ou transmigração de células imunológicas aos locais de inflamação e alteram as respostas imunes adaptativas a jusante por causar desvio das respostas imunes do tipo celular (Th1/inflamatórias) para a humoral (Th2/anti-inflamatórias).[6,36] Por esse motivo, em oposição à visão tradicional de glicocorticoides como hormônios imunossupressores, eles são conceituados com maior precisão como hormônios imunomoduladores capazes de estimular e suprimir a função imune, dependendo da concentração, do tipo de resposta imune, do compartimento do sistema imunológico e do tipo celular envolvido.

A ativação ou a inibição do sistema imunológico também podem depender das características do estressor, como duração do estresse (agudo *vs.* crônico). Os glicocorticoides também desempenham papel importante na regulação do SNS. Além de promover efeitos permissivos sobre enzimas sintéticas relevantes e receptores de catecolaminas, os glicocorticoides endógenos refreiam as respostas do SNS após o estresse.[37]

Além das interações entre o eixo HPA e o sistema imunológico, há fortes evidências de interações entre este sistema e o SNA (vias tanto simpáticas como parassimpáticas) e os nervos periféricos.

O SNS do SNA regula a imunidade em nível regional, por meio da inervação de órgãos do sistema imunológico, como baço, timo e sistema linfonodal,[28] e pode induzir à liberação de agentes pró e anti-inflamatórios, dependendo do tipo de receptor.[38] O SNS desempenha um papel na redistribuição imediata de populações de células imunológicas, mas também pode ser imunossupressor, afetando a função dessas células durante condições de liberação maciça de norepinefrina dentro desses órgãos, como ocorre durante o estresse.[39] Os efeitos clinicamente relevantes da norepinefrina constatados nos estudos, tanto em seres humanos como em animais, sugerem que essa substância esteja envolvida na cicatrização de feridas.[40]

Por outro lado, o sistema nervoso parassimpático (SNP) desempenha papel crucial na imunomodulação.[28] Pela natureza de sua trajetória "errante" pelo corpo, o nervo vago pode fornecer um sistema de alerta precoce eficaz para a detecção de patógenos, bem como representar uma fonte de *feedback* negativo para o sistema imunológico após a eliminação dos patógenos. A grande maioria das fibras vagais (mais de 80%) é de natureza sensorial e, com isso, confere cobertura eficaz para a detecção de invasores no organismo.[41] O nervo vago aferente também possui conexões com o coração, os pulmões, o esôfago e o fígado, entre outros órgãos e receptores de interleucina-1 (IL-1).[42] A presença de citocinas, como IL-1, na periferia, é sinalizada pelo nervo vago a estruturas do sistema nervoso central (SNC), sendo o núcleo do trato solitário uma das estruturas mais importantes, onde ramos eferentes também se encontram. Dessa forma, o núcleo do trato solitário é uma estação de retransmissão importante da comunicação neuroimune. Ademais, tem conexões diretas e indiretas com ampla variedade de estruturas neurais, com isso conferindo ao nervo vago a capacidade de influenciar um conjunto amplo de processos.[43] Na face eferente, o núcleo do trato solitário gera impulso ao núcleo motor dorsal do vago e ao núcleo ambíguo. Essas são as origens dos sinais eferentes, que inervam muitos dos órgãos associados com o sistema imunológico, inclusive coração, fígado e trato gastrointestinal. A acetilcolina liberada do nervo vago modula as respostas imunes, pelo menos em parte, via receptores nicotínicos-7-alfa, que inibem o fator nuclear kappa B e, consequentemente, a síntese e a liberação de citocinas pró-inflamatórias.[44] Finalmente, o sistema nervoso periférico regula a imunidade em locais de inflamação no corpo, onde quer que isso ocorra. Os neuropeptídeos liberados dos nervos periféricos (p. ex., substância P) tendem a ser pró-inflamatórios e basicamente são responsáveis pelos aspectos característicos de "calor, rubor e dor" (quente, vermelho e dolorido) nos locais de inflamação.[28]

A desregulação de qualquer um desses sistemas de estresse pode levar à desregulação de múltiplos sistemas fisiológicos e comportamentais, levando a uma resposta não organizada ao estresse.[32] De fato, a desregulação de interação neuroimune é descrita em muitos distúrbios relacionados ao estresse, inclusive doenças inflamatórias, autoimunes, metabólicas, pulmonares, cardiovasculares e câncer, bem como transtornos psiquiátricos.

EFEITOS DO ESTRESSE AGUDO *VERSUS* CRÔNICO SOBRE O SISTEMA IMUNOLÓGICO

Conforme mencionado, o estresse ou a atividade glicocorticoide, em particular, exercem efeitos estimulantes ou supressores sobre o sistema imunológico, dependendo de uma série de fatores. De acordo com Dhabhar e McEwen,[6] muitos fatores estão envolvidos nesse processo aparentemente paradoxal, como duração do estresse (agudo *vs.* crônico), intensidade do estresse/concentração dos hormônios do estresse (doses fisiológicas *vs.* farmacológicas; endógenos *vs.* sintéticos), sincronização do estresse em relação à resposta imune, tipo de reposta imune e qual compartimento imune está sendo mensurado. Da mesma forma que a resposta ao estresse agudo prepara os sistemas cardiovascular, musculoesquelético e neuroendócrino para luta ou fuga, seria adaptativo preparar o sistema imunológico para desafios, como ferimentos e infecções provavelmente atribuídas às ações do estressor. Contudo, também é crucial deter a resposta inflamatória inicial a tempo, para evitar quaisquer consequências nocivas de alguma resposta imune hiperativa.

No início da resposta ao estresse (minutos), a ativação do SNS promove migração (fenômeno conhecido como diapedese) de leucócitos dos "quartéis" (locais de armazenamento, como o baço) para a circulação. Além disso, os níveis basais de glicocorticoides atuam de forma permissiva para facilitar as ações imunoativadoras das catecolaminas. Conforme o estresse continua (agudo/horas) e os níveis de glicocorticoides começam a subir, as células imunológicas são mobilizadas da circulação para os "campos de batalha" ou primeira linha de defesa, como pele, pulmões, tratos gastrointestinal e urogenital e superfícies de mucosas e linfonodos, no preparo para desafios imunológicos subsequentes (ferimentos/infecções). À medida que o estresse se torna prolongado, a ativação mais contínua de glicocorticoides começa a exercer efeitos imunossupressores, trazendo a ativação imune inicial de volta aos níveis basais e evitando a exacerbação das respostas inflamatórias. Contudo, quando o estresse se torna crônico, os efeitos imunossupressores de altos níveis de glicocorticoides inibem certas facetas da imunidade (celular/inflamatória) abaixo do nível basal "saudável" (p. ex., inibindo a redistribuição dos leucócitos por completo, de modo que tais células permanecem inativas nos locais de armazenamento, como o baço); por meio desse processo, esses efeitos deixam de ser adaptativos, tornando o sistema imunológico ineficaz no combate a infecções e cânceres. A exposição crônica a glicocorticoides também pode levar ao estado de resistência a esses hormônios, podendo tornar o indivíduo mais suscetível ao desenvolvimento de distúrbios autoimunes/inflamatórios.

É interessante notar que os mecanismos mediadores dos efeitos imunomoduladores diferenciais de glicocorticoides não são os mesmos sob todas as condições. Foi demonstrado que os glicocorticoides exercem funções imunoestimulantes, como indução de proteínas de fase aguda, aumento da diapedese de leucócitos à pele e, consequentemente, hipersensibilidade do tipo tardia (resposta imune mediada pelas células T), e estimulação de mitogênese sanguínea e esplênica das células T, bem como aumento da produção de óxido nítrico e/ou citocinas pró-inflamatórias por macrófagos[45] e micróglias.[46,47] Em todos esses casos, a corticosterona exerceu funções imunoestimulantes sob a administração aguda de baixas doses, enquanto essas funções foram suprimidas por corticosterona em altas doses ou administração crônica. Foi demonstrado que os efeitos antagônicos de corticosterona em baixas doses *versus* altas doses são mediados pela ligação aos receptores de mineralocorticoides (imunoestimulantes) e de glicocorticoides (imunossupressores), respectivamente, para mitogênese das células T e função das micróglias. Contudo, apesar da expressão concomitante dos receptores de mineralocorticoides nas células T e nos macrófagos, foi demonstrado que os efeitos distintos de corticosterona em baixas doses *versus* altas doses sobre a migração pró-inflamatória de leucócitos à pele (reação de hipersensibilidade do tipo tardia) e a atividade dos macrófagos atuam principalmente por meio dos receptores de glicocorticoides. Uma explicação para a dicotomia entre as ações pró e anti-inflamatórias, que ocorrem nesses últimos casos independentemente da sinalização dos receptores de mineralocorticoides, pode estar mais relacionada à exposição aguda *versus* exposição mais intensa/crônica à corticosterona/estresse, o que pode exercer diferenças de sinalização nos receptores de glicocorticoides pela duração e pelo grau de ocupação desses receptores.[48]

Por fim, embora o estresse psicogênico comprovadamente aumente os marcadores pró-inflamatórios na periferia e no cérebro, estudos recentes também demonstraram que esse tipo de estresse é capaz de sensibilizar ou "preparar" as micróglias às respostas inflamatórias induzidas por algum desafio imune sistêmico subsequente, como lipopolissacarídeo. De fato, esse pode ser um dos mecanismos pelos quais o estresse psicogênico precoce (eventos no início da vida) exerce impacto sobre a reação de estresse ao longo da vida do indivíduo.

IMPLICAÇÕES CLÍNICAS DAS INTERAÇÕES NEUROENDÓCRINAS E IMUNOLÓGICAS EM TRANSTORNOS PSIQUIÁTRICOS COM ÊNFASE NO TRANSTORNO DEPRESSIVO

Nos últimos 40 anos, em decorrência da melhor compreensão da interação bidirecional entre os sistemas neuroendócrino e imunológico, foram reveladas supostas vias biológicas que colaboram com a fisiopatologia dos transtornos neuropsiquiátricos. Além disso, um conjunto crescente de evidências sugeriu que a depressão pode ser causa ou consequência de algumas doenças clínicas.

A depressão é um transtorno heterogêneo que se origina de interações entre fatores biológicos, genéticos, comportamentais e ambientais. Foram propostas diversas teorias biológicas e psicológicas para explicar a patogênese da depressão, inclusive a hipótese das monoaminas, a disfunção do eixo HPA e as teorias cognitivo-comportamentais; a hipótese da neurogênese, a teoria inflamatória e a hipótese neurodegenerativa.[49-53] No final dos anos 1950, alterações no HPA foram descritas em pacientes com depressão. Desde então, muitos estudos, utilizando diferentes metodologias, demonstraram que um subgrupo de pacientes com depressão exibe uma variedade de desregulações do eixo HPA. Pacientes com depressão apresentam alterações no eixo HPA que foram relacionadas à hipersecreção de cortisol, resistência a glicocorticoides e secreção demasiada de CRH. Como a depressão é um transtorno complexo e heterogêneo, é provável que diferentes mecanismos e diferentes sistemas (neural, endócrino e imunológico) estejam associados com o desenvolvimento e a evolução dos sintomas. Neste capítulo, destaca-se o papel desempenhado pelo sistema imunológico/inflamação para o desenvolvimento de depressão. Antes de discutir com mais detalhes as teorias de etiopatogenia da depressão, será apresentada uma breve descrição do atual conceito desse transtorno.

Diagnóstico clínico do episódio depressivo

A experiência de se sentir triste é muito comum. Assim, é de extrema importância conceituar os transtornos de humor do ponto de vista médico e epidemiológico, descrevendo as características que fazem desse transtorno um quadro clínico, e não uma simples vivência emocional. Dessa forma, é muito importante diferenciar a depressão da tristeza, bem como os diferentes tipos de depressão que fazem parte de síndromes distintas, com tratamentos distintos, como ocorre nas depressões unipolar e bipolar (transtorno bipolar). Além disso, deve-se sempre diferenciar e avaliar se o sintoma depressivo é um marcador de uma doença clínica ou efeito do uso de uma substância.

O diagnóstico do episódio depressivo é essencialmente clínico, baseando-se principalmente na avaliação da história do paciente e no exame do estado mental. Não existem, até o momento, exames laboratoriais ou de imagem para confirmar o diagnóstico. No entanto, exames clínicos e laboratoriais são essenciais para descartar causas clínicas que podem levar a quadros depressivos.

Os episódios depressivos são caracterizados por alteração de humor, cognição, psicomotricidade e funções vegetativas. O humor apresenta-se polarizado, com a presença de tristeza e melancolia, ou pode ser irritável e disfórico, com baixa tolerância às frustrações. Pacientes podem apresentar ainda importante experiência de perda de interesse em atividades (anedonia), pessimismo, desesperança, sentimentos de inutilidade, culpa excessiva, menos-valia, ruminações de atos passados que podem adquirir caráter obsessivo, podendo chegar a delírios de ruína, de culpa, hipocondria ou niilistas, e pensamentos ou atos suicidas. Em relação às alterações psicomotoras, os pacientes podem apresentar tanto retardo psicomotor, diminuição de energia, fadiga, falta de iniciativa, indecisão e inibição, como agitação psicomotora com inquietação. Ainda podem alternar retardo e inibição. Juntamente, outros sintomas somáticos podem estar presentes, como alteração do apetite (perda ou ganho de apetite, com alteração de peso), alterações do sono (insônia ou hipersonia) e diminuição da libido. Relatos de piora matinal e despertar precoce são comuns, além de dores em geral, sintomas físicos de ansiedade (taquicardia, tremores, sudorese, aumento da frequência urinária).[54,55]

As classificações diagnósticas de maior uso são, para fins clínicos, a da Organização Mundial da Saúde (OMS), ou seja, a décima revisão da *Classificação Estatística Internacional de Doenças e Problemas Relacionados à Saúde* (CID-10), publicada pela primeira vez em 1992[56] e fortemente influenciada pela quarta edição do *Manual Diagnóstico e Estatístico de Transtornos Mentais* (DSM-IV). Entre 1994 e 2013, ficou vigente a classificação DSM-IV,[57] sendo muito usada nas referências em trabalhos de pesquisa dos últimos 19 anos. Foi a classificação da APA com maior tempo de validade, mesmo com revisões, mas sem alterações conceituais importantes.[58] A nova classificação, DSM-5, vigente desde maio de 2013, está sendo fortemente criticada por incluir no diagnóstico de depressão o luto e outros estressores vitais e condições sociais desse diagnóstico. Anteriormente, esses quadros eram classificados de forma distinta, o que facilitava a descrição de pacientes com evoluções e necessidades de tratamento diferentes.[59]

Atualmente, segundo a CID-10, os elementos conceituais fundamentais para o diagnóstico de depressão são rebaixamento do humor e redução da energia e atividade. Há ainda graus variáveis de alteração da capacidade de experimentar prazer, disfunções cognitivas (atenção e concentração), fadiga e alteração de sono e apetite. Muito frequentemente aparecem diminuição de autoestima e ideias de culpabilidade. Os sintomas variam pouco ao longo dos dias e persistem por período prolongado, não havendo uma definição precisa do tempo mínimo de duração para o diagnóstico. O número e a gravidade dos sintomas listados servirão para a distinção entre quadro leve (2 ou 3), moderado (4 ou mais) e grave (4 ou mais e prejuízo funcional importante), sem e com sintomas psicóticos. Essas distinções são utilizadas ainda como referência para a escolha do tratamento (farmacológico, psicoterápico, combinado, terapias cerebrais), duração, monitoramento durante o tratamento e, após a remissão, manejo em atenção primária ou referência a especialista, tratamento ambulatorial ou em regime de internação, tratamentos auxiliares (exercício, dieta, fototerapia etc.). Já de acordo com o DSM-5, o episódio depressivo é caracterizado pela presença, por ao menos duas semanas, de cinco ou mais dos nove sintomas a seguir:

- Rebaixamento do humor.
- Perda de interesse.
- Perda ou ganho de peso.

- Insônia ou hipersonia.
- Retardo ou agitação psicomotora.
- Fadiga ou perda de energia.
- Sentimentos de inutilidade ou culpa inapropriada.
- Perda de concentração.

Pensamentos de morte e ideação ou tentativa suicida, acompanhados de alteração de funcionalidade significativa.

TEORIA DA INFLAMAÇÃO NA DEPRESSÃO

Estudos têm demonstrado que a ativação da resposta imune inata e a inflamação podem desempenhar papel na fisiopatologia e/ou sintomatologia da depressão. A hipótese das citocinas para depressão sugere que fatores psicossociais externos e estressores internos podem deflagrar esse quadro por vias inflamatórias. De fato, estudos revelaram que a estimulação sistêmica com lipopolissacarídeo deflagra a produção local e central de citocinas; tais citocinas, por sua vez, acabam atuando sobre o cérebro a ponto de causar o que é conhecido como comportamento de doença.[22-24] Quando a ativação do sistema imunológico periférico é prolongada, em virtude de infecção sistêmica, câncer, doença autoimune ou desequilíbrio da homeostase, a sinalização acentuada do sistema imunológico ao cérebro pode levar à exacerbação do comportamento de doença e ao desenvolvimento de sintomatologia depressiva em indivíduos vulneráveis.[22-24] Também é importante enfatizar a ocorrência concomitante de sintomas depressivos e inflamação em muitos distúrbios, como doença infecciosa, doença cardiovascular, processos inflamatórios (p. ex., artrite) e doença autoimune (lúpus), bem como em terapias à base de citocinas (p. ex., interferon-alfa, para hepatite C) e câncer.[60] Portanto, a inflamação pode ser uma das vias responsáveis pela alta prevalência de depressão nesses quadros.

De forma interessante, estudos também demonstraram que pacientes com depressão apresentam níveis elevados de biomarcadores inflamatórios, como citocinas, proteínas de fase aguda e proteína C reativa.[17] Outra linha importante de evidência que demonstra o papel desempenhado pela inflamação na fisiopatologia da depressão provém de estudos baseados na avaliação do efeito anti-inflamatório da terapia antidepressiva. Além disso, mais recentemente, estudos discutiram o uso de agentes anti-inflamatórios e imunossupressores como novos agentes terapêuticos para a depressão.[61-64] Por fim, estudos demonstraram que a ativação do sistema imunológico – as vias inflamatórias em particular – pode levar a alterações no metabolismo de neurotransmissores e na função do sistema neuroendócrino. Essas vias explicam um dos mecanismos por meio dos quais as citocinas podem deflagrar sintomas e transtornos neuropsiquiátricos.[17] Recentemente, demonstrou-se que o papel desempenhado pela função das células T no controle da inflamação é um colaborador em potencial para o desenvolvimento de depressão.[12-14] Neste capítulo, abordam-se somente as evidências relacionadas à associação de depressão com doença pulmonar, cardiovascular e cânceres, porém mais detalhes estão descritos na Tabela 1.[5,17,22,25,45,65-79]

Tabela 1. Evidência quanto à associação entre depressão e desregulação do sistema imunológico

Evidência	Referência
Associação de citocinas com comportamento de doença e depressão	Dantzer[22]
Depressão induzida por IFN-alfa	Capuron e Miller[45]; Maddock et al.[66]
Associação de depressão com quadros clínicos: doenças pulmonar e cardiovascular e câncer	Myers;[67] Benton et al.;[68] Frasure-Smith e Lespérance;[69] Frasure-Smith et al.;[70] Goldston e Baillie;[71] Sephton et al.;[72] Van Lieshout et al.;[73] Atlantis et al.;[74] Patten et al.[75]
Níveis elevados de biomarcadores inflamatórios: citocinas pró-inflamatórias, proteínas de fase aguda, proteína C reativa, moléculas de adesão celular	Howren et al.;[5] Raison et al.;[17] Dowlati et al.[76]
Efeitos antidepressivos sobre a inflamação e o receptor de glicocorticoides Agentes anti-inflamatórios e imunossupressores: novos agentes terapêuticos para depressão	Pace e Miller[77]
Mecanismos de indução de depressão por citocinas Efeitos das citocinas sobre o eixo hipotálamo-hipófise-adrenal, neurotransmissores e neuroplasticidade Teoria das células T	Miller et al.;[25] Pace e Miller;[77] Kenis e Maes;[78] Hayley et al.[79]

IFN-alfa: interferon-alfa.

ASSOCIAÇÃO DE DEPRESSÃO COM OUTROS QUADROS CLÍNICOS: DOENÇAS CARDIOVASCULAR E PULMONAR E CÂNCER

A depressão é mais prevalente entre aqueles com quadros clínicos crônicos comparados à população geral e está associada com altos índices de morbidade e mortalidade em pacientes com doença crônica. Evidências atuais sugerem uma relação bidirecional entre depressão e doenças clínicas; em vista disso, a depressão pode ser causa ou consequência de doença cardiovascular, síndrome metabólica, doença autoimune/inflamatória, câncer, acidente vascular cerebral, HIV etc.[68] Há evidências abundantes de que a depressão envolve alterações em múltiplos aspectos da imunidade, o que pode contribuir para o desenvolvimento ou a manutenção de alguns quadros clínicos. Por outro lado, a inflamação crônica presente em várias doenças clínicas pode contribuir para o desenvolvimento da depressão.[80] Depressão e ansiedade estão associadas a doenças crônicas. A depressão é um fator de risco independente para o desenvolvimento de enfermidades crônicas.[81]

Estudos têm demonstrado que a depressão pode levar a diabetes tipo 2, aumentando o risco em 60%; doenças cardiovasculares, aumentando o risco em 64%; hipertensão arterial;[82,83] osteoporose; asma e doença pulmonar obstrutiva crônica (DPOC).[82] No paciente com DPOC, o quadro depressivo pode contribuir indiretamente para aumentar a dependência ao tabaco.[84] Uma metanálise recentemente publicada concluiu que tanto a ansiedade quanto a depressão resultaram em aumento da incidência de exacerbação nos pacientes com DPOC, particularmente nos adultos não idosos.[74]

A associação bidirecional entre depressão e/ou ansiedade e o risco de desenvolver várias doenças, como descrito anteriormente, pode ser atribuída, de forma especulativa, ao excesso de exposição a fatores biológicos e ao uso de medicações psicotrópicas.[85] Vários mecanismos, incluindo diminuição da variedade da frequência cardíaca, aumento da agregação plaquetária e exposição a altos níveis de marcadores inflamatórios (proteína C reativa e interleucina-6), poderiam explicar o aumento do risco cardiovascular.[86]

Os mecanismos patogênicos para DPOC e depressão/ansiedade são complexos. Sintomas como dispneia e hiperventilação são comuns ao pneumopata crônico, assim como no pânico por ansiedade. Além disso, tanto a ansiedade como a depressão ativam o eixo HPA e aumentam a resposta inflamatória que pode ser responsável pelo maior risco de exacerbações na DPOC.[87] Por outro lado, a desregulação por processos biológicos "estresse-sensitivos", como o do sistema nervoso autônomo, pode explicar a fisiopatologia da associação entre depressão e/ou ansiedade e asma, já que ocorre nas duas condições.[73]

Pode-se afirmar, com base em estudos científicos, que, mesmo após ajuste para fatores modificadores do estilo de vida, a depressão e/ou a ansiedade contribuem para um maior risco de desenvolver doenças crônicas.[88] Por outro lado, em razão da irreversibilidade da doença e do prognóstico reservado, os pacientes com DPOC são frequentemente diagnosticados com desordens psiquiátricas, sobretudo depressão. Existem evidências definitivas na literatura da alta prevalência de depressão secundária à DPOC.[89] Os níveis de interleucina-6 (IL-6)[93] e proteína C reativa indicam inflamação sistêmica e estão elevados nas doenças crônicas e na depressão.[90] A depressão como comorbidade é extremamente comum em pacientes pneumopatas crônicos, em vista disso, a depressão pode ser causa ou consequência de algumas doenças clínicas, como doença cardiovascular, síndrome metabólica; em vista disso, a depressão pode ser causa ou consequência de algumas doenças clínicas, como doença cardiovascular,[92] síndrome metabólica, doença autoimune/inflamatória,[91] câncer, acidente vascular cerebral, infecção por HIV etc.[94] Conforme discutido anteriormente, há abundantes evidências de que a depressão envolve alterações em múltiplos aspectos da imunidade, o que pode contribuir para o desenvolvimento ou a manutenção de alguns quadros clínicos. Por outro lado, a inflamação crônica presente em várias doenças clínicas pode contribuir para o desenvolvimento da depressão.[70,71,80]

DEPRESSÃO E DOENÇA CARDIOVASCULAR

Desde os anos 1980, estudos têm demonstrado que a depressão está associada com doença cardiovascular.[69-71,80] A depressão é mais comum em pacientes com doença cardíaca coronariana do que naqueles sem cardiopatia. Também é associada a aumento da mortalidade por qualquer causa e/ou eventos cardiovasculares fatais e não fatais em pacientes acometidos por doença cardíaca coronariana preexistente. Isso foi demonstrado em várias revisões sistemáticas e metanálises, nas quais os riscos relativos para mortalidade por qualquer causa variaram de 1,08 a 6,64 e nas duas metanálises foram de 2,38 (intervalo de confiança [IC] 95% 1,76-3,22) e 2,24 (1,37-3,6).[71,95,96] Por outro lado, nove revisões sistemáticas e duas metanálises, incluindo mais de 138.807 indivíduos, demonstraram que a depressão está associada com aumento das chances de desenvolver doença cardíaca coronariana em indivíduos saudáveis.[21,97] Os dois estudos de metanálise relataram o mesmo risco relativo de 1,64 (IC 95% 1,29-2,08 e 1,41-1,90). Recentemente, um estudo de caso-controle internacional, incluindo mais de 23 mil pacientes, revelou que a depressão é fator de risco para o desenvolvimento de doença cardíaca coronariana e que a razão de chances (OR) era comparável àquela relatada para fatores de risco maiores desse tipo de cardiopatia (OR 1,55; IC 95% 1,42-1,69).[98] Embora os mecanismos que relacionam depressão e doença cardiovascular não sejam bem compreendidos, estudos têm demonstrado que mecanismos biológicos, comportamentais e sociais podem responder por essa relação. Este capítulo não aborda todo esse assunto, mas enfatiza-se o papel desempenhado pelo eixo HHA (desregulação neuro-hormonal), sistema nervoso autônomo (alteração na variabilidade da frequência cardíaca) e sistema imunológico (inflamação) como fortes colaboradores para essa associação.[71,99]

DEPRESSÃO E CÂNCER

Pacientes com câncer frequentemente desenvolvem alterações físicas e mentais, identificadas por sua relação com a doença e o tratamento. Essas alterações incluem sintomas como dor, fadiga, falta de ar, distúrbio do sono, déficit cognitivo, ansiedade, alterações do humor e depressão. Com base em pesquisas clínicas e experimentais, alguns autores admitem a hipótese de que citocinas pró-inflamatórias podem desempenhar papel crucial na fisiopatologia dos sintomas relacionados ao câncer e da depressão relacionada ao câncer.[67,68,100] Fatores psicossociais e biológicos podem contribuir de forma sinérgica para o desenvolvimento de depressão em pacientes com câncer, como estresse do diagnóstico, baixa adesão ao tratamento antineoplásico, engajamento em comportamentos adversos à saúde, nutrição, tratamentos quimioterápicos, metástases cerebrais, distúrbios endócrinos e problemas clínico-psiquiátricos subjacentes. Além disso, algumas evidências sugerem que a liberação de citocinas pró-inflamatórias durante dano e destruição teciduais pode estar associada com o desenvolvimento de depressão. Por outro lado, a depressão foi associada com imunossupressão (p. ex., imunidade mediada por células, crítica para a proteção contra alguns tumores), o que pode aumentar o risco de câncer em indivíduos suscetíveis e exercer impacto negativo sobre a evolução da doença.[72,101,102]

Contudo, a evidência de depressão como indicador/preditor de câncer ainda é confusa, embora a depressão e os eventos estressantes durante a vida tenham sido associados com evolução acelerada da doença.[72,103,104] De fato, estudos conduzidos tanto em animais como em seres humanos revelam que o estresse crônico e a depressão suprimem a imunidade mediada por células — mecanismo relevante para defesa contra o câncer. Realmente, os estudos com animais e seres humanos demonstraram que a supressão da imunidade mediada por células pode acelerar a evolução do tumor. De maneira interessante, essa supressão da imunidade mediada por células também está associada com desregulação do ritmo circadiano do eixo HHA, um achado replicado em subgrupo de pacientes com depressão.[4] Portanto, o desenvolvimento de depressão em pacientes com câncer pode causar não só angústia significativa e adesão insatisfatória ao tratamento, mas também a um impacto negativo sobre o sistema imunológico e, consequentemente, sobre a evolução do câncer.[25,100]

Em suma, as interações bidirecionais entre os sistemas neuroendócrino e imunológico podem levar ao aumento da comorbidade por câncer e depressão. Levando-se em conta que a depressão é associada com mau prognóstico e mortalidade elevada em pacientes com câncer[105,106] e que alguns tratamentos podem induzir sintomas depressivos (p. ex., IFN-alfa), alguns autores sugerem a administração de terapia antidepressiva profilática em pacientes com câncer tratados com IFN-alfa, a fim de diminuir o risco do desenvolvimento da depressão.[107]

PSICOTERAPIA E PROGRAMAS DE EXERCÍCIOS FÍSICOS: POTENCIAL IMPACTO DE INTERVENÇÕES COMPARTILHADAS NA SAÚDE MENTAL E FÍSICA

Intervenções psicológicas

Um único biomarcador indicativo de envelhecimento celular consiste no tamanho e na taxa de encurtamento da região do DNA chamada telômero. Os telômeros são moléculas protetoras localizadas na extremidade dos cromossomos, responsáveis por sua estabilidade. A manutenção do telômero é necessária para promover duplicação celular apropriada e proteger os cromossomos, mas exige a enzima telomerase. A telomerase é uma enzima que adiciona DNA telomérico a telômeros encurtados, estendendo assim o comprimento do telômero. Estudos demonstraram que o encurtamento do telômero e a atividade mais baixa da telomerase são associados com doença e mortalidade precoce, além de risco elevado, evolução e mortalidade prematura em diferentes tipos de câncer.[108,109]

De maneira interessante, estudos revelaram que o estresse crônico, bem como a depressão, estão associados com telômeros mais curtos.[61,110] Por outro lado, mudanças positivas no estilo de vida (dieta, exercício, terapias e técnicas de controle do estresse) parecem estar associadas à reversão desse padrão.[109] Há pouco tempo, um estudo demonstrou que o estresse fisiológico agudo aumentava a atividade da telomerase, o que também estava positivamente relacionado a níveis (agudamente) maiores de cortisol e negativamente associado com estresse crônico.[108] Esses achados enfatizam o efeito benéfico do estresse agudo e a consequência nociva do estresse crônico, conforme discussão prévia neste capítulo. Serão descritos brevemente alguns desses fatores comportamentais, intervencionistas no estilo de vida e ambientais que demonstraram ter impacto sobre o estresse por meio da modulação dos sistemas neuroendócrino e imunológico (ou seja, diminuição do eixo HHA hiperativo, do SNS e da atividade inflamatória).

Abordagem psicoterápica e psiconeuroimunologia: uma ferramenta importante para a melhoria da saúde

No início dos anos 1950, pesquisadores da área psicossomática e observações preliminares por psicanalistas salientaram a importância de fatores psicológicos em desfechos relacionados à saúde, mas esses profissionais não abordaram a disfunção neuroendócrina ou imunológica envolvida. Muitos artigos redigidos nesse período estavam buscando associações de vários tipos de câncer com fatores psicológicos e traços de personalidade.[62] Avanços no campo da psiconeuroimunologia também relacionaram estressores psicológicos e físicos a diversos quadros clínicos, como infecções, doenças inflamatórias/autoimunes e câncer, no contexto de carga alostática e do impacto exercido pelo estresse agudo e crônico sobre a função do sistema imunológico.[63]

Emoções como medo, ansiedade, raiva e angústia/aflição são características importantes na evolução de muitas doenças, como no diagnóstico e tratamento de câncer e infecção por HIV. Emoções negativas e estresse psicológico em si podem predispor o indivíduo a doenças clínicas, por afetar a função do eixo HHA e do sistema imunológico.

A dúvida que naturalmente surge é a possibilidade de que intervenções psicoterapêuticas possam modular os estados de saúde e doença, contribuindo para a reversão de disfunção neuroendócrina e imunológica. Uma grande variedade de intervenções psicoterapêuticas foi incluída em protocolos clínicos, como terapia cognitivo-comportamental, controle cognitivo-comportamental do estresse, hipnose, hipnose com a sugestão hipnótica junto ao sistema imunológico (p. ex., a hipnose é aplicada imediatamente antes da indução de hipnose com sugestão hipnótica de resposta não imune), meditação, visualização, relaxamento sistemático, *biofeedback*,[1] ioga, intervenção de divulgação (p. ex., os participantes escrevem ou falam sobre alguma experiência estressante não abordada ainda de forma extensiva com outros) etc. No desenho de estudos aplicados a essa análise,[15] usualmente se utilizam as avaliações imunológicas, como parâmetros da resposta imune humoral e celular, por exemplo, contagens de células T CD41[1], resposta proliferativa de linfócitos aos mitógenos fito-hemaglutinina (PHA, do inglês *phytohemagglutinin*) e concanavalina A (Con A), níveis de imunoglobulina, títulos de anticorpo contra herpesvírus, títulos contra o vírus Epstein-Barr, linfócitos Th, linfócitos Tc, produção de IL-2, fator de necrose tumoral alfa (TNF-alfa), interferona gama (IFN-gama) e outros. Os perfis hormonais usualmente utilizados são eixo HHA (cortisol) e ativação simpática (catecolaminas), além de outros hormônios, como melatonina, deidroepiandrostenediona (DHEA, do inglês *dehydroepiandrosterone*) e hormônio de crescimento (GH, do inglês *growth hormone*). Alguns desses estudos estão resumidos aqui.

O impacto das intervenções psicoterapêuticas sobre os sistemas neuroendócrino e imunológico foi avaliado em uma metanálise[15] que incluiu 59 ensaios, com 2.135 participantes que fizeram uso de diferentes técnicas psicoterapêuticas, como controle do estresse, relaxamento, intervenção de divulgação, hipnose com sugestão hipnótica junto ao sistema imunológico e intervenções condicionantes. Esse estudo revelou apenas um impacto modesto sobre a imunomodulação, especificamente em participantes submetidos aos ensaios de hipnose e

---

1 Técnica baseada no controle de impulsos naturais do corpo de forma voluntária e consciente, com a ajuda de terapeuta.

condicionamento. Uma revisão recentemente conduzida[10] para a avaliação do impacto de práticas cognitivo-comportamentais na tradição indo-tibetana (p. ex., hipnose, meditação, visualização, relaxamento sistemático) sobre o sistema imunológico demonstrou impacto profundo sobre os sistemas protetores e reguladores do corpo, sugerindo efeitos anti-inflamatório, antiestresse e antioxidante. Reduções nas citocinas pró-inflamatórias, TNF-alfa, IL-2 e IFN-gama, bem como atenuação nas respostas inflamatórias a uma série de antígenos e alérgenos, foram associadas a meditação e práticas semelhantes (auto-hipnose, relaxamento sistemático, imaginação guiada).[64]

Além disso, estudos com foco sobre pacientes com câncer de mama ou infecção por HIV submetidos a intervenções psicoterápicas revelaram resultados promissores. O diagnóstico e o tratamento do câncer de mama constituem-se em eventos estressantes bem conhecidos. Estudos demonstraram que o controle cognitivo-comportamental do estresse em pacientes com diagnóstico de câncer de mama leva a adaptações psicossociais (menos sintomas de ansiedade específica do câncer relatados pelo paciente e menos ansiedade classificada pelo entrevistador) e fisiológica (nível mais baixo de cortisol, níveis maiores de citocinas Th1) mais satisfatórias.[111] Recentemente, uma metanálise que avalia as intervenções cognitivo-comportamentais em pacientes HIV-positivos demonstrou melhora dos sintomas de depressão e ansiedade, bem como redução dos sentimentos de raiva/ira e estresse. Contudo, demonstrou-se um impacto limitado sobre a contagem das células T CD4+.[112] Em suma, apesar do volume crescente de dados que apoiam a hipótese do papel desempenhado pela emoção (ou controle emocional) sobre a saúde por meio da modulação das vias neuroendócrina e imunológica, os estudos conduzidos para a avaliação do impacto exercido pela psicoterapia sobre a função imune ainda precisam solucionar desafios metodológicos importantes, a fim de revelar as vias biológicas por meio das quais a psicoterapia melhora a qualidade de vida e a saúde.

ABORDAGEM EM PROGRAMAS DE EXERCÍCIO FÍSICO: UMA FERRAMENTA IMPORTANTE PARA MELHORIA DA SAÚDE

Está crescendo o interesse nos programas de exercício físico para o tratamento da depressão. As intervenções com atividade física aeróbica e não aeróbica analisadas em vários estudos randomizados e controlados, além de revisões sistemáticas e metanálises, têm demonstrado que efetivamente reduzem os sintomas depressivos. Foi realizada uma extensa revisão da literatura sobre exercício como tratamento da depressão, publicada em 2013, evidenciando que o tratamento aeróbico supervisionado, realizado três vezes por semana, de intensidade moderada, por período mínimo de nove semanas, é efetivo no tratamento para depressão. No entanto, estudos futuros nessa área ainda devem ser estimulados.[16]

Os programas de atividade física também têm ganhado espaço como tratamento no grupo dos pacientes oncológicos em quimioterapia (QT). As doenças oncológicas têm alta prevalência no mundo, e mais de 50% dos pacientes com câncer apresentam depressão e experimentam intenso estresse.[113] Dor, ansiedade e depressão podem ser fatores frequentes durante o curso do tratamento nessa população de pacientes. Apesar de cada vez mais eficiente, a QT determina o surgimento de graves efeitos colaterais durante o tratamento e após seu término, perda de massa óssea e muscular, doença cardiovascular e toxicidade pulmonar, além de diminuição acentuada da autoestima do paciente e intensificação da depressão. Um efeito colateral muito frequente e negligenciado é a significativa fadiga muscular mencionada pela maioria dos pacientes, além do declínio da capacidade de exercício e da força muscular. No entanto, existem muito poucas informações sobre os efeitos das drogas quimioterápicas nos músculos esqueléticos. As evidências científicas sugerem que a atividade física e o exercício físico resistivo ou de *endurance* durante a QT podem contribuir para a manutenção do desempenho cardiovascular e muscular. Estudos com pacientes internados que apresentavam vários tipos de câncer demonstraram efeito benéfico com os programas de reabilitação e exercício físico.[114]

Pacientes com câncer de mama tratadas com cirurgia, QT ou radioterapia, em uso de hormonioterapia, entraram em um programa de exercícios aeróbicos de alta intensidade por 15 semanas e apresentaram benefícios fisiológicos estatisticamente significativos em relação ao grupo controle (aumento da capacidade aeróbia e do consumo máximo de oxigênio).[115] No entanto, mais estudos são necessários para determinar os reais benefícios dos programas de reabilitação oncológica na depressão, diminuição da força muscular e capacidade de exercício e na qualidade de vida dos pacientes com câncer durante a QT. Essa é uma importante e promissora área para pesquisas clínicas multicêntricas.

Pesquisas na área de psiconeuroimunologia têm ajudado a elucidar as interações bidirecionais entre os sistemas nervoso, endócrino e imunológico. Estudos têm demonstrado que, em virtude dessa rede complexa de interações, o estresse pode influenciar o sistema imunológico, e, inversamente, esse sistema pode alterar o comportamento e as emoções. O principal papel biológico de resposta ao estresse agudo é promover a sobrevida, ativando o sistema neuroendócrino (eixo HHA e SNS) e preparando o sistema imunológico para desafios em potencial. Contudo, o estresse crônico pode se tornar deletério se o sistema imunológico permanecer hiperativado ou quando esse sistema fica suprimido. A desregulação dos sistemas neuroendócrinos de resposta ao estresse está associada não só com hiperativação do sistema imunológico, desempenhando papel na deflagração e exacerbação de doenças autoimunes e inflamatórias, mas também com supressão do sistema imunológico, aumentando a suscetibilidade a infecções e câncer. Estudos identificaram muitos fatores biológicos e psicológicos envolvidos nesse processo aparentemente paradoxal e esclareceram os diferentes mecanismos associados com doença induzida por estresse e saúde.

Volumes crescentes de dados sugerem que as respostas inflamatórias inatas desempenham papel importante na fisiopatologia da depressão. De fato, estudos demonstraram que a ativação do sistema imunológico com produção de citocinas pró-inflamatórias causa o que é conhecido como comportamento de doença e pode estar associada com o desenvolvimento de sintomas depressivos/depressão em indivíduos vulneráveis. Além disso, estudos recentes revelaram que a função das células T (imunidade adaptativa) pode exercer impacto significativo sobre a recuperação do estresse e a depressão por meio de sub-regulação das respostas inflamatórias crônicas. Deve-se notar que fatores psicogênicos e imunológicos indutores de estresse podem induzir alterações similares do sistema neuroendócrino e de neurotransmissores, bem como o comprometimento da expressão de fator de crescimento que inibe a neuroplasticidade, com isso sensibilizando o cérebro a subsequentes estressores. Por meio desses mecanismos sobrejacentes, o estresse psicogênico e imunológico pode atuar de forma sinérgica, de modo a induzir um estado de vulnerabilidade elevada ao estresse e sintomatologia depressiva. Em suma, foi demonstrado que essa rede neuroendócrino-imunológica complexa desempenha papel na fisiopatologia de transtornos psiquiátricos e relacionados ao estresse, bem como na associação entre transtornos psiquiátricos e doenças clínicas, como doenças cardiovasculares e pulmonares, distúrbios autoimunes e câncer. Além disso, a melhor compreensão de como o sistema imunológico interage com vias fisiopatológicas relevantes aos transtornos psiquiátricos (como depressão) abriu novos horizontes para terapias direcionadas a esse sistema.

Ademais, como foi demonstrado que o estresse exerce influência significativa na saúde, as intervenções comportamentais (p. ex., psicoterapia, música, mudanças no estilo de vida) capazes de ajudar a reduzir o impacto imposto pelo estresse, assim como o exercício físico e a reabilitação pulmonar e oncológica, são ferramentas importantes que devem ser aplicadas para promover a saúde. Basicamente, essas intervenções podem contribuir para um estilo de vida mais saudável, levando a efeitos significativos sobre a saúde física e mental. Por fim, o uso de metodologias não invasivas para avaliar os sistemas neuroendócrino e imunológico esclarecerá de forma mais eficiente os mecanismos de base de transtornos relacionados ao estresse e transtornos psiquiátricos. Isso pode levar à descoberta de novos rumos terapêuticos que finalmente ajudarão a reduzir o sofrimento dos pacientes.

NA PRÁTICA

GRUPO DE MEDICINA INTEGRATIVA – CENTRO DE ONCOLOGIA E HEMATOLOGIA DO HOSPITAL ALBERT EINSTEIN

Estresse e isolamento social

O aparecimento e a perpetuação de síndromes dolorosas crônicas representam uma dinâmica de complexas interações de fatores biológicos e psicossociais que, até o momento, foram parcialmente entendidos. Porém, a literatura demonstra forte correlação dos episódios de estresse crônico, abuso e isolamento social na infância com a presença desses quadros dolorosos crônicos.

Estresse e dor estão intimamente conectados. O sistema de reação de estresse, defesa e ataque é algo inerente ao ser humano. Nos dias atuais, é muito comum ter fatores que ativem esse sistema de forma continuada, o que muitas vezes não é percebido com clareza. O corpo tem dificuldade de discernir entre um ataque real, que poderia de fato traduzir perigo, e um estímulo indireto e relacionado à percepção sutil. Ambos ativam a reação de estresse com a mesma intensidade.

A dor crônica é um fator estressante *per se* e pode aumentar, em um círculo vicioso, a resposta à reação de estresse. Quando em estresse, os músculos se contraem, as moléculas de sinalização inflamatória e os glóbulos brancos são mobilizados e a micróglia no SNC pode estar ativada.[116] O SNC e o eixo hipotalâmico-hipofisário podem estimular ainda mais a adrenal, levando a agravamento do ciclo de resposta e ação de fuga ou ataque, decorrente do estímulo estressante.

Em situações de estresse crônico, as adrenais podem eventualmente entrar em fadiga, e os hormônios cortisol e DHEA podem se apresentar em níveis insuficientes, o que pode determinar depressão da produção de todo o eixo de produção hormonal.[117] Nesse momento, as medidas de controle anti-inflamatório, normalmente presentes, podem não ser elicitadas. O estresse crônico decorrente de abuso na infância pode predispor o corpo a fatores de desenvolvimento de quadros dolorosos na vida adulta.[117-119]

O isolamento social ou a percepção da ausência de suporte social que muitas vezes acompanham os quadros de síndromes dolorosas crônicas podem exacerbar ainda mais o quadro doloroso. Interações sociais positivas, toque físico e trocas afetivas carinhosas ativam a produção de ocitocina. Esse hormônio pode ter efeitos antiestresse e aumentar a resiliência aos quadros dolorosos.[120] Interações sociais positivas determinam níveis diminuídos de citosinas anti-inflamatórias e levam a menor reatividade ao estresse.[121]

Analisando-se a complexidade de influências psicossociais, é demonstrada forte correlação entre abuso sexual na infância, abuso físico e presença de eventos estressantes na vida adulta.[122] Algumas razões podem explicar essa correlação:

- Abuso na infância muitas vezes pode levar a maior vulnerabilidade ao estresse psicossocial; os eventos estressantes são percebidos com maior intensidade e podem ocorrer com mais frequência.
- Crescimento em uma atmosfera abusiva poderia levar à diminuição da qualidade de relacionamentos positivos na vida adulta e aumentar a incidência de conflitos e eventos estressantes com base nessa dificuldade.
- Indivíduos que foram expostos a abuso físico e sexual na infância têm menor habilidade de sustentar relações positivas psicossociais e podem acabar, como consequência, percebendo maior incidência de eventos estressantes, perpetuando um ciclo negativo de reatividade ao estresse crônico.

Em conclusão, verifica-se a importância da relação de experiências infantis adversas, especialmente as que determinem isolamento social e abuso físico e/ou sexual, com o aumento da incidência de quadros dolorosos crônicos na vida adulta. Demonstra-se com clareza que, no diagnóstico e na investigação de quadros dolorosos, é fundamental levar em consideração a importância da correlação das variáveis psicossociais e a possibilidade da relação da ocorrência desses quadros associados a eventos de vitimização na infância.

REFERÊNCIAS BIBLIOGRÁFICAS

1. Silverman MN, Heim CM, Nater UM, Marques AH, Sternberg EM. Neuroendocrine and immune contributors to fatigue. PMR. 2010;2(5):338-46.
2. Marques-Deak A, Cizza G, Sternberg E. Brain-immune interactions and disease susceptibility. Mol Psychiatry. 2005;10(3):239-50.
3. Sternberg EM. Neuroendocrine regulation of autoimmune/inflammatory disease. J Endocrinol. 2001;169(3):429-35.
4. Niti M, Ng TP, Kua EH, Ho RC, Tan CH. Depression and chronic medical illnesses in Asian older adults: the role of subjective health and functional status. Int J Geriatr Psychiatry. 2007;22(11):1087-94.
5. Howren MB, Lamkin DM, Suls J. Associations of depression with C-reactive protein, IL-1, and IL-6: a meta-analysis. Psychosom Med. 2009;71(2):171-86.
6. Dhabhar FS, McEwen BS. Enhancing versus suppressive effects of stress on immune function: implications for immunoprotection versus immunopathology. Brain Behav Immun. 1997;11:286-306.
7. Wang R, Liu J, Chen P, Yu D. Regular tai chi exercise decreases the percentage of type 2 cytokine-producing cells in postsurgical non-small cell lung cancer survivors. Cancer Nurs. 2013;36(4):E27-34.
8. Chandwani KD, Perkins G, Nagendra HR, Raghuram NV, Spelman A, Nagarathna R, et al. Randomized, controlled trial of yoga in women with breast cancer undergoing radiotherapy. J Clin Oncol. 2014;32(10):1058-65.
9. Meares A. Remission of massive metastasis from undifferentiated carcinoma of the lung associated with intensive meditation. J Am Soc Psychosom Dent Med. 1980;27(2):40-1.
10. Olivo EL. Protection throughout the life span: the psychoneuroimmunologic impact of Indo-Tibetan meditative and yogic practices. Ann N Y Acad Sci. 2009;1172:163-71.
11. Taylor G, McNeill A, Girling A, Farley A, Lindson-Hawley N, Aveyard P. Change in mental health after smoking cessation: systematic review and meta-analysis. BMJ. 2014;348:g1151.
12. Light Irin C, Bincy R. Effect of stress management interventions on job stress among nurses working incritical care units. Nurs J India. 2012;103(6):269-71.
13. Maratos AS, Gold C, Wang X, Crawford MJ. Music therapy for depression. Cochrane Database Syst Rev. 2008;(1):CD004517.
14. Hendricks CB. A study of the use of music therapy techniques in a group for the treatment of adolescent depression [thesis]. Texas: Texas Tech University; 2001.
15. Miller GE, Cohen S. Psychological interventions and the immune system: a meta-analytic review and critique. Health Psychol. 2001;20(1):47-63.
16. Stanton R, Reaburn P. Exercise and the treatment of depression: a review of the exercise program variables. J Sci Med Sport. 2014;17(2):177-82.
17. Raison CL, Capuron L, Miller AH. Cytokines sing the blues: inflammation and the pathogenesis of depression. Trends Immunol. 2006;27(1):24-31.
18. Raison CL, Miller AH. When not enough is too much: the role of insufficient glucocorticoid signaling in the pathophysiology of stress-related disorders. Am J Psychiatry. 2003;160(9):1554-65.
19. Kiecolt-Glaser JK, Glaser R. Depression and immune function: central pathways to morbidity and mortality. J Psychosom Res. 2002;53(4):873-6.
20. Rotella F, Mannucci E. Depression as a risk factor for diabetes: a meta-analysis of longitudinal studies. J Clin Psychiatry. 2013;74(1):31-7.
21. Wulsin LR, Singal BM. Do depressive symptoms increase the risk for the onset of coronary disease? A systematic quantitative review. Psychosom Med. 2003;65(2):201-10.
22. Dantzer R. Cytokine, sickness behavior, and depression. Immunol Allergy Clin North Am. 2009;29(2):247-64.

23. Qin L, Wu X, Block ML, Liu Y, Breese GR, Hong JS, et al. Systemic LPS causes chronic neuroinflammation and progressive neurodegeneration. Glia. 2007;55(5):453-62.
24. Dantzer R, O'Connor JC, Freund GG, Johnson RW, Kelley KW. From inflammation to sickness and depression: when the immune system subjugates the brain. Nat Rev Neurosci. 2008;9(1):46-56.
25. Miller AH, Maletic V, Raison CL. Inflammation and its discontents: the role of cytokines in the pathophysiology of major depression. Biol Psychiatry. 2009;65(9):732-41.
26. Silverman MN, Pearce BD, Biron CA, Miller AH. Immune modulation of the hypothalamic-pituitary-adrenal (HPA) axis during viral infection. Viral Immunol. 2005;18(1):41-78.
27. Silverman MN, Sternberg EM. Neuroendocrine-immune interactions in rheumatoid arthritis: mechanisms of glucocorticoid resistance. Neuroimmunomodulation. 2008;15(1):19-28.
28. Sternberg EM. Neural regulation of innate immunity: a coordinated nonspecific host response to pathogens. Nat Rev Immunol. 2006;6(4):318-28.
29. Marques AH, Silverman MN, Sternberg EM. Glucocorticoid dysregulations and their clinical correlates. From receptors to therapeutics. Ann N Y Acad Sci. 2009;1179:1-18.
30. Chrousos GP. Stress and disorders of the stress system. Nat Rev Endocrinol. 2009;5(7):374-81.
31. Elenkov IJ, Wilder RL, Chrousos GP, Vizi ES. The sympathetic nerve – an integrative interface between two supersystems: the brain and the immune system. Pharmacol Rev. 2000;52(4):595-638.
32. Nance DM, Sanders VM. Autonomic innervation and regulation of the immune system (1987-2007). Brain Behav Immun. 2007;21(6):736-45.
33. Tracey KJ. Physiology and immunology of the cholinergic anti-inflammatory pathway. J Clin Invest. 2007;117(2):289-96.
34. Thayer JF. Vagal tone and the inflammatory reflex. Cleve Clin J Med. 2009;76 Suppl 2:S23-6.
35. Maier SF, Goehler LE, Fleshner M, Watkins LR. The role of the vagus nerve in cytokine-to-brain communication. Ann N Y Acad Sci. 1998;840:289-300.
36. McEwen BS, Biron CA, Brunson KW, Bulloch K, Chambers WH, Dhabhar FS, et al. The role of adrenocorticoids as modulators of immune function in health and disease: neural, endocrine and immune interactions. Brain Res Brain Res Rev. 1997;23(1-2):79-133.
37. Kvetnanský R, Pacák K, Fukuhara K, Viskupic E, Hiremagalur B, Nankova B, et al. Sympathoadrenal system in stress. Interaction with the hypothalamic-pituitary-adrenocortical system. Ann N Y Acad Sci. 1995;771:131-58.
38. Thayer JF, Fischer JE. Heart rate variability, overnight urinary norepinephrine and C-reactive protein: evidence for the cholinergic anti-inflammatory pathway in healthy human adults. J Intern Med. 2009;265(4):439-47.
39. Kennedy SL, Nickerson M, Campisi J, Johnson JD, Smith TP, Sharkey C, Fleshner M. Splenic norepinephrine depletion following acute stress suppresses in vivo antibody response. J Neuroimmunol. 2005;165(1-2):150-60.
40. Gosain A, Jones SB, Shankar R, Gamelli RL, DiPietro LA. Norepinephrine modulates the inflammatory and proliferative phases of wound healing. J Trauma. 2006;60(4):736-44.
41. Berthoud HR, Neuhuber WL. Functional and chemical anatomy of the afferent vagal system. Auton Neurosci. 2000;85(1-3):1-17.
42. Watkins LR, Maier SF. Implications of immune-to-brain communication for sickness and pain. Proc Natl Acad Sci U S A. 1999;96(14):7710-3.
43. Groves DA, Brown VJ. Vagal nerve stimulation: a review of its applications and potential mechanisms that mediate its clinical effects. Neurosci Biobehav Rev. 2005;29(3):493-500.
44. Rosas-Ballina M, Tracey KJ. Cholinergic control of inflammation. J Intern Med. 2009;265(6):663-79.
45. Capuron L, Miller AH. Cytokines and psychopathology: lessons from interferon-alpha. Biol Psychiatry. 2004;56(11):819-24.
46. Dhabhar FS, McEwen BS. Enhancing versus suppressive effects of stress hormones on skin immune function. Proc Natl Acad Sci U S A. 1999;96(3):1059-64.

47. Lim HY, Müller N, Herold MJ, van den Brandt J, Reichardt HM. Glucocorticoids exert opposing effects on macrophage function dependent on their concentration. Immunology. 2007;122(1):47-53.
48. Sorrells SF, Sapolsky RM. An inflammatory review of glucocorticoid actions in the CNS. Brain Behav Immun. 2007;21(3):259-72.
49. Charney DS. Monoamine dysfunction and the pathophysiology and treatment of depression. J Clin Psychiatry. 1998;59 Suppl 14:11-4.
50. Pariante CM, Lightman SL. The HPA axis in major depression: classical theories and new developments. Trends Neurosci. 2008;31(9):464-8.
51. Beck AT, Kovacs M, Weissman A. Assessment of suicidal intention: the Scale for Suicide Ideation. J Consult Clin Psychol. 1979;47(2):343-52.
52. Jacobs BL, van Praag H, Gage FH. Adult brain neurogenesis and psychiatry: a novel theory of depression. Mol Psychiatry. 2000;5(3):262-9.
53. Raison CL, Miller AH. Do cytokines really sing the blues? Cerebrum. 2013;2013:10.
54. Kessler RC, Akiskal HS, Ames M, Birnbaum H, Greenberg P, Hirschfeld RM, et al. Prevalence and effects of mood disorders on work performance in a nationally representative sample of U.S. workers. Am J Psychiatry. 2006;163(9):1561-8.
55. Goodwin FK, Jamison KR, Ghaemi N. Manic-depressive illness: bipolar disorders and recurrent depression. 2. ed. New York: Oxford University Press; 2007.
56. Organização Mundial da Saúde. Classificação de transtornos mentais e de comportamento da CID-10. Descrições clínicas e diretrizes diagnósticas. Porto Alegre: Artmed; 1998.
57. American Psychiatric Association. Diagnostic and statistical manual of mental disorders (DSM-IV-TR). 4. ed. Washington: American Psychiatric Association; 1994.
58. American Psychiatric Association. Diagnostic and statistical manual of mental disorders (DSM-5). 5. ed. Arlington: American Psychiatric Association; 2013.
59. Parker G, Fletcher K, Hadzi-Pavlovic D. Is context everything to the definition of clinical depression? A test of the Horwitz and Wakefield postulate. J Affect Disord. 2012;136(3):1034-8.
60. Aggarwal BB, Shishodia S, Sandur SK, Pandey MK, Sethi G. Inflammation and cancer: how hot is the link? Biochem Pharmacol. 2006;72(11):1605-21.
61. Damjanovic AK, Yang Y, Glaser R, Kiecolt-Glaser JK, Nguyen H, Laskowski B, et al. Accelerated telomere erosion is associated with a declining immune function of caregivers of Alzheimer's disease patients. J Immunol. 2007;179(6):4249-54.
62. Holland JC. History of psycho-oncology: overcoming attitudinal and conceptual barriers. Psychosom Med. 2002;64(2):206-21.
63. Dhabhar FS, McEwen BS. Acute stress enhances while chronic stress suppresses cell-mediated immunity in vivo: a potential role for leukocyte trafficking. Brain Behav Immun. 1997;11(4):286-306.
64. Reichardt HM. Immunomodulatory activities of glucocorticoids: insights from transgenesis and gene targeting. Curr Pharm Des. 2004;10(23):2797-805.
65. Fortenza OV, Miguel EC, editores. Compêndio de clínica psiquiátrica. Barueri: Manole; 2012.
66. Maddock C, Landau S, Barry K, Maulayah P, Hotopf M, Cleare AJ, et al. Psychopathological symptoms during interferon-alpha and ribavirin treatment: effects on virologic response. Mol Psychiatry. 2005;10(4):332-3.
67. Myers JS. Proinflammatory cytokines and sickness behavior: implications for depression and cancer-related symptoms. Oncol Nurs Forum. 2008;35(5):802-7.
68. Benton T, Staab J, Evans DL. Medical co-morbidity in depressive disorders. Ann Clin Psychiatry. 2007;19(4):289-303.
69. Frasure-Smith N, Lespérance F. Depression and cardiac risk: present status and future directions. Postgrad Med J. 2010;86(1014):193-6.
70. Frasure-Smith N, Lespérance F, Irwin MR, Sauvé C, Lespérance J, Théroux P. Depression, C-reactive protein and two-year major adverse cardiac events in men after acute coronary syndromes. Biol Psychiatry. 2007;62(4):302-8.

71. Goldston K, Baillie AJ. Depression and coronary heart disease: a review of the epidemiological evidence, explanatory mechanisms and management approaches. Clin Psychol Rev. 2008;28(2):288-306.
72. Sephton SE, Dhabhar FS, Keuroghlian AS, Giese-Davis J, McEwen BS, Ionan AC, et al. Depression, cortisol, and suppressed cell-mediated immunity in metastatic breast cancer. Brain Behav Immun. 2009;23(8):1148-55.
73. Van Lieshout RJ, Bienenstock J, MacQueen GM. A review of candidate pathways underlying the association between asthma and major depressive disorder. Psychosom Med. 2009; 71(2):187-95.
74. Atlantis E, Fahey P, Cochrane B, Smith S. Bidirectional associations between clinically relevant depression or anxiety and COPD: a systematic review and meta-analysis. Chest. 2013;144(3):766-77.
75. Patten SB, Williams JV, Lavorato DH, Campbell NR, Eliasziw M, Campbell TS. Major depression as a risk factor for high blood pressure: epidemiologic evidence from a national longitudinal study. Psychosom Med. 2009;71(3):273-9.
76. Dowlati Y, Herrmann N, Swardfager W, Liu H, Sham L, Reim EK, et al. A meta-analysis of cytokines in major depression. Biol Psychiatry. 2010;67(5): 446-57.
77. Pace TW, Miller AH. Cytokines and glucocorticoid receptor signaling. Relevance to major depression. Ann NY Acad Sci. 2009;1179:86-105.
78. Kenis G, Maes M. Effects of antidepressants on the production of cytokines. Int J Neuropsychopharmacol. 2002;5(4):401-12.
79. Hayley S, Poulter MO, Merali Z, Anisman H. The pathogenesis of clinical depression: stressor- and cytokine-induced alterations of neuroplasticity. Neuroscience. 2005;135(3):659-78.
80. Capuron L, Fornwalt FB, Knight BT, Harvey PD, Ninan PT, Miller AH. Does cytokine-induced depression differ from idiopathic major depression in medically healthy individuals? J Affect Disord. 2009;119(1-3):181-5.
81. Katon WJ. Epidemiology and treatment of depression in patients with chronic medical illness. Dialogues Clin Neurosci. 2011;13(1):7-23.
82. Jain A, Lolak S. Psychiatric aspects of chronic lung disease. Curr Psychiatry Rep. 2009;11(3):219-25.
83. Player MS, Peterson LE. Anxiety disorders, hypertension, and cardiovascular risk: a review. Int J Psychiatry Med. 2011;41(4):365-77.
84. Covey LS. Tobacco cessation among patients with depression. Prim Care. 1999;26(3):691-706.
85. Broadley AJ, Korszun A, Jones CJ, Frenneaux MP. Arterial endothelial function is impaired in treated depression. Heart. 2002;88(5):521-3.
86. Miller GE, Stetler CA, Carney RM, Freedland KE, Banks WA. Clinical depression and inflammatory risk markers for coronary heart disease. Am J Cardiol. 2002;90(12):1279-83.
87. Mikkelsen RL, Middelboe T, Pisinger C, Stage KB. Anxiety and depression in patients with chronic obstructive pulmonary disease (COPD). A review. Nord J Psychiatry. 2004;58(1):65-70.
88. Bhattacharya R, Shen C, Sambamoorthi U. Excess risk of chronic physical conditions associated with depression and anxiety. BMC Psychiatry. 2014;14:10.
89. Schane RE, Walter LC, Dinno A, Covinsky KE, Woodruff PG. Prevalence and risk factors for depressive symptoms in persons with chronic obstructive pulmonary disease. J Gen Intern Med. 2008;23(11):1757-62.
90. Lu Y, Feng L, Nyunt MS, Yap KB, Ng TP. Systemic inflammation, depression and obstructive pulmonary function: a population-based study. Respir Res. 2013;14:53.
91. Marsland AL, Gianaros PJ, Prather AA, Jennings JR, Neumann SA, Manuck SB. Stimulated production of proinflammatory cytokines covaries inversely with heart rate variability. Psychosom Med. 2007;69(8):709-16.
92. Pizzi C, Manzoli L, Mancini S, Costa GM. Analysis of potential predictors of depression among coronary heart disease risk factors including heart rate variability, markers of inflammation, and endothelial function. Eur Heart J. 2008;29(9):1110-7.

93. Pizzi C, Mancini S, Angeloni L, Fontana F, Manzoli L, Costa GM. Effects of selective serotonin reuptake inhibitor therapy on endothelial function and inflammatory markers in patients with coronary heart disease. Clin Pharmacol Ther. 2009;86(5):527-32.
94. Katon WJ. Clinical and health services relationships between major depression, depressive symptoms, and general medical illness. Biol Psychiatry. 2003;54(3):216-26.
95. Barth J, Schumacher M, Herrmann-Lingen C. Depression as a risk factor for mortality in patients with coronary heart disease: a meta-analysis. Psychosom Med. 2004;66(6):802-13.
96. van Melle JP, de Jonge P, Spijkerman TA, Tijssen JG, Ormel J, van Veldhuisen DJ, et al. Prognostic association of depression following myocardial infarction with mortality and cardiovascular events: a meta-analysis. Psychosom Med. 2004;66(6):814-22.
97. Rugulies R. Depression as a predictor for coronary heart disease. a review and meta-analysis. Am J Prev Med. 2002;23(1):51-61.
98. Rosengren A, Hawken S, Ounpuu S, Sliwa K, Zubaid M, Almahmeed WA, et al.; INTERHEART investigators. Association of psychosocial risk factors with risk of acute myocardial infarction in 11119 cases and 13648 controls from 52 countries (the INTERHEART study): case-control study. Lancet. 2004;364(9438):953-62.
99. Rottenberg J. Cardiac vagal control in depression: a critical analysis. Biol Psychol. 2007; 74(2):200-11.
100. Cleeland CS, Bennett GJ, Dantzer R, Dougherty PM, Dunn AJ, Meyers CA, et al. Are the symptoms of cancer and cancer treatment due to a shared biologic mechanism? A cytokine-immunologic model of cancer symptoms. Cancer. 2003;97(11):2919-25.
101. Evans DL, Folds JD, Petitto JM, Golden RN, Pedersen CA, Corrigan M,et al. Circulating natural killer cell phenotypes in men and women with major depression. Relation to cytotoxic activity and severity of depression. Arch Gen Psychiatry. 1992;49(5):388-95.
102. Herbert TB, Cohen S. Depression and immunity: a meta-analytic review. Psychol Bull. 1993;113(3):472-86.
103. Spiegel D, Giese-Davis J. Depression and cancer: mechanisms and disease progression. Biol Psychiatry. 2003;54(3):269-82.
104. Chida Y, Hamer M, Wardle J, Steptoe A. Do stress-related psychosocial factors contribute to cancer incidence and survival? Nat Clin Pract Oncol. 2008;5(8):466-75.
105. Evans DL, Charney DS, Lewis L, Golden RN, Gorman JM, Krishnan KR, et al. Mood disorders in the medically ill: scientific review and recommendations. Biol Psychiatry. 2005;58(3):175-89.
106. McDaniel JS, Musselman DL, Porter MR, Reed DA, Nemeroff CB. Depression in patients with cancer. Diagnosis, biology, and treatment. Arch Gen Psychiatry. 1995;52(2):89-99.
107. Raison CL, Miller AH. Depression in cancer: new developments regarding diagnosis and treatment. Biol Psychiatry. 2003;54(3):283-94.
108. Epel ES, Lin J, Dhabhar FS, Wolkowitz OM, Puterman E, Karan L, et al. Dynamics of telomerase activity in response to acute psychological stress. Brain Behav Immun. 2010;24(4):531-9.
109. Ornish D, Lin J, Daubenmier J, Weidner G, Epel E, Kemp C, et al. Increased telomerase activity and comprehensive lifestyle changes: a pilot study. Lancet Oncol. 2008;9(11):1048-57.
110. Epel ES, Blackburn EH, Lin J, Dhabhar FS, Adler NE, Morrow JD, et al. Accelerated telomere shortening in response to life stress. Proc Natl Acad Sci U S A. 2004;101(49): 17312-5.
111. Antoni MH, Lechner S, Diaz A, Vargas S, Holley H, Phillips K, et al. Cognitive behavioral stress management effects on psychosocial and physiological adaptation in women undergoing treatment for breast cancer. Brain Behav Immun. 2009;23(5):580-91.
112. Crepaz N, Passin WF, Herbst JH, Rama SM, Malow RM, Purcell DW, Wolitski RJ; HIV/AIDS Prevention Research Synthesis Team. Meta-analysis of cognitive-behavioral interventions on HIV-positive persons' mental health and immune functioning. Health Psychol. 2008;27(1):4-14.

113. Trancas B, Cardoso G, Luengo A, Vieira C, Reis D. Depressão no doente oncológico: considerações diagnósticas e terapêuticas [Depression in cancer patients: diagnostic and therapeutic considerations]. Acta Med Port. 2010;23(6):1101-12.
114. Shin KY, Guo Y, Konzen B, Fu J, Yadav R, Bruera E. Inpatient cancer rehabilitation: the experience of a national comprehensive cancer center. Am J Phys Med Rehabil. 2011;90(5 Suppl 1):S63-8.
115. Rahnama N, Nouri R, Rahmaninia F, Damirchi A, Emami H. The effects of exercise training on maximum aerobic capacity, resting heart rate, blood pressure and anthropometric variables of postmenopausal women with breast cancer. J Res Med Sci. 2010;15(2):78-83.
116. Frank MG, Thompson BM, Watkins LR, Maier SF. Glucocorticoids mediate stress-induced priming of microglial pro-inflammatory responses. Brain Behav Immun. 2012;26(2):337-45.
117. Centers for Disease Control and Prevention [Internet] [citado em 10 jul. 2023]. Adverse childhood experiences (ACE) study. Disponível em: https://www.cdc.gov/violenceprevention/aces/about.html
118. Goldberg RT, Goldstein R. A comparison of chronic pain patients and controls on traumatic events in childhood. Disabil Rehabil. 2000;22(17):756-63.
119. Paras ML, Murad MH, Chen LP, Goranson EN, Sattler AL, Colbenson KM, et al. Sexual abuse and lifetime diagnosis of somatic disorders: a systematic review and meta-analysis. JAMA. 2009;302(5):550-61.
120. Uvnas-Moberg K, Petersson M. [Oxytocin, a mediator of anti-stress, well-being, social interaction, growth and healing]. Z Psychosom Med Psychother. 2005;51(1):57-80.
121. Karelina K, DeVries AC. Modeling social influences on human health. Psychosom Med. 2011;73(1):67-74.
122. Lampea A, Doering S, Rumpolda G, Sölder E, Krismer M, Kantner-Rumplmair W, et al. Chronic pain syndromes and their relation to childhood abuse and stressful life events. J Psychosom Res. 2003;54(4):361-7.

14
Integrative Health Coaching (IHC)

Fábio Ricardo de Souza Romano
Káritas de Toledo Ribas

INTRODUÇÃO

O constante surgimento de novas demandas é uma característica do cotidiano, e o resultado disso é um mundo em constante transformação. Profissões surgem, outras deixam de existir, tecnologias avançam estimulando e criando novas demandas, além de também atenderem a necessidades emergentes deste contexto.

Provavelmente, as crianças de hoje cursarão graduações em cursos que ainda não existem, e talvez trabalhem em áreas que nem conseguimos imaginar. Essa característica do mundo moderno exige rápida resposta e habilidades adaptativas bastante desenvolvidas; contudo, isso pode nos colocar em uma espécie de "piloto automático", esperando as demandas surgirem e rapidamente respondendo a elas, o que facilmente pode nos tirar do foco de nossos objetivos.

Muitas vezes, enquanto nos preparamos para cuidar dessas questões, deixamos de perguntar se estamos fazendo o que queremos, o que gostamos ou, ainda, se temos talento para tal. Quantos de nós já questionaram as próprias carreiras? Quantas vezes paramos para olhar e planejar o futuro profissional e pessoal?

Em geral, o que acontece é que as oportunidades vão surgindo e vamos dando conta delas. Certamente esse modelo nos levou a algum lugar, mais seguro para uns, menos para outros, mais ou menos confortável para uns que para outros, mas a questão é: chegamos aonde queríamos chegar? Ou, na verdade, não sabemos ao certo onde queríamos estar?

A necessidade de olhar para dentro de si (para então saber o que se quer, aonde se quer ir ou onde se deseja estar) tem surgido recentemente e aumentado a cada dia. Para atender a essa demanda de espaços qualificados em que seja possível depositar determinadas questões com a intenção de ganhar mais consciência de uma situação e de seu contexto, de assumir responsabilidades para empreender mudanças e, ao mesmo tempo, aprender sobre nós mesmos e nossas relações, pensando em ações e decisões possíveis, surge o *coaching*, em cujo processo podemos unir reflexão e ação.

A profissão de *coach* está nascendo, dando os primeiros passos. O *coaching* ainda não é; ele "está sendo", caminhando em um devir que inevitavelmente faz vizinhança com outras profissões e pode se confundir com elas. O *health coaching* baseia-se no conhecimento e na sabedoria de muitas outras disciplinas e utiliza algumas, por exemplo, as do campo de educação em saúde, psicoterapia, *coaching* de vida e *coaching* executivo.

Existem importantes distinções entre *health coaching* e outras disciplinas, conforme detalhado a seguir.

PSICOTERAPIA

A psicoterapia é um dos muitos campos que embasam a disciplina de *health coaching*. No entanto, existem algumas distinções muito importantes entre elas.

O *coach* de saúde estabelece uma parceria com os pacientes para a mudança de comportamento, o que é diferente de atuar como um especialista em saúde mental. O *coach* não atua na área da psicoterapia, cujo método é bastante específico.

O *coach* se concentra em melhorar a saúde, e não diagnostica problemas ou doenças. Não trata distúrbios ou gerencia transtornos mentais e tampouco procura explorar o passado para mudar o presente e o futuro, como a psicologia.

Ainda na diferenciação entre o *coach* de saúde e o psicoterapeuta, os *coaches* orientam os pacientes para os objetivos e as metas desejadas, usando um foco direto, enquanto os psicólogos mantêm um foco mais amplo e também ajudam os pacientes a curarem feridas psicológicas do passado.[1]

O *coach* deve saber reconhecer quando seu cliente precisa de recursos que estão fora do seu escopo e, eventualmente, pode fazer recomendações adequadas para psicoterapia, intervenção médica ou outros conhecimentos profissionais.

EDUCAÇÃO EM SAÚDE (*HEALTH EDUCATION*)

Os profissionais de educação em saúde trabalham tanto na dimensão individual como na da população/comunidade. Eles conhecem as teorias de mudança de comportamento de saúde, bem como as recomendações de saúde mais atuais e relevantes. Com base nesse conhecimento, educadores em saúde trabalham com indivíduos para garantir que seus clientes obtenham informações de saúde e orientações relacionadas às próprias necessidades específicas.

O *coach* também atua como um educador, porém trabalha para dar um significado que faça diferença na vida do cliente, visto que, na maior parte das vezes, não é a falta de informações que impede as pessoas de agir de forma saudável.

COACHING DE VIDA E *COACHING* EXECUTIVO

O *coaching* de vida e *coaching* executivo têm os mesmos princípios e fundamentos que o *coaching* em saúde; este último se concentra especificamente nas questões relacionadas à saúde dentro do contexto dos objetivos e valores de seus clientes. O desenvolvimento das habilidades vai ao encontro das necessidades dos clientes que buscam mudanças no estilo de vida e na saúde, no contexto de uma compreensão integradora de saúde e bem-estar.[1]

Também é importante destacar as necessidades da sociedade que fizeram o profissional de *coaching* se atentar para a área da saúde. Para isso, talvez seja útil observar o trabalho do *coach* como uma parte e um suporte ao histórico (não muito longínquo) da clínica médica.

A vontade de ajudar os pacientes de maneira mais efetiva na promoção da saúde e, portanto, de maneira mais preventiva, é uma questão antiga. No final da década de 1970, dois médicos da Universidade de Medicina do País de Gales, no Reino Unido, descreveram quatro tipos de atividades na consulta de clínica geral, em que a promoção da saúde tem papel principal.[2] Já no início da década de 1980, os avanços nessa área permitiram a descrição de um modelo de consulta em tempo sequencial, baseado em tarefas, enfatizando a importância de explorar ideias, preocupações e expectativas dos pacientes.[3]

Em meados da década de 1980, o clínico geral Roger Neighbour descreveu o processo de consulta como escalar uma montanha, descrevendo cinco estágios na subida. Ele identificou a necessidade de segurança em rede, garantindo que os riscos futuros para o paciente (como outros diagnósticos) sejam considerados, assim como o bem-estar dos médicos, de maneira que, após a consulta, o médico lida com os próprios sentimentos por meio do autogerenciamento ou com ajuda profissional.[4] Ainda na mesma década surgiu um modelo de consulta não baseado no tempo,[5] que descreve algo chamado conexão com o paciente, o que permitiu incluir na consulta, de maneira útil, as ideias, as preocupações e as expectativas dos pacientes, com a maior profundidade possível. Esse modelo reconhece que tanto pacientes como médicos têm demandas e que, ao esclarecer ambos, pelo menos na mente do médico, é possível obter uma melhor compreensão da consulta.

Já no final da década de 1990, alguns médicos de diferentes nacionalidades se reuniram para discutir a consulta clínica. O resultado dessa reunião foi a elaboração de um livro com uma lista de 54 habilidades a serem implementadas na consulta. Além do modelo de ensino desenvolvido para treinar médicos, essas habilidades dominaram o pensamento sobre a consulta médica por 15 anos.[6]

No início dos anos 2000, a teoria do caos ensinou algo sobre como lidar com consultas complexas quando o número de incertezas é alto, pois, quando se está diante de um cliente, este apresenta um universo a ser desvendado e, de certa forma, não se tem muito controle sobre qual parte desse universo se apresentará.[7]

Contudo, ainda há um núcleo da consulta que não parece funcionar. Como fazer os pacientes mudarem seus comportamentos pouco saudáveis? O que se pode fazer com aquelas consultas que repetidamente parecem "estar presas" nos mesmos problemas? São exemplos o paciente deprimido que não melhora, o diabético cujo controle continua sendo pobre ou o obeso que estaciona em determinado ponto do processo de emagrecimento. O *health coach* é um conjunto de habilidades e um modelo de consulta que sugere uma maneira diferente para abordar esses desafios, estabelecendo importante parceria com o médico titular do paciente, ajudando-o a ter maior engajamento no processo de melhora.

Os modelos habituais de consulta médica utilizados atualmente dependem fortemente do médico, pois o especialista sabe o que fazer. O profissional de saúde foi treinado para dar respostas, e é parte de nossa cultura esperar isso desses profissionais. Dessa maneira, o paciente fica passivo no processo, aguardando que o profissional oriente o deve ser feito, mas isso nem sempre será assertivo o bastante para gerar uma mudança de comportamento. No processo de desenvolvimento da consulta clínica recém-descrita, nota-se uma evolução que parte do reconhecimento de que o paciente tem uma demanda para além do sintoma, somada às habilidades de negociação; contudo, decidir ser saudável continua sendo uma decisão do paciente.

Como exemplo, pode-se citar que o médico conhece a epidemiologia da maioria dos antibióticos para infecção de garganta. Em muitos casos, essa recomendação não resolverá completamente a infecção, pois é uma abordagem que está "olhando" para o sintoma e não para a causa, como hábitos que podem estar afetando negativamente o sistema imune e o uso recorrente de antibiótico pode prejudicar ainda mais o paciente. O ponto aqui é que o médico não tem condição de saber o que é apropriado à vida de uma pessoa; para isso, é necessária uma abordagem muito mais centrada no paciente, pois ninguém é especialista na vida do outro, além da própria pessoa. Outro exemplo é o caso de uma pessoa com dor de cabeça tensional; deve-se tomar medicação de longo prazo ou fazer algumas alterações em seu estilo de vida ou, ainda, dependendo do contexto e do momento, procurar terapia?

Sabe-se que somente informação ou conhecimento, na maioria dos casos, não são suficientes para gerar mudanças sólidas e de longa duração rumo à promoção de saúde. Algo mais precisa ser feito para preencher essa lacuna entre as orientações médicas e a aceitação delas por parte dos pacientes. Esse cenário fica ainda mais difícil quando aplicado em pessoas com saúde, porém com estilo de vida pouco saudável, o que muitas vezes promove o surgimento de doenças silenciosas ou de lento progresso. Nesses casos, a motivação de mudar, gerada pela necessidade imediata, praticamente não existe.

Somado a isso, há ainda o fato de, atualmente, haver um sistema de saúde bastante questionável. Ele é extremamente caro, em geral desperdiçador e, muitas vezes, frustrante tanto para os pacientes como para os provedores médicos. Pode-se dizer que mais se assemelha a um sistema de gerenciamento de doenças que a um sistema de saúde. O profissional da saúde pode fazer muito pouco por uma pessoa saudável. Ainda existe uma postura corretiva, isto é, somente após o surgimento de algum desequilíbrio é que a medicina convencional é procurada e pode então buscar fazer um diagnóstico, geralmente com o uso de avançada e custosa tecnologia, o que implica altos custos para o sistema; só então o desequilíbrio é tratado. Na maioria das vezes, o tratamento proposto tem foco nos sintomas, e não na causa.

Apesar de ser tecnologicamente avançado, o sistema de saúde apresenta altas taxas de doenças crônicas, que estão em constante crescimento:

- A cada 37 segundos, um norte-americano morre em decorrência de doença cardíaca.[8]
- As taxas de diabetes aumentaram 50% nos últimos 30 anos, e estima-se que dupliquem até 2050.[8]
- 34% dos norte-americanos, ou 1 em cada 3, satisfazem os critérios médicos para a obesidade.[8]

Muitas doenças crônicas não transmissíveis (DCNT) podem ser evitadas reduzindo fatores de risco comuns, como uso de tabaco, uso nocivo de álcool, inatividade física e alimentação não saudável. Muitas outras condições importantes também são consideradas DCNT, incluindo alguns distúrbios mentais.

As DCNT matam 41 milhões de pessoas a cada ano em todo o mundo, o equivalente a 71% de todas as mortes globais. Na região das Américas, 5,5 milhões de mortes são por DCNT.

As doenças cardiovasculares são responsáveis pela maioria das mortes por DCNT, ou 17,9 milhões de pessoas anualmente, seguidas por cânceres (9,0 milhões), doenças respiratórias (3,9 milhões) e diabetes (1,6 milhões), globalmente. Esses quatro grupos de doenças são responsáveis por mais de 80% de todas as mortes prematuras por DCNT.[9]

As razões para essa crise incluem:

- Epidemias gêmeas de diabetes e obesidade.
- Aumento dos custos de medicamentos sujeitos à prescrição médica.
- Tarifas crescentes dos seguros saúde em razão do uso excessivo de exames e testes dispendiosos.
- Falta de acesso ao sistema de saúde.
- Má coordenação dos cuidados.
- Inacessibilidade a médicos por todo o país.

A maioria dos problemas crônicos de saúde é evitável, o que significa que ajustes no comportamento (hábitos alimentares, atividade física, qualidade de sono, gestão de estresse, entre outros) podem efetivamente reduzir o número de doenças. Existe excesso de informação a esse respeito, e, muitas vezes, as pessoas se sentem perdidas, desmotivadas e inseguras na hora de buscá-las e decidir em que se engajar.

Outro fator importante, já mencionado, é que culturalmente estamos acostumados a terceirizar a saúde. Quando necessita de ajuda médica, o paciente procura um profissional com a expectativa de que ele resolva seu problema e, do outro lado, o profissional da saúde coloca-se no lugar de detentor do conhecimento e com poder de resolver a situação. Dessa maneira, os usuários do sistema de saúde ficam em uma posição passiva, tendo dificuldade para compreender, fazer e manter as mudanças de comportamento necessárias para promover a própria saúde. Embora os *coaches* em saúde possam ter vasta base de conhecimentos sobre questões médicas e diversos recursos de saúde, sua área de especialização não é a medicina, e sim, especificamente, a construção de motivação para a mudança de comportamento. O papel principal do *coach* em saúde não é educar, mas ajudar o paciente a provocar mudanças que considere importantes. Muitas vezes, em colaboração com médicos e educadores que projetam e esclarecem planos de tratamento, os *coaches* em saúde trabalham com o paciente por inteiro, considerando valores pessoais, crenças espirituais, nível de instrução e capacidade de compreensão, sempre para promover um ambiente em que os planos pessoais possam ganhar ação.[10]

O sistema de saúde não é projetado para ajudar os usuários a lidar com os fatores complexos que levam as pessoas a fazer escolhas de saúde e estilo de vida. Faltam profissionais que tenham experiência em mudança de comportamento no âmbito da saúde e tenham habilidades e tempo necessário (dentro do desenho do sistema de saúde) para fornecer aos pacientes as oportunidades de descobrir a própria direção e motivação, além de dar apoio para que alcancem os objetivos pessoais de saúde.

Portanto, dentro das novas demandas da sociedade em constante mudança, percebe-se a necessidade do preenchimento, quando existir, de uma lacuna entre as recomendações médicas e a compreensão e o engajamento do cliente na tomada de decisão para promover mudanças de comportamento de saúde pessoal.

O processo de *coaching* em saúde (*health coaching*) pode capacitar os clientes a fazerem mudanças de comportamento de saúde duradouras que se tornem os pilares do próprio bem-estar ao longo da vida.[11] Nessa abordagem, os clientes serão guiados pela visão pessoal de saúde ideal na criação de planos com metas e etapas para alcançar essa visão.

Uma série de estudos sugere que há mudança de comportamento positivo e melhora nos resultados de pessoas com risco de doença cardiovascular,[12] diabetes[13] e acidente vascular encefálico,[13] bem como aqueles que precisam manter a perda de peso.[14]

Os modelos emergentes de cuidados de saúde sugerem que os pacientes se beneficiem quando se engajam no autocuidado. O *coaching* em saúde integrativo é projetado para ser um processo sistemático, colaborativo e focado em soluções que facilitam o aprimoramento da experiência de vida e a obtenção de metas em relação à saúde.[13]

O *coach* em saúde não conduz a sessão com a educação pré-fabricada baseada no problema apresentado pelo paciente. Em vez disso, usa um estilo de comunicação concordante.[15]

Os três maiores princípios do processo de *coaching* em saúde são:

- A atenção é centrada no paciente, seu controle em relação ao foco do trabalho é total, e este deve ser direcionado aos objetivos de saúde originados pelo próprio paciente. Assim, o paciente escolhe o que quer abordar primeiro, além de definir as próprias metas, uma vez que ele é a melhor pessoa para dizer o que se sente capaz de fazer (o que, na maioria das vezes, implica mudanças comportamentais). Dessa forma, estipula-se uma parceria de trabalho. Isso não funciona para um paciente com dor torácica oriunda de um trauma, mas funciona para uma pessoa com enxaqueca ou dor de cabeça tensional, por exemplo. Além disso, é o paciente quem decide o que pode ser feito para melhorar a própria situação.
- Reconhecimento de que os pacientes têm um potencial notável para ajudarem a si mesmos. Até mesmo as pessoas com maior dificuldade de encontrar ou enxergar soluções têm o potencial para mudar a própria vida e, muitas vezes, com a mínima intervenção externa.
- Aceitar que os pacientes são responsáveis pelas próprias vidas e ações. Por exemplo, não parar de fumar não é um fracasso da intervenção profissional, e sim uma escolha feita pelo paciente, por mais insalubre que isso pareça.

Isso significa que o trabalho de *coaching* em saúde objetiva aumentar a consciência dos pacientes sobre as questões que estão enfrentando, permitindo-lhes ter a responsabilidade de fazer escolhas.

O processo de *coaching* começa com a exploração da visão geral de um indivíduo para a saúde e o bem-estar e prossegue para explorar os valores fundamentais, avaliar lacunas entre estilos de vida atuais e desejados e avançar em direção a metas específicas em pequenas etapas. Os *coaches* em saúde ajudam os pacientes a explorar plenamente a prontidão e a confiança em relação à mudança e apoiam sua orientação para o novo comportamento de saúde.

A definição de metas e o desenvolvimento de um plano específico de ações são fundamentais no processo de mudança, mas somente serão eficientes se forem definidos junto com os pacientes e com base na sua vida real e concreta. O foco é sempre estimulado em direção ao futuro, mas frequentemente os valores principais dos pacientes são trazidos do passado com a intenção de amparar definições de metas e estratégias, assim como o sentido geral de propósito também é mantido vivo durante todo o processo.[10]

A tarefa do profissional é ajudar os pacientes a ver o que estão fazendo, refletir sobre o que poderia ser diferente e permitir que criem o espaço para "exercitar" a mudança.

REFERÊNCIAS BIBLIOGRÁFICAS

1. Wolever RQ, Caldwell KL, Wakefield JP, Little KJ, Gresko J, Shaw A, et al. Integrative health coaching: an organizational case study. Explore. 2011;7(1):30-6.
2. Stott NCH, Davis RH. The exceptional potential in each primary care consultation. J R Coll Gen Pract. 1979;29(201):201-5.
3. Pendleton D, Schofield T, Tate P, Havelock P. The consultation: an approach to learning and teaching. Oxford: Oxford University Press; 1984.
4. Neighbour RH. The inner consultation. Lancaster: MTP Press; 1987.
5. Middleton JF. The exceptional potential of the consultation revisited. J R Coll Gen Pract. 1989;39.326:383-6.
6. Silverman J, Kurtz S Draper J. Skills for communicating with patients. Abingdon: Radcliffe; 1998.
7. Innes AD. Complex consultations and the 'edge of chaos'. Br J Gen Pract. 2005;55(510):47-52.
8. Lloyd-Jones D, Adams R, Carnethon M, De Simone G, Ferguson TB Flegal K, et al. Heart disease and stroke statistics-2009 update: a report from the American Heart Association Statistics Committee and Stroke Statistics Subcommittee. Circulation. 2009;119(3):e21-181.
9. Pan American Health Organization (PAHO) [Internet] [citado em 26 jul. 2023]. Noncommunicable Diseases. Disponível em: https://www.paho.org/en/topics/noncommunicable-diseases
10. Smith LL, Lake NH, Simmons LA, Perlman A, Wroth S, Wolever RQ. Integrative health coach training: a model for shifting the paradigm toward patient-centricity and meeting new national prevention goals. Glob Adv Health Med. 2013;2(3):66-74.
11. Dennis SM, Harris M, Lloyd J, Powell Davies G, Faruqi N, Zwar N. Do people with existing chronic conditions benefit from telephone coaching? A rapid review. Aust Health Rev. 2013;37(3):381-8.

12. Edelman D, Oddone EZ, Liebowitz RS, Yancy WS Jr, Olsen MK, Jeffreys AS, et al. A multidimensional integrative medicine intervention to improve cardiovascular risk. J Gen Intern Med. 2006;21(7):728-34.
13. Wolever RQ, Webber DM, Meunier JP, Greeson JM, Lausier ER, Gaudet TW. Modifiable disease risk, readiness to change, and psychosocial functioning improve with integrative medicine immersion model. Altern Ther Health Med. 2011;17(4):38-47.
14. Caldwell K, Baime M, Wolever RQ. Mindfulness based approaches to obesity and weight loss maintenance. J Ment Health Couns. 2012;34(3):269-82.
15. Caldwell KL, Gray J, Wolever RQ. The process of patient empowerment in integrative health coaching: how does it happen? Glob Adv Health Med. 2013;2(3):48-57.

15
Cuidado compassivo e a experiência da Equipe de Medicina Integrativa Einstein

Jeanne Pilli
Marcia Fernandes Prieto
Maria Ester Azevedo Massola

"Numa folha qualquer eu desenho um sol amarelo..."

Joana (nome fictício), 64 anos, professora de dança, estava hospitalizada há mais de 170 dias durante a pandemia para tratamento de câncer de mama com metástase óssea.

A Equipe de Medicina Integrativa foi chamada desde o início da internação. Joana se mostrou receptiva e logo demonstrou interesse em seguir com o serviço. Informou ter conhecimento prévio de práticas integrativas, valorizando esse tipo de abordagem como recurso complementar ao tratamento oncológico. Recebia dois atendimentos semanais nos quais realizava práticas de relaxamento, respiração e meditação, além da terapia de toque (massagem suave na pele que estimula o sistema nervoso parassimpático), visando apoiar o autocuidado e a autonomia, gerando conforto, relaxamento e bem-estar.

A escuta empática permeou todos os encontros e possibilitou obter informações importantes, como o significado profundo da dança e da arte em sua vida, sendo possível também reconhecer necessidades não atendidas. A paciente expressou seu amor pela dança cigana e espanhola, e pela técnica de pintura de que mais gostava, a aquarela, nos mostrando sua arte por meio de fotos e vídeos em seu celular.

A paciente passava por um momento delicado de seu tratamento, pois todos os dias deveria usar um colete ortopédico para reabilitação da marcha. O uso do colete era restrito à cadeira e ela sentia muitas dores ao permanecer sentada. Diante disso, foi sugerida a possibilidade de retomar a arte com aquarela, permitindo resgatar o hábito da pintura que a deixava tão feliz. Demonstrou certa resistência no início, mas após alguns dias aceitou a ideia e solicitou que seu acompanhante levasse seu material ao hospital.

A paciente começou então a produzir cartões em pintura aquarela para presentear os profissionais que a acompanhavam nessa longa internação. Compartilhava o seu trabalho apenas com a Equipe de Medicina Integrativa, o que seria uma surpresa para os profissionais da saúde; discutia ideias e solicitava nossa opinião para compor cada obra, pensando nas características de cada pessoa. Foram momentos de diversão, reflexões e contemplação.

Durante o uso do colete ortopédico, sentada na cadeira, utilizando água, pincéis e as cores da aquarela, expressou sua gratidão e encontrou significado e propósito para os momentos de reabilitação. Com as práticas mente e corpo e a retomada de sua arte, ela pôde resgatar o entusiasmo, a autoestima, a autonomia e vivenciar momentos de alegria de maneira lúdica, agradável e com grande satisfação, além de fazer novos planos, como escrever um livro.

Nossa equipe sempre convida os pacientes a escrever um "Relato de Experiência com a Medicina Integrativa". Segue uma parte do relato de Joana:

> "Quando não há cobranças de si mesmo [...] aprendemos a superação para evoluir na cura em amplos sentidos. Um momento mágico no encontro da paz comigo mesma, para ter suporte e energia para lidar com o mundo externo."

A paciente ainda disse que, por meio da aquarela, pôde expressar suas emoções e que, ao manipular cores, água e pincéis, retornava ao estado mental alcançado com as práticas meditativas que havia aprendido durante nossos atendimentos.

Com a aproximação de sua alta hospitalar, iniciou a entrega dos presentes personalizados a cada profissional da saúde que participou de seu cuidado, retribuindo, por meio da sua arte, todo o carinho que recebeu e sentiu.

INTRODUÇÃO

A dimensão humana do cuidado é um tema que vem sendo discutido e conceitualmente elaborado ao longo das últimas décadas.

Nos últimos cinco anos, observou-se um rápido influxo de estudos sobre compaixão nos serviços de saúde (Figura 1), como apresentado na revisão de Malenfant et al.[1]

Em 2013, a Organização Mundial da Saúde (OMS) reconheceu que os sistemas de saúde haviam atingido um momento crucial. "Embora os avanços durante o último século tenham sido impressionantes e apesar do aumento dos gastos com saúde e dos avanços sem precedentes na medicina moderna no século passado, as pessoas hoje não são necessariamente mais saudáveis na mente e no corpo. Tampouco estão mais satisfeitas com os cuidados de saúde que recebem".[2]

O Código de Ética Médica Internacional, desenvolvido pela Associação Mundial de Medicina, tem como primeiro princípio geral: "O principal dever do médico é promover a saúde e o bem-estar de cada paciente, fornecendo cuidados

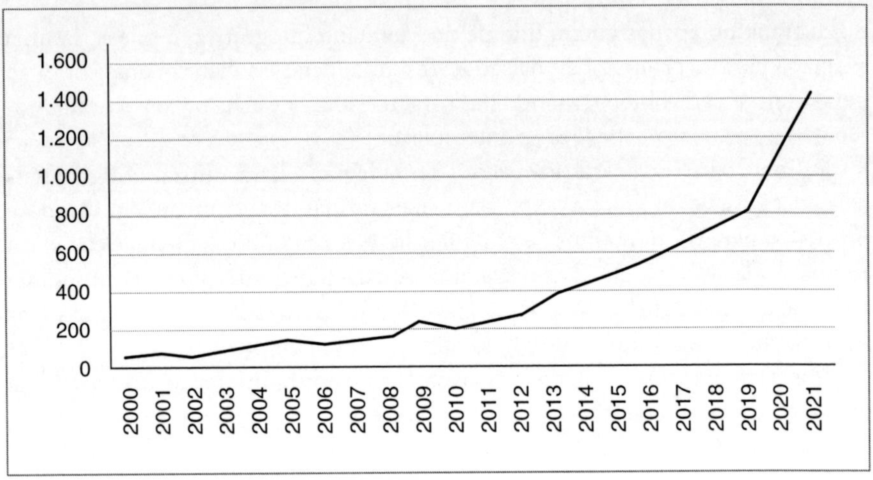

Figura 1. Número de documentos de 2000 a 2021 (escopo de pesquisa: *compassion in healthcare*).

Fonte: Malenfant et al., 2022.[1]

competentes, oportunos e compassivos de acordo com a boa prática médica e o profissionalismo".[3]

A Associação Americana de Medicina estabelece como o primeiro dos princípios da ética médica: "I. Um médico deve se dedicar a fornecer cuidados médicos competentes, com compaixão e respeito pela dignidade e pelos direitos humanos".[4]

A Associação Canadense de Medicina estabelece a compaixão como uma das virtudes exemplificadas pelo médico ético: "Um médico compassivo reconhece o sofrimento e a vulnerabilidade, procura compreender as circunstâncias únicas de cada paciente e aliviar o sofrimento do paciente e acompanha o paciente em seu sofrimento e vulnerabilidade".[5]

ONDE ESTÁ O SOFRIMENTO NOS SERVIÇOS DE SAÚDE?

O sofrimento do paciente

Em um artigo bastante interessante, publicado em 2013 no *New England Journal of Medicine*, o autor fala sobre sofrimento, "a palavra que não se deve pronunciar", descrevendo que, no Manual de Estilo da Associação Americana de Medicina, consta a seguinte orientação: "Evite descrever pessoas como vítimas ou usar outros termos emocionais que sugiram desamparo (afligidos por, sofrendo com, acometidos de) [...] os programas de saúde pública podem sofrer de falta de financiamento e o sofrimento humano pode ser considerado (e de preferência evitado) abstrato, mas os pacientes geralmente devem simplesmente 'ter' uma doença ou complicações ou efeitos colaterais, em vez de 'sofrer de' ou 'sofrer com'".[6] O autor acredita que aliviar o sofrimento é de fato o principal compromisso das organizações de saúde, porém pode ser uma tarefa vasta demais para parecer real para a maioria das pessoas, algo como "alcançar a paz mundial".

Porém, esta é a tarefa que o cuidado compassivo nos apresenta: aliviar o sofrimento. E, quanto mais luz trouxermos às várias maneiras como ele se manifesta, maior será a nossa chance de aliviá-lo.

Em seu livro *The Antidote to Suffering: How Compassionate Connected Care Can Improve Safety, Quality, and Experience*,[7] Christina Dempsey defende a tese de que os serviços de saúde estão vendo uma epidemia de sofrimento; muitas vezes não só não são capazes de ajudar, mas também muitas vezes causam ou pioram a situação. A compreensão de que a experiência do paciente também faz parte do resultado do tratamento é fundamental.

A palavra "paciente" deriva da palavra latina *patientem*, aquele que sofre, que padece. Eles não apenas sofrem de dores físicas, mas também são atormentados por sentimentos e emoções como ansiedade, tristeza e solidão.

De acordo com Deirdre Miloid, são dois tipos de sofrimento dos pacientes:

- **Sofrimento inerente:** o sofrimento que inevitavelmente ocorre à medida que o paciente passa pelo sistema de saúde, aquele implicado no diagnóstico e os desconfortos físicos e emocionais associados aos diversos procedimentos de diagnóstico e tratamento. Muitas medidas podem ser tomadas, que podem afetar a experiência do paciente, ainda que o sofrimento inerente não possa ser completamente eliminado.
- **Sofrimento evitável:** sofrimento causado ou intensificado pela disfuncionalidade do sistema de saúde. Exemplos:
  - Tempos prolongados de espera causam este tipo de sofrimento. Imagine-se tendo que lidar com um diagnóstico potencialmente devastador e precisar esperar para receber um diagnóstico, fazer um exame, ser operado ou por um procedimento. Se você é como muitas pessoas, sua mente vagueia pelos piores cenários na ausência de informação. A resposta de luta ou fuga se instala – seu coração acelera, sua pressão arterial sobe e suas pupilas dilatam. E tudo que passa pela sua mente é "e se...?". Cada minuto de espera é um sofrimento a mais.
  - Quando falhamos em oferecer ambientes silenciosos e limpos, comprometemos a sensação de segurança e causamos sofrimento. Proporcionar ambientes silenciosos, principalmente à noite, não é apenas um ato simpático para os pacientes. A literatura mostra muitas evidências que demonstram a necessidade de descanso e sono para a cura.

- Tratar o paciente sem empatia. Não se trata de ser simpático, mas de demonstrar cortesia e compaixão. Conversar com os pacientes e com as famílias, encorajá-los a fazer perguntas e tomar decisões sobre o tratamento, ser gentil e sensível com as necessidades deles.
- Não haver conexão com os pacientes. Como responsável pelos cuidados de saúde, tudo o que fazemos e dizemos importa. Pode ser que você não se lembre de seus pacientes ou de seus familiares, mas esteja certo de que eles se lembrarão para sempre, porque você teve um papel central no período mais aterrorizante de suas vidas. Conectar-se com o paciente é compreender que ele é uma pessoa que tem família, trabalho, *hobbies*, amigos e que aconteceu de ser um paciente naquele momento.
- Quando o serviço de saúde não é coordenado e não ocorre trabalho em equipe, isso pode levar a interações repetidas e desnecessárias, que confundem e perturbam os pacientes.

O sofrimento dos profissionais da saúde

O interesse em compreender, mensurar, prevenir e tratar a fadiga empática e o *burnout* sofridos pelos profissionais da saúde tem crescido nos últimos anos, antes ainda da pandemia.[8] Até 1990, dispúnhamos de algumas dezenas de estudos; só em 2019, foram publicados 647 estudos sobre esse tema.

Segundo van Mol et al.,[9] o *burnout* é uma perturbação emocional e comportamental que resulta da exposição a altos níveis de estresse ocupacional. Foi descrito como uma combinação de três fatores: exaustão emocional, despersonalização e realização pessoal reduzida.

Outro processo importante para compreendermos o sofrimento dos profissionais da saúde é a fadiga empática, muitas vezes chamada de fadiga compassiva. Joan Halifax considera a empatia, juntamente com o altruísmo, a integridade, o respeito e o engajamento, como um estado-limite, ou seja, uma qualidade bivalente interna e interpessoal que é a chave para uma vida compassiva e corajosa, sem a qual não podemos nos colocar a serviço de ninguém, tampouco sobreviver. Mas, se esse precioso recurso se deteriorar, poderá se manifestar como uma paisagem perigosa e causar danos. Sobre esse potencial risco, Halifax explica:

> "Os cuidadores costumam reclamar de 'fadiga da compaixão', mas, na minha experiência, isso não existe. Nessa expressão se confunde compaixão com empatia. De fato, alguns neurocientistas e psicólogos sociais dizem que 'fadiga da compaixão' é um excesso de empatia e angústia. A compaixão não nos causa fadiga – é uma fonte de força, apoia nosso desenvolvimento e beneficia os outros. E, no entanto, a empatia é uma característica essencial da nossa humanidade básica. Sem empatia,

nossas vidas se tornam estreitas e excludentes, levando ao narcisismo e ao solipsismo. À medida que deixamos o eu de lado, a empatia amplia nosso mundo e nos enriquece através do poder da imaginação."[10]

A fadiga empática (chamada originalmente de fadiga compassiva) é um estado de aflição física ou psicológica dos cuidadores, que ocorre como consequência de um processo contínuo e crescente em um relacionamento difícil com indivíduos que demandam cuidados. A fadiga empática foi descrita pela primeira vez no início dos anos 1990 como a perda de compaixão, resultado da exposição repetida ao sofrimento durante o trabalho. Um pouco mais tarde, foi definida como um estresse traumático secundário resultante de um envolvimento profundo com uma pessoa principalmente traumatizada. A partir de então, tem sido chamada de estresse secundário e pós-traumático (S/PTS) ou trauma vicário. A fadiga empática apresenta dois aspectos: sentimentos de exaustão, frustração e depressão, tipicamente associados ao *burnout*; e preocupações como hipervigilância, evitação, medo e intrusão, que são características do estresse secundário e pós-traumático.

Embora o *burnout* esteja intimamente relacionado à fadiga empática, o mecanismo subjacente provavelmente é diferente. Acredita-se que o *burnout* esteja relacionado a fatores ocupacionais, como carga de trabalho, autonomia e recompensas, e não a relacionamentos interpessoais. A fadiga empática implica uma dificuldade de engajamento em uma relação que demanda cuidado. No entanto, alguns estudos demonstram uma correlação positiva entre *burnout* e fadiga empática, sugerindo uma sobreposição em um ou mais dos componentes desses fenômenos.

MAS, AFINAL, O QUE É COMPAIXÃO?

"O amor quando encontra com o sofrimento se transforma em compaixão."
(Matthieu Ricard)

As definições de compaixão de diferentes autores convergem, de maneira geral, para o sentimento que surge ao testemunhar o sofrimento do outro, que motiva um desejo subsequente de aliviá-lo ou evitá-lo.[11-13] Compaixão é, portanto, mais do que uma resposta emocional ao sofrimento; envolve também a motivação e a disposição a agir para aliviar ou eliminar o sofrimento.

Segundo Thupten Jinpa, ex-monge budista, tradutor e escritor, explica, em seu livro *Um Coração sem Medo*, que "a compaixão nos oferece a possibilidade de reagir ao sofrimento com compreensão, paciência e bondade em vez de – digamos – medo e repulsa. Ela faz com que estejamos abertos à realidade do sofrimento e em busca de seu alívio. A compaixão é o que conecta o sentimento de empatia a atos de bondade, generosidade e outras expressões de nossas tendências altruístas".[14]

No contexto organizacional, a compaixão é estudada de um ponto de vista científico social. Define-se compaixão como um processo que envolve: perceber que o sofrimento está presente na organização; dar sentido ao sofrimento de forma a contribuir para o desejo de aliviá-lo; empatizar com as pessoas em sofrimento; e tomar medidas para aliviar o sofrimento de alguma forma.[15]

Antes de nos aprofundarmos na exploração do significado da compaixão, é importante compreender que a compaixão não é uma emoção. Paul Ekman, um dos mais renomados estudiosos das emoções, explica:

> "A compaixão não é nem uma emoção nem um humor: na minha opinião, a compaixão difere das emoções de quatro maneiras: a compaixão pode e precisa ser cultivada, enquanto as emoções não; a compaixão uma vez cultivada é uma característica duradoura, enquanto as emoções vêm e vão; não distorce e nem filtra seletivamente nossa visão da realidade. Ao contrário, ela nos torna mais sensíveis à realidade, faz com que nos preocupemos mais com a realidade, e o foco da compaixão é restrito ao alívio do sofrimento que testemunhamos."[16]

OS ELEMENTOS DE "NÃO COMPAIXÃO" QUE COMPÕEM A COMPAIXÃO

Joan Halifax, antropóloga, autora e diretora do Upaya Zen Center, em seu livro *À Beira do Abismo*, entende que a definição comum de compaixão pode ter limitações. Ela ensina que a compaixão é feita de elementos de não compaixão, da mesma maneira que a flor, como diz Thich Nhat Hạnh, é feita de elementos de não flor. "Quando você olha para a flor, vê elementos que são não flor, como luz do sol, chuva, terra – todos os elementos que se reuniram para ajudar a flor a se manifestar. Se qualquer um desses elementos de não flor fosse eliminado, não haveria mais uma flor." Assim como a luz do sol, a chuva e a terra compõem a flor, a atenção, o interesse, a intenção, o *insight* e a corporificação compõem a compaixão.[10]

Essa compreensão traz certa complexidade conceitual que tem um impacto muito grande sobre o treinamento em compaixão. Não se trata de uma habilidade isolada, como um músculo que pode ser treinado. A compaixão é enativa, ou seja, é um processo que emerge em uma relação adaptativa dinâmica entre mente, corpo e ambiente. Ela surge a partir da interação de diversos processos inter-relacionados de não compaixão. Com base nessa compreensão, Joan Halifax criou um modelo que serve de base para o treinamento em compaixão (G.R.A.C.E.), que será apresentado mais adiante.[10]

O modelo proposto por Halifax detalha estes vários elementos de não compaixão:

- **Atenção:** alocar recursos de processamento mental a um objeto escolhido. Para que a compaixão possa surgir, inicialmente é essencial que o sofrimento seja reconhecido. A habilidade de perceber o sofrimento de uma maneira imparcial e de responder ao sofrimento da melhor forma requer equilíbrio atencional. A atenção necessária aqui deve ser estável, vívida e sem esforço; além disso, apoiada pelo controle cognitivo, ela pode permitir que sejamos não reativos, que não nos fechemos diante da adversidade e que não nos fixemos a um determinado resultado desejado.

O treinamento atencional geralmente envolve uma maior sintonia com as sensações do corpo, que servem de apoio para estabilizar a atenção. Esta habilidade de perceber as próprias sensações parece se relacionar à habilidade de perceber e de sintonizar com o estado somático e afetivo dos outros. Existem estudos que sugerem que, na interocepção, a capacidade de perceber e sentir estímulos e mudanças no interior do corpo ativa os mesmos circuitos cerebrais que na empatia;[17,18] parece, portanto, haver uma superposição desses dois processos. Para pessoas que têm uma baixa capacidade de interocepção, a empatia é mais desafiadora. O equilíbrio atencional também permite uma percepção menos ambígua da realidade e, no caso da compaixão, uma percepção mais direta e imparcial do sofrimento.

- **Afeto:** a bondade e a equanimidade (ou imparcialidade) são processos afetivos essenciais associados à compaixão. A bondade é o interesse afetuoso e genuíno pelo outro. A equanimidade é a estabilidade ou o equilíbrio mental de calma e de habilidade de lidar com as circunstâncias de cada momento.

Essas qualidades afetivas apoiam a empatia, ou seja, nos permitem entrar em sintonia afetiva com o outro. Elas ampliam e estabilizam a base atencional de que dispomos e nos permitem tomar decisões com mais discernimento e mais clareza. Por outro lado, emoções como raiva e medo, entre outras, estreitam nossa base atencional e filtram nossa percepção.

Paul Ekman descreve o que chama de "período refratário", que ocorre logo após o surgimento de uma emoção. Durante esse período, filtramos e percebemos apenas informações que sejam consistentes com o que estamos sentindo e interpretamos os outros de uma maneira que combine com tal emoção.[16] O período refratário pode ser mais ou menos denso e mais ou menos longo, dependendo da capacidade de restabelecer o equilíbrio mental.

- **Intenção:** a intenção de transformar seu próprio sofrimento e o dos outros é a principal diferença entre empatia e compaixão. A intenção que serve de base para a compaixão inclui imperativos éticos, os compromissos pessoais e profissionais em servir.

Porém, ainda que estejamos imbuídos de uma intenção compassiva e altruísta, nossos hábitos e condicionamentos emocionais podem nos levar a reações indesejadas. Porém, é possível treinar o equilíbrio emocional, reduzindo a reatividade e reavaliando as situações de forma positiva e lúcida.

- ***Insight*:** pertence ao domínio cognitivo da compaixão e, neste contexto, é uma visão mais clara da realidade, incluindo a compreensão de como a própria mente opera. Esta habilidade cognitiva permite compreender a experiência do outro em perspectiva, preservando a autonomia livre de confusão entre o eu e o outro. O cultivo do *insight* também permite maior liberdade diante da expectativa de um determinado resultado, uma vez que implica a compreensão da impermanência e da interdependência entre os incontáveis fatores que levam ao resultado.

Considerando mutuamente estes dois elementos – intenção e *insight* –, embora estejam profundamente comprometidos em transformar o sofrimento, compreendemos que o resultado das nossas ações pode ser diferente do que esperávamos.

- **Corporificação:** é o componente físico ou somático. A corporificação é como sentimos a experiência intersubjetiva por ressonância. Este elemento se conecta ao que foi discutido anteriormente sobre interocepção; é a base para a interação compassiva, para a enação e para o engajamento. O engajamento é o componente que se refere à prontidão do corpo para agir, para colocar a compaixão em ação, em resposta ao sofrimento.

SIMPATIA, EMPATIA E COMPAIXÃO

Estes três termos são frequentemente utilizados como sendo intercambiáveis, mas existem diferenças importantes a serem exploradas.

A **simpatia** é em geral definida como uma reação emocional ao sofrimento baseada em pena, sem uma reflexão consciente.[12] A **empatia**, por outro lado, é considerada um processo interpessoal mais complexo, que envolve consciência e *insight*, e é uma habilidade de reconhecer e compreender o sofrimento, podendo levar a uma resposta mais adequada.

São descritos dois tipos principais de empatia: empatia cognitiva, uma compreensão e um reconhecimento da situação de sofrimento sem envolvimento emocional, e a empatia afetiva, em que, além da compreensão cognitiva, há uma ressonância emocional, em que "se sente com o outro".

Matthieu Ricard, PhD em biologia molecular, há décadas se tornou monge na tradição budista e é um grande praticante de meditação. com milhares de horas de treinamento. Por essa razão, Matthieu tem colaborado com pesquisadores para elucidar os correlatos neurais dos diferentes estados mentais, incluindo a empatia e a compaixão.

Em um desses estudos, fundamentalmente importante para estabelecer a diferença entre empatia e compaixão, realizado em 2011, Tania Singer, grande pesquisadora nesse campo, ligada à Universidade de Zurique, buscava explorar a assinatura neural de um praticante experiente durante a meditação utilizando ressonância magnética funcional em tempo real (*real-time fMRI*). Inicialmente, Tania Singer e seus colaboradores solicitaram que Matthieu se colocasse em diferentes estados compassivos e esperavam observar a ativação das mesmas redes neurais que se mostram ativadas em indivíduos sem prática, empatizando com a dor. Mas não foi o que aconteceu. Depois da sessão, os pesquisadores perguntaram a Matthieu Ricard o que ele estava realmente fazendo naqueles diferentes estados compassivos, e perceberam que Matthieu descrevia um estado positivo e afetuoso associado a uma forte motivação pró-social, em vez de um estado angustiante negativo relacionado a empatizar com a dor. Matthieu foi escaneado novamente, mas, dessa vez, pediram que ele se conectasse emocionalmente com a experiência de sofrimento de outros, sem nenhuma forma de compaixão.

Segue o relato de Matthieu:

> "Quando Tania Singer me pediu para entrar em um estado de pura empatia sem me envolver em compaixão ou amor altruísta, decidi me solidarizar com o sofrimento das crianças de um orfanato romeno. Eu tinha visto um documentário da BBC sobre estes órfãos totalmente negligenciados na noite anterior e fiquei muito comovido. Apesar de serem alimentadas e banhadas todos os dias, estas crianças estavam completamente emaciadas e emocionalmente abandonadas. A falta de afeto tinha causado graves sintomas de apatia e vulnerabilidade. Muitas crianças balançavam para frente e para trás durante horas e sua saúde estava de fato em tão mau estado que as mortes eram frequentes nesse orfanato. Até mesmo durante o banho, muitas dessas crianças se encolhiam de dor e a mais leve queda

poderia levar a uma perna ou braço quebrado. Assim, quando eu estava mergulhando nessa ressonância empática, visualizei o sofrimento dessas crianças órfãs da maneira mais viva possível. O compartilhamento empático de sua dor rapidamente se tornou intolerável para mim e eu me senti emocionalmente exausto, muito semelhante a um *burnout*. Após quase uma hora de ressonância empática, me foi dada a opção de praticar a compaixão ou de encerrar o teste. Sem a menor hesitação, concordei em continuar o experimento com a meditação da compaixão. A meditação da compaixão alterou completamente minha paisagem mental. Embora as imagens das crianças que sofriam ainda fossem tão vívidas como antes, elas não provocavam mais angústia. Em vez disso, senti um amor natural e sem limites por essas crianças e a coragem de me aproximar e consolá-las. Além disso, a distância entre as crianças e eu havia desaparecido completamente. Foi aí que percebemos o imenso potencial da compaixão como um antídoto para a angústia empática e para o *burnout*."[11]

Portanto, podemos dizer que a empatia é frequentemente um precursor da compaixão, mas não é compaixão.

Sinclair et al.[19] investigaram a compreensão, a experiência e a preferência de pacientes oncológicos graves, e chegaram a definições desses três construtos com base na experiência desses pacientes. Aqui estão seus principais resultados:

- **Simpatia:** a maior parte dos participantes considera esta uma resposta indesejada. Na visão do paciente, a simpatia é uma resposta superficial baseada na pena, caracterizada por falta de compreensão relacional, e serve à autopreservação do observador, mais do que ao alívio do sofrimento do paciente. Sentem também que a simpatia leva a desmoralização, depressão e a sentir pena de si mesmos. Exemplos das frases que ouvem: "Eu sinto muito", "Isso deve ser horrível", "Não consigo nem imaginar como é essa situação".
- **Empatia:** a resposta dos pacientes à empatia é bem mais positiva. Descrevem a empatia como uma resposta afetiva, em que os profissionais buscam compreender o sofrimento do paciente por meio de uma ressonância emocional. Neste caso, o paciente se sente ouvido, compreendido e validado. Exemplos de frases que ouvem: "Ajude-me a entender a sua situação", "Eu consigo ter uma noção do que você está sentindo", "Posso sentir a sua tristeza".
- **Compaixão:** os participantes identificaram a compaixão como a melhor forma de tratar os pacientes, destacando os aspectos de engajamento com o sofrimento, a compreensão e a ressonância emocional da empatia, e qualidades adicionais motivadas pelo amor, altruísmo, ação e pequenos atos de gentileza além do esperado. Embora os pacientes tenham reconhecido que a resposta

compassiva envolve bondade, autenticidade e sinceridade, o amor foi a virtude mais citada e que diferencia claramente a compaixão da simpatia e da empatia. Exemplos de frases: "Eu sei que você está sofrendo, mas tem algo que eu possa fazer para ajudar a melhorar?", "O que eu posso fazer para melhorar a sua situação?".

O TREINAMENTO DA COMPAIXÃO

Nas últimas décadas, diversos contemplativos e pesquisadores se dedicaram a desenvolver programas de treinamento em compaixão. São alguns dos principais programas com instrutores no Brasil: *Mindful Self-Compassion Training* (MSC), *Cultivating Emotional Balance* (CEB), *Cognitively-Based Compassion Training* (CBCT) e *Compassion Cultivation Training* (CCT). Os seguintes programas ainda não têm instrutores no Brasil: *ReSource Training Protocol* e *Being with Dying Professional Training* (BWD).[11]

Sinclair et al.[20] propuseram um modelo de treinamento baseado na percepção dos próprios objetos da compaixão nos serviços de saúde – os pacientes. Algumas sugestões de habilidades que esses pacientes identificaram como essenciais para o cuidado compassivo:

- Habilidade de construir um relacionamento com o paciente baseado na confiança, no diálogo e no interesse genuíno pela pessoa que está sendo cuidada, em oposição a uma abordagem estritamente objetiva, em que apenas as questões clínicas importam.
- Abordagem centrada na pessoa, ou seja, compreender o paciente como uma pessoa e não como um corpo ou uma doença. De acordo com a maioria dos pacientes, o cuidado compassivo deve envolver a abordagem de suas necessidades médicas dentro de um contexto mais amplo, incluindo o efeito sistêmico que sua doença teve em outros domínios de sua vida.
- Resposta compassiva com base em ressonância emocional. Os pacientes identificaram médicos, enfermeiras e outros profissionais como exemplarmente compassivos, quando eles tinham uma habilidade especial de "sintonizar", "ler as pessoas", "sentir o sofrimento". Eles descreveram alguns gestos que implicam ressonância emocional como proximidade com o paciente (sentados em vez de em pé), contato visual e toque físico. Embora os pacientes considerassem que essas técnicas podiam ser ensinadas, advertiram contra uma abordagem prescritiva, que, embora possa espelhar comportamentos compassivos, poderia ser experimentada como falsa.

O MODELO GRACE DE ABORDAGEM COMPASSIVA PARA PROFISSIONAIS DA SAÚDE

Com base na compreensão de todos os elementos de não compaixão discutidos anteriormente, Joan Halifax desenvolveu o modelo GRACE, que descreve uma maneira de cultivar a compaixão no momento de interação com os pacientes.[10] GRACE é um mnemônico, como descrito a seguir:

- **Concentrar a atenção (*Gather attention*):** o G do GRACE é um lembrete para fazermos uma pausa e darmos um tempo para nos enraizarmos. Na inspiração, concentramos nossa atenção. Ao expirar, deixamos nossa atenção permear o corpo, encontrando um lugar de estabilidade no corpo. Podemos concentrar nossa atenção na respiração ou em uma área neutra do corpo, como as solas dos pés no chão ou as mãos, enquanto descansam uma sobre a outra. Ou podemos levar nossa atenção para uma frase ou um objeto. Usamos esse momento para concentrar nossa atenção, a fim de interrompermos o diálogo interno sobre nossas suposições e expectativas, nos enraizarmos e ficarmos verdadeiramente presentes.
- **Recordar-se de sua intenção (*Recall the intention*):** o R é lembrar-se de sua intenção. Recordamos nosso compromisso de agir com integridade e respeitar a integridade daqueles que encontramos. Lembramos que nossa intenção é servir aos outros e abrir nosso coração para o mundo. Essa conexão pode se estabelecer em um instante. Nossa motivação nos mantém no caminho, moralmente fundamentados e conectados aos nossos valores mais elevados.
- **Sintonizar-se consigo e com os outros (*Attuning to self and others*):** o A se refere ao processo de sintonizar-se – primeiro com a nossa própria experiência física, emocional e cognitiva e depois com a experiência dos outros. No processo de sintonizar-se consigo mesmo, levamos a atenção para as sensações físicas, emoções e pensamentos, que podem moldar nossas atitudes e comportamento em relação aos outros. Se estamos nos sentindo emocionalmente tocados pela pessoa com quem estamos interagindo, a reatividade pode afetar nossa capacidade de perceber a outra pessoa com olhos livres e com consideração. Mas, se estivermos cientes de nossa reatividade e refletirmos sobre a natureza e as fontes do sofrimento da pessoa, teremos a chance de reformular a situação de uma maneira sem julgamento e com mais sabedoria. Esse processo de sintonização e reavaliação aciona as redes neurais associadas à empatia e favorece uma resposta compassiva.

A partir dessa base de sintonia interna, nos sintonizamos com os outros, procurando perceber a experiência do outro sem julgamento. Esta é uma forma ativa de "dar testemunho". É também o momento em que acionamos nossa capacidade de empatia à medida que nos sintonizamos física (empatia somática), emocional (empatia afetiva) e cognitivamente (tomada de perspectiva) com a outra pessoa. Com esse processo de sintonização, abrimos um espaço para o encontro se desdobrar, um espaço onde podemos estar presentes para o que quer que possa surgir. Quanto mais pudermos fazer com que essa troca mútua seja rica, mais profundo será o desenrolar.

- **Considerar o que servirá (*Consider what will serve*):** o C do GRACE é um processo de discernimento baseado no entendimento convencional e apoiado pela nossa própria intuição e *insight*. Nós nos perguntamos: qual é o caminho mais sábio e compassivo? Qual seria a resposta apropriada? Nos mantemos presentes para o outro à medida que percebemos o que poderá servi-lo e deixamos as ideias surgirem, observando o que o outro nos está oferecendo nesse momento. Consideramos os fatores sistêmicos que estão influenciando a situação, incluindo requisitos institucionais e expectativas sociais. À medida que nos baseamos em nossa própria *expertise*, conhecimento e experiência e, ao mesmo tempo, permanecemos abertos para ver as coisas de uma maneira nova, podemos descobrir que nossos *insights* não pertencem a uma categoria previsível. O processo de discernimento pode levar tempo e, portanto, tentamos não tirar conclusões muito apressadas. Considerar o que servirá certamente requer equilíbrio atencional e afetivo, um profundo senso de base moral, reconhecimento de nossos próprios vieses e sintonia com a experiência e as necessidades da pessoa que está sofrendo. A humildade é outro elemento orientador muito importante.
- **Envolver-se e encerrar (*Engage and end*):** a primeira fase do E no GRACE é se envolver de forma ética e agir, se apropriado. A ação compassiva surge do campo que criamos de abertura, conexão e discernimento. Nossa ação pode ser uma recomendação, uma pergunta, uma proposta ou até mesmo nada. Procuramos criar, com a outra pessoa, um momento caracterizado pela mutualidade e pela confiança. Com base em nossa *expertise*, intuição e *insight*, buscamos um terreno comum que seja consistente com nossos valores e que apoie a integridade mútua. O que surge é uma compaixão que respeita todas as pessoas envolvidas, é prática e factível. Quando chegar o momento certo, encerramos o tempo despendido a essa interação compassiva para que possamos avançar de maneira limpa para o próximo momento, pessoa ou tarefa. Esta é a segunda parte do E do GRACE. Quer o resultado seja mais do que

esperávamos ou decepcionantemente inferior, devemos observar e reconhecer o que aconteceu. Às vezes precisamos nos perdoar ou perdoar a outra pessoa. Ou esse pode ser um momento para uma profunda apreciação. Sem o reconhecimento do que aconteceu, pode ser difícil se desprender desse encontro e seguir em frente.

IMPACTO DO CUIDADO COMPASSIVO NOS SERVIÇOS DE SAÚDE

É difícil ter certeza sobre todas as dimensões envolvidas no cuidado, qual efeito pode ter um gesto, uma intenção, uma palavra, o silêncio. A ação compassiva não parece ser somente algo que se faz ou se recebe; em vez disso, parece ser uma roda que gira e, se entrarmos nela, seremos afetados de alguma maneira.

Algumas histórias bonitas são aquelas que abraçam as conexões, que tocam aquele que é cuidado, aquele que cuida e aquele que contempla o cuidado.

RELATO DE CASO – PAI E FILHA

A Equipe de Medicina Integrativa faz a apresentação do serviço a um paciente no dia em que recebe o diagnóstico oncológico. Empresário do sexo masculino, 76 anos, em companhia da esposa, ambos emocionados com a notícia da doença. Realizados acolhimento e escuta empática, em que foram validados os sentimentos de medo e insegurança, assim como de fé e coragem.

Após a explanação sobre como as práticas integrativas podem auxiliar no manejo do estresse e apoio ao autocuidado, o paciente demonstrou interesse e relatou nunca ter experimentado relaxar por meio desses recursos, apesar de saber que sua filha trabalhava com tais práticas. Aceitam o atendimento, a fim de obter calma para o momento. Recebem a condução do relaxamento e permanecem de olhos fechados ao final da sessão.

O paciente adere ao serviço e menciona ser muito agitado, percebendo a necessidade de aprender a relaxar. Durante as visitas, percebe sua tensão nas sessões de ioga, relaxamento e terapia de toque. Aprende também a realizar respirações diafragmáticas, profundas e lentas, recebendo orientações para apoiar o autocuidado em sua prática individual. Os atendimentos se estendem à família, à esposa e aos três filhos. Tem apenas uma filha mulher, que em um dos atendimentos relata se sentir desvalorizada pelo pai, por sua profissão.

O paciente segue em tratamento por aproximadamente nove meses, com algumas internações mais longas, demonstrando grande envolvimento nos atendimentos, relatando manter sua prática em casa ou mesmo no hospital, nos dias que não recebe nossas visitas. Expressa bem-estar e se surpreende com os efeitos das técnicas, reconhecendo os benefícios para o controle do estresse e da ansiedade. Relata ter aprendido algo que nunca imaginava ser possível em sua vida: relaxar. Pontua suas percepções acerca das sensações corporais, reforçando a sensação de paz alcançada durante os atendimentos.

No decorrer do período de internação na Unidade de Terapia Intensiva, onde esteve intubado, a família continuou a solicitar o serviço e ele demonstrava relaxar durante as sessões, sorrindo levemente, apertando nossa mão ou simplesmente olhando nos olhos. A família também recebeu cuidados, como a condução do relaxamento, meditação com foco na respiração e terapia de toque, além do acolhimento, tão imprescindível naquele período delicado.

O paciente recebeu atendimento até seu penúltimo dia de vida. No dia do óbito, sua filha nos abraçou, emocionada, agradecendo por todo o cuidado e, principalmente, por seu pai finalmente ter reconhecido e valorizado seu trabalho antes de partir, graças aos atendimentos da medicina integrativa.

Apesar da tristeza do momento, pudemos sentir o amor daquela conexão com o paciente e sua família, assim como a paz de proporcionar um benefício à filha que jamais poderíamos imaginar.

A compaixão tem a potencialidade de entrelaçar os envolvidos na ação compassiva, tecendo uma rede de amor e de cuidado humanizado que beneficia pacientes, familiares e profissionais da saúde, e tem ainda o potencial de ir transformando a cultura de uma instituição.

CUIDADO CENTRADO NO PACIENTE

Em razão de sua permanente busca por programas de qualidade e segurança, o Hospital Israelita Albert Einstein (HIAE) iniciou em 2008 a certificação Planetree, pois seus conceitos de cuidado humanizado e centrado no paciente se relacionam com a cultura da instituição. Em 2011, foi o primeiro hospital da América Latina a receber a designação Planetree, e a medicina integrativa teve papel importante, pois, em um dos pilares dessa certificação, o hospital precisa oferecer práticas integrativas em seu cuidado.

O cuidado centrado no paciente é um elemento cada vez mais importante nas instituições de saúde de qualidade. É definido pelo Institute of Medicine como: "Cuidado que respeita e atende às preferências, necessidades e valores individuais dos pacientes, e garante que os valores do paciente orientem todas as decisões clínica".[21] Rodrigues afirma: "princípios como dignidade, compaixão e respeito; coordenação e integração do cuidado; cuidado personalizado; apoio ao autocuidado; informação, comunicação e educação; conforto físico; apoio emocional, alívio do medo e ansiedade; envolvimento de familiares e amigos; acesso, transição e continuidade do cuidado, devem orientar essa prática".[22]

A utilização da escuta empática como recurso de cuidado nos permite compreender as mensagens do paciente na sua perspectiva, considerando seus valores e emoções, para que se sinta seguro e acolhido. Para oferecer cuidado centrado no paciente, a escuta sensível, ativa e empática é uma ferramenta essencial, pois desenvolve e fortalece o vínculo afetivo, é uma estratégia de comunicação eficaz para a compreensão do outro e gera disposição autêntica para acolher sem julgamentos, além de valorizar as percepções, impressões e sentimentos no processo de cuidado.[23,24]

Na comunicação médico-paciente, a literatura vem analisando quanto tempo os médicos costumam escutar seu paciente antes de interrompê-lo: em 1984, o tempo encontrado foi de apenas 17 segundos;[25] em 1999, em estudo publicado no *JAMA*,[26] o tempo aumentou para 23 segundos. Mesmo com iniciativas de incluir no currículo habilidades e técnicas para melhorar a comunicação em várias escolas de medicina americanas, em 2018 a Mayo Clinic publicou uma pesquisa em que a primeira interrupção ocorria em apenas 11 segundos! Escutar é um processo terapêutico, permitindo que o profissional transmita compaixão e seja sensível às necessidades de cada paciente.[27]

Um clássico estudo, publicado no *JAMA* em 2005, afirma que estudantes e residentes de medicina podem se beneficiar de treinamento regular para desenvolver suas habilidades empáticas. Para enfrentar a atual situação cada vez mais fragmentada e tecnológica da medicina, essas habilidades são muito valiosas para médicos e pacientes.[28]

Não vivenciar compaixão, não se sentir ouvido e ter incertezas sobre quais serão os próximos passos são os principais problemas que os pacientes relatam na comunicação com os profissionais da saúde.[29] Para uma boa comunicação acontecer, é importante que o profissional desenvolva um estado de presença e de disciplina interior para estar totalmente presente durante o atendimento. O desenvolvimento dessa disciplina incorpora práticas de interiorização, como oração, meditação, ação compassiva, empatia, ética e consciência do momento presente enquanto se estiver em relação com aquele que está sendo cuidado.[30]

Felizmente vêm crescendo na área da saúde evidências demonstrando que é possível treinar, aperfeiçoar e oferecer cuidado compassivo que transforme as relações e aprimore o cuidado centrado no paciente. A pesquisadora Brené Brown, da Universidade de Houston, nos lembra: "Compaixão não é uma virtude – é um compromisso. Não é algo que temos ou não temos – é algo que escolhemos praticar".[31]

Existem muitos dados na literatura médica e na imprensa leiga indicando que estamos no meio de uma crise de compaixão.[32,33] Estudos observacionais têm relatado uma forte associação entre cuidado compassivo, cuidado centrado no paciente e resultados clínicos favoráveis. Por outro lado, há dados convincentes de que a ausência de compaixão, manifestada por despersonalização, exaustão emocional e *burnout* entre profissionais da saúde, está associada a menor qualidade de atendimento e aumento de erros médicos. O *burnout* não só tem grande impacto econômico nos sistemas de saúde e na saúde dos profissionais, mas também na saúde dos pacientes. Dados observacionais indicam que os profissionais da saúde que são capazes de manter a empatia e praticar a compaixão com os pacientes apresentam menor esgotamento, maior resiliência e melhor bem-estar, indicando que a compaixão melhora a experiencia do paciente e pode proteger contra o *burnout*.[34]

EXPERIÊNCIA DO HIAE

O HIAE faz parte da Sociedade Beneficente Israelita Brasileira Albert Einstein, instituição sem fins lucrativos, referência em qualidade de prática médica com tecnologia de ponta e atendimento humanizado. Possui inúmeras acreditações e certificações, como: Joint Commission International, Magnet Recognition Program, Foundation for the Accreditation of Cellular Therapy (FACT), Institutional Environmental Certification (ISO 14001), Planetree Gold Designation, entre outras.

Desde 2007, oferece o serviço de medicina integrativa, sendo o primeiro hospital da América Latina a estruturar esse serviço, desenvolvido pela visão pioneira do Dr. Paulo de Tarso Ricieri de Lima, formado em medicina integrativa pela Universidade do Arizona (EUA). Iniciou o serviço com base na experiência do MD Anderson Cancer Center, Memorial Sloan Kettering Cancer Center e do Andrew Weil Center for Integrative Medicine. O programa possui visão ampliada do paciente, incluindo corpo, aspectos emocionais, mentais, espirituais e sociais. Essas dimensões da vida humana são fundamentais para proporcionar um melhor plano de cuidados nos processos de saúde, doença e cura, assim como na finitude.

Em 2018, teve início o Programa Integrado Pós-Câncer (*survivorship*), desenvolvido pela medicina integrativa, visando oferecer cuidado integrado com foco na pessoa em seu todo, educação para o autocuidado, autonomia, gerenciamento do estresse e atenção aos possíveis efeitos tardios do tratamento. O programa estimula o paciente a participar ativamente da construção de seu plano de cuidados, a partir de reflexões sobre seu momento de vida e as demandas mais importantes. O suporte multidisciplinar é oferecido para auxiliar os pacientes a alcançar seus objetivos, sendo a equipe composta por enfermeira navegadora, nutricionista, fisioterapeuta, psicóloga, *health coach* e terapeuta integrativo.

No início de 2020, a Dra. Denise Tiemi Noguchi Maki foi contratada como médica integrativa no Núcleo de Saúde e Bem-Estar do Einstein, levando essa abordagem também aos colaboradores da instituição. Desde a pandemia de Covid-19, várias práticas integrativas têm sido realizadas em unidades públicas e privadas, para profissionais da saúde e administrativos, com o objetivo de prevenir o esgotamento, fortalecer a resiliência e como forma de oferecer cuidado integral aos colaboradores.

Desde 2020, somos membros afiliados do renomado Academic Consortium for Integrative Medicine & Health (ACIMH), onde 75 dos mais prestigiados hospitais e centros acadêmicos do mundo trabalham em conjunto para avançar no campo da medicina integrativa por meio de educação, pesquisa e prática clínica baseada em evidências. Ser aprovado no ACIMH foi mais um passo importante na constante busca por aperfeiçoamento da instituição e pelo desenvolvimento da medicina integrativa, fortalecendo o serviço, compartilhando programas educacionais, assistenciais e de pesquisa clínica dentro e fora de nosso país.

Outro passo importante foi a publicação da Política Assistencial da Medicina Integrativa, que norteia a prática clínica na instituição. Segundo a Joint Commission International, a melhor efetividade na comunicação e a padronização de processos por meio da publicação de políticas institucionais reduzem a ocorrência de erros e resulta na melhoria da segurança do paciente.

Iniciamos em 2020 o Projeto Pró-Luto (também publicado como política assistencial), uma iniciativa conjunta das equipes de Medicina Integrativa, Cuidados Paliativos e Psicologia da Onco-Hematologia. Tem como objetivos acompanhar equipes e familiares no luto antecipatório, óbito e pós-óbito; desenvolver trabalhos de psicoeducação; enviar aos familiares carta personalizada de condolências após 30 dias do óbito; convidar familiares a participar de encontro pós-óbito com a equipe multidisciplinar para apoio, sanar dúvidas e avaliar possível luto complicado. Ainda nesse projeto, foi proposta pela Equipe de Medicina Integrativa a inclusão da ação compassiva, denominada "a pausa", criada pelo enfermeiro Jonathan Bartels, do Virginia Medical Center (EUA). A ação, que se espalhou internacionalmente nos últimos anos, consiste em convidar a equipe e os familiares após o óbito, para fazer uma pausa de 1 minuto (em média), uma forma de homenagem e fechamento de ciclo: "Vamos fazer uma pausa, a nossa maneira e em silêncio. Reservemos um momento para homenagear o paciente (falar seu nome). Deixe-nos também homenagear e reconhecer o cuidado prestado por nossa Equipe".[35,36] Esta ação vem se difundindo para além da oncologia, representando um momento de conexão, compaixão, compartilhamento e gratidão.

EQUIPE DE MEDICINA INTEGRATIVA EINSTEIN

A Equipe de Medicina Integrativa é formada por terapeutas integrativos contratados pelo Centro de Oncologia e Hematologia do hospital, todos com pós-graduação em Bases de Saúde Integrativa e Bem-Estar, oferecida pelo Ensino Einstein. Utilizando a abordagem integrativa, pautada no autocuidado, autonomia e bem-estar, tendo como bases a escuta empática e o cuidado compassivo, oferece aos pacientes e familiares a Terapia Integrativa Einstein, que inclui práticas integrativas como ioga, meditação, massagens suaves e aromaterapia. A acupuntura é oferecida por fisiatras contratados pelo Centro de Reabilitação Einstein.

Nos últimos cinco anos, foram oferecidas mais de 15 mil sessões de Terapia Integrativa Einstein, e a maioria dos atendimentos acontece durante a internação dos pacientes. São oferecidos em média dois atendimentos por semana no próprio leito, com o objetivo de ensinar ferramentas de gerenciamento de estresse, ansiedade e cultivo de bem-estar. As sessões de 25 a 50 minutos são oferecidas gratuitamente aos pacientes internados nas unidades onco-hematológicas e são cobradas em outras unidades de internação, bem como nos atendimentos ambulatoriais. A grande aceitação ao serviço de medicina integrativa está ligada à busca por melhor controle de sintomas, qualidade de vida e bem-estar, reduzir o estresse e a ansiedade, bem como maximizar a resposta do organismo ao tratamento.

Realizamos um estudo-piloto com 108 pacientes oncológicos internados, avaliando os efeitos de uma única sessão da Terapia Integrativa Einstein sobre o manejo de sintomas, utilizando a escala de sintomas de Edmonton (ESAS) pré- e pós-sessão. Os resultados foram semelhantes aos da literatura, com redução da fadiga (76%), dor (66%), ansiedade (92%) e aumento da sensação de bem-estar (89%).

A Oncologia é um local de alta complexidade, onde profissionais da saúde lidam diariamente com protocolos rigorosos, inúmeras exigências e intensa relação com pacientes e familiares impactados pelo diagnóstico, tratamento e prognóstico da doença. Convivem diariamente com o sofrimento e diversas vezes com processos de terminalidade. A relação interpessoal com as equipes multiprofissionais é outro fator importante que pode afetar a saúde do colaborador.[37]

Para contribuir com esses profissionais, a Equipe de Medicina Integrativa estruturou uma intervenção denominada Roda de Autocuidado, oferecendo oito encontros de 20 minutos, 1 vez por semana, durante o horário de trabalho, nas enfermarias de Oncologia, Hematologia e Transplante de Medula Óssea. Trata-se de uma estratégia de prevenção e cuidado, com o objetivo de melhorar a experiência do colaborador, oferecendo recursos para manejo do estresse, ansiedade, qualidade de vida e cultivo do bem-estar. A cada semana foi apresentado um dos pilares do autocuidado: movimento, nutrição, relacionamentos, espiritualidade, gestão do estresse, contato com a natureza, sono e estímulo aos colegas, baseados na "*wheel of health*" (roda da saúde) da Universidade de Duke.[38] A promoção da consciência centrada no momento presente pode ser um mecanismo que contribui para um menor desgaste dos profissionais da oncologia.[39] Assim, as sessões foram elaboradas com base no desenvolvimento da atenção plena, incluindo reflexões sobre cada um dos pilares e práticas corporais. Além de auxiliar na promoção da saúde e bem-estar, a ação gerou oportunidades de autoconhecimento, reflexões sobre prioridades e perspectivas em relação ao ser humano e seus valores. Estar em grupo em um espaço seguro para compartilhar dificuldades e fraquezas, assim como conquistas e descobertas, foi um processo rico de crescimento, potencializando a sensação de que não estamos sozinhos na jornada do cuidado. Foi possível desenvolver estado de presença, além de aprofundar noções de autocuidado, compaixão e resiliência.

Fazemos parte da equipe multiprofissional e atendemos todos os pacientes que estão em cuidados paliativos na Onco-Hematologia do hospital. Estar ao lado de quem vive seus últimos dias pode ser um desafio, pois compartilhamos nossa humanidade e tomamos contato com nossa própria finitude. Também é uma grande honra ser apenas presença ou realizar algo em benefício de quem está partindo. A aflição e impotência que podemos sentir na presença do sofrimento se dissipa quando surge a disposição amorosa para ajudar e o cuidado compassivo acontece.

RELATO DE CASO – A PRAIA

Paciente do sexo feminino, 67 anos, com depressão após a morte do marido e com piora de doença hematológica prévia. A Equipe de Cuidados Paliativos sugere o acompanhamento da Medicina Integrativa; ela aceita e costuma solicitar especialmente a massagem nos pés. Estabelece ótimo vínculo com a terapeuta integrativa, e certo dia relata o quanto gostava de caminhar na praia, refletindo se teria a possibilidade de rever o mar. No outro atendimento, junto com a enfermeira de cuidados paliativos, após uma prática de relaxamento conduzido, oferecemos que experimentasse os óculos de realidade virtual, já com um vídeo selecionado de praia. Sentada em uma cadeira giratória, a paciente "passeia pela praia", relatando os sons e as sensações que experimenta, verbalizando ao final o quanto foi importante viver aquela experiência. Manifestou também o desejo de que aquela ação atingisse outras pessoas em tratamento. Aquele foi seu último passeio à praia e sua filha demonstrou muita gratidão por essa oportunidade que sua mãe teve antes de partir.

RELATO DE CASO – ALGUNS CHEGAM ATÉ O MAR...

Paciente da Oncologia, 40 anos, solteira, espírita e umbandista, sempre cercada de amigos, após sete anos em tratamento foi avaliada pelas equipes de Cuidados

Paliativos e Medicina Integrativa. Identificamos grande sofrimento relacionado à piora da doença, controle de sintomas, preocupação com a perda de sua funcionalidade e dor emocional pela "vida perdida", evidenciando estado depressivo e ansioso relacionados ao processo de fim de vida.

Estabeleceu vínculo importante com as terapeutas integrativas e, por meio da escuta empática, expressou sua fé e crenças a respeito do significado da vida e da morte. Demonstrou envolvimento com as práticas de ioga e se beneficiou em momentos de dor com o relaxamento conduzido, práticas meditativas de visualização e terapia de toque. A paciente nos verbalizou que não teria mais tempo de concretizar as tantas coisas que havia planejado para sua vida e, dentre seus desejos, estava ver o mar antes de morrer.

Naquela semana, emprestamos à Equipe de Fisioterapia os óculos de realidade virtual para que a paciente tivesse a experiência de estar na praia. A ação emocionou a paciente e toda a equipe assistencial, porém ela continuou manifestando seu desejo de ver e sentir o mar. Sem condições de receber alta hospitalar, várias equipes se mobilizaram, discutiram, avaliaram e decidiram promover sua ida a uma praia de Santos (SP), com todo o apoio da instituição e suporte de UTI móvel.

E, assim, em uma ação Planetree de cuidado centrado no paciente, seu desejo de ver o mar foi realizado, algo que no contexto de sua espiritualidade tinha grande significado. Nos três últimos dias de vida, pudemos acompanhar sua despedida. Foram intensos momentos de poucas palavras, olhares profundos e mãos dadas, instantes em que tentávamos apenas estar e respirar juntos.

RELATO DE CASO – VISUALIZANDO O MAR...

Paciente com câncer de ovário, 42 anos, casada, dois filhos adolescentes, com hábitos de vida saudáveis, praticante de corrida, *stand up paddle*, ioga e meditação. Manifesta sua espiritualidade bem presente desde o início do tratamento, demonstrando resiliência, otimismo e clara compreensão sobre a morte. Durante as conduções da prática meditativa de visualização, orientadas para que recordasse alguma sensação vivida de bem-estar, calma ou felicidade, a paciente relatava ao final de cada sessão que havia visualizado estar no mar, utilizando sua prancha de *stand up*, remando até uma praia onde costumava meditar. Em sua última semana de vida, solicitou novamente a condução da visualização após o relaxamento, para que pudesse sentir o mar: descreveu a paisagem que via, dizendo que o melhor lugar do mundo para ela era ali. No último atendimento, só pediu o silêncio e nossa mão para se despedir.

Percebemos que, no silêncio, encontramos a força que sustenta a presença, sem expectativas ou julgamentos, sem perguntas ou respostas. O silêncio é como um espaço de descanso comum que permite que o outro seja o que é, e você se sinta em paz para ser também quem é, com humildade e humanidade. Às vezes, longos momentos silenciosos são necessários para que o verdadeiro encontro aconteça e não haja diferenças entre aquele que cuida e aquele que recebe o cuidado.

Como vimos, a compaixão tem se mostrado um caminho promissor na área da saúde, sendo uma via de mão dupla, beneficiando quem recebe a ação compassiva, assim como quem a oferece. Tem ainda a capacidade de melhorar a experiencia do paciente e transformar a cultura do cuidado.

Como nos lembra alegremente Sua Santidade, o XIV Dalai Lama:

"Se você quer que os outros sejam felizes, pratique a compaixão. Se você quer ser feliz, pratique a compaixão."

REFERÊNCIAS BIBLIOGRÁFICAS

1. Malenfant S, Jaggi P, Hayden KA, Sinclair S. Compassion in healthcare: an updated scoping review of the literature. BMC Palliat Care [Internet]. 2022;21(1):1-28.
2. World Health Organization. People-centred health care: a policy framework. World Heal Organ. 2007;13-4.
3. World Medical Association. WMA International code of medical ethics [Internet]. 14 de abril de 2023 [citado em 30 jul. 2023]. Disponível em: https://www.wma.net/policies-post/wma-international-code-of-medical-ethics/
4. AMA. AMA Code of Medical Ethics. Am Med Assoc. 2001;(June 2001):17-8.
5. Canadian Medical Association. CMA Code of Ethics and Professionalism. Can Med Assoc [Internet]. 2018 [citado em 30 jul. 2023];1-6. Disponível em: https://www.cma.ca/cma-code-ethics-and-professionalism
6. Lee TH. The word that shall not be spoken. N Engl J Med. 2013;369(19):1777-9.
7. Dempsey C. The antidote to suffering: how compssionate connected care can improve safety, quality, and experience. New York: McGraw-Hill; 2018.
8. Sweileh WM. Research trends and scientific analysis of publications on burnout and compassion fatigue among healthcare providers. J Occup Med Toxicol. 2020;15(1):1-10.
9. Van Mol MMC, Kompanje EJO, Benoit DD, Bakker J, Nijkamp MD, Seedat S. The prevalence of compassion fatigue and burnout among healthcare professionals in intensive care units: a systematic review. PLoS One. 2015;10(8):1-22.
10. Halifax J. À beira do abismo: encontrando liberdade onde o medo e a coragem se cruzam. Petrópolis: Lúcida Letra; 2021.
11. Singer T, Bolz ME. Compassion bridging practice and science [Internet]. 2011 [citado em 10 jul. 2023]. Disponível em: http://www.compassion-training.org/.
12. Gilbert P, Choden. Mindful compassion. London: Constable & Robinson; 2013.
13. Wallace B. As quatro incomensuráveis: práticas para abrir o coração. Petrópolis: Lúcida Letra; 2019.
14. Jinpa T. Um coração sem medo. Rio de Janeiro: Sextante; 2016.
15. Dutton JE, Workman KM, Hardin AE. Compassion at work. Annu Rev Organ Psychol Organ Behav. 2014;1:277-304.
16. Ekman P, Lama D. Emotional awareness: overcoming the obstacles to psychological balance and compassion. New York: Henry Holt; 2009.

17. Fukushima H, Terasawa Y, Umeda S. Association between interoception and empathy: evidence from heartbeat-evoked brain potential. Int J Psychophysiol. 2011;79.
18. Singer T, Critchley HD PK. A common role of insula in feelings, empathy and uncertainty. Trends Cogn Sci. 2009;13:334-40.
19. Sinclair S, Beamer K, Hack TF, McClement S, Raffin Bouchal S, Chochinov HM, et al. Sympathy, empathy, and compassion: a grounded theory study of palliative care patients' understandings, experiences, and preferences. Palliat Med. 2017;31(5):437-47.
20. Sinclair S, Torres MB, Raffin-Bouchal S, Hack TF, McClement S, Hagen NA, et al. Compassion training in healthcare: what are patients' perspectives on training healthcare providers? BMC Med Educ. 2016;16(1):1-10.
21. Institute of Medicine (US) Committee on Quality of Health Care in America. Crossing the quality chasm: a new health system for the 21st century. Washington (DC): National Academies Press (US); 2001.
22. Rodrigues JL da S de Q, Portela MC, Malik AM. Agenda for patient-centered care research in Brazil. Cienc Saúde Coletiva. 2019;24(11):4263-75.
23. Oliveira C, Uchoa-Figueiredo L, Batista N, Batista S. A estimulação da escuta e da compreensão empática na formação interprofissional em saúde. J Manag Prim Health Care. 2018; 8(3):47-8.
24. Rohani C, Sedaghati Kesbakhi M, Mohtashami J. Clinical empathy with cancer patients : a content analysis of oncology nurses' perception. Patient Prefer Adherence. 2018;1089-98.
25. Beckman HB, Frankel RM. The effect of physician behavior on the collection of data. Ann Intern Med. 1984;101(5):692-6.
26. Marvel MK, Epstein RM, Flowers K, Beckman HB. Soliciting the patient's agenda: Have we improved? JAMA. 1999;281(3):283-7.
27. Singh Ospina N, Phillips KA, Rodriguez-Gutierrez R, Castaneda-Guarderas A, Gionfriddo MR, Branda ME, et al. Eliciting the patient's agenda - secondary analysis of recorded clinical encounters. J Gen Intern Med. 2019;34(1):36-40.
28. Larson EB, Yao X. Clinical empathy as emotional labor in the patient-physician relationship. JAMA. 2005;293(9):1100-6.
29. NHS Institute for Innovation and Improvement. The patient experience book [Internet]. Institute for Innovation and Improvement. 2013 [citado em 30 jul. 2023]. Disponível em: https://qi.elft.nhs.uk/wp-content/uploads/2018/05/Transforming-Patient-Experience-NHSI.pdf
30. The University of Arizona. An introduction to contemplative care [Internet] [citado em 10 jul. 2023]. Disponível em: https://integrativemedicine.arizona.edu/online_courses/contemplative_care.html
31. Brown B. I thought it was just me: women reclaiming power and courage in a culture of shame. New York: Gotham Books; 2007.
32. Trzeciak S, Roberts BW, Mazzarelli AJ. Compassionomics: hypothesis and experimental approach. Med Hypotheses. 2017;107(April):92-7.
33. Lown BA, Rosen J, Marttila J. An agenda for improving compassionate care: a survey shows about half of patients say such care is missing. Health Aff. 2011;30(9):1772-8.
34. Lamothe M, Boujut E, Zenasni F, Sultan S. To be or not to be empathic: the combined role of empathic concern and perspective taking in understanding burnout in general practice. BMC Fam Pract. 2014;15(1):1-7.
35. Cunningham T, Ducar DM, Keim-Malpass J. "The pause": a Delphi methodology examining an end-of-life practice. West J Nurs Res. 2019;41(10):1481-98.
36. Copeland D, Liska H. Implementation of a post-code pause: extending post-event debriefing to include silence. J Trauma Nurs. 2016;23(2):58-64.

37. Perniciotti P, Serrano Júnior CV, Guarita RV, Morales RJ, Romano BW. Síndrome de burnout nos profissionais de saúde: atualização sobre definições, fatores de risco e estratégias de prevenção. Rev SBPH. 2020;23(1):35-52.
38. Duke University. Assess your well-being with the wheel of heath [Internet] [citado em 10 jul. 2023]. Disponível em: https://www.dukehealth.org/blog/assess-your-well-being-wheel-of-health.
39. Hegel J, Halkett GKB, Schofield P, Rees CS, Heritage B, Suleman S, et al. The relationship between present-centered awareness and attention, burnout, and compassion fatigue in oncology health professionals. Mindfulness (N Y). 2021;12(5):1224-33.

16 Envelhecimento saudável

Priscilla Alessandra Fiorelli Cantarino

"Como geriatra, eu sou, por definição, um especialista em sutileza e em complexidade e demasiadamente cônscio da interação entre os aspectos físicos, sociais e psicológicos que afetam as vidas de cada um dos meus pacientes idosos".
(Hazzard, 2004)

AFINAL, O QUE É ENVELHECIMENTO?

Sutileza e complexidade. O envelhecimento é sutil, faz parte de nossas vidas desde a concepção e nos acompanha até a morte. É um processo natural de constante mudança ao longo da vida, caracterizado pela diminuição da capacidade de se adaptar ao meio ambiente e evidenciado pela maior vulnerabilidade e incidência de processos patológicos que levam à morte.[1]

Mesmo que esse processo se acentue depois da terceira década de vida, não existe um marcador definitivo que determine que uma pessoa "envelheceu" ou está "velha". Envelhecer é complexo, dependendo da interação entre os aspectos biopsicossociais. Podemos inclusive ter idades diferentes no mesmo momento em diferentes contextos:

- **Idade cronológica:** referente aos anos de vida.
- **Idade psicológica:** relacionada a percepção, aprendizagem e memória.
- **Idade social:** associada à adequação aos papéis e comportamentos.
- **Idade biológica:** tem a funcionalidade como um de seus principais indicadores.

A definição de idoso fica ainda mais complexa, pois temos que considerar não só o indivíduo, mas também a população. A definição de idoso em cada período e país é diferente, pois depende da expectativa de vida no país e das condições de saúde populacional; além disso, é acompanhada pelos conjuntos de benefícios a essa faixa etária pelas leis locais.

Por exemplo, na Figura 1, vemos a expectativa de vida ao nascer no Brasil aumentar no decorrer de quatro décadas. Os homens viviam em média 59,3 anos em 1980, aumentando para a média de 72,8 em 2019. A diferença também acontece entre os sexos: as mulheres tinham expectativa de vida 6,4 anos a mais em 1980 e 7,3 em 2019, em relação aos homens.

A partir da sexta década de vida, atualmente se inicia uma fase mais longa que a infância e adolescência juntas, e essa realidade não é mais vivenciada pela minoria. A expectativa de vida aos 60 anos na população masculina, por exemplo, aumentou 6,4 anos de 1980 a 2019, como visto na Figura 2, passando de 15,4 para 21,8. Contudo, estima-se que a pandemia da Covid-19 tenha reduzido essa expectativa para 20,6, evidenciando o impacto que eventos de saúde pública causam no envelhecimento populacional.[1]

Não só a expectativa de vida aumentou, mas também o tempo de vida ativa. Com isso, há a tendência de projetos de lei aumentarem a idade em que uma pessoa é considerada idosa. A justificativa é que, aos 65 anos, nos dias de hoje, as funções cognitivas e físicas são semelhantes às de uma pessoa de 40 a 45 anos há três décadas.[2]

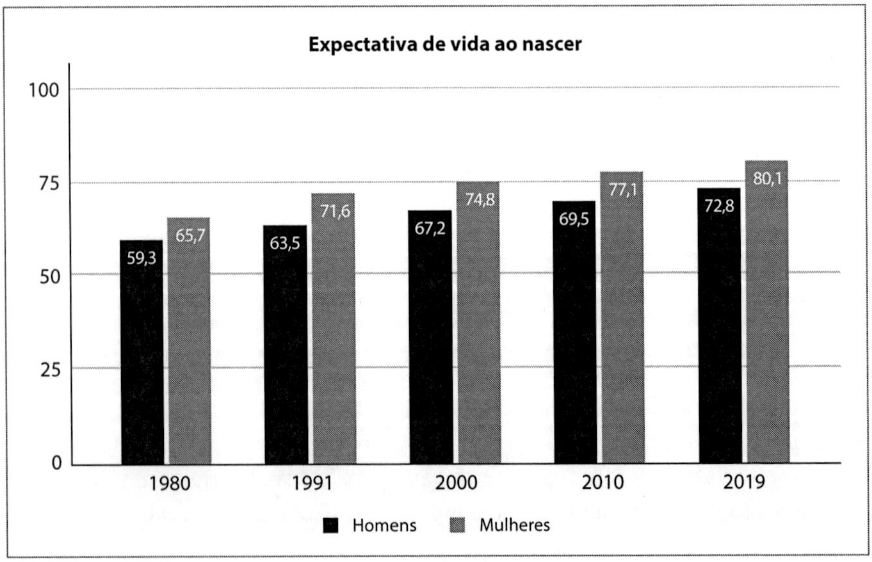

Figura 1. Expectativa de vida (em anos) ao nascer, em mulheres e homens no Brasil, de 1980 a 2019.

Fonte: adaptada do censo demográfico do IBGE e PNADC do Ministério da Saúde.[3]

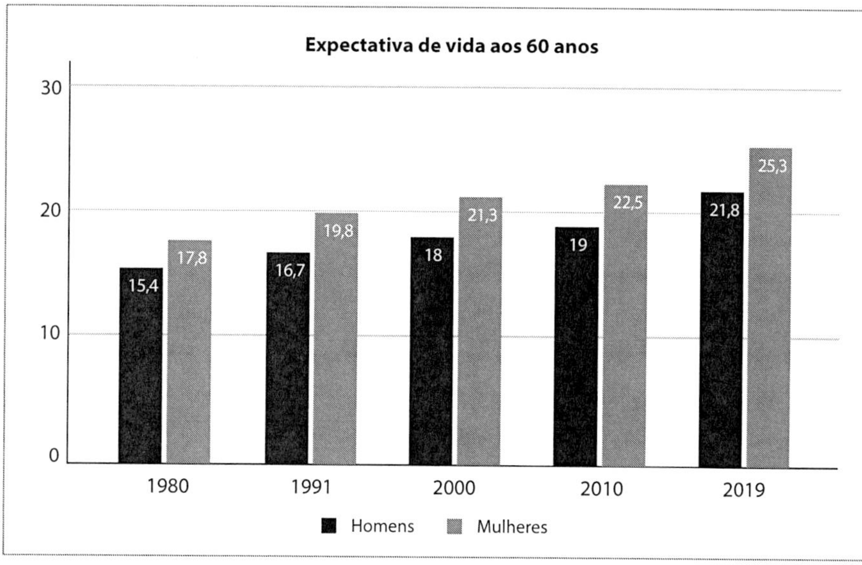

Figura 2. Expectativa de vida (em anos) aos 60 anos, em mulheres e homens no Brasil, de 1980 a 2019.

Fonte: adaptada do censo demográfico do IBGE e PNADC do Ministério da Saúde.[3]

Portanto, podemos evidenciar dois processos de envelhecimento: individual e populacional. O envelhecimento individual é irreversível, natural e único. Depende das consequências do tempo, com perda progressiva das funções físicas e mudanças nos aspectos psicossociais. A velocidade e o impacto na funcionalidade do indivíduo dependem das capacidades básicas, adquiridas e do meio ambiente.[1]

Já o envelhecimento populacional é um processo com elevação da idade média populacional. Fala-se em envelhecimento pela base quando no início ocorre a queda na fecundidade, com diminuição dos jovens e, consequentemente, mais idosos. Já a redução da mortalidade infantil causa aumento da população jovem, o que resulta na "democratização da sobrevivência" e gera grupos etários mais heterogêneos do ponto de vista tanto físico como social. Na Figura 3, vemos a pirâmide etária do Brasil de 2010 e a projeção para 2060, com perspectiva de diminuição da base e aumento do ápice, com predominância de mulheres.

Neste contexto, há uma reinvenção do envelhecimento. Segundo Luna Silva, as novas características da terceira idade podem representar, do ponto de vista subjetivo, uma inovação da identidade da velhice, uma negação social da velhice ou uma experiência geracional de determinado grupo social.[4]

Apesar de existir no imaginário cultural uma associação de idoso à quietude e inatividade, as gerações atuais vivem uma terceira idade sem "modelos ideais" para

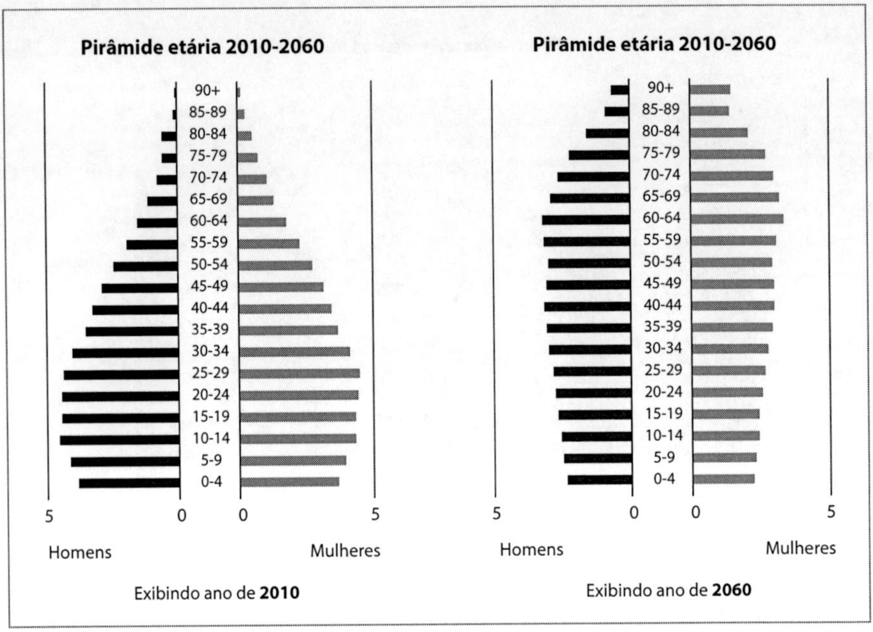

Figura 3. Pirâmide etária no Brasil de 2010 e projeção para 2060.

Fonte: IBGE.[3]

orientar suas condutas nessa etapa da vida. As crenças, hábitos, imagens e condutas dos pais e avós de quem está na terceira idade hoje não podem constituir-se como guia, uma vez que o contexto social foi profundamente modificado. Esse fato pode ser encarado como uma oportunidade para "criar" nosso envelhecimento, respeitando não só o contexto coletivo, mas também a narrativa individual.[4]

No documentário *Envelhescência*,[5] são relatadas histórias de seis pessoas que vivem a terceira idade por meio de suas experiências próprias de vida, em contraponto aos estereótipos dessa faixa etária. O filme nos faz refletir sobre o significado do envelhecimento, como podemos nos preparar para a velhice e como algumas pessoas lidam com o preconceito relacionado ao envelhecimento.

Por exemplo, a narrativa de Edson, que se formou em medicina aos 84 anos, pode nos inspirar a não desistir de nossos sonhos e nos manter em constante aprendizado. Judith pode nos inspirar no otimismo e autoestima. Ela fez sua primeira tatuagem aos 72 anos e relata que, ao ser questionada por que ninguém faz críticas ao vê-la com o corpo repleto de tatuagens, ela responde: "Porque meu sorriso vem na frente".[5]

Luiz brinca que, ao olharem-no saltar de paraquedas aos 70 anos, perguntam se é possível "esse velhinho ir pro avião", e ele responde: "Não sei com quem eles estão falando, eu estou jovem, estou inteiro, eles que se assustam comigo".[5]

Essa mentalidade positiva pode ajudar no envelhecimento saudável. O cuidado ao reinventar a identidade da terceira idade com imagens positivas é que pode ocultar a realidade do envelhecimento, em que há menor adaptação do indivíduo ao meio ambiente.

A negação da velhice pode enfraquecer a percepção do envelhecimento como um evento coletivo. Isso tende a reduzir a responsabilidade social de acolhimento às demandas de políticas públicas, às estruturas familiares e à distribuição de recursos na sociedade. A vulnerabilidade biopsicossocial é agravada quando ofuscamos as diversas perspectivas da realidade. Principalmente diante da heterogeneidade do envelhecimento no Brasil, onde temos territórios com expectativa de vida japonesa (84 anos) e outros com expectativa de vida da África subsaariana (56 anos).[2-4]

Se, por um lado, existe esse conflito populacional com diferentes envelhecimentos, do ponto de vista individual pode acontecer um conflito mente-corpo. As mudanças corporais podem não ser acompanhadas de mudança de autoconsciência. Com isso, as práticas integrativas se mostram uma possibilidade para essa conexão mente-corpo.

Foi conduzido um estudo de meditação com análise narrativa (verbal e gráfica) da percepção de idosos sobre a autoimagem de envelhecimento. Notaram-se ampliação da percepção de si e mudança de posicionamento de modo geral, e melhora nas atividades do cotidiano após o curso de meditação.[6] Não é possível afirmar se essa melhora se deve à prática meditativa, aos contatos pessoais ou ao conhecimento adquirido no curso. Contudo, é relevante refletir como ter consciência do conflito mente-corpo, e não lutar contra ele, pode ser um facilitador para se manter em constante adaptação ao longo da vida.

No documentário *Envelhescência*, Edméia faz um relato muito comum de idosos em relação a esse conflito mente-corpo. Mas ela surfa e demonstra motivação para se manter ativa: "estou com 67 anos, sei que não tenho aquele corpinho de uma menina de 17 ou 18 anos, mas minha cabeça não. Você vai, você pode". E completa: "só envelhece se quiser, porque é a cabeça da gente é que manda, *né*".[5]

Um estudo analisou a tendência das narrativas de envelhecimento por 210 anos. A narrativa, que era de heroísmo e parentesco em 1800, passou a tons mais sombrios de doença, morte e fardo em 1900 em jornais, revistas e livros de não ficção. Foi possível identificar o preconceito de idade (etarismo), com frases depreciativas como "*ok boomer*", contribuindo para intensificar as tensões intergeracionais. Não foram incluídas as mídias sociais neste estudo, pois o gênero surgiu apenas nos últimos 20 anos.[7]

Hoje temos mudanças mais rápidas e conflitos entre gerações mais próximas, como em 2021, quando o termo *cringe* se popularizou entre a geração Z (nascidos entre 1997 e 2012), referindo-se aos *millenials* (nascidos entre 1980 e 1996), ao retratar seus hábitos como "mico" ou "vergonha alheia".

Ainda que o envelhecimento seja caracterizado como um processo de desgaste e deterioração, isso acontece predominantemente no corpo físico. A psique, ao contrário, tem o potencial de amadurecer com as experiências da vida, sendo esse processo marcado pelo desenvolvimento humano, evolução da consciência, autoconhecimento e aumento de sabedoria.[8]

A sabedoria está no imaginário coletivo relacionado ao envelhecimento, como percebido em ícones populares, como Yoda de *Star Wars* e Gandalf de *O Senhor dos Anéis*. De fato, nossas experiências levam-nos a nos desenvolver; contudo, o envelhecimento sozinho não garante sabedoria.

Em seu livro *A Ciranda das Mulheres Sábias*, Clarissa Pinkola Estés descreve sabedoria, paixão e alma como ser "velha", e energia, determinação e espírito como ser "jovem". Ela faz uma analogia ao comparar a alma com as raízes de uma árvore:[9] "A mulher oculta por baixo da terra, [...] mantém a atitude pela vida [...] sempre preservando mais e sendo audaciosa e ponderada... [...] até que a árvore da vida a céu aberto equipara-se ao seu amplo sistema de raízes subterrâneas".

A psique amadurece pela atenção consciente. Estés aventa a hipótese de que esse ciclo de energia descrito simbolicamente como criação da alma poderia residir no inconsciente psicoide. Segundo Carl Jung, o inconsciente psicoide seria um lugar na psique em que a psicologia e a biologia poderiam se influenciar entre si. É um nível do inconsciente que não é nem totalmente psicológico nem fisiológico; é inacessível ao consciente e expressa a conexão mente-corpo, o que reforça a complexidade do envelhecimento ao descrever: "ser jovem enquanto velha, velha enquanto jovem".

Ainda assim, as experiências de vida não são determinantes para o desenvolvimento de sabedoria. As situações críticas em nossas vidas tanto podem ser oportunidade de aprendizado quanto traumas paralisantes. O envelhecimento é marcado por ser um processo de mudança, e sofremos com toda mudança, boa ou ruim. Acredito que não aprendemos com sofrimento; aprendemos com a *atitude* diante do sofrimento. Para isso, precisamos de uma atitude essencial da sabedoria: a compaixão.

A sabedoria é uma habilidade ou traço humano que inclui tomada de decisão social, regulação emocional, comportamento pró-social (empatia e compaixão), autorreflexão, aceitação da incerteza, determinação e espiritualidade. A sabedoria está associada a melhor saúde, bem-estar, felicidade, satisfação com a vida e resiliência.[10]

Sabedoria na saúde se dá por tomadas de decisões conscientes e atitude compassiva consigo e com os outros. O envelhecimento ativo tende a aumentar com a população mais sábia, já que a experiência pode ser passada para as outras gerações. A ênfase em promoção de sabedoria contribuiria para a prosperidade humana, e seu meio de propagação se dá pela educação.[10]

A abordagem antropológica sugere que, enquanto o envelhecimento no nível individual não garante indivíduos mais sábios, no nível populacional a presença de pessoas mais velhas tem a tendência de fazer nossas comunidades mais sábias. A sabedoria pode ser fundamentada na biologia, mas essa biologia interage com efeitos culturais e ambientais. Dessa forma, a sabedoria está intimamente relacionada com o envelhecimento em toda a sua sutileza e complexidade.

ENVELHECIMENTO NORMAL E PATOLÓGICO

O que é normal da "idade"? Envelhecer é uma soma de fatores que envolve vulnerabilidade, variabilidade e irreversibilidade. Ao mesmo tempo, como vimos, envelhecimento e desenvolvimento não são excludentes e coexistem ao longo da vida, o que acarreta a complexidade em determinar o que é normal ou patológico.

Envelhecer causa uma mudança sistêmica heterogênea no organismo. O envelhecimento normal seriam as mudanças que não podem ser explicadas por doenças, embora exista uma sutileza com o que pode ser patológico. Por exemplo, é natural o ser humano ter perda de massa óssea, mas não é normal ter osteoporose que cause impacto clínico. Ainda que as células percursoras dos osteoblastos (responsáveis pela massa óssea) permaneçam constantes após os 30 anos, sua função declina, com tendência a tornarem adipócitos (gordura) em vez de formar ossos.[1]

Existe uma mudança na composição do corpo não só nos ossos. Há redução da água corporal, massa muscular esquelética, e a gordura corporal aumenta, sobretudo na região abdominal. Da terceira à oitava década de vida há uma queda de 30% da massa muscular, em particular nos membros inferiores; além disso, existe uma infiltração de gordura e tecido conjuntivo no músculo envelhecido. Mulheres em pós-menopausa podem ter essas alterações mais acentuadas, sobretudo quando associadas a alterações endócrinas e hormonais, associadas ao sedentarismo. Por exemplo, homens perdem 1% de massa óssea ao ano após a quinta década de vida, enquanto as mulheres perdem de 2% a 3% após a menopausa (que ocorre em média aos 51 anos).[1]

As mudanças do envelhecimento podem ser primárias quando decorrentes do efeito natural do tempo, ou secundárias, quando acentuadas por fatores externos, ambiente e de estilo de vida. Essa diferença é perceptível na pele, que normalmente tende a ficar mais fina, menos elástica, mais seca e com rugas finas, enrugamento que pode ser acentuado pela exposição solar. Não só a aparência muda, mas também a função, com redução da síntese de vitamina D; mas isso não quer dizer que todos devam fazer suplementação – a recomendação deve ser sempre individualizada.

Mesmo que o envelhecimento normal não seja caracterizado como uma doença, pode aumentar o risco de doenças e descompensações. Por exemplo, a presbiacusia (perda da acuidade auditiva relacionada ao envelhecimento) pode aumentar o risco de desenvolvimento de demência a longo prazo e de *delirium* (confusão mental) durante internação hospitalar.

As alterações normais do envelhecimento também podem precipitar mudanças de comportamento de forma indireta, que induzem ou colaboram para processos patológicos. A presbiacusia ocorre principalmente com sons de frequência mais alta (sons agudos) e causa dificuldade de discriminação na fala, o que pode resultar em isolamento social.

As perdas sensoriais podem causar um efeito em cascata, como a diminuição do paladar, que ocorre predominantemente pelo menor olfato. Além de causar perda de apetite e do prazer em comer nos idosos, há o risco de não reconhecer alimentos estragados.

Nos sistemas orgânicos, o envelhecimento normal também é fator de risco para o patológico. A imunossenescência é o declínio da função imunológica normal do envelhecimento e está associada a um aumento de infecções, câncer, doenças autoimunes, doenças inflamatórias crônicas e resposta embotada à vacinação. Além disso, há alterações pró-inflamatórias de baixo grau, com aumento de interleucina-6 e fator de necrose tumoral alfa, associado a sarcopenia, osteoporose, incapacidade, mortalidade, depressão, câncer e demência.[1]

Na parte cognitiva, a diferença entre o normal e patológico pode ser ainda mais complicada. Podem acontecer alterações estruturais, inclusive com alterações dos exames de imagem, sem diagnóstico de demência.

Alterações biológicas nem sempre são indicadoras de envelhecimento patológico. Por exemplo, dependendo da idade, 10% a 30% das pessoas mais velhas com cognição saudável têm amiloide cerebral anormal ou concentrações das proteínas Aβ e tau (biomarcadores para doenças demenciais) no líquido cefalorraquidiano. Uma pequena parcela desses adultos progredirá para distúrbios cognitivos leves ou demência por doença de Alzheimer em mais de 3 anos.[11]

O envelhecimento normal na cognição não tende a afetar o vocabulário ou a capacidade de elaborar novos conceitos (inteligência cristalizada). No entanto, diminui a habilidade de manter o foco e a atenção, sobretudo em múltiplas tarefas. Há diminuição de memória, funções executivas, velocidade de processamento e raciocínio. Dependendo das consequências na funcionalidade e apresentações clínicas dessas alterações, pode ser normal ou patológico (comprometimento cognitivo leve ou demência).[1]

Algumas alterações não têm impacto na funcionalidade e se apresentam mais tardiamente, como os cabelos brancos, resultado da perda progressiva de melanócitos. Outras mudanças, normais do envelhecimento, podem afetar a função e começar a aparecer mesmo na idade adulta. Um exemplo é a presbiopia, que tem início gradual na quarta década de vida, com deterioração constante da acuidade estática (objeto em repouso) e mais pronunciada na dinâmica (objetos em movimento).

O impacto na qualidade de vida decorrente do envelhecimento pode passar despercebido em alguns casos, como em relação ao estresse. Curiosamente, a resposta aguda ao estresse é pouco afetada, contudo, a recuperação e normalização do eixo hipotálamo-hipófise-adrenal após um evento agudo é mais lenta e menos eficaz, e o nível de cortisol é maior do que em jovens. Portanto, os idosos podem ter menor resposta de relaxamento.

Como observado, é impossível ter um único biomarcador do que seria normal ou patológico do envelhecimento biológico; assim, um dos indicadores mais usados é a funcionalidade, o desempenho em funções nos aspectos biopsicossociais. O ser humano atinge o máximo de suas funções orgânicas na terceira década de vida, e, a partir dos 50 anos, há a tendência de declínio progressivo, com perda global por volta de 1% ao ano. Quanto maior a reserva funcional, menores serão as repercussões desse declínio, considerado fisiológico.[8]

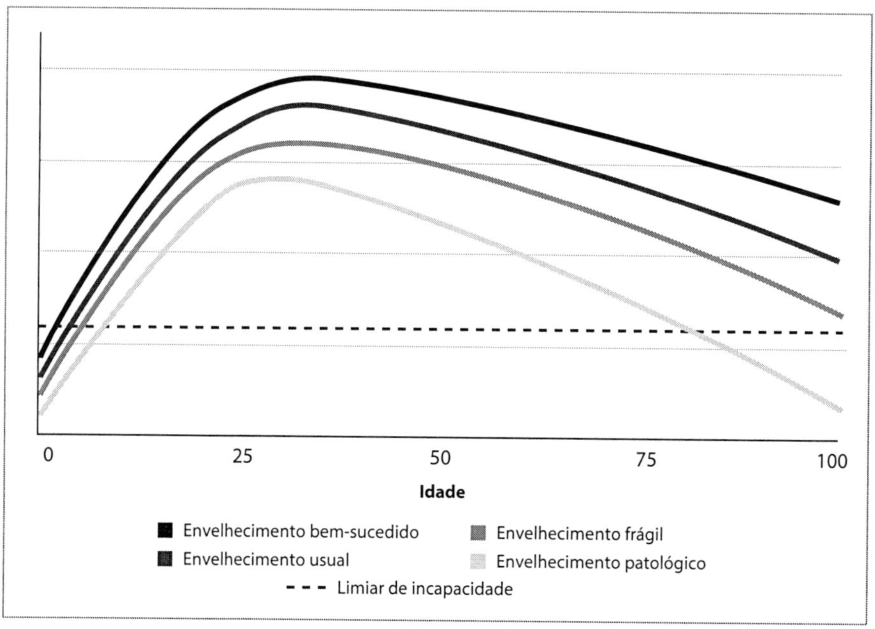

Figura 4. Funcionalidade em diversos tipos de envelhecimento ao longo dos anos de vida.
Fonte: adaptada de Moraes EN. Princípios básicos de geriatria e gerontologia. Brasília: Coopmed, 2008, citado por Borges e Coimbra, 2010.[8]

Na Figura 4, é possível evidenciar a funcionalidade nos tipos de envelhecimento biológico. O tipo fisiológico, chamado de senescência, subdivide-se em bem-sucedido e usual. O patológico é chamado de senilidade, e o frágil fica no limite entre normal e patológico. No caso do envelhecimento usual, existe uma perda funcional lenta e progressiva, que não ultrapassa o limiar de incapacidade, mas pode afetar a qualidade de vida a partir de alguma limitação em suas atividades habituais. Já no bem-sucedido, a qualidade de vida é preservada e, mesmo com a perda fisiológica, a pessoa mantém suas atividades de forma robusta.

Por exemplo, mesmo em adultos saudáveis e ativos, há redução de 40% a 50% na massa muscular em decorrência da atrofia das fibras musculares e da perda de unidades motoras. Contudo, o autocuidado é fator protetor do envelhecimento bem-sucedido. A atividade física pode aumentar a *Life-Span* em até 7 anos por meio da desaceleração do declínio funcional.[12] *Life-Span* é a vida útil com desenvolvimento contínuo, que será discutida mais adiante.

No envelhecimento normal ou fisiológico não há incapacidade funcional; a pessoa mantém sua independência e autonomia. Ainda assim, existe uma condição que é limítrofe, caracterizada pela síndrome de fragilidade. Neste caso, pode-se observar, na Figura 4, que o envelhecimento frágil tem menor funcionalidade e é caracterizado pela sobreposição entre o normal e patológico.

Vamos considerar um caso fictício, porém comum. Maria era uma idosa frágil. Aparentava ter envelhecimento normal, morava sozinha e mantinha suas atividades habituais, ainda que precisasse de ajuda. Até que ela teve uma infecção urinária. Como efeito colateral do antibiótico, teve confusão mental e sofreu uma queda, na qual fraturou o fêmur. Precisou ser operada e, com medo de cair novamente, após a internação ficou acamada.

A síndrome de fragilidade é variável. Após um evento adverso, a pessoa pode voltar à sua rotina com leve diminuição funcional. Mas a baixa reserva homeostática pode deixar a recuperação mais longa ou até mesmo com incapacidade permanente. É uma síndrome geriátrica multifatorial, que inclui diminuição da força muscular, exaustão e perda de peso não intencional. Culmina em menor qualidade de vida, dependência e aumento de hospitalização e mortalidade.[13]

Acontece um declínio em espiral de energia, relacionado ao envelhecimento, associado a sarcopenia e desregulação neuroendócrina e imunológica, além de estado inflamatório crônico. Não há doenças aparentes capazes de justificar o grau de vulnerabilidade apresentado pelo idoso, ainda que possa haver múltiplos fatores e doenças associadas a essa condição.[1]

Os fatores de risco associados à fragilidade são: hereditariedade, sexo feminino, baixo nível socioeconômico, má nutrição, sedentarismo, senescência, sarcopenia (perda muscular), anorexia e múltiplas doenças incapacitantes.[8]

A presença de doenças agudas ou crônicas, imobilidade, redução de ingestão alimentar e outros leva a um círculo vicioso de redução de energia. Isso aumenta a suscetibilidade a agressores internos e externos, que culminam no envelhecimento patológico, chamado de senilidade. Na Figura 4, é possível evidenciar que o envelhecimento patológico tem queda mais acentuada na funcionalidade e pode ultrapassar o limiar de incapacidade.

Apesar dos tipos distintos de envelhecimento, esses estados se sobrepõem em certos momentos do curso de vida.[14] Essa representação gráfica é apenas didática, pois não existe uma linha determinante do que é normal ou patológico. Existe uma influência de fatores internos e externos, incluindo aspectos biopsicossociais. Os principais fatores das alterações moleculares causadoras da desregulação dos sistemas homeostáticos são a hereditariedade, os hábitos de vida e as doenças.

Além de perda funcional e qualidade de vida, os desfechos do envelhecimento patológico pode ser hospitalização, institucionalização e óbito. Infelizmente, a maior parte dos idosos apresenta envelhecimento patológico. O número de idosos brasileiros que necessitará de cuidados prolongados pode crescer de 61% para 77% entre 2010 e 2030, e passarão em média 4,2 anos (homens) e 4,7 anos (mulheres) dependendo de cuidados prolongados.[1] Por isso tendemos a normalizar algumas limitações de idosos, justificando que "é normal da idade", quando não é.

Vamos entender melhor o que é funcionalidade. A capacidade funcional é referente ao desempenho das atividades de vida diária necessárias ou desejáveis na vida das pessoas. Didaticamente, essas atividades são divididas em:[15]

- **Atividades básicas de vida diária (ABVD):** incluem banhar-se, vestir-se, utilizar o banheiro, transferir-se, ser continente e alimentar-se.
- **Atividades instrumentais de vida diária (AIVD):** incluem usar o telefone, fazer compras, preparar refeições, fazer faxina, lavar roupa, usar meio de transporte, tomar medicações e gerenciar finanças.
- **Atividades avançadas de vida diária (AAVD):** envolvem fatores pessoais, ambientes e funções sociais, como atividades sociais, físicas, de lazer, comunitárias, religiosas e trabalho.

Para desempenhar atividades instrumentais, as pessoas precisam de exigências neuropsicológicas e a influência de fatores sociais, motivacionais e contextuais. Também têm influência a geração, cultura, gênero e experiência pessoal. Idosos que não conseguem gerenciar suas finanças, por exemplo, mas nunca o fizeram, não têm perda de funcionalidade.[15]

Os dois componentes da funcionalidade que determinam a capacidade para realizar atividades de vida diária são independência e autonomia. Independência refere-se ao quanto a pessoa é capaz de executar uma atividade com os próprios meios e está diretamente relacionada à mobilidade e à comunicação. Autonomia é a capacidade de decisão e comando sobre as ações, seguindo as próprias regras; está relacionada à cognição e ao humor e possui influência da motivação.

Para avaliar ABVD, utilizamos a mais conhecida escala de Katz e, para AIVD, as de Lawton e Brody. Quando consideramos o envelhecimento saudável e bem-sucedido, podemos ficar limitados ao usar somente as ABVD e AIVD. Essas escalas não abordam perdas leves ou de atividades mais complexas, como laborativas, artísticas, corporais e as que envolvem participação social. As avançadas possuem fatores pessoais, como características sociodemográficas, capacidade funcional, níveis de interesse, motivação, autoeficácia e autocontrole. Estes se relacionam à aprendizagem e personalidade, além de habilidades físicas, cognitivas, emocionais e sociais.[15]

Na Figura 5, pode-se observar que a complexidade das atividades de vida diária aumenta em paralelo à influência dos fatores internos e externos. As atividades básicas determinam a sobrevivência; já as avançadas, a convivência consigo, com os outros e com o mundo. As atividades básicas fazem parte constante da vida, e as avançadas se alteram de acordo com as preferências

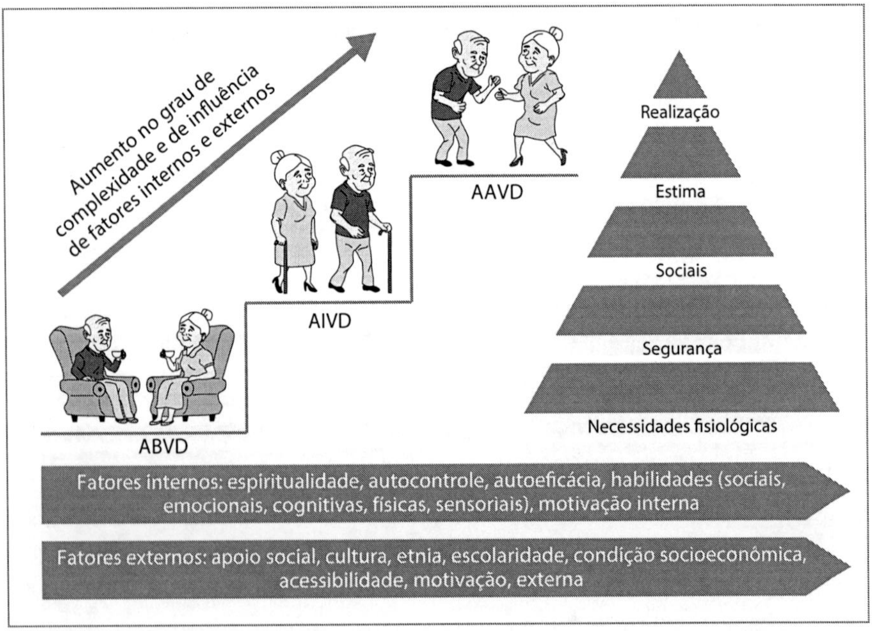

Figura 5. Fatores internos e externos na realização das atividades de vida diária, e pirâmide das necessidades humanas.

Fonte: adaptada de pirâmide de Maslow e Dias *et al.*, 2014.[15]

pessoais e determinantes sociais do momento. São influenciadas pelas decisões pessoais, as quais requerem consciência sobre as próprias necessidades e motivação para supri-las.[15]

A motivação, ou os motivos das nossas ações, advém das necessidades humanas, as quais podem ser didaticamente classificadas, segundo a pirâmide de Maslow, em: fisiológicas, segurança, sociais, estima e realização. A capacidade para suprir as necessidades humanas pode seguir em paralelo à sua hierarquia, mas não são exclusivas e muito menos determinantes. Só porque o idoso acamado pode não ter independência ou autonomia para suprir suas necessidades, não quer dizer que não precise de atividades sociais, de estima e realização. O componente de compaixão pelos cuidadores se faz essencial neste aspecto para acolher e prover o que a pessoa precisa, em uma visão integral da saúde.

O envelhecimento normal não afeta a funcionalidade a ponto de se perder a independência ou autonomia de forma significativa para as atividades básicas e instrumentais. Contudo, para atividades avançadas de vida diária, as perdas leves podem passar despercebidas, podendo afetar a qualidade de vida e ser um marcador de declínio funcional futuro.[15]

Nesse contexto, devemos lembrar que os componentes da funcionalidade envolvem aspectos não só físicos, mas também psíquicos. A constituição psíquica é um ponto crucial no enfrentamento para constante adaptação do indivíduo e a situação social pode ou não facilitar essa adaptação. Por isso, desenvolvimento pessoal, autoconhecimento e busca de sentido são indispensáveis para a independência psíquica, condição necessária para a sabedoria.

O envelhecimento psíquico, ao contrário do biológico, tem o potencial de diminuir a vulnerabilidade ao longo da vida por meio do amadurecimento. Ao elevar a consciência sobre seus próprios limites, a pessoa idosa pode buscar meios de manter seu envelhecimento saudável, adaptar-se à nova realidade ou mesmo diminuir o sofrimento com aceitação e autocompaixão.

O desenvolvimento individual pode ser compreendido como o resultado da interação entre três tipos de influências:[14]

- **Graduadas pela idade:** determinantes genético-biológicos e socioambientais, que tendem a ocorrer de modo semelhante para todos os indivíduos de uma mesma cultura.
- **Graduadas pela história:** determinantes psicossociais, associados ao tempo e ao contexto histórico de uma determinada coorte, os quais geralmente acontecem de forma similar para a maioria dos membros da mesma época.
- **Não normativas:** determinantes biológicos e ambientais que não têm caráter universal, são imprevisíveis em matéria de época ou sequência para indivíduos, ou para grupos. Um exemplo é a perda de um dos genitores na infância ou

doença. Há uma interação entre fatores biológicos e ambientais, que resultam nas diferenças individuais.

O desenvolvimento humano pode ser estimulado a partir de diversas práticas integrativas. Por exemplo, a compreensão da própria biografia e narrativa que fazemos de nossa história. Esse é um caminho para que possamos encontrar soluções a partir de nossas experiências pessoais e nossa experiência de humanidade compartilhada, de acordo com os três tipos de influências.

Uma das abordagens que usam a biografia é a teoria dos setênios, difundido pela antroposofia. Esta vê o desenvolvimento humano a partir de ciclos de 7 anos, ideia já registrada em relatos mais antigos, como no poema de Sólon (640-553 a.C.):[16]

> Depois, no sexto (setênio), a atitude moral do homem amadurece e se fortalece; futuramente, ele não quererá mais ocupar-se com obra fútil.
> Por catorze anos, no sétimo e no oitavo setênios, prosperam sua fala e seu espírito com abundância e força.
> No nono também ainda floresce alguma coisa, mas da altura da coragem varonil emana dele a sabedoria e a palavra.
> Se Deus, porém, completar o fim do décimo setênio, a morte lhe ocorrerá num tempo bem propício.

Precisamos contextualizar essa visão, uma vez que a expectativa de vida hoje é maior que 70 anos (décimo setênio) e o comportamento muda conforme as gerações. Rudolf Steiner, idealizador da antroposofia, retomou a visão de setênios em dinâmicas pedagógicas. No trabalho biográfico, a pessoa identifica em sua vida elementos semelhantes aos de outras pessoas da mesma idade ou fase. O discernimento do que é próprio da idade e o que é só seu, assim como notar as narrativas repetitivas, é fundamental para o autoconhecimento, desenvolvimento pessoal e resiliência.[16]

A resiliência integra conceitos como capacidade de reserva e plasticidade, fundamentais para a adaptação. A capacidade de reserva cognitiva refere-se à inteligência, às competências da vida diária, à resolução de problemas sociais, aos conhecimentos especializados e ao autoconhecimento. A resiliência pode mudar com o meio e desafios específicos. Como fatores de saúde, há competências comportamentais, recursos psicológicos (traços de personalidade, maturidade, regulação emocional, enfrentamento do estresse) e recursos sociais (educação, família, amigos e instituições).[17]

Como vemos na Figura 6, o ser humano tem o potencial de desenvolver o psíquico e cognitivo ao longo de toda a vida, contrapondo-se à tradicional ideia de que isso aconteceria somente em crianças e adolescentes. Essa perspectiva

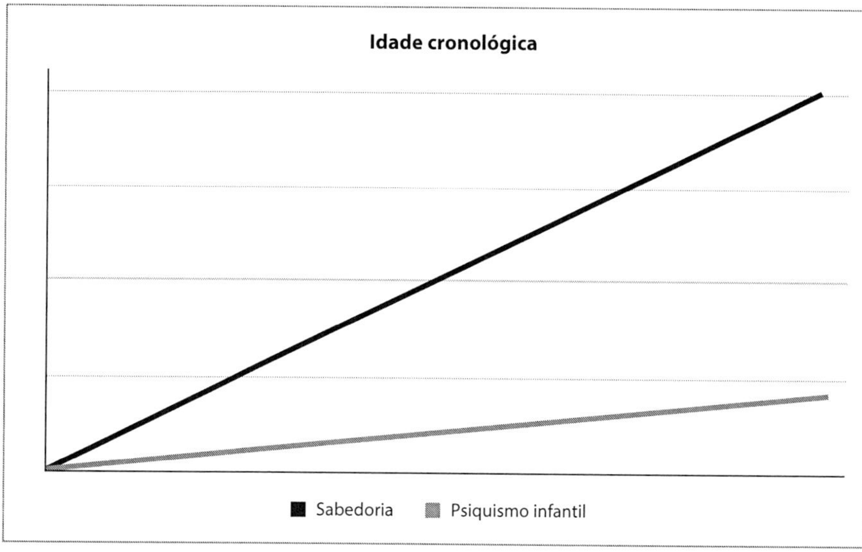

Figura 6. Envelhecimento psíquico ao longo da idade cronológica.

Fonte: adaptada de Moraes EN. Princípios básicos de geriatria e gerontologia. Brasília: Coopmed, 2008, citado por Borges e Coimbra, 2010.[8]

contribuiu para o modelo de desenvolvimento contínuo, chamado de *Life-Span*, corrente dominante na psicologia do envelhecimento. Um dos pontos principais dessa perspectiva é a concepção de que o aprimoramento das capacidades cognitivas ocorre durante toda a vida, inclusive na velhice.[14]

No modelo *Life-Span*, a resiliência psicológica é associada a mecanismos de autorregulação do *self*, aprendidos ao longo da vida. Pode variar de indivíduo para indivíduo, conforme a exposição a diferentes condições de saúde, inteligência e personalidade. O paradigma do *Life-Span* possui, como características:[17]

- **Processo multidimensional e multidirecional:** aspectos genéticos-biológicos e socioculturais.
- **Equilíbrio entre ganhos e perdas:** adaptação constante às mudanças e considerável variabilidade intraindividual.
- **Alocação de recursos diferenciada ao longo da vida:** desenvolvimento na infância, manutenção na idade adulta, regulação e manejo de perdas na velhice.
- **Atuação sistêmica de mecanismos de seleção, compensação e otimização das perdas:** desenvolvimento bem-sucedido e adaptativo.

Os mecanismos autorreguladores do *self* incluem: estabelecer metas, ajustar aspirações pela comparação social, desenvolver múltiplos *selves* ou papéis, revisão de vida, autoeficácia, regulação emocional, enfrentamento do estresse e outros. No envelhecimento bem-sucedido, por exemplo, a perda de um recurso interno (audição) ou externo (dinheiro) pode forçar o indivíduo a mudar. Ainda que o uso de aparelhos auditivos, óculos ou bengalas possam ser estigmas negativos de "velhice", na perspectiva de *Life-Span*, isso é visto como estratégia de compensação das perdas e adaptação positiva.[17]

A perspectiva *Life-Span* é um marco teórico no estudo do envelhecimento, uma vez que colaborou para mudar a concepção do idoso passivo e doente, ressaltando a possibilidade de se desenvolver durante todo o curso da vida. Autonomia e independência são, portanto, resultantes do equilíbrio entre o envelhecer psíquico, social e biológico. Acredito que a sutileza entre o normal e o patológico reside na nossa capacidade de nos reinventar ao longo da vida com sabedoria. A fluidez entre a dicotomia do normal e patológico pode ser como o *yin-yang*, o equilíbrio dinâmico para que possamos viver em constante desenvolvimento e adaptação.

TEORIAS DE ENVELHECIMENTO, LONGEVIDADE E ANTIENVELHECIMENTO

O termo longevidade não é sinônimo de envelhecimento, mas relaciona-se com a expectativa de vida potencial do indivíduo e da população. Existem algumas teorias sobre a longevidade e envelhecimento que procuram explicar a variabilidade entre as espécies e dentro de uma mesma espécie.

Em 1961, Hayflick e Moorhead descobriram, *in vitro*, que células humanas poderiam se dividir até um número finito, fenômeno conhecido como senescência replicativa. Essa teoria tem como uma das causas o "desligar" de alguns segmentos cromossômicos, os telômeros. Mas a teoria dos telômeros não explica tudo, uma vez que podem ser sensíveis às condições ambientais e a outros mecanismos.[1-18]

Apenas 15% a 20% da variação da nossa longevidade deve-se à genética. Uma das características do envelhecimento biológico é a perda gradativa da habilidade orgânica no manejo contra agentes estressores endógenos e exógenos. Até agora não existe uma explicação única para o envelhecimento biológico, que é multifatorial. As teorias, segundo Arking, são classificadas como:[1]

- **Teoria estocástica:** processos físicos e químicos tendem a um aumento da desordem ou de sua entropia.
  - Uso e desgaste, modificações proteicas, mutação somática e danos ao DNA, erro catastrófico (aleatórios e constantes), desdiferenciação (células diferenciadas reprimem genes da sobrevivência), dano oxidativo e radicais livres.
- **Teorias sistêmicas:** inabilidade de comunicação e adaptação inter e intracelular.

- Metabólica (altas taxas), psiconeuroimunoendócrinas (eixo hipotálamo-hipófise-adrenal, resposta de relaxamento, inflamação crônica, neuropeptídeos, citocinas, hormônios), apoptose (morte celular programada).
- Genética (defesa oxidante, síntese proteica e expressão gênica pela restrição calórica, telômeros), epigenética (expressões genômicas herdadas pelos hábitos e ambientes de gerações passadas).

É necessário ter muita cautela com as consequências de tentar manipular terapias antienvelhecimento. A hipótese da desdiferenciação, por exemplo, sugere que, ao se diferenciarem, as células têm ativação pré-programada de genes que são deletérios. A partir dessa hipótese, cientistas conseguiram aumentar a vida útil de uma minhoca comum em 30% a 40%, aumentando a atividade do gene *BCL2*. Contudo, sabe-se que vários tipos de câncer regulam positivamente o gene *BCL2*.[19]

Da mesma forma, uma revisão sistemática e metanálise descobriu que o maior comprimento dos telômeros associa-se a maior volume cerebral e cognição global, sobretudo no hipocampo, em áreas de atenção, velocidade e funções executivas.[20] Contudo, acredita-se que certos genes, chamados oncogenes virais, possam ativar a telomerase, evitando assim o encurtamento dos telômeros e sustentando o crescimento celular de tumores. Portanto, deve-se ter cuidado ao manipular esses genes pelo potencial de desencadear alterações cancerígenas.[19]

Com base na acumulação progressiva de danos oxidativos, há uma hipótese chamada relógio mitocondrial. Esses danos ocorrem por radicais livres, que podem danificar o DNA, em particular o mitocondrial, bem como células e tecidos. O uso de antioxidantes retardaria esse processo de envelhecimento, mas ainda não há evidências suficientes.[19]

Das medidas para aumentar a longevidade, a restrição calórica tem se mostrado relevante em estudos experimentais. Acredita-se que seja por menos estresse oxidativo e inflamação, genômica estável, diminuição de apoptose, baixos níveis de glicose e insulina (menor resistência à insulina), temperatura corporal menor e eficiência metabólica.[1,19,21]

Em modelos experimentais, animais com restrição apresentam menor incidência de doença, mantêm a capacidade funcional por mais tempo e vivem mais. Em 1930, McCay observou que roedores, quando submetidos a uma dieta restritiva com 60% da quantidade e qualidade alimentar que voluntariamente comeriam, viveram 40% a mais que aqueles com acesso livre à dieta.[1]

Um estudo patrocinado pelo National Institute on Aging (NIA) não mostrou aumento da sobrevivência de macacos em restrição calórica, mas observou-se menor incidência de câncer. No entanto, ainda não se pode garantir resultado ou segurança de seu uso clínico. Em humanos, essa prática exigiria uma redução significativa nas calorias diárias (1.000 a 1.200 calorias por dia), o que seria suficiente para manter as funções corporais básicas e resultaria em perda de peso, mas faria com que os indivíduos sentissem fome o tempo todo, o que não seria uma estratégia aceitável.[1,19]

Estudos realizados sobre estratégias de restrição calórica com humanos são observacionais, de natureza histórica, sociocultural e religiosa. Os habitantes da ilha japonesa de Okinawa, por exemplo, consomem menos calorias em relação às outras ilhas, chegando a 40% em crianças e a 20% em adultos. O peso e a altura dos habitantes de Okinawa são inferiores, assim como as mortalidades geral e por câncer, e doenças cardiovasculares.[1] Existem, contudo, particularidades dessa população, como veremos adiante nas "*blue zones*", como hábitos de vida saudáveis e ambiente isolado.

Tem sido sugerido que o resveratrol, a substância química encontrada no vinho tinto e no amendoim, pode até certo ponto imitar os efeitos da restrição calórica, mas também sem evidência suficiente.[19]

O NIA está estudando os efeitos da restrição calórica em humanos em jovens saudáveis não obesos, em um ensaio clínico controlado randomizado, chamado *Comprehensive Assessment of Long-term Effects of Reducing Intake of Energy* (CALERIE). Os dados estão disponíveis publicamente (https://calerie.duke.edu/).

Por enquanto, o estudo sugere que a perda de peso seja um mecanismo independente. Temos que ter cautela e aguardar mais evidências de como usar esse método com segurança e eficácia. Foram observados efeitos adversos importantes, como disfunção sexual, infertilidade, falta crônica de energia e estresse mental para controlar a fome, o que pode causar depressão e anorexia. Em idosos, vários estudos têm mostrado que a perda de peso aumenta a mortalidade, a institucionalização e as fraturas de quadril.[1]

Há uma relação positiva entre aceleração do processo de envelhecimento e distribuição de gordura corporal, volume de gordura subcutânea e intra-abdominal, porcentagem de gordura hepática, índice HOMA-IR e nível de insulina.[21] Além disso, a obesidade está frequentemente relacionada a disbiose intestinal e progressão da sarcopenia porque aumenta a carga inflamatória e o estresse oxidativo, danificando o DNA e alterando a imunidade e os processos endócrinos.[22]

Inflammaging é a inflamação crônica de baixo grau que aumenta com o avanço da idade e acelera com estilo de vida não saudável e condições do ambiente, como poluição atmosférica e eletromagnética, alterações climáticas e outros. Todas essas condições levam a um estado de inflamação crônica, a uma fonte de oxidação celular e à ativação relativa do sistema simpático com consequente inibição do sistema parassimpático, fatores que induzem mais inflamação.[22]

Apesar de os nossos órgãos fazerem parte de um mesmo corpo, o processo de envelhecimento varia de acordo com a reserva homeostática e agressões a cada órgão ao longo do tempo, como se cada sistema do corpo pudesse ter uma idade biológica diferente. No caso de uma pessoa que faz exercício físico regular, mas tem alta exposição solar sem proteção, o sistema cardiovascular é hígido, mas a aparência da pele é envelhecida.

Tentativas de retardar ou reverter o envelhecimento não têm sucesso, pois esse é um processo multifatorial. Há alteração direta da entropia, uma degradação de matéria e energia, que leva a célula a um estado último de uniformidade inerte. Sua variabilidade é resultante das interações do organismo vivo ao longo da vida com o ambiente. Nenhum ser vivo apresenta o mesmo tipo de interação com o meio, e cada órgão pode ter declínio heterogêneo quando são analisados entre si, mesmo que no mesmo indivíduo.

A adoção de uma abordagem integrativa é mais adequada para atuar em um processo tão complexo e sutil como o envelhecimento, englobando esses mecanismos desde a base celular até teorias populacionais. Podemos fragmentar as partes, como o modelo de Descartes, para nos aprofundar em cada um desses mecanismos. Só não podemos esquecer de incluir depois as demais perspectivas, para não ficarmos com uma visão limitada que induz a erros que vemos na mídia, como terapias antienvelhecimento milagrosas e produtos "anti-idade".

Há pouco tempo, temos visto crescer o movimento *ageless beauty* (beleza sem idade). O termo "anti-idade" dá a entender que se está contra a idade em vez de aceitá-la. Com o movimento *ageless*, cria-se o posicionamento de criar consciência sobre o envelhecimento saudável em qualquer fase da vida e a promoção do autocuidado.

O envelhecimento populacional pode ser reversível, caso ocorra aumento da fecundidade. Já o individual acontece em consequência da passagem do tempo, e seus potenciais efeitos negativos (p. ex., biológico) ou positivos (p. ex., psíquico). Dessa forma, não seria correto falar sobre terapias "antienvelhecimento" no sentido de reverter os efeitos do tempo; é como querer quebrar uma lei da física.

Não podemos reverter o envelhecimento, mas é possível desacelerar seu processo, tendo em vista que resiliência é o processo de adaptação após um estresse. Algumas revisões sistemáticas e metanálises mostram que estímulos brandos de estresse são capazes de causar elevação nos mecanismos de reparo, proteção e manutenção da célula. Esse modelo se chama hormese, e os elementos que podem causar esse efeito são as hormetinas.

Em 2014, Rattan classificou as hormetinas em: hormetina-P (físicas: exercício, térmico e irradiação), hormetina-M (mentais: cognitivos, atenção focada e meditação), hormetina-N (nutricionais: micronutrientes, compostos naturais e sintéticos). Os efeitos do exercício físico e alimentação são os que têm se mostrado mais promissores para aumentar a longevidade.[23] É responsabilidade dos profissionais da saúde e terapeutas integrativos educar a si mesmos e a seus pacientes ou encaminhá-los para pessoas capacitadas que irão educá-los e apoiá-los para que façam escolhas saudáveis.

O baixo nível educacional, além de resultar em menor chance de escolhas saudáveis, resulta em menos reserva cognitiva. Devemos manter a educação não só na infância, mas também o estímulo cognitivo, a vida toda. Isso permite que as pessoas mantenham maior função mesmo com patologia cerebral.[11]

As práticas integrativas podem atuar em todos os fatores determinantes do envelhecimento saudável e longevidade, com destaque diferenciado para o gerenciamento do estresse e a autoconsciência. Mesmo nos fatores genéticos, sabemos que é possível ter efeito considerando a expressão gênica e a epigenética. Educação e saúde devem andar juntas, e devemos nos lembrar que, mais que conhecimento, temos que desenvolver sabedoria.

Foram encontrados genes, conhecidos como "genes dos avós", que regulam o sistema imunológico, o processo de inflamação crônica de baixo grau e protegem o envelhecimento do corpo humano, incluindo o cérebro. A preservação da cognição possibilita a transferência de conhecimento entre gerações, o que pode aumentar a sabedoria dos descendentes e, assim, ter maior longevidade. Porém, sabemos que nem todas as informações transferidas entre gerações são necessariamente adaptativas, pró-sociais ou sábias. Comunidades resilientes perduram por um longo período, e populações com uma taxa mais alta de idosos poderiam sobreviver por mais gerações com sabedoria.[10]

Há dois modelos de desenvolvimento relevantes observados em cérebros envelhecidos relacionados à sabedoria: mudança posterior-anterior no envelhecimento (PASA, do inglês *posterior-anterior shift in aging*) e redução da assimetria hemisférica em adultos idosos (HAROLD, do inglês *hemispheric asymmetry reduction in older adults*). Ou seja, mudança generalizada na atividade neural da parte de trás para a frente do cérebro e diminuição da laterização hemisférica funcional com um aumento na atividade bilateral em adultos mais velhos.[10]

Também há mudança de como respondemos às emoções à medida que passamos pelo envelhecimento psíquico. Em adultos mais velhos, as imagens negativas desencadeiam menos atividade da amígdala (relacionada ao sistema emocional no cérebro), mas as imagens positivas continuam a fazê-lo. Esse "efeito de positividade" relacionado à idade pode estar por trás do comportamento mais calmo e positivo na velhice.[10] Por isso, ao pensar em terapias "antienvelhecimento", não seria desejado diminuir o efeito do envelhecimento psíquico e voltar a ter uma psique infantil.

McDonald (2014) propõe uma reflexão, segundo a qual, em vez de procurar as causas de nossa mortalidade, a pergunta mais adequada seria: por qual motivo nós vivemos? Devemos formular hipóteses; por exemplo, pelos constructos da hormese, uma das necessidades da célula é ser constantemente desafiada.[1]

ENVELHECIMENTO SAUDÁVEL, ATIVO OU BEM-SUCEDIDO NA ABORDAGEM INTEGRATIVA

O termo "envelhecimento ativo" foi adotado pela Organização Mundial da Saúde (OMS) para o incentivo, até 2020, a programas e políticas públicas para a experiência positiva de uma vida longa saudável, com participação social e segurança. A OMS ofereceu documentos com planos de ação para os governantes sobre o envelhecimento das Nações Unidas, com estratégias locais, nacionais e globais.[24]

O termo "ativo" referia-se à participação contínua nas questões sociais, econômicas, culturais, espirituais e civis, não somente à capacidade física ou força de trabalho. Neste sentido, além de manutenção de autonomia e independência, haveria a interdependência, uma vez que incentiva ações sociais e públicas, inclusive intergeracionais. Os fatores determinantes são vistos no Quadro 1. A influência desses fatores pode ter maior ou menor grau em cada momento do curso de vida, conforme vimos nas atividades de vida diária. Sendo assim, o estímulo ao envelhecimento ativo é diferente em cada caso e população, aproveitando a "janela de oportunidade" em particular.

Atualmente estamos na Década do Envelhecimento Saudável (2021-2030), declarada pela Assembleia Geral das Nações Unidas em dezembro de 2020. Tem como objetivo ampliar as estratégias para alcançar e apoiar ações de construção de uma sociedade para todas as idades. A Organização Pan-Americana da Saúde (OPAS) está liderando a agenda para implementação regional. São quatro as áreas de atuação:[25]

- Mudar a forma como pensamos, sentimos e agimos com relação à idade e ao envelhecimento.
- Garantir que as comunidades promovam as capacidades das pessoas idosas.

Quadro 1. Fatores determinantes do envelhecimento ativo

Transversais	**Cultura e gênero**
Sistema de saúde	Promoção da saúde, prevenção de doenças, serviços curativos, assistência em longo prazo, serviços de saúde mental
Comportamentais	Tabagismo, atividade física, alimentação, saúde oral, álcool, medicamentos, iatrogenia, adesão
Pessoais	Biologia e genética, psicológico
Ambiente físico	Moradia segura, quedas, água limpa, ar puro, alimentos seguros
Ambiente social	Apoio social, violência e maus-tratos, educação e alfabetização
Econômicos	Renda, proteção social, trabalho

Fonte: adaptado de Organização Pan-Americana da Saúde, 2005.[24]

- Entregar serviços de cuidados integrados e de atenção primária à saúde centrados na pessoa e adequados à pessoa idosa.
- Propiciar o acesso a cuidados de longo prazo às pessoas idosas que necessitem.

Devemos compreender cultura, crenças e práticas da comunidade em questão. Por exemplo, um estudo realizado com grupos minoritários de idosos na fronteira da Tailândia demonstrou uma associação positiva entre qualidade de vida e autocuidado. As variáveis foram: idade, etnia, doenças recorrentes e tabagismo. Cada grupo étnico estudado tinha uma crença em relação à doença; o comportamento podia ser a busca por medicamento ou pela medicina tradicional local, com uso de ervas ou cura espiritual com curandeiro. Havia comportamentos de autocuidado que vinham dos ancestrais, em rituais com uso de álcool e tabaco, ignorando as consequências quanto à saúde.[26]

Em relação ao envelhecimento, podem ser usados os termos "ativo", "saudável" ou "bem-sucedido". Existe essa tendência a usar "saudável", ainda mais quando entendemos que "envelhecimento" e "saúde" estão intrinsecamente ligados à abordagem integrativa.

Existem muitas propostas de definição de envelhecimento saudável ou bem-sucedido. Teorias multidimensionais, que utilizam componentes biomédicos e psicossociais, tendem a abranger a amplitude e a integração dos aspectos inerentes aos tipos de envelhecimento.

Uma revisão teve como objetivo encontrar os aspectos operacionais para a definição de envelhecimento bem-sucedido. As definições incluíram os construtos conforme a Figura 7: fisiológicos (p. ex., funcionalidade), engajamento (p. ex., voluntariado), bem-estar (p. ex., satisfação), recursos pessoais (p. ex., resiliência) e fatores extrínsecos (p. ex., finanças). Além disso, a autoavaliação de saúde também foi um item relatado.[27] Ainda podemos refletir sobre como, embora a grande base do que se entende como envelhecimento saudável envolva a parte física, precisamos considerar a pessoa em sua totalidade.

O principal objetivo da abordagem integrativa no envelhecimento saudável é a preservação ou a recuperação da qualidade de vida e seus fatores associados. Qualidade de vida, com base na discussão sobre o envelhecimento bem-sucedido, resulta da interação destas três variáveis: autonomia, independência e sabedoria.[8]

A associação de práticas integrativas e de autocuidado tem benefício em particular para o envelhecimento e idosos, pois considera a complexidade desse processo. Por exemplo, uma revisão sistemática com metanálise avaliou os efeitos crônicos de exercícios de alongamento estático na força e potência muscular em indivíduos saudáveis ao longo da vida. A melhora da força muscular foi evidenciada em indivíduos mais velhos.[28] Desse modo, a associação de tipos de exercícios diferentes, como resistência e flexibilidade, traz benefícios especialmente para idosos.

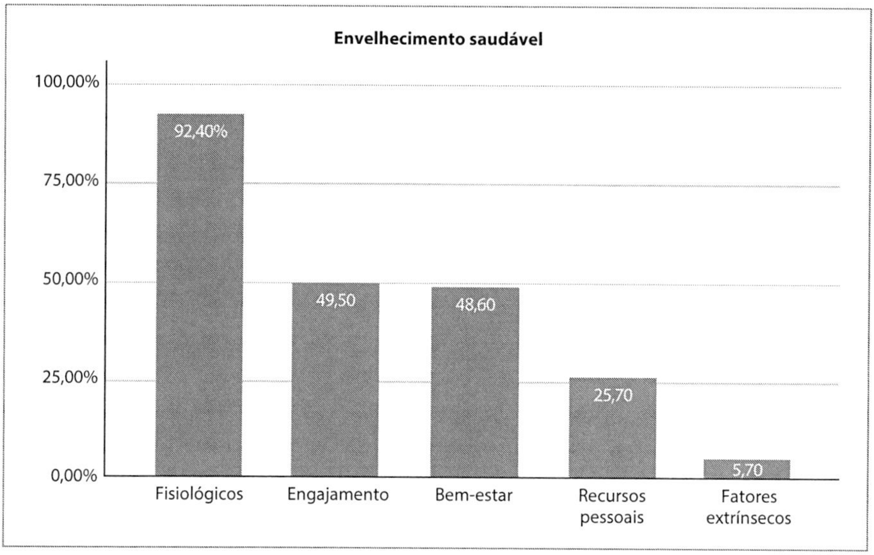

Figura 7. Construtos da definição de envelhecimento bem-sucedido.
Fonte: adaptada de Cosco *et al.*, 2014.[27]

Outro interesse crescente na abordagem integrativa é a inter-relação entre os sistemas do corpo. Um exemplo é o papel do microbioma na regulação de múltiplos aspectos da saúde, incluindo absorção de nutrientes, fermentação de carboidratos, regulação e desenvolvimento do sistema nervoso central e metabolismo muscular.

Segundo um estudo experimental, 50% das características metabólicas específicas do envelhecimento envolvem-se no metabolismo de carboidratos. Camundongos idosos têm aumento da inflamação crônica de baixo grau (*inflammaging*).[29] A disbiose no envelhecimento associa-se a uma gama de condições relacionadas à idade, incluindo demência, doenças autoimunes, inflamatórias, osteoporose, risco aumentado de doenças cardiovasculares e fragilidade física. Contudo, são necessários mais estudos para evidenciar se existe diferença no microbioma de idosos frágeis e não frágeis.[13]

A abordagem integrativa possibilita articular não só os construtos fisiológicos do envelhecimento saudável, mas também o engajamento, bem-estar, recursos pessoais e fatores extrínsecos. Idosos engajam em atividades preventivas e corretivas por meio de recursos internos (otimismo, altruísmo) e externos (financeiros, sociais e ajuda tecnológica). A abordagem integrativa pode incluir estilo de vida, suporte social, planejamento do futuro, engajamento em novos papéis, uso de tecnologia, acesso aos serviços de saúde, autodesenvolvimento, educação e espiritualidade.[17]

Infelizmente, a minoria das pessoas atinge a velhice na sua plenitude, usufruindo dos ganhos advindos do passar dos anos. Grande parte desse insucesso resulta da falta de preparo dos pacientes e profissionais, de promoção de saúde, prevenção e manejo de doenças crônicas e síndromes geriátricas/gerontológicas. O atendimento clínico para o envelhecimento saudável não pode ser pontual. Para aumentar a adesão do paciente usando a prática integrativa, o atendimento continuado precisa ser implementado, usando estratégias educacionais e motivacionais, para educar como envelhecer com saúde integral.

Ações de promoção à saúde representam um processo de capacitação da comunidade para atuar na qualidade de vida e não são responsabilidade exclusiva do setor de saúde. São três os níveis de atuação:[30]

- **Políticas institucionais:** buscam a resolução ou o controle de situações socialmente problemáticas, como leis antitabaco.
- **Ações individuais (cognitivo-comportamentais):** informações, aconselhamento, rastreamento e quimioprofilaxia, como em campanhas de vacinação.
- **Ações coletivas (informar, capacitar, motivar, oportunizar e mudar o ambiente):** atividades físicas em grupo, alimentação, ensino/aprendizagem e socialização, grupos de caminhada.

A promoção da saúde faz parte do envelhecimento saudável, mas não é o único componente. Pessoas idosas têm suas particularidades, e é preciso que áreas médicas e multidisciplinares atuem nessa área. Geriatria é a especialidade médica que tem como objetivo o cuidado das pessoas, desde a promoção de um envelhecer saudável até o tratamento e a reabilitação do idoso. Gerontologia é a especialidade multidisciplinar que estuda o envelhecimento nos aspectos biológicos, psicológicos, sociais e outros.

Uma das ferramentas usadas por profissionais dessas áreas é a avaliação geriátrica ampla (AGA). Esta avaliação é multidimensional e considera particularidades do idoso e do envelhecimento, associada à abordagem clínica convencional. Já possui caráter integrativo, pois estabelece o perfil físico, cognitivo, emocional, social e ambiental, e utiliza testes quantitativos para determinar os riscos de saúde. Alguns exemplos desses testes são: Kats e Lawton (atividades de vida diária), miniavaliação nutricional, velocidade de marcha, miniexame do estado mental (rastreio cognitivo), escala de depressão geriátrica e outros.

É necessário fazer uso racional desses instrumentos para rastreamento dos riscos, e a realização é feita conforme a indicação individual. Devemos interpretar os testes no contexto individual, pois não são determinantes de diagnóstico. A AGA só é eficaz se identificar idosos que possam se beneficiar de sua aplicação e resultar em um plano de cuidado que seja implementado, preferencialmente, por equipe interdisciplinar.[1]

Médicos e profissionais da saúde podem aplicar a AGA, e a adequação dos vários modelos propostos depende dos objetivos e necessidades do momento. Algumas variações podem inclusive ser utilizadas por agentes comunitários em unidades básicas de saúde ou em ambiente hospitalar. Além de ser uma avaliação global do idoso, a AGA permite entrevista com o cuidador, não só como informante, mas também o incluindo na base de cuidado, uma vez que o estresse do cuidador é um fator preocupante.

Existem evidências de que a AGA melhora diagnóstico, tratamento, qualidade de vida e sobrevida e diminui hospitalização, iatrogenias, institucionalização e custos de saúde.[1] Um dos motivos é por considerar as particularidades das síndromes geriátricas/gerontológicas. As principais características dessas síndromes são:

- Interferência de múltiplos fatores de risco (p. ex., diminuição da reserva funcional, perda cognitiva e da funcionalidade, diminuição da mobilidade), de forma que é difícil determinar a causa principal.
- Não constituem risco iminente de morte, mas estão associadas a maior mortalidade e comprometimento da qualidade de vida.
- Aumentam o risco de manifestações atípicas, principalmente em doenças agudas.
- Podem ocorrer concomitantemente e compartilham fatores de risco, sendo comum uma síndrome contribuir para o aparecimento de outra.
- Têm desfechos comuns, como perda funcional, incapacidade, dependência, necessidade de cuidados de longa duração, hospitalização e morte.

Algumas síndromes geriátricas são conhecidas pelos cinco "Is": Iatrogenia e polifarmácia, Imobilidade, Incontinência, Instabilidade e quedas, Insuficiência cognitiva (depressão, demência, *delirium*). Mas podemos incluir outras a essas características, como fragilidade (já mencionada neste capítulo), multimorbidade, insônia, perda de peso anormal, dor crônica, úlcera de pressão e outras.

A AGA pode incluir a promoção de saúde, e, neste contexto, o conjunto de ações interdisciplinares que contribui para a promoção de saúde do idoso é chamado de senecultura.

Além da avaliação ampla, é necessário fazer tratamentos com atendimento continuado para a manutenção do estímulo e reserva funcional. Um estudo mostrou que o treino muscular inspiratório melhorou a força muscular respiratória e a capacidade funcional em mulheres idosas. No entanto, após seis meses do treinamento, perdeu-se a maioria dos benefícios, assim, elas devem manter o tratamento ao longo do tempo.[31]

Como vimos, o envelhecimento acontece durante toda a vida, e não só na terceira idade. Por isso, devemos praticar o autocuidado ao longo da vida para manter a reserva funcional e o desenvolvimento contínuo. Por exemplo, um estudo publicado na revista *Lancet* recomenda o tratamento ativo da hipertensão em adultos (45 a 65 anos) e idosos (acima de 65 anos) para reduzir a incidência de demência. Intervenções para outros fatores de risco podem ter o potencial de atrasar ou prevenir um terço dos casos de demência, principalmente se feitas antes da terceira idade. Esses fatores incluem: educação infantil, exercício, envolvimento social, cessação de tabagismo, tratamento de perda auditiva, depressão, diabetes e obesidade.[11]

Caso o mesmo profissional não possa fazer todo o atendimento continuado, pode-se pelo menos integrar o sistema de informação para seguir uma linha de cuidado coerente com o que importa para a pessoa. Em um serviço para veteranos de guerra americanos, existe um prontuário integrado. Alguém que atende um senhor de 90 anos pela primeira vez pode visualizar resumos de alta de todas as internações, anotações de outros profissionais, valores de laboratório e resultados de testes. Uma discussão de plano de cuidado é facilmente encontrada e atualizada, permitindo que os provedores ofereçam aconselhamentos que sejam compatíveis com os valores e objetivos de cada indivíduo.[12]

Na abordagem integrativa, o aconselhamento para o envelhecimento saudável tem parceria com a pessoa, considerando estilo de vida, terapias convencionais e complementares, e usando a interdisciplinaridade. As recomendações são semelhantes às de promoção de saúde; a dificuldade é o acompanhamento em longo prazo para estabelecer a relação entre envelhecimento saudável e longevidade, mas alguns estudos observacionais auxiliam nesse processo.

As "*blue zones*" (zonas azuis) são comunidades ao redor do mundo mais longevas e saudáveis identificadas por cientistas e demógrafos. São elas: Sardenha, na Itália; Península de Nicoya, na Costa Rica; Okinawa, no Japão; Loma Linda, na Califórnia; e Icaria, na Grécia. As lições aprendidas com essas comunidades foram agrupadas em nove poderosos hábitos, chamados de "*the power 9*":[32]

- **Movimento natural:** desenvolvem atividades em ambientes que os estimulam a se mover, como jardins.
- **Propósito:** os okinawanos o chamam de *ikigai* e os nicoianos o chamam de plano de vida; para ambos, significa: "por que acordo de manhã".
- **Centramento:** pausas que diminuem o estresse, como lembrar de seus ancestrais, orar, cochilar e/ou fazer um *happy hour*.
- **Regra dos 80%:** *Hara hachi bu*, o mantra confuciano de Okinawa, lembra-os de parar de comer quando seus estômagos estão 80% cheios. A menor refeição é no final da tarde ou no início da noite e depois não comem mais pelo resto do dia.

- **Alimentação baseada em plantas:** carne é consumida em média apenas cinco vezes por mês.
- **Vinho às 5:** as pessoas em todas as zonas azuis (exceto os adventistas) bebem álcool moderada e regularmente, com amigos e/ou com comida. E não, você não pode economizar a semana toda e tomar 14 drinques no sábado.
- **Pertencer:** pertencem a alguma comunidade baseada na fé.
- **Entes queridos em primeiro lugar:** centenários bem-sucedidos nas zonas azuis colocam suas famílias em primeiro lugar.
- **A tribo certa:** as pessoas mais velhas do mundo escolheram – ou nasceram em – círculos sociais que apoiam comportamentos saudáveis.

Além do estudo, existem ações para promover o envelhecimento saudável, como no livro *The Blue Zones Challenge*, que propõe atividades para uma vida mais longeva e saudável. Há menos doenças crônicas (câncer, depressão e demência) e benefício na vitalidade. Além disso, há relacionamentos de qualidade, envolvimento ativo na comunidade, amigos e família, satisfação por ter um propósito e estar engajado na prática espiritual.[32]

Uma vida saudável pode ser alcançada fazendo escolhas sensatas de estilo de vida. Além disso, a abordagem integrativa pode incluir terapias complementares. Por exemplo, muitos respondem bem a terapias de tecidos moles, como liberação miofascial, Rolfing e integração estrutural, ou práticas da medicina tradicional chinesa, como fitoterapia, *tai chi chuan*, *qigong* e acupuntura.[19]

Cada terapia pode ter benefícios específicos e deve ser integrada no tratamento como um todo. Por exemplo, a prática de *tai chi* pode melhorar o desempenho físico no teste de se levantar da cadeira em 30 segundos, no teste *Timed Up and Go* (avalia mobilidade e equilíbrio), no número de quedas e no medo de cair. No entanto, um estudo não mostrou diferença na massa muscular, força de preensão, velocidade da marcha ou pontuação da *Short Physical Performance Battery* entre os grupos *tai chi* e controle.[33]

De acordo com os tipos de envelhecimento, as terapias complementares e integrativas podem ter benefícios em particular, como intervenções não farmacológicas para demência usando informações e tecnologias de comunicação (música, mídia audiovisual) com personalização às histórias de vida pessoal. Isso tem efeito positivo sobre sintomas comportamentais, psicológicos e agitação.[34] Outras evidências em demência incluem: práticas sensoriais (p. ex., aromaterapia, massagem), psicossociais (p. ex., terapia, musicoterapia, terapia com animais) e protocolos estruturados para cuidados pessoais, como banho e higiene bucal.[35]

Ao usar as terapias complementares e integrativas em idosos, devemos considerar as mudanças decorrentes do envelhecimento normal ou patológico. Nas práticas de relaxamento e respiração, há ativação do nervo vago e do sistema parassimpático e aumento da variabilidade cardíaca. Contudo, essa variabilidade diminui com a idade, pelo menos até a sexta década de vida, depois do que pode estabilizar. Além disso, o controle vagal da frequência cardíaca é geralmente menor em mulheres, mas a diferença entre os gêneros pode desaparecer aos 50 anos.[36]

A menor variabilidade cardíaca está associada ao aumento da morbidade cardiovascular e mortalidade em idosos. Exercício físico em longo prazo pode atenuar a disfunção neural no controle vagal da variabilidade cardíaca.[36]

Estudos com práticas integrativas devem considerar as particularidades do envelhecimento ao considerar os biomarcadores. As pesquisas sugerem que o envelhecimento está associado com maior ativação do eixo hipotálamo-hipófise-adrenal, resultando em maior produção de cortisol em comparação aos adultos mais jovens. O cortisol é crucial para a regulação do sistema imunológico, e sua desregulação está implicada em doenças imunomediadas.[36]

Mudança de estilo de vida, incluindo meditação *mindfulness* três vezes por semana, dieta mediterrânea e exercícios regulares, demonstrou aumentar os níveis de telomerase, podendo até retardar ou ajudar a reverter o processo de encurtamento dos telômeros.[36]

Uma medida popular de envelhecimento saudável é a suplementação alimentar e vitamínica, que deve ser individualizada para idosos conforme suas comorbidades, riscos e déficit nutricional. Um dos exemplos usados no caso de demência é o Souvenaid, que é um produto alimentar medicinal. Seus componentes são considerados úteis como precursores e cofatores para a formação de membranas neuronais. Contudo, uma revisão e metanálise evidenciou que cognição global, níveis funcionais ou comportamento não diferiram entre os grupos placebo e tratamento.[11]

As terapias integrativas com maior benefício para aprendizagem, memória, regulação emocional, processamento autorreferencial e tomada de perspectiva, melhora de humor e ansiedade são as práticas de conexão mente-corpo. Por exemplo: meditação, ioga, *qigong*, *tai chi*, relaxamento progressivo e *biofeedback*, respiração. Outras recomendações para envelhecimento saudável com abordagem integrativa são: minimizar exposições tóxicas (p. ex., poluição), evitar polifarmácia (mais que 5 medicamentos), realizar exames de rastreamento de doenças (p. ex., mamografia) e vacinação.[12]

Alimentação anti-inflamatória, dieta mediterrânea e MIND (no caso de cuidado com a cognição) têm melhores evidências. Para a atividade física, a recomendação é de no mínimo 10 minutos por dia, 300 minutos por semana de atividade aeróbica moderada ou 150 de vigorosa, e três vezes por semana de equilíbrio. Como mencionado, a integração de práticas tem maior benefício para idosos, incluindo força, equilíbrio, aeróbico, flexibilidade e atividades em grupo.[12]

As terapias complementares também têm efeitos integrados, como a aromaterapia, que melhora o sono, com efeitos combinados de outras variáveis, como melhora no estresse, dor, ansiedade, depressão e fadiga.[37]

As práticas integrativas têm papel no desenvolvimento da autoconsciência e resiliência, fundamentais para o envelhecimento saudável, como já discutido. No curso do Benson-Henry Institute for Mind Body Medicine, no Massachusetts General Hospital, são apresentadas formas de construir resiliência por meio de reavaliação cognitiva e modificação do estilo de vida.

Uma série de exercícios ajuda os pacientes a se tornarem mais conscientes de suas respostas imediatas aos estressores, refletidos em pensamentos, emoções, sensações físicas e comportamentos negativos. Aprendemos então como reformular nossas respostas de forma positiva e adaptativa. Um exemplo é o exercício de "bateria de energia", em que os pacientes ganham mais consciência do que consideram regenerador e do que consideram desgastante em suas vidas, nos aspectos físico, cognitivo, emocional, comportamental e relacional.[38]

Com tantas possibilidades de estilo de vida e terapias complementares e integrativas, apenas atividades que trazem prazer e satisfação pessoal se tornarão uma prática regular e sustentável. Não devemos esquecer que a prática baseada em evidências inclui não só as evidências científicas, mas também a experiência profissional, as preferências do paciente e o contexto sociocultural. Oferecer diversidade de recomendações reconhece a heterogeneidade de populações multiculturais.[12]

AUTOCUIDADO, AUTONOMIA E BEM-ESTAR NO ENVELHECIMENTO SAUDÁVEL

No filme *Na Natureza Selvagem*, há uma frase que diz: "Não necessariamente ser forte, mas se sentir forte". De fato, a pessoa se sentir mais "jovem" ou "velha", a qualquer idade, é um preditor de envelhecimento saudável.

Uma metanálise evidenciou que maior neuroticismo (nível crônico de desajustamento e instabilidade emocional – desconforto, angústias e sofrimentos) relaciona-se a uma idade subjetiva mais avançada. Já maior extroversão, abertura, amabilidade e conscienciosidade associam-se a uma idade subjetiva mais jovem. Autoavaliação de saúde, atividade física, condições crônicas e sintomas depressivos mediaram parcialmente esses relacionamentos.[39]

No outro extremo do espectro, uma idade subjetiva mais avançada pode ajudar a identificar indivíduos que correm risco de doença, declínio cognitivo e deficiência. Uma idade subjetiva mais jovem reflete melhor saúde em termos de biomarcadores associados aos processos de envelhecimento. Além disso, estudos prospectivos descobriram que comportamentos de saúde, como atividade física, estão associados a se sentir mais jovem.[39]

As mudanças culturais mais materialistas e imediatistas aumentam o neuroticismo. Já a abordagem integrativa, ao favorecer autocuidado, autonomia e bem-estar, fornece recursos para que as pessoas façam melhor gestão do estresse e de outros fatores associados ao envelhecimento saudável. Nesse contexto, vale incentivar o autocuidado por meio de atividades diversas, com autoconsciência plena e autocompaixão. O Quadro 2 apresenta uma lista de principais atividades sociais, produtivas, físicas e de lazer que são desempenhadas frequentemente por idosos.[15]

Quadro 2. Atividades sociais, produtivas, físicas e de lazer que são desempenhadas frequentemente por idosos

Trabalhos manuais	Desenvolver atividades de pintura, escultura, desenho, bordado, tricô ou crochê, marcenaria, jardinagem, cuidados com hortas etc.
Passatempos	Envolver-se em jogos de tabuleiro, colecionar objetos, cuidar de animais etc.
Atividades de descanso	Assistir à televisão, ouvir rádio, escutar música
Atividades musicais	Cantar, tocar instrumento musical, dançar
Atividades intelectuais	Ler jornais, revistas e livros, resolver passatempos cognitivos, como palavras cruzadas e enigmas, participar de cursos, usar o computador
Atividades externas	Ir ao cinema, teatro, *shows*, festas, bingos, museus, concertos, eventos esportivos, passear, viajar, fazer compras por prazer, frequentar restaurantes
Atividades religiosas	Fazer orações, participar de cultos/missa, participar de grupos religiosos
Participação política	Participar de grupos políticos, como partidos e associações civis
Participação em grupos sociais ou educacionais	Frequentar grupos de convivência, universidade aberta à terceira idade ou cursos regulares
Trabalho	Exercer trabalho remunerado formal e informal, realizar trabalho doméstico, praticar voluntariado, cuidar de outras pessoas
Atividades físicas regulares	Praticar esportes, exercícios físicos, caminhadas, participar de grupos de práticas corporais integrativas, como relaxamentos, alongamentos, treinamentos da medicina tradicional chinesa, danças circulares, dança sênior etc.
Visitas	Visitar parentes e amigos, receber visitas
Comunicação	Escrever cartas, *e-mails* ou participar de bate-papos na internet, manter contato com parentes e amigos via telefone fixo ou celular

Fonte: adaptado de Dias, 2014.[15]

O autocuidado ao longo da vida está ligado à qualidade de vida do idoso, sendo capaz de preservar a reserva funcional do ponto de vista tanto físico quanto psicológico e social. É como um exercício de resiliência, pois o contexto da pessoa muda e exige que haja uma reinvenção de crenças, comportamentos e atitudes. Em algumas situações, se esses idosos não conseguem se adaptar às mudanças ou não são capazes de cuidar de si mesmos, eles podem se sentir um fardo para sua família ou para a sociedade.

O autocuidado em idosos associa-se às suas experiências (passado, personalidade, saúde), às atividades diárias (cuidados e hábitos) e ao significado que atribuem à vida (cuidado dos outros, envelhecimento e orientação ao futuro). O modelo de autocuidado proposto para idosos, segundo Backman e Hentinen,[40] divide-se em quatro categorias:

- **Autocuidado responsável:** o indivíduo é ativo e adere ao plano de cuidado. Possui orientação positiva ao futuro e à experiência do envelhecimento, e há o desejo de continuar vivendo como um agente ativo.
- **Autocuidado formalmente orientado:** adere ao plano de cuidado sem crítica, sem completa compreensão de suas doenças e razões do tratamento. É baseada em experiência de vida de cuidar dos outros, consciência dos efeitos da velhice e há a tendência de aceitar a vida como ela vem.
- **Autocuidado independente:** indivíduos que fazem o que julgam necessário, independentemente da recomendação profissional. Baseia-se no desejo de ouvir sua voz interior, visa gerir a vida de forma independente e negar a perspectiva de envelhecer, como uma tentativa de manter constância na vida.
- **Abandono do autocuidado:** há desamparo e ausência de responsabilização pelo autocuidado, além de uma atitude negativa em relação ao envelhecimento. São idosos com incapacidade, que se sentem impotentes, com o desejo de "desistir", associado à tristeza. Geralmente são idosos que não foram respeitados e compreendidos durante a vida ou mesmo que sofreram um evento traumático.

Um fator associado ao autocuidado responsável é a manutenção de hábitos saudáveis ao longo da vida, com a busca por informações e educação em saúde, além de relacionamentos de longa data. Geralmente são indivíduos que respeitam o trabalho e buscaram desenvolvimento independentemente do cargo, sentem que fizeram o que queriam, esforçaram-se, e a velhice traz o significado de uma nova forma de liberdade.[40]

O autocuidado apoiado se faz uma estratégia fundamental para a manutenção da autonomia e independência do indivíduo para que tenha o autocuidado responsável. As intervenções têm como foco principal o apoio e a capacitação das pessoas no autocuidado, para que se tornem agentes proativos em sua saúde.[41] Como exemplo, um programa de autocuidado para idosos hipertensos teve como objetivo desenvolver autoeficácia no autocuidado para controlar a hipertensão e a adesão ao tratamento. Priorizou-se o desenvolvimento de habilidades de consciência corporal e de si, controle do estresse e ansiedade, hábitos e estilos saudáveis (alimentação, atividades físicas e desenvolvimento de relações sociais). Os idosos com maior autoeficácia, além de melhorarem a qualidade de saúde e reduzirem a necessidade de serviços médicos, utilizaram melhor as estratégias de enfrentamento.[17]

O engajamento para as estratégias de envelhecimento saudável depende da motivação. Os motivos podem ser internos (vontade do indivíduo) ou externos (demandas do ambiente externo). A pessoa deve perceber-se com possibilidades de atingir êxito na tarefa escolhida (possuir autoeficácia) e ser capaz de suportar o sucesso ou o fracasso de seu desempenho (possuir autocontrole).[15]

A cada momento da vida, é necessária uma estratégia diferente no autocuidado apoiado. Por exemplo, para casais de meia-idade, pode-se encorajar a fazer planos de aposentadoria, lazer, finanças e moradia, preparo para a partida dos filhos, explorar o papel dos avós, discutir a sexualidade e o envelhecimento. Já para famílias envelhecendo, podem-se discutir tópicos de saúde e de planejamento de longo prazo, cuidar da saúde mental, encorajar interesses individuais e compartilhados, preparo para lidar com a perda do(a) companheiro(a).[41]

Devemos saber também qual papel o idoso exerce na família e sociedade para adequar o apoio ao autocuidado. A mulher brasileira, por exemplo, está assumindo mais o papel de provedora; em 2019, sua renda foi responsável por cerca de 40% da renda das famílias brasileiras, além de manter a responsabilidade pelo cuidado dos membros dependentes.[1]

Educar sobre a mudança de papéis é parte do processo para ter autoconfiança e independência. Além disso, é importante lidar com problemas práticos e psicológicos, contribuir para a sociedade, ter autoconhecimento, compreender-se melhor e comunicar as próprias experiências às outras gerações. Isso favorece o equilíbrio, as perspectivas pessoais e de mundo.[14]

Um programa de promoção do autocuidado baseado na comunidade demonstrou melhora na autoeficácia, qualidade de vida, atividades da vida diária e adesão à medicação. Também teve como resultado menos idas aos serviços de saúde (pronto-socorro, internação) em comparação aos idosos que recebiam cuidados habituais. O estudo baseou-se nos três níveis desenvolvidos na teoria ecológica de Bronfenbrenner: o microssistema (individual), o mesossistema (inter-relações) e o macrossistema (centros comunitários).[42]

É preciso lembrar que a mudança de hábitos para o envelhecimento saudável deve acontecer junto com a mudança de autoconsciência, para que o envelhecimento psíquico apoie a adaptação que é necessária ao biológico. Ao incluir práticas contemplativas em programas de autocuidado, é possível auxiliar a desenvolver a capacidade autorregulatória metacognitiva da mente e sentido existencial, isto é, a regulação da consciência feita pela própria consciência. Um estudo observou que esse processo pode ser modulado pela motivação ou intenção da prática, como atenção plena ou autocompaixão, determinando nosso senso de identidade e realidade.[43]

Afinal, a realidade pode ser como descreve Millôr Fernandes: "A infância não, a infância dura pouco. A juventude não, a juventude é passageira. A velhice sim. Quando um cara fica velho é pro resto da vida e cada dia fica mais velho".

Finalizamos este capítulo com a reflexão de que sutileza e complexidade do envelhecimento saudável é reconhecer que: envelhecer é por toda a vida. Ficar velho é para a vida toda.

REFERÊNCIAS BIBLIOGRÁFICAS

1. Freitas, Viana E, Py L. Tratado de geriatria e gerontologia. 5. ed. Rio de Janeiro: Guanabara Koogan; 2022.
2. Lima KC, Mendes TCO. Qual o limite etário ideal para uma pessoa ser considerada idosa na atualidade? Rev Bras Geriatr Gerontol. 2019;22(5):e190298.
3. Instituto Brasileiro de Geografia e Estatística (IBGE) [Internet] [citado em 11 jul. 2023]. Projeção da população do Brasil e das Unidades da Federação. Disponível em: https://www.ibge.gov.br/apps/populacao/projecao/index.html.
4. Rodrigues LRFS. Terceira idade: nova identidade, reinvenção da velhice ou experiência geracional? Physis Rev Saúde Coletiva. 2008;18(4):801-15.
5. Envelhescência. Brasil, 2015. Direção: Gabriel Martinez.
6. Regis CE. Efeitos da meditação na autoimagem de idosos. São Paulo: Instituto de Psicologia da Universidade de São Paulo; 2014.
7. Ng R, Chow TYJ. Aging narratives over 210 years (1810-2019). J Gerontol B Psychol Sci Soc Sci. 2021;76(9):1799-807.
8. Borges APA, Coimbra AMC. Envelhecimento e saúde da pessoa idosa. Educação à distância. Rio de Janeiro: Escola Nacional de Saúde Pública Sergio Arouca, Fundação Oswaldo Cruz; 2010.
9. Estés CP. A ciranda das mulheres sábias: ser jovem enquanto velha e velha enquanto jovem. Tradução de Waldéa Barcellos. Rio de Janeiro: Rocco; 2007.
10. Jeste DV, Lee EE, Cassidy C, Caspari R, Gagneux P, Glorioso D, et al. The new science of practical wisdom. Perspect Biol Med. 2019;62(2):216-36.
11. Livingston GSA, Orgeta V, Costafreda SG, Huntley J, Ames D, Ballard C, et al. Dementia prevention, intervention, and care. Lancet. 2017;390(10113):2673-734.
12. Kogan M. Integrative geriatric medicine (Weil Integrative Medicine Library). Edição do Kindle. Oxford: Oxford University Press; 2017.
13. Almeida HM, Sardeli AV, Conway J, Duggal NA, Cavaglieri CR. Comparison between frail and non-frail older adults' gut microbiota: a systematic review and meta-analysis. Ageing Res Rev. 2022;82:101773.
14. Scoralick-Lempke NN, Barbosa AJG. Educação e envelhecimento: contribuições da perspectiva Life-Span. Estud Psicol. 2012;29(Supl.):I 647s-55s.

15. Dias EG, Duarte YAO, Almeida MHM, Lebrão ML. As atividades avançadas de vida diária como componente da avaliação funcional do idoso. Rev Ter Ocup Univ São Paulo. 2014;25(3):225-32.
16. Burkhard G. Tomar a vida nas próprias mãos: como trabalhar na própria biografia o conhecimento das leis gerais do desenvolvimento humano. São Paulo: Antroposófica; 2020.
17. Fontes AP. Resiliência, segundo o paradigma do desenvolvimento ao longo da vida (life-span). Kairós Gerontologia. 2010;7.
18. Salmón P, Burraco P. Telomeres and anthropogenic disturbances in wildlife: a systematic review and meta-analysis. Mol Ecol. 2022;31(23):6018-39.
19. Conrad K, Spano M, Seidman MD. Complementary and integrative treatments: healthy living: strategies to live longer. Otolaryngol Clin North Am. 2013;46(3):277-94.
20. Gampawar P, Schmidt R, Schmidt H. Telomere length and brain aging: a systematic review and meta-analysis. Ageing Res Rev. 2022;80:101679.
21. Lundgren S, Kuitunen S, Pietiläinen KH, Hurme M, Kähönen M, Männistö S, et al. BMI is positively associated with accelerated epigenetic aging in twin pairs discordant for body mass index. J Intern Med. 2022;292(4):627-40.
22. Montopoli M, Santagà D, Rossi P, Scorba A, Berretta M, Cazzavillan S, et al. Ageing and osteoarticular system for healthy ageing on behalf of Integrative Medicine Research Group (IMRG). Eur Rev Med Pharmacol Sci. 2021;25(5):2348-60.
23. Rattan SI. Molecular gerontology: from homeodynamics to hormesis. Curr Pharm Des. 2014;20(18):3036-9.
24. Organização Pan-Americana da Saúde (OPAS). Envelhecimento ativo: uma política de saúde. World Health Organization. Tradução de Suzana Gontijo. Brasília: OPAS; 2005.
25. Organização Pan-Americana da Saúde (OPAS). Década do Envelhecimento Saudável nas Américas (2021-2030). Organização Pan-Americana da Saúde [citado em 11 jul. 2023]. Disponível em: https://www.paho.org/pt/decada-do-envelhecimento-saudavel-nas-americas-2021-2030
26. Ong-Artborirak P, Seangpraw K. Association between self-care behaviors and quality of life among elderly minority groups on the border of Thailand. J Multidiscip Healthc. 2019;12:1049-59.
27. Cosco TD, Prina AM, Perales J, Stephan BC, Brayne C. Operational definitions of successful aging: a systematic review. Int Psychogeriatr. 2014;26(3):373-81.
28. Arntz F, Markov A, Behm DG, Behrens M, Negra Y, Nakamura M, et al. Chronic effects of static stretching exercises on muscle strength and power in healthy individuals across the lifespan: a systematic review with multi-level meta-analysis. Sports Med. 2023;53(3):723-45.
29. You X, Dadwal UC, Lenburg ME, Kacena MA, Charles JF. Murine gut microbiome meta-analysis reveals alterations in carbohydrate metabolism in response to aging. mSystems. 2022;7(2):e0124821.
30. Jacob W, editor. Envelhecimento: uma visão interdisciplinar. Rio de Janeiro: Atheneu; 2015.
31. Martín-Sánchez C, Barbero-Iglesias FJ, Amor-Esteban V, Martín-Sánchez M, Martín-Nogueras AM. Long-term effects of inspiratory muscle training in institutionalized elderly women: a double-blind randomized controlled trial. Gerontology. 2023;69(1):30-6.
32. Buettner D. The Blue Zones Challenge. Disney Book Group; 2021.
33. Huang CY, Mayer PK, Wu MY, Liu DH, Wu PC, Yen HR. The effect of Tai Chi in elderly individuals with sarcopenia and frailty: a systematic review and meta-analysis of randomized controlled trials. Ageing Res Rev. 2022;82:101747.
34. Cho E, Shin J, Seok JW, Lee H, Lee KH, Jang J, et al. The effectiveness of non-pharmacological interventions using information and communication technologies for behavioral and psychological symptoms of dementia: a systematic review and meta-analysis. Int J Nurs Stud. 2023;138:104392.
35. Scales K, Zimmerman S, Miller SJ. Evidence-based nonpharmacological practices to address behavioral and psychological symptoms of dementia. Gerontologist. 2018;58(suppl_1):S88-S102.
36. Knowles LM, Skeath P, Jia M, Najafi B, Thayer J, Sternberg EM. New and future directions in integrative medicine research methods with a focus on aging populations: a review. Gerontology. 2016;62(4):467-76.

37. Her J, Cho MK. Effect of aromatherapy on sleep quality of adults and elderly people: a systematic literature review and meta-analysis. Complement Ther Med. 2021;60:102739.
38. Massachusetts General Hospital. Building resiliency through cognitive reappraisal and lifestyle modification (June 2023) [citado em 7 ago. 2023]. Disponível em: https://mghcme.org/courses/building-resiliency-through-cognitive-reappraisal-and-lifestyle-modification-june-2023/
39. Stephan Y, Sutin AR, Kornadt A, Canada B, Terracciano A. Personality and subjective age: evidence from six samples. Psychol Aging. 2022;37(3):401-12.
40. Backman K, Hentinen M. Model for the self-care of home-dwelling elderly. J Adv Nurs. 1999;30(3):564-72.
41. Mendes EV. O cuidado das condições crônicas na atenção primária à saúde. Organização Pan-Americana da Saúde/Organização Mundial da Saúde; 2012.
42. Wong AKC, Wong FKY, Chang K. Effectiveness of a community-based self-care promoting program for community-dwelling older adults: a randomized controlled trial. Age Ageing. 2019;48(6):852-8.
43. Dorjee D. Defining contemplative science: the metacognitive self-regulatory capacity of the mind, context of meditation practice and modes of existential awareness. Front Psychol. 2016;7:1788.

17
A escuta como caminho: bases práticas e conceituais

Fernando César de Souza
Alberto Peribañez Gonzalez

INTRODUÇÃO

Este é um convite para algo simples sem ser simplório, amoroso sem ser piegas, transformador sem ser modismo. Trata-se de um convite ao ato de escutar. É sabido que correntes filosóficas, técnicas psicológicas ou mesmo algumas linhas religiosas estimulam a prática da escuta, e para isso são diversos os seus adjetivos: escuta empática, compassiva, atenta, clínica ou sensível. Acreditamos, porém, que todas estão ancoradas em uma significativa intencionalidade: a predisposição do ouvinte. Este capítulo tratará da escuta sensível com seus fundamentos conceituais e teóricos representados em narrativas de alunos e alunas da Pós-Graduação em Bases da Saúde Integrativa e Bem-Estar entre os anos de 2015 e 2017 e com participantes das imersões na natureza no sítio agroflorestal Nirvananda, no interior de São Paulo, demonstrando a integralidade e a mansidão entre aquele que cuida e aquele que é cuidado. Integralidade porque todos os que se prontificam a escutar bem necessitam de quietudes e direções que convirjam aos anseios de seu interlocutor, pois as situações de doenças tendem a nos colocar diante da realidade finita e da certeza de que somos imperfeitos. Em uma decisão coerente, o "bom" ouvinte nota o tempo de cada um para além dos protocolos convencionais que teimam em acelerar os ritos de convivências.

> Fiquei em silêncio enquanto uma criança visitava seu amiguinho na UTI infantil. Lembrei-me do processo de escuta e deixei que o pequeno visitante compreendesse o momento de doença e morte iminente pela qual passava o seu amigo. E ele compreendeu a doença de maneira leve, lúdica e compassiva. (Narrativa 1, de 2015)

Na narrativa 1, a escuta foi sensível quando valorizou os tempos e os movimentos, melhorando as relações interpessoais entre médico e paciente que, ao sair dos costumeiros falatórios sobre o que é uma comunicação assertiva ou de más notícias eficaz, legitimou-se na coerência entre o discurso e a prática. O resultado: uma abordagem centrada na pessoa com autonomia. Ao evidenciar a pessoa que fala, cada um que estava naquela situação ou cena pode ser "o que se é", em uma decisão de respeito e autonomia, sendo a segunda um "agir reflexivo de uma razão [...] ao mesmo tempo individual e social".[1]

É percebida certa crise da escuta, que distancia o ser humano das vivências da presença, do autoconhecimento e da generosidade. Apressadas por um porvir e imobilizadas por aquilo que ainda não alcançaram, mas que temem ou desconhecem, as pessoas encobrem suas potências criativas e inovadoras para um "diálogo franco e coerente pelas atitudes da interdisciplinaridade".[2]

Basta notarmos, ao final do dia, o nível individual de estresse e esgotamento físico e mental. Daí percebemos que as agendas atribuladas ampliaram nossas ansiedades, desencadeando estados agudos ou crônicos de doenças ou ameaças. Nessa atmosfera frenética de correria, sem nenhuma pausa que restaure nosso organismo, não conseguimos reverenciar a liberdade de viver a vida em um misto de "natureza com aventura".[3] A natureza do humano agregaria certa aventura e descobertas em aprender a cuidar de si, do outro e do mundo, pois, ao escutar aquilo que não está evidente ou explícito diante de nós, tanto na anamnese clínica quanto na terapia, na sala de aula ou em uma conversa entre amigos ou familiares, compreendemos o impacto de estarmos presentes em um suporte de autenticidade. Talvez uma nova *soft skill* para o ambicioso século XXI?

Por isso, este capítulo não trará apenas os conceitos sobre a escuta, mas anunciará uma urgente e leve maneira de desenvolver as pessoas em suas histórias vividas, registradas, comentadas e cuidadas em um ato aparentemente simples, mas pouco explorado na formação dos profissionais da saúde: a experiência da escuta. Em um rito de convergências entre a vontade de cuidar de si e cuidar do outro, a escuta une nossas intencionalidades na compreensão do mundo em transitoriedades e aventuras. Então, afirmamos que a formação desses profissionais foi o centro da prática em que a arte da escuta foi efetivada a partir das narrativas dos alunos e alunas em múltiplas atividades colaborativas.

Trata-se, então, de aplicar o conceito da "escuta sensível", do filósofo francês René Barbier, no cotidiano dos alunos em sala de aula em uma via metodológica acolhida "em muitas dimensões e poderes [...] O que se torna claro é que a narrativa faz coisas por nós, coisas que talvez não pudessem ser feitas de outro modo. [...] Como instrumento de autoconhecimento e comunhão, a narrativa é insubstituível".[4]

O exercício aqui é reunir algumas narrativas dos alunos em dois cenários distintos (formação em saúde integrativa e participantes do curso Nirvananda), porém conectados, e cruzar com o conceito de "escuta sensível" do filósofo francês René Barbier, somando-os aos princípios da medicina integrativa, apresentados no Brasil pelo professor e médico Paulo de Tarso Ricieri Lima, em seus livros e palestras, bem como sua prática no Centro de Hematologia e Oncologia do Hospital Israelita Albert Einstein, em São Paulo.

No decorrer de 2015 a 2017, foi possível guardar as narrativas escritas em cadernos individuais para revivê-las em sua intensidade neste momento. Pudemos notar que escutar generosamente é desacelerar nossas expectativas para com as pessoas, pois os sonhos e os desejos estão ligados às suas próprias histórias, e não ao que projetamos sobre elas. Não cabe terceirizar as expectativas criadas sobre uma pessoa sem que ela seja o ponto de partida e o de chegada em um emaranhado de fatos e afetos. Como vimos na narrativa 1, houve um resgate da força na confiança e autoconfiança pela atenção médica marcada na mansidão diante da espontaneidade da criança que visitava seu amigo internado. A confiança é uma atitude indispensável no processo de aprendizagem colaborativa, possibilitando a todos o acesso ao que havia de mais sagrado na relação: a compaixão e a autocompaixão.

Foram usados os diários de bordo como materiais de escrita livre com todos os alunos durante os círculos da escuta, uma atividade colaborativa aplicada no período de cinco anos com sete turmas. Daí foi possível capturar a realidade da clínica e o sonho de uma medicina mais integrada e integrativa, em que, para Bondía, pudemos acreditar não apenas em uma "fé nova, mas numa exigência nova; não numa verdade na qual bastaria se apropriar, mas numa tensão".[5]

A ESCUTA COMO CAMINHO DE AUTOCUIDADO

O educador francês Celéstin Freinet afirmava que o ato de educar parte de uma ação de mão dupla, no "mesmo nível de igualdade e camaradagem",[6] e isso foi potencializado quando os profissionais da saúde expressaram sentimentos, emoções, sensibilidades e criatividades em uma aula de abordagem integrativa, registrada em seus diários de bordo entre 2015 e 2017. Assim, eles foram convidados a explorar outros quintais, pomares, jardins e corredores de suas jornadas de desenvolvimento profissional e pessoal, como registrou outro aluno de 2017, na narrativa 2, reafirmando que, no corredor de um hospital, ao escutar genuinamente, ele revela que a vida corre em ciclos, idades e ruídos. Vida e morte em sintonia. Encontros no corredor ou fraternidades de corredor, o amar humano é assim, feito em ciclos de esperas:

> Que mundo complexo é esse? O mundo das salas de espera! O mundo dos que não sabem o que esperar. Estamos todos hospitalizados agora. Com alguma

> hospitalidade. O mundo virtual domina as salas de espera, nas quais inquietos acompanhantes buscam companhia. Angustiados desacompanhados. De si mesmos, inclusive! (Narrativa 2, de 2017)

São esses atos fraternos que mobilizaram os profissionais da saúde para uma prática de "presença meditativa"[7] na utilização de todos os sentidos para escutar generosamente as potencialidades e os limites do outro e deles mesmos. A escuta como caminho formativo se constrói ao integrar as pessoas e os conhecimentos mais humanizados e humanizantes. Humanizantes porque a pessoa é colocada no centro da escuta; por exemplo, em uma atividade conhecida como banho de floresta no sítio Nirvananda, os alunos/clientes são convidados a um aprofundamento do processo de anamnese, que na rotina costuma ser direcionado apenas a doença, sintomas, exames e outros afazeres típicos de uma consulta convencional. As pessoas são convidadas a caminhar em uma pequena trilha na floresta, que pode ser qualquer lugar onde a natureza esteja presente. A estratégia de conduta é usar os poderes do ambiente natural para obter mais cumplicidade e relatos do paciente que possam vir a ser importantes na relação médico-paciente. Soma-se a isso o fato de que a caminhada é uma atividade física tanto para o médico como para o paciente.

Nessa caminhada, o médico propõe-se a não direcionar palavras de seu próprio pensamento, mas apenas induzir algumas coisas e estimular que continue falando. Essa vivência traz informações bastante valiosas e que podem ter bastante impacto na resolução e principalmente na formulação de estratégias de tratamento. Por exemplo, ao conduzir um banho de floresta associado à escuta sensível em uma paciente ao redor dos 30 anos de idade, que já estava com carcinomatose peritoneal e metástases hepáticas e pulmonares, o médico se colocou em escuta sensível, intencionalmente. Embora estivesse assim, a cliente se punha muito bem-disposta e seguimos por uma trilha. Em um prazo muito curto, nossa conexão se tornou muito forte, pois já estávamos ali percebendo a tênue fronteira entre a vida e a morte. Essa paciente foi a óbito alguns meses depois, mas deixou um intenso relato desse momento.

> Eu e Dr. "x"... enquanto caminhávamos juntos, "x" me olhou nos olhos e disse: "você desperta o melhor que há em mim" e assim ele despertou o melhor de mim também. Mal sabe ele tudo que ele curou dentro de mim naquele dia. Dr. "x" desperta na gente uma fé que não tem tamanho. Faz a gente querer ser fiel a si mesmo porque Deus mora aqui dentro. Faz a gente entender que um câncer terminal não passa do início de uma jornada que pode ser linda, é só ter a coragem parecida com a que ele tem. Coragem de agir com o coração. Coração: ação colorida com as cores da natureza, da vida e do amor. Que bem ter este ser humano caminhando

> ao meu lado. Que honra me ver dentro de olhos tão brilhantes e generosos. Que privilégio aprender com ele coisas da vida e do coração. (Narrativa 3, de 2023)

Desde 2015, as palavras e as escritas colaboraram para que a vivência da escuta fosse caracterizada em um desenho consciente e de atenção plena, pois "o ser de atenção consciente está no coração de nosso ser-no-mundo e de nossa capacidade de existir em relação consigo mesmo e com nosso meio ambiente humano e natural".[7]

Quem cuidou de quem durante essas vivências? É possível afirmar que fomos nos reconstruindo como sujeitos em processos internos de pausas restauradoras ao acompanhar as singelezas das histórias registradas e comentadas, na condição de ouvintes ou falantes. E, em meio às fusões dos desejos e confianças, os alunos e alunas deram diferentes sentidos às práticas de autocuidado, bem-estar e autonomia, os três pilares da medicina integrativa.

Isso reforçou a hipótese de que a transformação acontece de dentro para fora, do espaço interno para o externo, delicada e intencionalmente, em um aprendizado integrativo captado por diferentes lentes e abordagens de aprender com o outro, de extrapolar a sala de aula, de buscar certa coerência que melhore as relações humanas na clínica, nos consultórios, nos hospitais ou escolas. Então, em um ato conectivo e próspero, um momento de pausa intencional nos é demandado, e isso notamos no próximo relato, de uma aluna de 2016, como um exercício da "presença meditativa":

> Fecho os olhos, esqueço os sons (ou os ignoro) e abro a alma. Percebo, então, o coração batendo, pulsando a ânsia do cotidiano sem fim. Pereço em paz e quietude interna. Respiro o ar viciante, viciado em carbono. Acordo permanecendo inerte e inebriada de mim mesma. (Narrativa 4, de 2016)

A ESCUTA COMO CAMINHO CONCEITUAL

Alicerçados na tríade da escuta sensível de René Barbier – direção-significação-sensação[8] –, as narrativas dos alunos e alunas se abriram para a expansão do conhecimento, em uma plasticidade com contornos de autorias e autonomias, pois "a ciência, metodologicamente, separa para estudar; porém, as relações orgânicas, os impulsos primitivos, as necessidades de gratificações corporais, afetivas e espirituais funcionam como uma totalidade".[9] Daí reafirmamos que a escuta generosa reaproximou os instintos, as intuições e os sentimentos dos participantes.

Ao decidir pela "escuta sensível", outros conceitos e teorias subsidiaram as vivências e as aulas, por exemplo, com Axel Honneth na "luta por reconhecimento" trazendo a potência do reconhecimento ao outro em seus processos de lutas desde o nascimento; com o filósofo existencialista Paul Ricoeur e o "percurso do reconhecimento", em um misto de forças vitais por meio da confiança e a resiliência ou a ausência delas; e, mais precisamente, com a filosofia de René Barbier no conceito de "escuta sensível". Todos com suporte científico e informados em evidências nos percursos formativos dos profissionais da saúde. Por meio das narrativas registradas nos diários de bordo, os alunos e alunas escreveram suas impressões e sensações sem constrangimentos, evitando qualquer viés vexatório, pois "a vexação tenta reproduzir a forma alemã *Kränkung* (também humilhação, ofensa), que remete ao termo *krank* (doente, enfermo) e seus derivados".[10]

O autoconhecimento e o reconhecimento surgiram de maneira espontânea e autônoma durante a mediação com foco na predisposição do ouvinte para que, sensivelmente, pudesse observar e sentir o outro em seus níveis de empoderamentos ou fragilidades. Esse é um ponto basilar da escuta, ou seja, empoderar as pessoas e devolvê-las a si mesmas, já que a:

> Escuta sensível aceita surpreender-se pelo desconhecido que, incessantemente, anima a vida. Por isso, ela questiona as ciências humanas e continua lúcida sobre suas fronteiras e zonas de incertezas. Nesse caso, ela é mais uma arte que uma ciência, pois toda ciência procura circunscrever seu universo e impor seus modelos de referência, até que se prove o contrário.[8]

Observou-se, em cada registro deixado nos diários de bordo, a importância do respeito e da descoberta do outro com dignidade e inteireza. Esse foi o fundamento de uma pedagogia do cuidado na abertura à escuta generosa e na construção coletiva dos momentos que se constituíram dentro de uma metodologia interdisciplinar pautada na ousadia e na coerência. A compreensão do dueto silêncio-palavra é que motivou as pessoas a participarem ativamente da expansão do conceito da escuta e a entender que o movimento "eu-outro-mundo" forma a ponte para a medicina sonhada por muitos. A partir disso, o diálogo se estabeleceu criando sentidos para os grupos, em uma dinâmica orgânica e contínua de diálogos, pois

> O processo de cuidar é um diálogo, mas não de palavras, e sim de presenças. No diálogo de presenças produz-se o encontro entre dois seres humanos que se dispõem a falar, a mirarem-se os olhos, a aceitarem-se mutuamente, a enriquecerem-se mutuamente.[11]

Outra ferramenta de base para as concretudes da escuta foi o diagrama do cuidado e da escuta (Figura 1), iniciando pelo percurso formativo nas vivências

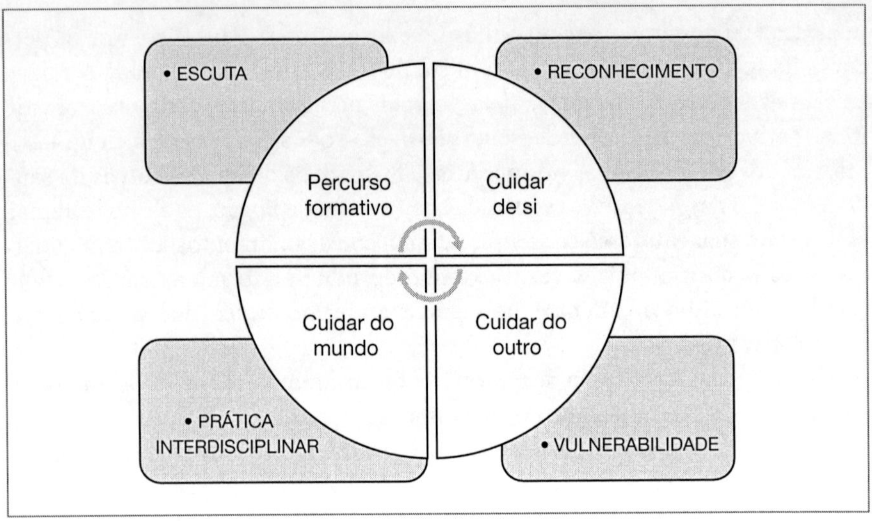

Figura 1. Diagrama do cuidado e da escuta.

realizadas entre 2015 e 2017 em que movimentamos os diálogos e seus intercâmbios, daí o motivo pelo qual o cuidado não pode ser ensinado ou decorado, mas sim vivido, experimentado e sentido. A escuta não pode ser apenas uma ação biofisiológica; para Foucault:

> Ninguém pode cuidar de si sem se conhecer. O que nos tinha colocado na pista de uma coisa interessante, que era que o tal princípio, para nós tão fundamental, do *gnôthi seautón* (do conhecimento de si) repousa em é um elemento do que é fundamentalmente o princípio mais geral, a saber: cuidar de si mesmo.[12]

Ao iniciar um percurso formativo, a pessoa escuta e reconhece o cuidado nas diversas vulnerabilidades da sua dinâmica de vida, envolta em questões que a constituem: o que é reconhecimento para mim? Como entender os princípios de autorreconhecimento? Como reconhecer no outro as minhas próprias expectativas?

Na ativação do cuidado do outro, ganhamos mais responsabilidade e confiança quando aprendemos a confiar no outro e compreendemos nosso propósito como agentes da saúde ou potenciais agentes de mudança para a qualidade de vida e o bem-estar. É possível afirmar que a escuta é a expressão de amorosidade e compaixão entre os seres humanos, pois:

> O que as pessoas mais desejam é alguém que as escute de maneira calma e tranquila. Sem dar conselhos. Sem que digam: "Se eu fosse você". A gente ama não é a

> pessoa que fala bonito. É a pessoa que escuta bonito. A fala só é bonita quando ela nasce de uma longa e silenciosa escuta. É na escuta que o amor começa. E é na não escuta que ele termina. Não aprendi isso nos livros. Aprendi prestando atenção.[13]

Para que haja uma relação intencional e aplicável ao cotidiano das pessoas, é preciso juntar os conceitos do diagrama e a reflexão sobre suas jornadas de reconhecimento, exemplificando-as em cada atendimento. Paralelamente, foi possível analisar na história moderna ocidental das ciências humanas, sociais ou médicas que, desde 1960, cientistas, intelectuais e estudantes franceses iniciam uma campanha de reunificação dos campos disciplinares dos saberes, com claros objetivos de dialogar sem cessar.

Para que o diagrama do cuidado e da escuta (de si, do outro e do mundo) seja ativado, fez-se necessário estabelecer alguns vínculos articulados com as práticas e as experiências dos próprios alunos e alunas. Nesse ciclo, a escuta precisou ser acionada e, diferentemente ao ato de ouvir, escutar é estimular todos os sentidos para compreender o entorno em suas pausas. Escutar é mover todos os sentidos, é se colocar à disposição das pessoas, da situação e da ausência de saúde, sem se esquecer das potencialidades inatas de cura carregadas por todos nós, mas às vezes esquecidas por muitos.

Reconhecer as potencialidades e limitações é um passo importante para a reconstrução do *modus operandi* da nossa abordagem clínica, médica e educativa, por toques mais leves na compreensão do que somos e sonhamos. Agir com coragem e, ao mesmo tempo, parcimônia.

A ESCUTA COMO PRÁTICA INTEGRATIVA

> Essa escuta é dura e penosa, mas reflete a necessidade de buscar muito mais do que a felicidade; buscar a cidadania e a identidade como seres humanos. (Narrativa 5, de 2017)

Na narrativa 5, de um aluno de 2017, a escuta desejada há que ser intencional, em um movimento de transformar sem imposições de ordens preestabelecidas ou descontextualizadas. Ao escutar pela via da generosidade, restabelecemos a humanidade das relações via diálogo franco, porém essa ação é "dura e penosa". E viver a cidade é nos aproximar da identidade humana e planetária. Assim, nota-se na narrativa 6, de uma aluna de 2015, o princípio de reconhecimento entre o humano e o planeta:

> Procurei andar onde não houvesse gente... me dei conta disso, ainda que buzinas insistentes ecoassem em todo o meu trajeto. À frente de uma árvore de raízes

> imensas, extensas, plurais, acendo a lanterna para melhor observá-la. Flexionei meus joelhos e toquei nas raízes da árvore, e ali encontrei minhas raízes, minha história. (Narrativa 6, de 2015)

Em uma jornada rumo à simplicidade das relações humanas, na delicadeza da palavra proferida e na sutileza do tato quando a situação nos lança para cotidianos violentos, continuaremos no caminho da escuta como um ato simples sem ser simplório, amoroso sem ser piegas e transformador sem ser modismo, pois, como aprendemos na narrativa 7, de uma aluna de 2016, "a cidade não para. O barulho não para. O silêncio é difícil. Desconectar-se é difícil. O pouco de serenidade presente ali me traz uma enorme vontade de dormir".

Na busca por raízes e por um porto seguro, ou mesmo na experiência das ilhas de paz, a prática da escuta pode nos direcionar para um jeito diferente de fazer medicina e reconhecer o potencial de cura existente em cada cliente em sua luta por reconhecimento. Nas seis narrativas apresentadas neste singelo capítulo, nota-se uma linha comum de acolher as pessoas em suas singularidades e identidades, o que aprendemos com o Dr. Paulo de Tarso Lima[14] quando reafirma que "a medicina integrativa não defende o tratamento, ela defende o paciente, pois ele é o detentor dessa capacidade de restaurar a saúde e a cura".

Outra abordagem que corrobora o restauro da saúde está na escuta sensível da floresta Nirvananda, quando os participantes fazem pequenas incursões em quintal ampliado, parques verdes em áreas urbanas ou na parte menos profunda da floresta e mais próxima do ambiente onde estão hospedados. Na saída, eles recebem um frasco de vidro pequeno. A orientação é que estejam atentos para padrões que a natureza oferece: pequenas pedras, flores, frutos, folhas ou musgos e outros tipos de padrões que a natureza se disponha a desenhar e fixar-se naquelas formas e desenhos para trazê-los ao encontro do grupo.

Na chegada da imersão na natureza com sua pequena amostra no vidro, o participante a coloca em uma mesa que o aguarda com um papel e uma caneta, e então, tem mais alguns minutos para escrever sobre esse padrão ou objeto. A seguir começam os relatos. Mantemos a orientação de que não devem pensar no que irão expressar, mas principalmente escutar o que o outro está falando. Não apenas escutar, mas mergulhar em profunda imersão naquilo que está sendo dito pelo que vem do outro. Nesse tipo de atividade, os relatos trazem algo que foi lembrado por aquele pequeno padrão da natureza e que com frequência resgata algum tempo evocado da vida.

> Uma senhora de 70 anos, em tratamento de câncer de mama, alongou-se um pouco em sua caminhada e tive que fazer uma busca para encontrá-la na floresta próxima. Encontrei-a e estava com frutinhas vermelhas na mão e muito emocionada.

> Já queria conversar comigo, mas solicitei que ela o fizesse na roda com os outros. O relato que ela trouxe foi que nessa caminhada pôde relembrar que sua avó colhia essas frutas para ela em sua infância, no interior de Santa Catarina. Estamos falando aqui de uma conexão familiar de algo ao redor de 120 anos atrás. As informações compartilhadas foram fundamentais para o estabelecimento da estratégia de tratamento. (Narrativa 7, de 2023)

Os resultados da escuta sensível na floresta são perceptíveis logo após a ocorrência da reunião, em que a palavra ganha sentido após essa experiência intencional, desenvolvendo uma profunda empatia entre os participantes do grupo e um entendimento muito maior daquilo que cada um está buscando. Viver a saúde integrativa em meio a natureza é isto: uma busca consciente de bem-estar e autocuidados.

REFERÊNCIAS BIBLIOGRÁFICAS

1. Castoriadis C. As encruzilhadas do labirinto: o mundo fragmentado. v. III. Rio de Janeiro: Paz e Terra; 1992.
2. Fazenda ICA. Didática e interdisciplinaridade. São Paulo: Papirus; 2006.
3. Vico G. Ciência nova. São Paulo: Ícone; 2008.
4. Charon R. Narrative medicine: honoring the stories of illness. Oxford: Oxford University Press; 2006.
5. Bondía JL. Notas da experiência e o saber da experiência. Rev Bras Educ [online]. 2002;(19):20-8.
6. Freinet C. Pedagogia do bom senso. São Paulo: Martins Fontes; 2004.
7. Josso MC. A transformação de si a partir da narração de histórias de vida. Educação. 2007;3:413-38.
8. Barbier, R. A pesquisa-ação. Campinas: Autores Associados; 2007.
9. Huf DD. A face oculta do cuidar. Rio de Janeiro: Quitanda Literária; 2002.
10. Honneth A. Luta por reconhecimento: a gramática moral dos conflitos sociais. São Paulo: Editora 34; 2003.
11. Roselló FT. Antropologia do andar. Petrópolis: Vozes; 2009.
12. Foucault M. Microfísica do poder. São Paulo: Graal; 1979.
13. Alves R. O amor que acende a lua. São Paulo: Papirus; 2003.
14. Lima PT. Medicina integrativa: a cura pelo equilíbrio. São Paulo: MG Editores; 2009.

Seção 3

Bem-estar

18
A comunicação como princípio formativo dos profissionais da saúde e medicina integrativa

Fernando César de Souza

INTRODUÇÃO

Na evolução humana, há evidências de que o conhecimento transforma as pessoas e, imbuídas dessa habilidade, são capazes de modificar as sociedades. É nesse movimento expresso pela palavra, pela escrita ou pelos gestos que a comunicação acontece em sua plenitude. Agora, quando tratamos da comunicação dentro da medicina ou saúde integrativa, essa transformação se materializa "na importância da relação entre o paciente e os profissionais de saúde com a pessoa tratada em seu todo".[1]

Neste capítulo, buscaremos explorar esse conhecimento, ao reafirmarmos que a comunicação é a base das relações humanas, independentemente de qual sociedade falamos ou de qual nicho profissional analisamos. Basta pensarmos em comunidades que sobrevivem há milhares de anos pela cultura da oralidade em seus rituais de cura ou em seus códigos morais e religiosos.

O objetivo é apresentar um jeito diferente de analisar o impacto da comunicação na existência humana, o que chamaremos "heroicamente" de comunicação integrativa, ou simplesmente CI. Explicaremos seus porquês! Explorar o ato comunicativo para além da técnica de persuasão é o começo dessa jornada, pois o ato em si não precisa estar carregado de palavras ou falatórios, ao contrário. Fincaremos nossos pés na raiz latina *communicatio*, que significa, etimologicamente: *munis* ("estar carregado de"); *co* ("simultaneidade, reunião"); *tio* ("atividade/ação"). Portanto, a comunicação aqui desenhada nos pede para romper o isolamento entre as pessoas, em uma contraproposta de comunhão. Ratificamos que todo isolamento é ilusório diante da interdependência entre os seres humanos, a natureza e seus sistemas éticos e sociais.

Então, o que é comunicar?

É partilhar, participar de algo, tornar comum. É uma atividade essencial para a vida em sociedade. Outra explicação mais prática é a de que comunicar envolve a transmissão e a recepção de mensagens entre o transmissor e o receptor, por meio da linguagem oral, escrita ou gestual, com sistemas convencionados de signos e símbolos. Independentemente dos significados ou da fonte bibliográfica, as definições para esse ato humano trazem um fazer objetivado na qualidade da mensagem, fortalecendo o entendimento necessário entre aquele que fala e aquele que ouve. O que acontece é que essas explicações instantâneas facilitam os aprendizados, porém toda definição pode tender à superficialidade.

Notemos que essas definições podem nos levar a interpretações comuns, ajustando cada pessoa em sua posição, e esse não é o melhor caminho para quem deseja se comunicar bem. Explico melhor: as definições "ao pé da letra" podem dar ao transmissor o *status* de coordenação ou direcionamento e ao receptor, muitas vezes, o lugar de mero ouvinte reativo, apático. Porém, entre os polos transmissor-receptor, uma ponta do *iceberg* aparece, mas é na base submersa que os significados explodem como potentes dimensões complexas das relações humanas.

Ocorre certa distorção nessa relação; basta olharmos ao nosso redor e podemos assistir às pessoas em lutas isoladas. Elas não dialogam, mas se digladiam entre si com frases prontas e imediatas, sem querer escutar o outro, ou seja, o que presenciamos são monólogos extensos e desentendimentos. Esses ruídos tendem a nos distanciar da interdependência na comunicação, em que é preciso existir e coexistir. Não há mistério quando nos perguntamos: o que são os outros diante de mim? "Certamente devo buscar ver o que eles são verdadeiramente, em sua natureza. A existência me coloca continuamente diante do outro: não posso existir de um modo qualquer se não coexisto".[2] E, para essa condição, precisamos compreender a comunicação em uma abordagem integrativa.

Nessa dinâmica transmissor-receptor é que a comunicação eclode, e não é possível apresentar uma única fórmula de compreensão mútua quando lidamos com a coexistência, pois o outro é o outro, e só. Um caminho viável é nos prontificarmos a vivenciar o *communicatio* para além das lutas pelo estabelecimento de territórios que são, na maioria das vezes, lutas internas por reconhecimento. Por isso falamos tanto e escutamos pouco. É preciso analisar também que os sentidos humanos são aguçados quando observamos a força do ambiente sobre cada um de nós, influenciando relações e comportamentos. Este capítulo vai extrapolar os exemplos clássicos das definições há pouco comentadas, apresentando um caminho diferente das narrativas para esse "facto surpreendente"[3] no campo da medicina e saúde integrativa com os alunos em formação, em que

> um facto surpreendente é que o progresso da biomedicina veio aumentar paradoxalmente a incerteza da decisão médica. [...] Na Nova Medicina a imagem quase

aboliu a narrativa da doença, em parte porque o médico tem menos tempo para ouvir [...] e porque o próprio doente tem dificuldade em explicar as suas queixas e acha que a doença está claramente revelada pelas imagens obtidas.[3]

Os caminhos descritos a seguir não têm a pretensão de estabelecer um modelo de comunicação em saúde ou um método reprodutível, mas apresentam uma jornada real na formação de profissionais terapeutas e médicos atuantes no âmbito da Pós-Graduação em Saúde Integrativa e Bem-Estar: Estudos Avançados, do Instituto de Ensino e Pesquisa do Hospital Israelita Albert Einstein, na cidade de São Paulo. Aulas teóricas e vivenciais envolvem experiências sonoras; medicina e narrativa; comunicação para a paz; o corpo, voz e conteúdo; alimentação e natureza; técnica da coerência cardíaca, entre outros temas que têm ampliado o conceito da CI na busca por um fazer bem-feito a medicina/saúde que queremos entregar aos outros e a nós mesmos.

Na tratativa de expandir o conceito da CI com os profissionais da saúde, o ato ganha *status* de potência regenerativa e de intencionalidade declarada, pois nos comunicamos usando todos os sentidos e nos conectamos com o outro ou com o mundo a partir desse desejo constante de reconhecimento e autorreconhecimento. Somos assim, um misto de palavras, sensações e silêncios, pois "o homem é um vivente com palavra. E isto não significa que o homem tenha a palavra ou a linguagem como uma coisa, ou uma faculdade, ou uma ferramenta, mas que o homem é palavra".[4]

Partimos do *communicatio* como base para o estar presente intencionalmente, ou seja, reconhecendo os polos transmissor e receptor descritos nos textos e teoremas, mas valorizando o espaço entre eles para a abertura a outras conexões e questionamentos. Expandir nossos modelos mentais para outros *designs* que partam de um aprender ao longo da vida é declarar que comunicar é religar. Assim, com o objetivo de encontrarmos momentos de bem-estar individual e coletivo, o texto está organizado em duas premissas para melhorar nossa didática. São elas:

1. Comunicar-se como caminho de reconhecimento.
2. Comunicar-se como princípio agregador e intencional.

PREMISSA 1: COMUNICAR-SE COMO CAMINHO DE RECONHECIMENTO

Se usarmos as lentes da sociologia, podemos compreender as "lutas por reconhecimento"[5] como princípio de sobrevivência desde tenra idade até os últimos suspiros. Caminhamos diariamente para conquistar territórios (pessoais ou profissionais) usando a palavra, falada, escrita ou gesticulada. Ao escolhermos a medicina integrativa como campo de experiências no ato de nos comunicarmos bem, deparamos com as relações humanas influenciadas pelos ambientes clínicos, assistenciais ou hospitalares, envoltos de esperança ou desespero. Então, comunicar-se é encontrar-se com o outro e, diante dele, estabelecer acordos de convivência para reconhecê-lo na sua condição "normal ou patológica", em que o par normal/patológico não estaria limitado à esfera fisiológica, mesmo porque o que é normal em uma sociedade pode ser patológico em outra.

Comunicar-se com uma abordagem integrativa é respeitar os polos (transmissor-receptor), porém, é preciso apreciar as culturas e os padrões de comportamentos e símbolos que os pacientes narram cotidianamente. Por que temos que ensinar as pessoas o tempo todo? Por que não podemos aprender com elas? São perguntas pertinentes para que o outro, na condição de cliente/paciente, não se fixe na condição patológica e nós, envolvidos por algumas certezas, tornemo-nos os normais dessa relação, ou melhor, será que todas as narrativas vitimistas (aquelas em que os falantes não conseguem saltar de um estado doentio contínuo para olhar suas potencialidades) não precisam necessariamente de uma abordagem intervencionista? Para isso a CI se aplica, se organiza e se materializa diante desses conhecimentos científicos e práticos. É incluindo doses de curiosidade e humildade que buscamos responder o motivo pelo qual se comunicar é se reconhecer ou ser reconhecido. Para isso, usaremos uma breve trilha, que envolve quatro afirmações para o fazer bem-feito e quatro barreiras impeditivas da boa comunicação.

As quatro afirmações para o fazer bem-feito são:

- **Comunicar é um ato de colocar em comum.** É criar pontes entre humanos e não humanos. Ao se encontrar com o outro ou ao nos conectarmos à natureza, os vínculos são construídos nos primeiros segundos de contato. Gestos, sensações ou palavras podem demonstrar imediatamente o nível de conectividade estabelecida. Essa afirmação vem carregada de intencionalidades e coragem, pois o ambiente de saúde interfere nas emoções e nos sentimentos do médico e do paciente. É preciso relembrar que somos únicos nesse processo relacional, por isso é bom traçarmos uma direção com palavras carregadas de sentidos em uma declaração intencional de que eu "uso a palavra para compor meus silêncios. Não gosto das palavras fatigadas de informar".[6] Perguntas que podem apoiar a CI na relação com o outro: como posso te ajudar hoje? Em qual direção caminharemos juntos? Você entendeu os passos que daremos?
- **Comunicar é uma experiência de presença.** Aqui as incertezas surgem mais fortes, pois o tempo urge, corre e atropela nossas vidas. Experienciar momentos de incertezas ou dores daqueles que chegam até nós todos os dias é acreditar na potência inata da cura, e que pode ser acionada por um ato comunicativo permeado de pausas restaurativas. Comunicar é estar presente! A presença é uma decisão coerente e inteligente, pois nos habilita à escuta compassiva das

narrativas e dos sentimentos em cada consulta ou sessão. É um exercício diário de perceber-se em construção para as contínuas entregas da melhor saúde, de um fazer bem-feito. Questões que podem apoiar a CI: conte-me por que está aqui. O que você conseguiu mudar desde a última consulta? Você percebe a qualidade da sua respiração? Vamos respirar juntos?

- **Comunicar é uma ação orgânica e natural.** Se tratamos de fazer bem-feito, temos que compreender a ação orgânica e natural do ato comunicativo revelando nossas angústias mais densas, já que carregamos dores muito parecidas, independentemente de sermos o terapeuta ou o cliente. Em uma consulta na qual ambos estabeleçam momentos de coexistência, a comunicação tende à leveza e traz bons elementos que potencializam os caminhos terapêuticos qualitativos. No campo da medicina e saúde integrativa, temos que juntar o que há de melhor nos tratamentos convencionais e apresentar ao cliente algumas técnicas ou práticas integrativas com segurança e evidências científicas que darão mais conforto à sua dor. O foco é convidá-lo a compreender os momentos de bem-estar diante das crises. Em uma pesquisa realizada em 19 escolas de medicina do Reino Unido em 1998, ficou evidente que "é central para a prática da medicina a promoção de um conhecimento e compreensão das competências de comunicação apropriadas".[7] Podemos usar algumas perguntas para a CI: quais são os seus valores pessoais? O que você traz de mais precioso hoje?
- **Comunicar é um desejo de pertencimento.** Se estou inteiro nos diálogos, sinto-me pertencido, protegido de ameaças reais ou imaginárias. E aqui não importa o tempo da consulta ou da sessão. Esse sentimento surge imediatamente quando acionamos os mecanismos de escuta e de breves silêncios. Somos, assim, um misto de dúvidas em meio aos estímulos externos. Lutamos por reconhecimento. A CI vem como estrutura dialógica e intencional, com ramificações repletas de sentidos e aprendizados. Aprender é a base para ampliarmos os ciclos de pertencimento, pois "aprender somente coisas nos mantém no literal e no profano. Aprender amorosamente o significado das coisas ligadas ao Todo Individual, Cultural e Cósmico faz-nos cultivar a transcendência... A realidade é sempre simbólica".[8] Outras perguntas para apoiar a CI: quais são seus medos agora? O que você leva daqui hoje? Qual imagem vem em sua mente neste instante?

São quatro as barreiras impeditivas da boa comunicação:

- **Ser usada somente como técnica de persuasão.** Na área da saúde, as técnicas, os protocolos e os procedimentos garantem a vida, e isso é imprescindível. Quando nos comunicamos, as palavras precisam ser generosas e compreensíveis, pois é no ruído e no desentendimento que as violências contra os direitos individuais se constituem como forma de autoproteção. Somos, assim, seres em constante mudança. Se usarmos uma técnica para criar vínculos e essa mesma técnica for aplicada artificialmente, ou seja, impondo regras com jargões desconhecidos, surgirão a desconfiança e o distanciamento. Persuadir não é um ato hostil se for bem apresentado, com respeito à fala, ao corpo e à cena em que estamos inseridos diariamente. Aplicações da CI: observe o corpo e as sensações do paciente. Note que a história vem carregada de lutas pessoais. Se possível, fique ao lado dele no consultório, e não atrás de uma mesa.

- **Ser usada somente como desejos isolados.** O excesso de especializações pode nos direcionar para os isolamentos por áreas de conhecimento, e isso foi reportado na década de 1960 nas universidades francesas. De lá surgiu o conceito de interdisciplinaridade, que declarava insalubre a relação entre os pesquisadores das diversas cadeiras acadêmicas que lutavam por mais espaço e reconhecimento, sem se atentar para o diálogo e o aprender com o outro. Com a sobreposição de um saber sobre o outro, a comunicação torna-se ruidosa e precária, e o outro é visto como aprendiz ou uma lousa em branco, sem contribuições a dar. Hoje, 60 anos depois, renasce um desejo pelo equilíbrio e o bem-estar. Que tal se pararmos por um instante e nos posicionarmos como aprendentes na jornada de cuidados e autocuidados? Os pacientes narram em suas histórias o corpo e o sentimento, para além das palavras. Luzes e sombras surgem nessa dança comunicativa. O exercício aqui é abandonarmos nossa ilha intacta de repertórios e verdades, e nadarmos até outras ilhas de experiências reveladas pela dinâmica complexa do ato comunicativo. Dar essa chance ao diálogo e ao afeto é uma boa decisão. Aplicações da CI: avalie sua linguagem ao falar com seu paciente. Dialogar é se expor e não se impor, o que pode provocar medos. Dialogue com clareza. Coloque-se em vigia.
- **Ser usada somente com excessos de palavras.** O tempo cronológico de cada encontro é determinado pelas regras estabelecidas em cada instituição ou rede de saúde; isso é real no cotidiano dos profissionais da saúde. O que fazemos é que esse tempo seja mais "kairótico" do que "cronos", ou seja, o corpo do terapeuta, sua voz e palavras precisam se posicionar a serviço da melhor comunicação para o estabelecimento de vínculos. Não se trata aqui de desconsiderarmos o tempo das agendas e dos compromissos humanos (o cronos), mas uma afirmação de que vale estar com o outro em um movimento com menos falatório. A CI acolhe a influência do ambiente nos comportamentos e atitudes daquele que fala e daquele que escuta, por isso devemos observar as cadências respiratórias. Aplicações da CI: antes de iniciar outro atendimento,

visualize sua ilha de paz e respire conscientemente por alguns minutos. Note seu corpo e busque fincar seus pés no chão, desejando a serenidade. Volte a observar seu corpo.

- **Ser usada somente como excesso de réplicas.** Nas rotinas diárias é que vivenciamos a boa comunicação ou os desentendimentos; assim é o cotidiano humano. Silêncios são bem-vindos, já que mecanismos tecnológicos e midiáticos, encarregados de tirar nossos estados de presenças, nos colocam em disputas constantes por conquistas de territórios e, por isso, ficar em silêncio pode causar o sentimento de perder espaço dentro das relações empresariais ou corporativas. Observe que, ao escutarmos uma história, imediatamente organizamos as respostas em um contra-ataque imperceptível. Pronto: iniciam-se os ciclos de réplicas e tréplicas que distanciam as pessoas da boa comunicação. Na CI, valorizamos os símbolos, pois, na condição de médico ou terapeuta, "a pessoa deve saber sentir o universo afetivo, imaginário e cognitivo do outro, para compreender as atitudes, os comportamentos, os sistemas de ideias, de valores, de símbolos e de mitos".[9]

PREMISSA 2: COMUNICAR-SE COMO PRINCÍPIO AGREGADOR E INTENCIONAL

Como mencionado anteriormente, partimos da formação dos profissionais da saúde na Pós-Graduação em Saúde Integrativa e Bem-Estar: Estudos Avançados, com o objetivo de desenhar uma dinâmica da CI na prática clínica, hospitalar e assistencial. Não se trata de um modelo definido ou um protocolo aprovado, mas de um caminho desejoso de uma melhor relação humana, por isso a consideramos um princípio agregador. Comunicar em saúde pode ser algo bem questionável, pois o tempo manda nos relógios e as horas pedem velocidades nunca testemunhadas na relação médico-paciente, haja vista a quantidade de artigos que anunciam os "atropelos" comunicacionais e a baixa adesão aos tratamentos. Os processos de reconhecimento e autorreconhecimento efetivam-se "naquilo que ouvimos da história de alguém que pode depender das nossas próprias experiências e onde nosso estado de espírito pode mudar tudo".[10] Somos interdependentes!

Entre o emissor e o receptor, muitas outras conexões são evidenciadas. Citamos três práticas, entre outras, que representam a multidimensionalidade da CI, colaborando para a formação dos profissionais de saúde, em um misto de teorias, evidências científicas e vivências.

O primeiro exemplo está na técnica da coerência cardíaca, em que a respiração consciente e cadenciada conduz o praticante ao centramento e ao autoconhecimento. Nessa vivência são ativados os ritmos do coração que afetam o desempenho físico e mental. Notamos que "os ritmos do coração afetam diretamente os centros cerebrais envolvidos na resolução de problemas, consciência social, autorregulação e intuição",[11] sendo isso percebido na expansão da comunicação interna para uma relação saudável com o ambiente externo em suas demandas estressantes. Identificar as emoções desgastantes (medos, frustrações, raivas) e as emoções regenerativas (apreciação, coragem, tolerância e cuidado) formam as trilhas desses aprendizados para uma comunicação de abordagem integrativa.

No espaço aparentemente livre entre o emissor e o receptor, a mensagem é carregada de intencionalidades que acolhem as diferenças culturais e os níveis de repertório linguístico. Aqui a palavra não necessita ser rebuscada para que a conexão ocorra; por isso, os exercícios de coerência cardíaca dão suporte às leituras do entorno, dos movimentos corporais (que são símbolos vivos da comunicação), pois "a leitura atenta leva-nos a uma encruzilhada – de identidade, de conhecimento de si mesmo, de conhecimento do outro. [...] Proporciona uma oportunidade de contato permeável com outras pessoas, outros tempos, outros pontos de vista, outras identidades".[12]

Outro exemplo vivencial em que o corpo se mobiliza em uma comunicação de abordagem integrativa é a experiência sonora que nos convida à releitura da nossa capacidade inata de cura. Ler os ambientes e as narrativas dos pacientes pede outras habilidades sutis, diferentemente daquelas aprendidas nos bancos escolares. O foco está nas reverberações em ondas sonoras como elementos basilares e naturais de estabilização emocional. Se o corpo humano é constituído de mais de 70% de água, ele é capaz de receber ou propagar os sons, e isso dependerá das frequências estudadas para cada tratamento terapêutico, que utiliza diversos instrumentos acústicos. Há uma tendência ao aumento de artigos que tratam seriamente o *sound healing*, ou experiência sonora, e isso não tem nada de inédito, já que os sons usados para o cuidado com o humano remontam aos saberes milenares das culturas hindus e chinesas. Comunicar é vibrar e trocar ondas. Os ouvidos humanos captam o nível concreto em que reconhecemos os sons, enquanto o nível sutil é o patamar inaudível, o do infrassom, em que o ouvido humano não capta, mas percebe, e os comportamentos são modulados, ajustados ou adequados. As experiências aplicadas junto aos alunos em formação é a junção das duas primeiras, conhecida como nível causal e intencional do uso adequado do som para o equilíbrio emocional, físico e espiritual, e que pode ser feito via instrumentos musicais. Comunicar é ouvir sons inaudíveis, ou seja, permitir-se sentir o universo criativo dentro de uma consulta ou atendimento.

A terceira e última vivência escolhida como base para a prática da CI é a técnica de oratória com base na generosidade e na coerência. Os pilares aplicados para aprimoramento da técnica, o que chamamos de oratória sensível, são o corpo, a voz e o conteúdo. Eles precisam de equilíbrio para que a plateia esteja vinculada ao orador ou oradora, e isso é importante para que a mensagem tenha qualidade e o tempo da exposição seja adequado. Pense comigo: quantas vezes estamos em uma palestra e "desligamos" o palestrante, por não nos vincularmos com alguma frase dita ou algum gesto, que nosso cérebro interpreta como desnecessário? Não é um julgamento brutal, mas um "desligamento" comum, explicado pela neurociência, daquilo que não servirá para nossa vida. Pronto: desconectados e distantes do orador, a mensagem não reverbera, não ressoa. O pilar do corpo se traduz na coerência entre as palavras e os gestos, ou entre os movimentos bruscos de "quero sair daqui", ou os gestos delicados que recebem os ouvintes. Quando falamos do pilar da voz é que compreendemos o autocuidado com nosso aparelho fonador. O pilar do conteúdo é a base para a conexão imediata entre emissor e receptor, já que é preciso conhecer o tema que estamos falando, ou a plateia vai desaparecer nas mensagens dos celulares incessantes.

Assim, a coerência cardíaca, as experiências sonoras e as técnicas de oratória sensível reafirmam a importância do *communicatio* descrito no início deste texto. Descrevemos um *design* pensado na formação dos profissionais da saúde, baseado em vivências obtidas em evidências científicas. A CI trata do uso de ferramentas gratuitas e infinitas que atuam nos elos emissor e receptor (voz, corpo, conteúdo e sensibilidade), saltando de mera descrição para uma ação ativa de tomar para si o rumo de toda essa condição existencial.

CONCLUSÃO

Desde os primórdios da humanidade aprendemos a nos comunicar, e isso se modifica conforme as demandas sociais. Então, é um ato necessário para dar força à nossa atuação em saúde integrativa e bem-estar, ou seja, ocuparmos lugar de destaque naquilo que fazemos ou somos. Perguntas não deixarão de aparecer; como exemplo, citamos: qual o impacto das nossas ações ou da nossa comunicação na equipe de trabalho, no paciente, nos superiores ou mesmo nas pessoas queridas?

Dialogar continuamente com os valores da medicina integrativa, como "transformação, liderança, integridade, comunidade, interdisciplinaridade e as ações informadas em evidências",[1] é estabelecer vínculos de confiança e aprendizagem, em que a presença é muito mais significativa do que as técnicas. Estar ao lado do outro é condição basilar da nossa sobrevivência em busca do bem-estar, em que convidamos as pessoas a reconhecer suas jornadas integrativas como fontes de inspiração na junção da ciência com a poesia. As certezas caminham ao lado das incertezas, e as alegrias dão as mãos às tristezas. Os exercícios conscientes de respiração organizam nossas mentes, e descobrimos que as práticas cotidianas para um fazer bem-feito é o elo entre a CI e a existência humana, pois a "maior riqueza do homem é a sua incompletude. Nesse ponto sou abastado. Palavras que me aceitam como sou – eu não aceito... Perdoai, mas eu preciso ser OUTROS. Eu penso renovar o homem usando borboletas".[6]

REFERÊNCIAS BIBLIOGRÁFICAS

1. Academic Consortium for Integrative Medicine and Health [Internet] [citado em 11 jul. 2023]. Disponível em: https://imconsortium.org/about/introduction/
2. Abbagnano N. Introdução ao existencialismo. São Paulo: Martins Fontes; 2005. p.60.
3. Antunes JL. A nova medicina. Lisboa: Fundação Francisco Manuel dos Santos; 2012. p.29-30.
4. Bondía JL. Notas sobre a experiência e o saber da experiência. Rev Bras Educ. 2022;19.
5. Honneth A. Luta pelo reconhecimento – para uma gramática moral dos conflitos sociais. Lisboa: Edições 70; 2011. Biblioteca de Filosofia Contemporânea.
6. Barros M. O apanhador de desperdícios. Toda Matéria [Internet] [citado em 23 jul. 2023]. Disponível em: https://www.tudoepoema.com.br/manoel-de-barros-o-apanhador-de-desperdicios/
7. Hargie O, Dickson D, Boohan M, Hughes K. A survey of communication skills training in UK schools of medicine: present practices and prospective proposals. Med Educ. 1998;32:25-34.
8. Byington CAB. A construção amorosa do saber; o fundamento e a finalidade da pedagogia simbólica junguiana. São Paulo: Religare; 2003.
9. Barbier R. A pesquisa-ação. Tradução de Lucie Didio. Brasília: Plano; 2002. Série Pesquisa em Educação, v.3.
10. Charon R. This is what we do, and these things happen: literature, experience and relationality in the classroom. In: Charon R, DasGupta S, Hermann N, Irvine C, Marcus ER, Colsn ER, editors. The principles and practice of narrative medicine. New York: Oxford University Press; 2017.
11. Moura RR, Mendes T. Contribuições da técnica coerência cardíaca: um estudo de revisão. Rev Cien Escol Estad Saud Publ Cândido Santiago-RESAP. 2016;2(3):163-77.
12. Charon R. Close reading: the signature method of narrative medicine. In: Charon R, DasGupta S, Hermann N, Irvine C, Marcus ER, Colsn ER, editors. The principles and practice of narrative medicine. New York: Oxford University Press; 2017. p.177-8.

19
Empatia: um roteiro para empreender

Eduardo de Azevedo Marques Strang

INTRODUÇÃO

O objetivo deste capítulo é oferecer um guia com atividades práticas para quem deseja transformar sua ideia em um negócio concreto, mas não sabe por onde começar. Desenvolvendo projetos para a criação de empresas e, posteriormente, trazendo esse conhecimento para a sala de aula em disciplinas de empreendedorismo em cursos de pós-graduação, elaborei uma metodologia, o *Design Tunnel*, que facilita a criação de um negócio e que foi desenvolvida de forma a permitir uma aplicação customizada, de acordo com o perfil de cada cliente e de suas respectivas necessidades (Figura 1).

Por meio deste material, ao longo de três seções, trarei uma versão simplificada dessa abordagem, cuja aplicação permitirá a você construir os primeiros passos de sua iniciativa e saber se vale a pena ir em frente com seu projeto.

A primeira seção se concentra na importância do autoconhecimento e da motivação como fatores fundamentais para o sucesso de desbravadores, "reinventores", questionadores e qualquer um que esteja incomodado com alguma coisa e deseje realizar mudanças no ambiente para, com isso, gerar um impacto na sociedade e ter um negócio lucrativo.

Autoconhecimento e motivação são requisitos necessários para esses agentes de mudança, tanto pela capacidade de superação dos desafios que aparecerão pelo caminho como pelo comprometimento em longo prazo, para transformar a iniciativa em uma "acabativa". Vamos abordar como fazer uma avaliação profunda dos valores e propósito, com atividades direcionadas para que o empreendedor faça sua própria reflexão, antes de se aventurar em um empreendimento.

A segunda seção apresenta uma sequência de atividades que permitirão transformar uma ideia em um negócio. Cada etapa dessa trilha é como um pedaço de uma ponte, que deve ser colocado no momento certo para otimizar seu tempo,

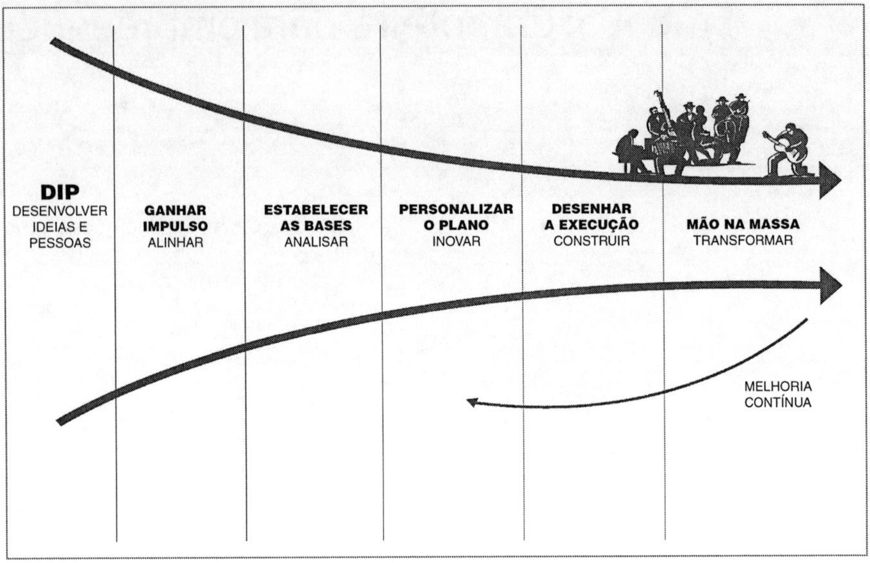

Figura 1. Metodologia do *Design Tunnel*: abordagem proprietária da Factor 4 Consulting para a aplicação de ferramentas colaborativas de criatividade e inovação no desenvolvimento de ideias e pessoas.

Fonte: Factor 4 Consulting.

trabalhando cada informação no momento adequado, com dicas e sugestões úteis para cada etapa. Assim, será abordado: como conhecer as necessidades do público-alvo a quem o empreendedor quer ajudar, como saber se estamos criando valor para esse público-alvo e se ele desejará pagar por esse produto ou serviço sendo criado e, por fim, qual será o modelo de negócio mais adequado para realizar a entrega desse produto ou serviço para o cliente.

A terceira e última seção aborda a validação e implementação da ideia, por meio de um processo de coexperimentação e coleta de *feedbacks*. É a hora de ir para a rua e ouvir o mercado, para entender o que agrada ou não a seu cliente. A melhor estratégia desta etapa é pensar que foi elaborada uma hipótese para o negócio que, agora, precisa ser testada. Como qualquer experimento, não necessariamente a primeira versão será aceita e, mesmo que seja aceita, não significa que será a melhor versão para o cliente; assim, o grande resultado desse teste é capturar as possibilidades de alteração no modelo de negócio, aplicando as respostas do mercado, para uma evolução do negócio em direção ao melhor produto ou serviço a ser oferecido. Essa mentalidade de estar sempre experimentando e aberto a alterações deve permanecer na cultura da empresa, permitindo o questionamento e a melhoria contínua do modelo de negócio.

MOTIVAÇÃO PARA EMPREENDER

Autoconhecimento

Então, sentimos aquele desejo de construir algo, gerar impacto para a sociedade, deixar um legado significativo, gerar mudanças, fazer acontecer; mas como saber se estou preparado para iniciar essa jornada?

Em minha experiência apoiando empreendedores, aprendi que um ponto de partida fundamental no processo de criar um negócio é o autoconhecimento. O "conhece-te a ti mesmo", a provocação grega que nos comanda a buscar a autoconsciência, permite que o empreendedor entenda suas próprias motivações, valores e crenças e direcione seus esforços de forma mais efetiva, sendo mais realista em suas expectativas e mais resiliente diante dos desafios.

O autoconhecimento também é importante porque permite que o empreendedor identifique seus pontos fortes e fracos. Com essa compreensão, ele pode delegar tarefas e responsabilidades de forma mais eficaz, concentrando-se nas áreas em que é mais forte e terceirizando ou contratando pessoas ou sócios para as áreas em que é menos habilidoso.

Outro aspecto importante do autoconhecimento é a capacidade de lidar com o fracasso e aprender com ele. Todos os empreendedores enfrentam fracassos em algum momento, mas aqueles que têm uma compreensão clara de si mesmos são mais capazes de lidar com essas situações e de aprender com elas.

Além disso, o autoconhecimento também ajuda o empreendedor a desenvolver habilidades importantes para lidar com o estresse e a pressão de criar e gerir um negócio. Saber como lidar com suas próprias emoções e limitações pode ser fundamental para tomar decisões acertadas em momentos de incerteza e dificuldade.

Por isso, recomenda-se dedicar tempo para se conhecer profundamente antes de iniciar uma jornada empreendedora, buscando ferramentas e apoio profissional para o desenvolvimento pessoal.

Empreender sem motivação

Apenas ter uma ideia não é um motivo para empreender.

No mundo dos negócios, é muito comum buscarmos inspiração nos aspectos positivos de casos e biografias de sucesso, no entanto, para construir uma visão realista e prática do processo de empreender que buscamos passar nessas páginas, entendo que aprenderemos muito com os exemplos reais das dificuldades e desafios que os empreendedores enfrentam.

Em um raro levantamento dos fatores críticos para o fracasso de uma iniciativa, o espanhol Fernando Trias de Bes[1] começa sua lista por um ponto muitas vezes negligenciado. Para ele, o primeiro fator crítico do fracasso seria empreender sem motivação, já que a falta de motivação pode levar empreendedores a abandonar seus projetos precocemente ou a seguir caminhos que não estão alinhados com seus valores e objetivos.

Precisamos querer empreender, ter uma fagulha que faça nossa ideia "explodir". Assim, em vez de fugirmos de um trabalho de que não gostamos ou montar um negócio para ficarmos ricos, a melhor forma de encontrar um motivo para empreender é identificar dores reais que precisam ser curadas ou cuidadas.

Empreender é uma jornada desafiadora, que requer um compromisso significativo em termos de tempo, recursos e energia. Logo, é essencial que o empreendedor esteja motivado e apaixonado pelo que está fazendo para se manter focado e superar os obstáculos que inevitavelmente surgirão pelo caminho.

Além disso, a motivação é um fator crucial para inspirar e liderar outras pessoas, incluindo funcionários, investidores e parceiros de negócios. Quando um empreendedor está verdadeiramente motivado pelo propósito e missão de sua empresa, ele é capaz de mobilizar outras pessoas a se juntarem a ele nessa jornada e, mais que isso, colocar todos remando na mesma direção, se esforçando para atingir a visão desejada para o sucesso da iniciativa.

Portanto, é fundamental que os empreendedores façam uma analisem suas motivações e paixões antes de se aventurarem em um empreendimento. Se a motivação não estiver presente desde o início, é improvável que o empreendedor seja capaz de superar os desafios e permanecer comprometido com o projeto a longo prazo.

Um exemplo trazido por Trias de Bes[1] é o da pessoa que decide abrir um restaurante porque acredita que é uma boa ideia e porque gosta de cozinhar, mas que não tem uma compreensão aprofundada do setor de restaurantes nem motivação suficiente para enfrentar os desafios e as dificuldades que surgem ao longo do caminho. Essa pessoa acaba perdendo dinheiro e desistindo do negócio porque não estava realmente motivada e não tinha o conhecimento necessário para lidar com as exigências do setor.

É claro que ter uma compreensão clara dos desafios e das oportunidades do setor em que se pretende empreender é muito relevante, afinal, nenhum novato ganhou um prêmio Nobel, porém, quando se está motivado, cresce a capacidade de enfrentar os obstáculos que surgem pelo caminho.

VALORES

Saber se temos a persistência para manter um compromisso de longo prazo parece simples, mas o autoconhecimento é um processo extremamente difícil e vale lembrar o comentário de Benjamin Franklin, em 1750: "Há três coisas extremamente duras, o aço, o diamante e conhecer a si mesmo".[2]

Estamos falando de olhar para dentro de si e perceber o que você faz quando você pensa em algo que te motiva e como você reage quando algo incomoda ou dá medo.

E, para fazer isso, caso você ainda não tenha praticado alguma atividade para ajudar na reflexão e mapeamento de seus valores pessoais, um primeiro passo é reservar alguns minutos em sua agenda, ou melhor, aproveitar para dar uma parada e realizar estes rápidos exercícios:

Atividade: lista de valores

- Faça uma lista de valores que são importantes para você.
- Não se preocupe em ser completa, apenas liste aqueles que são mais significativos para você, buscando ter uma lista de, ao menos, 20 valores.
- Depois de ter sua lista, avalie e selecione os cinco principais valores para você, colocando-os em ordem de prioridade, sendo 1 o mais importante, 2 o segundo mais importante e assim por diante.
- Agora, reflita sobre como esses valores se manifestam em sua vida e quais ações você pode tomar para honrá-los.

Atividade: histórias de vida

- Busque se lembrar de um momento em sua vida em que você se sentiu mais feliz, realizado(a) e satisfeito(a).
- Pense nas ações e circunstâncias que contribuíram para esses sentimentos.
- A partir dessas histórias, identifique os valores que estavam presentes e que foram fundamentais para você se sentir daquela forma.
- Em seguida, liste esses valores e reflita sobre como eles podem ser importantes em sua vida atual e em suas escolhas futuras.

Após realizar essas atividades, finalize avaliando sobre como esses valores estão alinhados com seu desejo de empreender e como eles podem atuar em favor de sua motivação.

Lembre-se de que o processo de autoconhecimento é contínuo e que pode ser útil revisitar esses exercícios periodicamente para avaliar se seus valores mudaram ou se precisam ser ajustados.

PROPÓSITO

Agora que já temos um ponto de partida, vamos aprofundar um pouco mais a jornada do autoconhecimento com o conceito do círculo dourado de Simon Sinek[3] que tem sido uma ferramenta bastante útil no processo de "olhar para dentro de você", inclusive já conectando sua motivação com o propósito de sua atual ou futura iniciativa.

O círculo dourado se baseia em três perguntas: por quê, como e o quê (Figura 2). A ideia é que a motivação está no porquê das coisas; assim, em vez de começar uma conversa pelo "o quê", ou seja, contando o que você ou sua empresa fazem ou pretendem fazer, devemos começar pelo "por quê", ou seja, apresentando a razão pela qual você e sua empresa existem, dizendo por que você deseja resolver um determinado problema da sociedade.

Essa abordagem é baseada em uma ideia muito simples, a de que as pessoas não compram o que você faz, mas porque você faz alguma coisa, e gera um resultado muito poderoso, pois a conexão gerada pelo círculo dourado auxilia tanto a inspirar os futuros colaboradores e clientes da empresa como a engajar potenciais parceiros e investidores em sua iniciativa.

Quando os colaboradores e clientes compreendem o porquê de a empresa existir, eles se sentem mais conectados e comprometidos com a missão dela. Isso pode levar a uma cultura empresarial mais forte e a um maior envolvimento dos colaboradores no sucesso da empresa.

Quando os parceiros e investidores conectam a motivação interna do empreendedor com um propósito claro e autêntico, eles entendem que aquela empresa pode ter maior sucesso, pois eles sabem que empresas com um propósito tendem a ter melhores resultados financeiros, uma vez que os clientes dessas empresas consideram que seus produtos e serviços são valiosos e relevantes

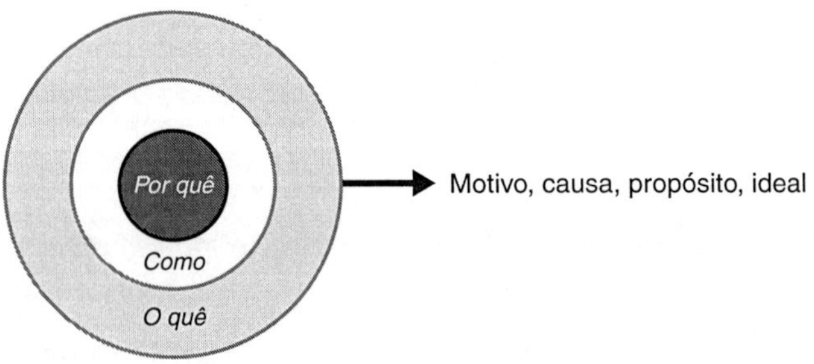

Figura 2. O círculo dourado de Simon Sinek.

Fonte: Sinek, 2009.[3]

e estão mais dispostos a pagar um preço diferenciado para serem atendidos ou fazerem negócios com elas.

Empresas com um propósito forte têm mais chances de sobreviver em tempos difíceis, pois sua missão se torna um guia para a tomada de decisões.

Para quem deseja empreender, o círculo dourado pode ser uma ferramenta útil para explicitar seu propósito e sua missão como empresa. Ao começar pelo porquê, você pode refletir sobre suas próprias motivações e objetivos pessoais e, a partir daí, definir uma visão clara para sua empresa.

Convite!

- Pesquisas mostram que o uso de diferentes mídias pode aprimorar a aprendizagem e a retenção de informações, então assistir a um vídeo inspirador pode ser uma ótima maneira de absorver ainda mais as ideias aqui apresentadas.
- Assim, antes de continuarmos, gostaria de convidá-lo(a) a assistir ao famoso *TED Talk de Simon Sinek* sobre o círculo dourado.
- Reserve alguns minutos do seu tempo para buscar na internet e assistir à versão completa de 18 minutos do vídeo para obter ainda mais *insights* sobre como o autoconhecimento e o propósito podem impulsionar seu sucesso empreendedor.

O CÍRCULO DOURADO É PURA BIOLOGIA!

De um lado, nosso cérebro recente (neocórtex) cuida do racional e fica muito focado nos "o quês". E, a cada "o quê" recebido, o neocórtex rebate, com uma racionalização.

Exemplo de uma conversa iniciada por um "o quê":

"Depois de ler esse capítulo, vamos jantar num restaurante peruano? Me falaram que a comida lá é maravilhosa!"
Possíveis respostas:
"Não, estou cansado."
"Não, quero ler mais um capítulo."
"Não, prefiro comer em casa."
"Não, não, não."

Por outro lado, ao conversarmos por meio de nosso cérebro primitivo (límbico), nos conectamos com o emocional, responsável por sentimentos como confiança e lealdade e articulador do processo de tomada de decisão.

Exemplo de uma conversa iniciada por um "por quê":

"Estava lembrando daquele congresso que participamos no Peru e o maravilhoso jantar que tivemos. Depois de ler esse capítulo, eu queria tirar um tempo para gente; que tal irmos jantar no novo restaurante peruano que abriu aqui perto?"

Possíveis respostas:

"Claro!"

"Hoje estou realmente muito cansado. Vamos amanhã?"

Não é à toa que, no convite que fiz acima para você assistir ao vídeo do *TED Talk* do círculo dourado, o texto se iniciou com um "porquê" (os benefícios de assistir a um vídeo), seguido de um "como" (conectando os benefícios do vídeo ao nosso tema) e fechando com um "o quê" (o detalhamento de qual vídeo buscar).

A abordagem funcionou para você? Você assistiu ou ficou curioso(a) para assistir ao vídeo?

O modelo do círculo dourado é incrível e permite chegar ao elemento mais central e intuitivo de uma pessoa, de um negócio ou de uma marca: o propósito!

Se a abordagem fez sentido para você, vamos agora colocá-la em prática com um exercício que vai te ajudar a mapear seu propósito!

Atividade: os cinco "porquês"

- Pensando em sua atividade profissional, por que você faz o que você faz? Anote essa primeira resposta.
- Agora se pergunte por que essa resposta 1 é importante para você e anote a nova resposta.
- Agora se pergunte por que essa resposta 2 é importante para você e anote a nova resposta.
- Agora se pergunte por que essa resposta 3 é importante para você e anote a nova resposta.
- Agora se pergunte por que essa resposta 4 é importante para você e anote a nova resposta.
- Observe suas cinco respostas. Como essa jornada investigativa lhe tocou? As respostas são significativas? Você sente seu propósito representado nessas respostas?

Após a atividade, escreva uma declaração de seu propósito, citando a razão pela qual você deseja trabalhar todos os dias e que irá gerar sua motivação na jornada empreendedora.

VUCA E BANI

Finalizando esta seção, gostaria de fazer uma última provocação para pensarmos em nosso momento atual.

A partir do final da Guerra Fria, na década de 1990, o exército americano percebeu que algo havia mudado. Não era mais tão fácil traçar estratégias e prever resultados das ações implementadas, dado que o cenário estava cada vez mais Volátil (com mudanças cada vez maiores e mais rápidas), Incerto/*Uncertain* (sem previsibilidade do que pode acontecer no futuro), Complexo (com múltiplos fatores afetando o ambiente) e Ambíguo (sem clareza para interpretar os eventos e as informações disponíveis).

O choque dessa nova realidade foi tão duro que, para descrever esse fenômeno, cunharam o acrônimo VUCA, com as iniciais de cada palavra. Mais recentemente, o conceito de "mundo VUCA" tem sido utilizado no contexto dos negócios para descrever um ambiente de mercado cada vez mais imprevisível e difícil de adaptar. Ele ressalta a dificuldade em tomar boas decisões em um paradigma de mudanças frequentes, muitas vezes chocantes e confusas, na tecnologia e na cultura. Quando antes uma empresa fazia um investimento de marketing e conseguia prever os resultados, atualmente uma grande campanha para divulgar um produto, com milhões de reais investidos, pode não trazer resultado algum e, por outro lado, uma ação a custo zero em um aplicativo de rede social como o TikTok pode viralizar e fazer de uma nova ideia um grande negócio.

Sim, o mundo mudou e o estado padrão dele agora é VUCA!

O futurista Jamais Cascio propôs uma nova estrutura para enquadrar e criar respostas para as situações cada vez mais caóticas e imprevisíveis que enfrentamos:[4] o acrônimo BANI, para caracterizar que vivemos de forma Frágil (*Brittle*), Ansiosa, Não linear e Incompreensível (Figura 3).[4]

- **Brittle** se refere à fragilidade das instituições e sistemas que antes eram considerados fortes e confiáveis.
- ***Ansioso*** se refere à incerteza e à insegurança que as pessoas sentem em relação ao futuro.
- ***Não linear*** se refere ao fato de que as coisas não seguem mais padrões previsíveis, e que mudanças aparentemente pequenas podem ter efeitos significativos e imprevisíveis.
- ***Incompreensível*** se refere ao fato de que o mundo se tornou tão complexo e interconectado que é difícil entender completamente como as coisas funcionam e como as diferentes partes estão relacionadas.

Figura 3. Entendendo o BANI.

Fonte: Cascio J, 2020.[4]

Essas características tornam o mundo atual extremamente desafiador para as pessoas, mas também criam oportunidades para aqueles que conseguem estar em contato constante com a realidade do mercado, se adaptando e encontrando novas maneiras de criar valor sem se perder e perder o foco.

Ambos os conceitos, VUCA e BANI, destacam a importância de que, para lidar com um ambiente de mercado cada vez mais intricado e imprevisível, em que as mudanças serão cada vez mais rápidas e a tecnologia estará cada vez mais presente, é necessário estar preparado, buscando se atualizar sempre, seja por meio de uma melhor percepção das inovações que estão redesenhando os negócios, seja por meio de uma melhor compreensão das transformações sociais e políticas que estão ocorrendo no mundo, para reagir e se adaptar rapidamente.

Não podemos negar que as mudanças estão aí e precisamos caminhar com elas, abertos para novos aprendizados.

Especialmente quando se deseja empreender, o sucesso depende da capacidade de adaptação rápida e eficaz diante dos desafios que surgem em um ambiente VUCA e BANI. Mas isso não é uma dificuldade para o empreendedor que conhece seu propósito. Quando o empreendedor tem uma visão clara do que ele quer construir e por que ele quer alcançar essa visão, ele se torna mais resiliente e perseverante para alcançar seus objetivos.

DA IDEIA PARA O PAPEL

Três pilares para seu negócio

MOTIVAÇÃO	✓
IDEIA	✓

Ok, tenho a motivação certa e a oportunidade parece que existe! Ótimo! Então, o objetivo agora é estruturar sua ideia, de forma que ela faça sentido não só para você, mas também para seus futuros clientes, colaboradores, parceiros e, por que não, investidores.

A proposta é seguirmos uma trilha, uma sequência de atividades que, ao final, permitirá uma clara visão do que será o seu negócio (Figura 4).

Avaliando os diversos formatos que estudei e apliquei para conceber empreendimentos, existe um caminho que ajuda construir uma ponte entre sua ideia e a entrega a ser feita para seu cliente. Imagine cada etapa desse caminho como um pedaço dessa ponte, sendo colocado no momento certo, para que seu tempo seja otimizado e cada informação seja trabalhada no momento adequado, sem correr o risco de colocar o carro na frente dos bois e, com isso, ter vários retrabalhos ao longo de sua jornada.

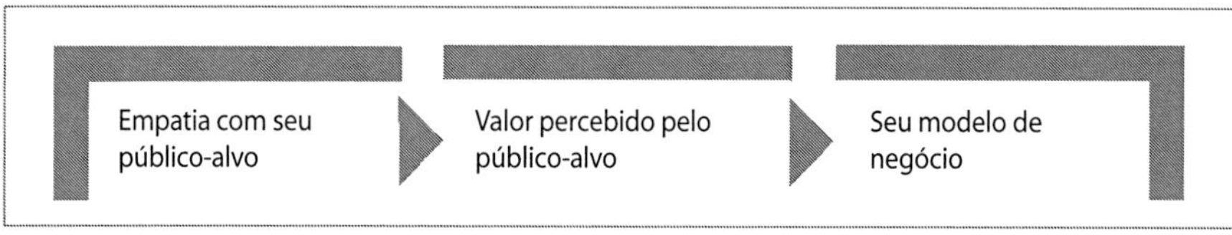

Figura 4. Três pilares para estruturar um negócio.

Os pilares dessa ponte são:

1. **Empatia:** entrar na cabeça de seu cliente e verdadeiramente entender suas dores.
2. **Proposta de valor:** identificar o que é importante para seu paciente/cliente e, especificamente, que alívio ele está disposto a "comprar" para tratar suas dores.
3. **Modelo de negócio:** definir os 9 blocos fundamentais para construir um empreendimento.

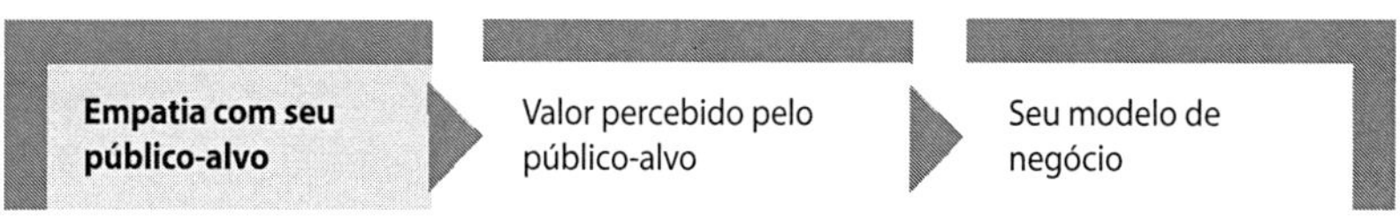

Empatia

Entre os fatores críticos do fracasso que Trias de Bes categorizou, há alguns pontos aos quais devemos nos atentar em relação ao setor em que vamos empreender. Trias de Bes defende que a busca por ideias e oportunidades de negócios é uma tarefa árdua e desafiadora, que exige muito trabalho e dedicação, sugerindo que muitos empreendedores iniciam suas atividades sem ter uma ideia clara do que querem fazer, ou sem entender bem o mercado em que desejam atuar.

Nos projetos que acompanho, verifiquei também a necessidade de uma visão estratégica para entender o mercado e o público-alvo, antes de iniciar um negócio, buscando conhecer as demandas e os problemas que as pessoas enfrentam e identificando oportunidades para oferecer soluções inovadoras e diferenciadas para esses desejos e dores do público-alvo.

Adicionalmente, nos projetos de empreendedorismo é muito comum ver iniciativas em que os empreendedores não possuem experiência no setor em que pretendem empreender, o que pode fazer a diferença entre o sucesso e o fracasso do negócio. O empreendedor que busca iniciar uma nova empresa sem conhecer profundamente o setor em que está entrando, arriscando seu capital e sua reputação sem uma base sólida de conhecimento.

Por um lado, ao conhecer o setor, o empreendedor compreende melhor a dinâmica do mercado e pode identificar oportunidades, ameaças, concorrentes, clientes, fornecedores e tendências. Ele pode entender quais são as necessidades dos clientes, quais são os produtos e serviços que já existem e como sua empresa pode se diferenciar para oferecer algo novo e valioso. Ele também pode tomar decisões mais informadas, avaliar riscos com mais precisão e antecipar mudanças no mercado.

Por outro lado, empreendedores que não conhecem o setor em que estão entrando podem cometer erros graves, como subestimar a concorrência, superestimar a demanda, ignorar regulamentações importantes ou investir em produtos e serviços que não trazem valor para os clientes. Isso pode levar ao fracasso do negócio e à perda de recursos financeiros e de tempo.

Existem formas de reverter essa desvantagem. O empreendedor deve estar disposto a investir tempo e recursos para se tornar um especialista no setor escolhido, a fim de identificar as necessidades dos clientes e as oportunidades de inovação.

Estagiar no setor coloca o empreendedor em contato direto com o cliente, mas pode levar algum tempo. Contratar colaboradores ou sócios com o conhecimento necessário pode parecer um atalho, mas ter o conhecimento existente pode ser insuficiente para criar produtos e serviços que resolvam as demandas não atendidas do mercado, pois quem atua no setor hoje pode estar simplesmente oferecendo produtos ou serviços aos quais o mercado já está acostumado e não necessariamente estar pensando em inovar e trazer novidades para solucionar as dores do mercado.

A pergunta aqui é: sua ideia envolve um produto ou serviço que cura ou alivia as dores relevantes de seu público-alvo? Em caso afirmativo, a adoção pelo mercado é imediata, pois você resolverá dores reais dos clientes. Um bom exemplo é que a maior parte das pessoas gosta de música e filmes, mas o acesso a esses produtos não era tão conveniente e acessível antes da existência de aplicativos de *streaming* como o Spotify e a Netflix. A partir do momento em que pudemos praticamente ouvir e assistir a tudo o que queremos, na sequência que queremos, no lugar que queremos (e mesmo em movimento!), a adoção desses aplicativos se tornou natural para todos nós.

Aí vem uma segunda pergunta: como saber se minha ideia resolve uma dor? Para isso, é necessário ouvir quem vai contratar seu trabalho! Da mesma forma que buscar o autoconhecimento não é fácil, ouvir seu cliente também não é! Temos a tendência a desenvolver produtos ou serviços que atendam a nossos próprios gostos, conforme nossas experiências e desejos pessoais. Contudo, isso é um erro potencial, pois quem vai pagar pelo que fazemos não somos nós mesmos, mas outras pessoas, e é com elas que precisamos conversar para saber o que desejam.

Porém, perguntar para as pessoas é mais difícil que parece, dado que muitas vezes, querendo nos agradar, as pessoas podem responder aquilo que elas acham que queremos ouvir, em um processo de adivinhar as respostas que queremos. Assim, precisamos de um formato indireto de investigação, sem perguntar diretamente para as pessoas o que elas querem, mas entrando em sintonia com a vida delas.

E nada mais simples para esse processo de investigação que uma boa conversa, mas não uma conversa solta; a proposta é uma conversa que siga um roteiro, uma estrutura básica que passa pelos sentidos de nosso público-alvo, "cutucando" o que eles veem, ouvem, falam, fazem, pensam e sentem.

A Consultoria XPLANE desenvolveu uma abordagem para isso que chamam de mapa da empatia, um quadro que podemos preencher com adesivos para anotações após cada entrevista realizada, capturando as percepções de nosso mercado (Figura 5).[5]

Em minha experiência, a melhor forma de colocar em prática é criar um questionário voltado para situação/problema que você quer solucionar e ir conversar com seu público-alvo (Figura 6). De uma forma genérica, para o setor de saúde, essa conversa seria algo como o roteiro a seguir, em que você pode anotar apenas os pontos principais, as palavras-chave mencionadas pelo seu segmento, sem ser necessário anotar tudo que a pessoa fala, bastando substituir as palavras em negrito pela área que você está investigando.

Dicas:

- O objetivo é identificar dores e ganhos reais de seu mercado.
- Não faça perguntas diretas, como "o que você acha de uma solução que faça X, Y e Z para você?". Mantenha-se um nível acima do detalhe da solução, perguntando sobre como é a vida da pessoa, convivendo com as dores que ela possui ou quais são os ganhos que ela gostaria de ter para melhorar seu dia a dia.

Agora é hora de montar seu questionário e ir para a rua (ou telefone) para conversar com algumas pessoas de seu segmento de mercado. Defina um perfil e fale com 10 a 30 pessoas. Se as respostas delas estiverem seguindo um mesmo padrão, ótimo: você terá identificado dores ou ganhos consistentes, que podem ser, respectivamente, tratadas ou estimulados. Caso contrário, verifique o que está acontecendo: existem perfis diferentes dentro de sua amostra? É necessário quebrar em subgrupos, como faixas de idade? Continue conversando com as pessoas até validar se existe mesmo uma dor a ser tratada ou um ganho que seja desejado por seu mercado-alvo ou se a dor ou ganho imaginados eram uma percepção pessoal sua, não refletida no mercado.

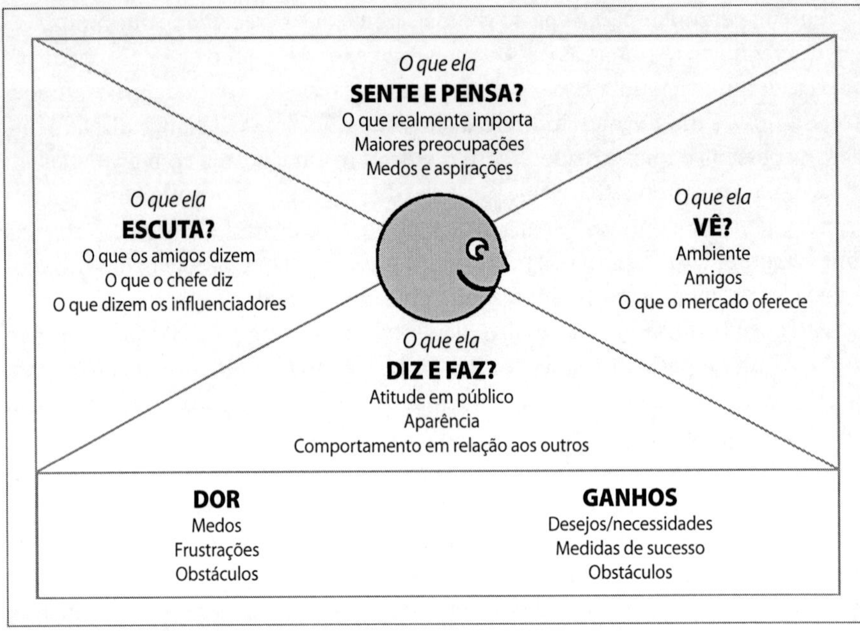

Figura 5. Mapa da empatia.

Fonte: adaptada de Consultoria XPLANE.

Olá, tudo bem? Muito obrigada(o) por aceitar este convite!

Estou realizando um estudo para auxiliar as pessoas a entenderem melhor questões **ligadas aos cuidados em relação à sua saúde e sua qualidade de vida** e para isso vamos fazer esta rápida conversa, na qual todas as informações que você der serão tratadas de forma anônima e confidencial. Podemos começar?

Para nossa conversa, sempre considere sua própria experiência pessoal:

- O que você costuma OUVIR **sobre cuidados com a saúde**?
- O que seus familiares/amigos/pessoas no trabalho DIZEM?
- Como você VÊ os **cuidados com a saúde** nos ambientes em que você circula (residência, trabalho, lazer)?
- E você, o que FALA para as pessoas sobre **a saúde delas**?
- O que você FALA para a família/amigos/trabalho/desconhecidos com quem conversa?
- E como é o seu comportamento? O que você FAZ para **cuidar de sua saúde**?
- Como é sua atitude em relação à **sua saúde** em público? E em casa/trabalho?
- Considerando o que já falamos, o que você PENSA? O que realmente importa para você em relação a **sua saúde**?
- Você SENTE alguma preocupação ou medo em relação a **sua saúde**?
- E quais são suas aspirações, desejos ou necessidades em relação a **sua saúde**?
- E em relação a **sua saúde**, quais são seus medos, frustrações ou dificuldades?

Encerramento: muito obrigada(o) pelo seu tempo! Sua contribuição muito ajudará em nosso estudo.

Figura 6. Exemplo de questionário para a empatia com o cliente.

Fonte: adaptada do Mapa da Empatia da XPLANE.

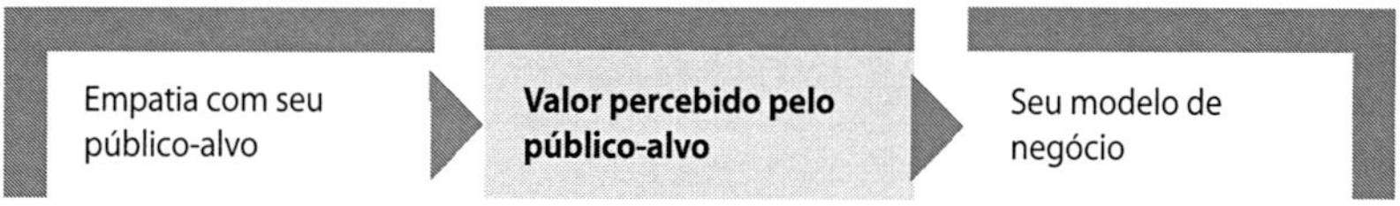

PROPOSTA DE VALOR

Clayton Christensen destaca a importância de se entender a "tarefa" que os clientes estão tentando realizar ao utilizar um produto ou serviço, em vez de se concentrar apenas nas características do produto ou serviço em si.[6]

Para Christensen, a criação de valor para os clientes está em entender suas necessidades e motivações ao comprar um produto ou contratar um serviço. A visão aqui é que as pessoas não compram produtos ou serviços em si, mas contratam soluções para realizar um trabalho específico ou completar uma tarefa em suas vidas. Um exemplo em que Christensen explica a contratação de soluções para realizar um trabalho: quando um consumidor compra uma furadeira, ele não está comprando uma ferramenta, mas sim contratando uma solução para o trabalho de colocar um quadro na parede. Nesse sentido, qualquer alternativa para colocar o quadro na parede poderia ser válida para fazer o serviço, desde fazer um buraco na parede até usar uma cola (claro que isso depende do peso do quadro, da estrutura da parede e da qualidade da cola).

A compreensão do trabalho que o cliente está tentando fazer ajuda os empreendedores a criar soluções mais eficazes e com melhor desempenho para realmente resolver seus problemas e necessidades.

Ao construir uma solução para fazer algo que os clientes querem, o empreendedor está entregando um produto ou serviço com uma proposta de valor percebida por eles.

Christensen define proposta de valor como o conjunto de produtos e serviços que uma empresa oferece aos clientes para resolver seus problemas específicos. Ele enfatiza que a proposta de valor deve estar centrada no cliente e não na empresa, ou seja, deve ser pensada a partir das necessidades e desejos do cliente.

Vamos supor que a tarefa que o cliente quer realizar seja "encontrar uma maneira fácil de se exercitar em casa". Ao criar um serviço para atender a essa necessidade, você pode oferecer um serviço de *personal trainer* virtual, um aplicativo de treinos *online* ou com treinos pré-gravados ou até mesmo uma esteira dobrável, que pode ser facilmente armazenada em um apartamento pequeno.

Já entendemos que o produto ou serviço deve ser imaginado após identificadas as dores ou ganhos desejados pelos futuros clientes. Agora é hora de criar soluções que justamente resolvam as dores e ganhos desejados identificados no mapa da empatia que você elaborou com suas entrevistas no mercado, e uma ótima opção para isso é realizar uma sessão de *brainstorming*.

Pense em um grupo de pessoas que possa te apoiar e combine com eles, usando as orientações a seguir, para estimular a criatividade de todos e identificar a melhor forma de priorizar as ideias geradas.

Atividade: brainstorming

- Reúna uma equipe de pessoas com perspectivas e experiências diferentes.
- Estimule a livre expressão de ideias sem julgamento ou crítica.
- Encoraje todos os participantes a oferecerem soluções para as dores identificadas, com a meta de gerar o maior número possível de ideias, mesmo que algumas pareçam malucas ou inviáveis.
- Anote todas as ideias em um quadro ou em um papel.
- Defina critérios objetivos para poder avaliar cada opção, incluindo tanto a viabilidade técnica como o impacto que cada ideia trará para efetivamente realizar as tarefas desejadas pelos clientes.
- Selecione as opções que têm alto impacto para o mercado e baixa dificuldade de implementação.

Empatia com seu público-alvo → Valor percebido pelo público-alvo → **Seu modelo de negócio**

MODELO DE NEGÓCIO

Pronto! Você já mergulhou de cabeça em seu mercado-alvo (empatia) e identificou uma ou mais soluções para as dores ou ganhos desejados desse mercado (propostas de valor). Assim, vamos para o terceiro pilar: estruturar seu modelo de negócio.

Um modelo de negócio é uma representação visual simplificada da estratégia de como uma empresa gera seu lucro. Nele são definidos como você conquista e mantém seus clientes, como prepara e entrega seus serviços e como gerencia seus recursos e custos.

Com a evolução dos negócios digitais, no final dos anos 1990, o desenho de modelos de negócio inovadores foi muito utilizado pelos dos empreendedores do Vale do Silício para apresentar suas iniciativas aos potenciais investidores.

Para facilitar esse processo, em 2011 o suíço Alexander Osterwalder e uma equipe de 470 colaboradores cocriaram o Canvas do Modelo de Negócio,[5] uma ferramenta extremamente prática, que permite aos empreendedores visualizarem e analisarem em uma única página a lógica por trás das principais partes de seu modelo de negócio (Figura 7).

Alguns dos benefícios em estruturar seu modelo de negócio utilizando essa ferramenta são:

- Ter uma descrição objetiva de seu mercado-alvo e do motivo pelo qual desejam comprar/contratar ao utilizar seu produto ou serviço.
- Identificar como seus futuros clientes saberão que seu negócio existe e como avaliarão se comprarão seus serviços.
- Definir a forma como será construído o relacionamento com seus clientes.
- Definir as principais atividades, recursos e parceiros necessários para o sucesso do negócio.
- Avaliar as fontes de receita e os custos associados ao modelo de negócio.

Contudo, a maior vantagem de fazer um modelo de negócio é a velocidade com que se consegue estruturar tudo que o deve ser pensado para formatar uma empresa.

Até o lançamento do Canvas do Modelo de Negócio, todo o processo de criação de empresas era baseado na elaboração de planos de negócio, um documento

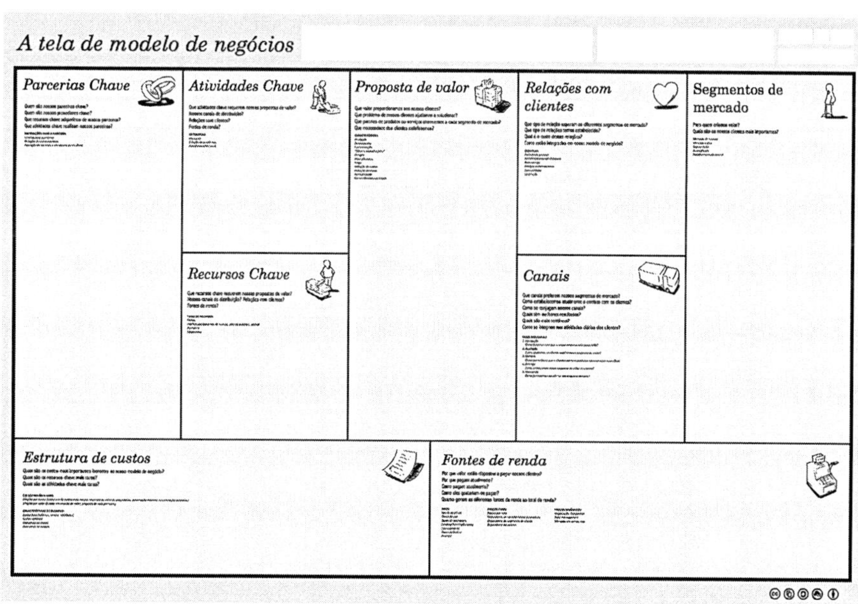

Figura 7. Canvas do Modelo de Negócio.

Fonte: http://abstartups.com.br/quer-aplicar-o-business-model-canvas-veja-exemplos, acesso em 2 ago. 2023.

escrito que descreve todos os aspectos do empreendimento, desde a ideia inicial até a implementação prática, com informações detalhadas sobre o mercado, produtos/serviços, concorrentes, estratégias de marketing, finanças, operação e gestão. O problema é que a elaboração de um plano de negócio é exaustiva, pois envolve escrever cada detalhe do negócio e avaliar sua viabilidade e rentabilidade, antes mesmo de ele ser testado.

Já o modelo de negócios é mais flexível e focado em fornecer uma visão geral da empresa, com detalhes suficientes para entender melhor seu funcionamento, permitir que a ideia seja posteriormente testada e que o empreendedor faça ajustes e melhore o modelo à medida que adquira mais informações e *feedbacks* do mercado.

Desenhar um modelo de negócio passa por estruturar os nove blocos seguintes:[5]

1. **Segmentos de clientes:** agrupa os diferentes tipos de clientes que a empresa pretende atender.
2. **Proposta de valor:** descreve o conjunto de produtos e serviços que criam valor para o segmento de clientes.
3. **Canais:** descreve como a empresa se comunica e entrega sua proposta de valor para seus clientes.
4. **Relacionamento com clientes:** descreve os tipos de relacionamento que a empresa estabelece com seus clientes.
5. **Fontes de receita:** descreve as diferentes formas pelas quais a empresa gera receita a partir de seus segmentos de clientes.
6. **Recursos-chave:** descreve os recursos mais importantes necessários para criar e entregar a proposta de valor da empresa.
7. **Atividades-chave:** descreve as atividades mais importantes necessárias para criar e entregar a proposta de valor da empresa.
8. **Parcerias-chave:** descreve a rede de fornecedores e parceiros necessários para criar e entregar a proposta de valor da empresa.
9. **Estrutura de custos:** descreve os custos mais importantes associados à criação e entrega da proposta de valor da empresa.

VISUAL

A palavra *canvas* significa tela, o quadro branco ou uma folha de papel grande para pintura. O fato de o Modelo Canvas ser uma ferramenta visual é o grande diferencial para que, em vez de "folhear" páginas e páginas de um documento digital descrevendo sua operação, você possa "enxergar" todo o escopo de seu negócio na parede de seu escritório. Isso ajuda a tornar o processo de criação do modelo de negócios mais fácil e intuitivo.

Além disso, você pode facilmente desenhar, esboçar e reorganizar as diferentes partes do modelo de negócios, bastando trabalhar com adesivos para anotações que podem ser substituídos cada vez que você decida alterar alguma parte do negócio.

Comparando com um plano de negócios, é fácil perceber a agilidade e flexibilidade do Canvas, quando lembramos o tempo que levaríamos para localizar e fazer todas as alterações em um texto escrito no computador, quando precisássemos alterar, por exemplo, as características de um serviço ou a forma de distribuição e entrega de um produto ou substituir um formato de treinamento interno para vendedores para um modelo terceirizado.

Outro ponto valioso é a colaboração. Ter todos os aspectos à vista facilita o trabalho em equipe, frequentemente no formato de *workshops*, e estimula a criatividade, permitindo debater as diferentes ideias e possibilidades para o modelo de negócio.

O Canvas do Modelo de Negócio traz agilidade!

COMUNICAÇÃO

Ao enxergarmos o todo da operação, temos uma melhor compreensão das conexões entre as diferentes áreas da empresa, verificando se cada proposta, cada ideia, cada bloco que forma esse modelo está se encaixando com as demais partes, formando um todo coeso.

Antes do surgimento do Canvas, muitos empreendedores se viam diante de uma dificuldade em descrever e comunicar seus modelos de negócio de maneira eficiente e eficaz para outras pessoas, como investidores, parceiros de negócios e clientes em potencial. Era comum a paixão falar mais alto e os idealizadores ficarem falando muito tempo sobre seu negócio, mas sem a objetividade que o mundo dos negócios exige.

O Canvas resolve essa dor, oferecendo um formato simples e fácil de entender em cada área que precisa ser analisada, permitindo aos empreendedores descrever e visualizar seu modelo de negócios de forma clara e concisa, bastando pontuar cada um dos nove blocos do Canvas.

O Canvas do Modelo de Negócio traz assertividade!

DESENHANDO SEU MODELO DE NEGÓCIO

Da mesma forma que o *brainstorming* foi indicado para gerar ideias de soluções possíveis para as dores e os ganhos esperados de seu mercado, nossa última atividade recomendada para finalizar esse pilar de seu negócio é uma sessão colaborativa de cocriação com uma equipe diversa e multidisciplinar, para ajudar você a criar um modelo de negócio sólido, inovador e viável (Figura 8). Veja as orientações a seguir e coloque sua ideia no papel!

Apresentação: comece explicando seu propósito! O que te motivou a chegar até esse momento, qual o seu mercado-alvo, quais são as dores que você quer curar/tratar e por que é importante o que você pretende fazer.

Contexto do modelo de negócio: apresente o Canvas e explique as diferentes áreas e como elas se relacionam.

Identificação dos clientes: comece detalhando a definição dos clientes que o negócio pretende atender. Isso pode ser feito trazendo as informações do mapa da empatia.

Proposta de valor: depois de entender quem são seus clientes, pense na proposta de valor que você pode oferecer a eles. O que os clientes valorizam e que problemas você pode resolver para eles?

Canais de distribuição: em seguida, pense em como seus produtos/serviços chegarão aos clientes. Que canais de distribuição serão utilizados e como eles serão gerenciados?

Relacionamento com clientes: como você pretende se relacionar com seus clientes? Será por meio de um atendimento personalizado, pelo uso de tecnologia ou por outra forma?

Fontes de receita: defina as fontes de receita do negócio. Como o dinheiro será gerado?

Recursos-chave: quais são os recursos necessários para fazer o negócio funcionar? Isso pode incluir coisas como pessoas, tecnologia, equipamentos etc.

Atividades-chave: quem são os seus parceiros e fornecedores importantes? Como eles ajudarão o negócio a funcionar?

Estrutura de custos: finalmente, defina os custos envolvidos em cada área do modelo de negócio. Isso inclui custos fixos e variáveis, como salários, aluguel, marketing etc.

Figura 8. Exemplo de atividade para desenhar um modelo de negócio.

Fonte: Canvas do Modelo de Negócio e experiência prática do autor com a ferramenta.

Algumas "regrinhas"

- Todos os membros da equipe devem participar da sessão de criação do modelo de negócio.
- As pessoas devem estar com sua criatividade ativada; se for o caso, repasse as orientações de *brainstorming*.
- Imprima em uma gráfica o seu Canvas em um tamanho grande (A0 ou A1 são recomendados).
- Tenha bastantes adesivos para anotações e canetões para todos.
- Use um adesivo para cada conceito, assim fica fácil mudar de opinião e "jogar fora" uma ideia, sem ter que reescrever todos os demais itens listados no adesivo.
- Preencha os campos sem críticas ou julgamentos e, ao final, quando todos os campos estiverem preenchidos, deve haver tempo para discussão e debate.
- Não existe uma ordem estrita a ser seguida, mas geralmente é útil começar com a definição dos clientes e, em seguida, avançar para a proposta de valor e para os canais de distribuição.

Importante:

- O Canvas é uma ferramenta para ajudar na estruturação do modelo de negócio, com uma representação simplificada da realidade. Pode haver detalhes importantes que não são capturados pelo Canvas, como a concorrência.
- O sucesso de um negócio não depende apenas da qualidade do modelo de negócio, mas também de fatores como a execução eficiente e a adequação do produto ou serviço ao mercado.
- As empresas devem estar dispostas a mudar e adaptar seu modelo de negócio ao longo do tempo, à medida que o mercado e as necessidades dos clientes mudam.

DO PAPEL PARA A RUA

Testar

O modelo de negócio que você acabou de elaborar pode ser visto como uma ferramenta de planejamento, que permite a criação de hipóteses sobre o negócio que vai ser implantado. Assim, depois da criação do modelo de negócio no papel, o passo seguinte é ir para a rua, conversar com o mercado e testar essas hipóteses, por meio de experimentação com clientes, estando aberto a ajustar o modelo de negócio com base nos *feedbacks* recebidos.[7]

O objetivo é, de um lado, minimizar os riscos e incertezas envolvidos no processo de criação de seu produto ou serviço, e, de outro, maximizar as chances de sucesso em longo prazo. O ponto-chave aqui é entender que, como todo teste de hipótese, o erro faz parte do processo, uma vez que, dificilmente, não haverá algo para ser ajustado.[7]

Essa forma de pensar é quase uma filosofia para os empreendedores que, normalmente, preferem não utilizar seus recursos financeiros pessoais nos negócios, preferindo iniciar com baixos investimentos e ir aumentando a aposta conforme os resultados vão aparecendo. Por isso, como parte dessa mentalidade empreendedora, vale destacar que devemos fazer testes simples e baratos, para que os erros, se existirem, também possam ser corrigidos de forma rápida e barata, economizando tempo e recursos.

Para fazer um experimento rápido e barato, considere usar um protótipo de seu produto ou serviço, uma representação simples, que permita que os potenciais clientes entendam o funcionamento básico e opinem, por meio de pesquisas, entrevistas e testes de usabilidade. Além disso, tenha em mente que a experimentação não é um processo isolado, mas sim integrado ao modelo de negócio como um todo. Isso significa que as atividades de experimentação devem considerar não só seu produto ou serviço, mas também as ideias de marketing, vendas e relacionamento com o cliente, de forma a garantir que todo o modelo de negócio seja progressivamente testado e aprimorado.

Tudo pode e deve ser testado! Para isso, é preciso criar um plano de ação básico com responsáveis, atividades e prazos, o "quem faz o que e quando". Na prática, cada adesivo de seu modelo de negócio deve virar, no mínimo, uma atividade em seu plano de ação. Se você definiu que um parceiro fará alguma determinada atividade na empresa, então ir até lá, conversar com ele, apresentar a ideia, negociar um preço e uma forma de ser atendido e combinar um teste com clientes reais são algumas atividades possíveis que devem estar no seu plano de ação. A mágica do plano de ação é que funciona como uma caixinha de lenços de papel: você "puxa" uma atividade e uma outra já aparece. Seja uma atividade precedente, que precisa ser feita antes, seja uma posterior, que deve ser feita logo depois, as ideias vão aparecendo, e é muito comum no processo listar dezenas de atividades.

Conforme seu plano de ação vai criando corpo, podem ser incorporados outros itens, como o custo de cada atividade, permitindo saber se estamos fazendo um teste realmente barato, e até mesmo uma descrição do "porquê" da atividade, facilitando o engajamento das pessoas na execução, ao perceber a importância de cada item para o resultado.

Antes de iniciar o experimento, finalize seu plano de ação identificando que resultado representará o sucesso do seu teste, ou seja, quais indicadores de performance devem ser acompanhados para saber se estamos no caminho certo. Esses indicadores podem ser cliques em uma postagem em mídia social, pedidos de informação sobre o produto ou serviço, *downloads* de um aplicativo e, sempre que possível, vendas, o melhor indicador de todos!

Pivotar

Pivotar o modelo de negócio é uma estratégia que consiste em fazer mudanças relevantes em um ou mais elementos do modelo de negócio de uma empresa, com o objetivo de encontrar uma forma mais eficiente e eficaz de atender às necessidades do mercado e dos clientes. Significa mudar a direção do negócio, mas sem necessariamente mudar a ideia central ou a missão da empresa. Isso pode envolver alterar a proposta de valor, o segmento de clientes, as fontes de receita, a estrutura de custos, o canal de distribuição ou outros aspectos do modelo de negócio.

Alguns casos de pivotagem bem-sucedida que acompanhei envolveram mudanças de:

- **Mercado:** deixando de vender diretamente para pessoas físicas (B2C – *business to consumer*) e passando a vender para pessoas jurídicas (B2B – *business to business*).

- **Modelo de precificação:** implantando um modelo mais simples com *markup* uniforme entre as linhas de produtos.
- **Produto:** simplificando a prateleira de produtos com um único produto de entrada para conhecer o serviço da empresa e produtos de continuidade, permitindo um relacionamento mais longo com o cliente.

O processo de pivotar pode ser uma decisão difícil para os empreendedores, dado que pode envolver a alteração de ideias ou crenças que foram estabelecidas ao longo do tempo e podem estar enraizadas na cultura da empresa. No entanto, é uma estratégia importante para empresas que desejam se adaptar às mudanças do mercado, evoluir e crescer de forma sustentável.

Por isso, desde o primeiro teste de sua ideia no mercado, esteja receptivo ao *feedback* recebido e use essas informações para aprimorar sua ideia, respondendo de forma ágil às sugestões.

Tenha em mente que a primeira versão de seu produto ou serviço pode não ser a melhor, e estar aberto a alterações é fundamental para evoluir o produto ou serviço oferecido e garantir a satisfação do cliente.

A partir daí, com novos experimentos sendo colocados em prática, a busca por *feedbacks* deve ser constante e voltada para ajustar todo o modelo de negócio e torná-lo mais eficiente a cada teste, em um processo de melhoria contínua para a elaboração de um produto ou serviço que seja desejado pelos clientes.[7]

A etapa de ir para a rua, experimentar e colher *feedbacks* é crucial para validar e implementar a ideia de negócio; assim, esteja preparado para dedicar boa parte do tempo a ouvir e entender os recados que seu consumidor está passando.

Tomar decisões de forma estratégica fica mais fácil quando o processo está embasado no ponto de vista de quem compra o seu serviço, seja para definir sua oferta de produtos ou serviços a partir das conversas de empatia mapeando as verdadeiras dores e ganhos desejados desse cliente, seja nos indicadores de resultado dos experimentos na implantação do negócio, seja nos *feedbacks* formais e informais que seu cliente passa sobre suas impressões em relação a seu modelo de negócio.

Tenho certeza de que, ouvindo seu cliente, você está caminhando para o sucesso do negócio no longo prazo.

Sucesso!

REFERÊNCIAS BIBLIOGRÁFICAS

1. Bes FT. O livro negro do empreendedor. Rio de Janeiro: Best Seller; 2007.
2. Franklin B. Autobiography: Poor Richard. Letters. New York: D. Appleton; 1904.
3. Sinek S. Por quê? Como grandes líderes inspiram ação. São Paulo: Saraiva; 2009.
4. Cascio J. Facing the age of chaos. 2020 [citado em 31 jul. 2023]. Disponível em: https://medium.com/@cascio/facing-the-age-of-chaos-b00687b1f51d
5. Osterwalder A, Pigneur Y, Clark T. Inovação em modelos de negócios: um manual para visionários, inovadores e revolucionários. São Paulo: Alta Books; 2011.
6. Christensen C. O dilema da inovação. São Paulo: HSM; 2011.
7. Ries E. A startup enxuta. São Paulo: Texto Editores; 2012.

20 Mudanças de hábito em saúde

Fábio Ricardo de Souza Romano

INTRODUÇÃO

O termo saúde nos remete à medicina convencional ocidental, afinal é isso que nos foi apresentado como referência de saúde. Mas, quando paramos para analisar, percebemos que esse modelo foi desenhado maravilhosamente para dar conta de traumas e doenças infecciosas, entre outras doenças que nos acometem. Isto é, de maneira geral, o sistema que chamamos de saúde serve para cuidar e tratar de doenças e não para promover a saúde.

O sistema de saúde gasta recursos em tecnologia para melhorar diagnósticos, medicamentos e procedimentos para tratar e curar doenças, o que é de extrema importância e relevância. A expectativa de vida global ao nascer aumentou de 66,8 anos em 2000 para 73,3 anos em 2012, e a expectativa de vida saudável aumentou de 58,3 anos para 63,7 anos. Isso se deve, em grande parte, aos ganhos em saúde materno-infantil e aos grandes investimentos e melhorias em programas de doenças transmissíveis como aids, tuberculose e malária.[1] Há inúmeros outros dados corroborando a importância do modelo médico atual, mas o ponto dessa discussão é que isso não necessariamente promove a saúde. O que promove a saúde são hábitos saudáveis, e, para isso, grande parte da população precisa fazer algumas mudanças comportamentais, o que é complexo, mas totalmente possível.

Essa complexidade ocorre por diversos fatores, entre eles, paradigmas culturais, modelos de crenças, desconhecimento de métodos e modelos que promovem a mudança, falta de percepção das condições ambientais (se favoráveis ou não à mudança), entre outros sobre os quais vamos nos debruçar neste capitulo, mas o fato é que precisamos entender que tratamento de doenças é diferente de promoção da saúde e que a lógica medicamentosa, que nos trouxe até esse patamar elevado de maior controle sobre muitas condições e doenças que nos afetam, não nos levará adiante em relação à salutogênese e ao controle das doenças crônicas não transmissíveis (DCNT).

DOENÇAS CRÔNICAS NÃO TRANSMISSÍVEIS

As DCNT, também conhecidas como doenças crônicas, tendem a ser de longa duração e são resultado de uma combinação de fatores genéticos, fisiológicos, ambientais e comportamentais.

Os principais tipos de DCNT são as doenças cardiovasculares (como infarto e acidente vascular cerebral), câncer, doenças respiratórias crônicas (como doença pulmonar obstrutiva crônica e asma) e diabetes.[2]

Elas afetam desproporcionalmente pessoas em países de baixa e média renda, onde ocorrem mais de três quartos das mortes globais por DCNT (31,4 milhões).[3]

Segundo o último relatório divulgado pela Organização Mundial da Saúde (OMS) em setembro de 2022, atualmente as DCNT são responsáveis por 75% das mortes no Brasil.[4]

São mais prevalentes entre a população mais pobre, por estar mais exposta a fatores de risco e ter menos acesso aos serviços de saúde. O aumento da carga de DCNT reflete os efeitos negativos da globalização, rápida urbanização, vida sedentária, consumo de alimentos com alto teor calórico, uso de tabaco e álcool, este incentivado por propagandas largamente divulgadas.[5]

A rápida transição demográfica, com aumento do peso relativo de adultos e idosos na pirâmide populacional, indica tendência do aumento da carga dessas doenças e do consumo de medicamentos no país.[6]

Conter o aumento das DCNT é um desafio que levou as Nações Unidas a convocar uma reunião de alto nível em 2011, que resultou em um plano abrangente para enfrentar o problema, aprovado em mais de 190 países-membros em maio de 2013. Esse compromisso foi assumido pelo Brasil, que lançou o Plano Estratégico para o Enfrentamento das DCNT 2011-2022, com metas de redução da mortalidade e dos fatores de risco. A queda das taxas de DCNT exige o comprometimento dos governos e dos setores públicos e privado e da sociedade com um todo, não podendo ser relegada a uma opção individual por escolhas saudáveis.

Em 2011, a OMS divulgou intervenções consideradas mais custo-efetivas na proteção contra DCNT e recomendou sua implementação imediata para produzir resultados que salvem vidas, previnam doenças e reduzam custos sociais. Entre as medidas, destacam-se o aumento de impostos e do preço do tabaco, criação de ambientes livres de fumo, alertas sobre os perigos do consumo desse produto e sobre sua publicidade.

A maioria dessas medidas já foi implementada no Brasil e resultou em uma das maiores reduções no consumo mundial de tabaco. O país tinha 34,8% de fumantes em 1989, caindo para 12,1% em 2012 e 11,3% em 2021, segundo a última pesquisa da Vigilância de Fatores de Risco e Proteção para Doenças Crônicas por Inquérito Telefônico (Vigitel) nas capitais.[7]

As medidas preventivas contra o abuso do álcool incluem a restrição das vendas ao consumidor final, a proibição da venda a menores e a aplicação da lei relativa à proibição do álcool a qualquer pessoa que conduza um veículo motorizado. No que diz respeito à alimentação, existem medidas para reduzir o sal nos alimentos, eliminar as gorduras insaturadas (gordura trans), promover o aleitamento materno adequado e implementar restrições à comercialização de produtos alimentares, especialmente os destinados às crianças.

A OMS destaca a importância de investir na comunicação sobre alimentos e na promoção de programas de atividade física e alimentação saudável em escolas, locais de trabalho e áreas comunitárias. Também incentiva investimentos em espaços saudáveis, mobilidade urbana de forma proativa, incluindo ciclovias, locais para caminhadas e prática de exercícios físicos e incentivo ao uso de transporte público.

Portanto, prevenir as DCNT implica atuar em medidas regulatórias para tabaco, álcool e produtos alimentícios, construir espaços urbanos saudáveis e investir em políticas públicas voltadas à proteção coletiva. Ou seja, requer decisões envolvendo o poder público, mas principalmente a adesão e mobilização da sociedade, buscando novas perspectivas de estilo de vida sustentável e saudável.[8]

Para o enfrentamento das DCNT, além da mobilização do setor da saúde para garantir seu acesso, promoção, prevenção e vigilância, é fundamental articular ações intersetoriais, especialmente aquelas que contribuam para reduzir as desigualdades sociais e proteger os setores mais vulneráveis da população, especialmente crianças e adolescentes. As políticas de enfrentamento das DCNT devem ser coordenadas, integradas e cooperadas. Isso porque a prevenção e o manejo das DCNT envolvem uma abordagem multidisciplinar que inclui modificações no estilo de vida, como atividade física regular e alimentação saudável, juntamente com cuidados médicos adequados, incluindo medicamentos e cirurgias, conforme necessário.[8]

As DCNT têm alto custo econômico, tanto para o sistema de saúde quanto para a sociedade, impactando negativamente o desenvolvimento dos países. Além disso, os profissionais de saúde estão pouco preparados para atender às necessidades desse grupo, pois menos de 15% dos programas de graduação em ciências da saúde nas Américas e menos de 10% das especialidades médicas primárias incluem envelhecimento e saúde geriátrica em seus planos de ensino.[9]

MUDANÇAS DE HÁBITO

Além da importância das políticas públicas como peça fundamental na transformação do cenário, o indivíduo como agente de mudança também é de suma importância. Mudanças de hábitos geram novos comportamentos que têm impactos no meio em que o indivíduo transformado transita, gerando assim novas mudanças no entorno. Portanto, o indivíduo também é parte da transformação do cenário e, sob essa ótica, devemos tirar o indivíduo de um local passivo, que espera o Estado e seu entorno se modificarem. Falo aqui de uma mudança de paradigma, em que socialmente é esperado que o profissional da saúde tenha uma solução para o problema do paciente e este, por sua vez, espera uma solução que seja simples e rápida.

Mudanças de hábito necessitam de estratégias, planejamento, organização, esforço e persistência, além de objetivos claros.

Os objetivos que mais funcionam são os positivos, ou seja, aqueles que queremos alcançar e não aqueles dos quais queremos nos livrar. Por exemplo, perder peso não é um objetivo que funciona, mas talvez jogar bola com os netos seja um objetivo mais forte e estimulante.

Geralmente nossos valores pessoais ajudam a dar clareza ao que queremos (e não ao que não queremos). Valores são conjuntos de crenças e ideias aprendidas ao longo da vida; podem vir da família, da religião, da mídia, da escola, da mitologia, entre tantos outros. Mas o que nos interessa aqui é que eles são aprendidos e, portanto, podem ser revistos e questionados se os valores que temos como norteadores das nossas decisões são realmente "nossos" (acreditamos neles ou fomos ensinados a acreditar?).

Alguns dos nossos comportamentos prejudiciais vêm de automatismos no nosso cérebro, que tende a economizar energia e, para isso, executa tarefas de maneira automatizada, mas também há comportamentos que vêm de valores, ou seja, há uma intenção de obter algo importante, mas muitas vezes a estratégia está equivocada, pois é prejudicial.

O processo de mudança de hábito é, sem dúvida, o caminho para a promoção de saúde e combate das DCNT.

Como já mencionado, para um processo de mudança de hábito satisfatório, o foco deve estar no positivo (no que queremos) e não no negativo (do que queremos nos livrar ou prevenir), por isso falamos em promoção de saúde e não em prevenção de doenças.

SALUTOGÊNESE

Muito comumente, a promoção da saúde é confundida com medicina preventiva, mas a ótica pela qual se olha o problema é bem diferente. Na medicina preventiva, a ótica ainda é a doença, afinal, ninguém se previne da saúde.

O termo salutogênese refere-se a um modelo descrito em detalhes no livro *Health, Stress and Coping*,[10] que postula que as experiências de vida ajudam a moldar o senso de coerência, uma orientação global em que a vida é entendida como mais ou menos compreensível, significativa e administrável. Um forte senso de coerência ajuda a mobilizar recursos para lidar com estressores e administrar a tensão com sucesso. Por meio desse mecanismo, o senso de coerência ajuda a determinar o movimento de uma pessoa no *continuum* saúde-doença. Em seu significado mais particular, salutogênese é quase equivalente ao senso de coerência. Em seu significado mais geral, salutogênese refere-se a uma orientação acadêmica que concentra a atenção no estudo das origens da saúde, em contraste com as origens da doença. A salutogênese está em harmonia com os desenvolvimentos nas ciências sociais que buscam uma melhor compreensão dos aspectos positivos da experiência humana. Por exemplo, os conceitos-chave da salutogênese, da psicologia positiva e do comportamento organizacional positivo são consonantes, e a ideia específica do senso de coerência é dominante na compreensão da salutogênese.[10] "Uma orientação salutogênica fornece a base, o trampolim, para o desenvolvimento de uma teoria que pode ser explorada pelo campo da promoção da saúde [...] que nos traz ao senso de coerência."[11]

O senso de coerência sugere que todos os processos salutogênicos sejam canalizados por meio de uma orientação de vida global mensurável. Assim, esse conceito único e focado reduz bastante a complexidade. Além disso, o conceito de senso de coerência tem alta validade tanto para pesquisadores quanto para as populações às quais é aplicado, pois faz sentido imediato que perceber a vida como compreensível, administrável e significativa conduz à saúde. Além disso, é supostamente mais completo e generalizável, e não vinculado à cultura, em contraste com conceitos como *locus* interno de controle e domínio. A combinação de componentes cognitivos, comportamentais e motivacionais posiciona o senso de coerência de forma única e todos eles são mensuráveis.[12]

A orientação salutogênica pode ajudar a "esculpir uma existência autônoma – embora sem dúvida em parceria com a medicina curativa e preventiva".[11]

Talvez seja importante romper alguns paradigmas, como a orientação patogênica, que orienta todo o pensamento médico ocidental.

"O organismo humano é um sistema esplêndido, uma maravilha de organização mecânica, que é de vez em quando atacado por um patógeno e danificado, aguda ou crônica ou fatalmente."[11]

Em contraste com a classificação dicotômica da patogênese em saudável ou não, a salutogênese conceitua um *continuum* saudável-doente. E, em contraste com os fatores de risco da patogênese, a salutogênese ilumina fatores salutares que promovem ativamente a saúde.

A exclusão do contexto e a leitura simplista da ótica da "patologia, deficiência ou característica particular" de uma pessoa não traz soluções sustentáveis para a mudança de hábito saudável, pois pensa apenas em exterminar um mal, enquanto a ótica da salutogênese pode funcionar com uma comunidade de pessoas e "deve se relacionar com todos os aspectos da pessoa".

Indo ao encontro do senso de coerência descrito por Antonovsky, o bem-estar psicológico é um elo importante da promoção da saúde. Ele tem sido definido de várias maneiras e engloba os pensamentos e sentimentos positivos que os indivíduos usam para avaliar suas vidas favoravelmente.[13] Duas perspectivas teóricas distintas informaram as caracterizações do bem-estar psicológico: a abordagem eudaimônica define o bem-estar de acordo com a capacidade de identificar objetivos de vida significativos e se esforçar para alcançar o melhor,[14] e a abordagem hedônica define bem-estar de acordo com a busca e obtenção de prazer e felicidade.[13-15] Além disso, está cada vez mais claro que os efeitos do bem-estar e sofrimento psicológicos não são simplesmente dois lados da mesma moeda, pois a ausência de sofrimento psicológico não denota necessariamente a presença de bem-estar psicológico.[16]

PSICOLOGIA DA SAÚDE

Porém, é importante lembrar que a psicologia não se limita apenas ao estudo, interpretação e superação das patologias, deficiências e transtornos comportamentais, mas sim a uma fusão desses aspectos com os que caracterizam as virtudes, o vigor e as potencialidades.[17]

Essa ideia já vinha sendo discutida pela psicologia humanista, por autores como Carl Jung (1936/1969), Roberto Assagioli (1926), Abraham Maslow (1954) e Carl Rogers (1959), que se mostraram comprometidos com os aspectos positivos do desenvolvimento humano e com esse novo olhar e perspectiva sobre o comportamento humano. No entanto, suas ideias não pareceram ter sido suficientemente atraentes na época, o que levou a uma produção muito escassa de dados empíricos para dar força a uma visão mais positiva do ser humano.[18]

A psicologia da saúde (PS) emergiu na década de 1970, época de grandes alterações políticas, sociais, econômicas e culturais. Ela abre a psicologia para dois campos até então pouco considerados: a saúde como dimensão diferente das doenças; e as doenças físicas como campo diferente das doenças mentais, onde até então a psicologia tinha estado acantonada.[19]

Formalmente, a PS começa em 1973, nos Estados Unidos da América, tendo sido criada uma força-tarefa em pesquisa de saúde, pela American Psychological Association (APA), com o intuito de estudar "a natureza e a extensão da contribuição dos psicólogos para a investigação básica e aplicada dos aspectos comportamentais nas doenças físicas e na manutenção da saúde".[20]

Uma das características da PS, para além de focar seu interesse nos aspectos de saúde e de doenças não mentais, é também a deslocação da atenção do polo "doença" para o polo "saúde", passando a considerar este polo como objeto epistemológico diferente das doenças, com definição própria e métodos de intervenção e de avaliação específicos.

O interesse da psicologia pelos ambientes tradicionais de saúde e doença (não mentais) é paralelo ao desenvolvimento da consciência acerca do papel do comportamento na saúde e nas doenças mais comuns, área de interesse conhecida como medicina comportamental (*behavioral medicine*), que se define como "campo interdisciplinar preocupado com o desenvolvimento e integração dos conhecimentos e técnicas das ciências comportamentais e biomédicas, relevantes para a compreensão da saúde e doença e a aplicação desse conhecimento e dessas técnicas para a prevenção, diagnóstico, tratamento e reabilitação.[21]

PSICOLOGIA POSITIVA

Em meio a tantos construtos teóricos, a psicologia positiva tem encontrado respostas interessantes sobre essa discussão, especialmente sobre a subjetividade do bem-estar, e se tornou uma importante ferramenta na mudança de hábito e promoção da saúde.

A teoria de Seligman e Csikszentmihaly recebeu o nome de psicologia positiva e dedica-se a estudar os estados afetivos e as virtudes positivas, como felicidade, resiliência, otimismo e gratidão. Foi desenvolvida a partir da década de 1990 e investiga os sentimentos, as emoções, as instituições (como família, escola, comunidade e a sociedade em geral) e os comportamentos positivos que têm como finalidade a felicidade humana.[22]

Acredita-se que o foco nas experiências positivas pode contribuir para a prevenção e promoção da saúde, ajudando também nos mecanismos de enfrentamento das doenças.[23] Pode também trazer elementos para a compreensão do bem-estar subjetivo, que é definido pela ausência de depressão e presença de estados cognitivos e emoções positivas.[24]

Os autores descrevem que o bem-estar subjetivo se refere ao que as pessoas pensam e sentem sobre suas vidas. Isto é, na prática, bem-estar subjetivo é apenas um termo para o que as pessoas geralmente descrevem como felicidade.

Durante grande parte da história ocidental, a felicidade funcionou como um indicador da perfeição humana, um ideal imaginado de um ser completo, sem mais carências, desejos ou necessidades. Com o surgimento da filosofia socrática, inaugurou-se um paradigma que propõe que buscar ser feliz seria uma tarefa de responsabilidade pessoal. Com o Iluminismo, apareceu a ideia de que todo ser humano tem o direito de atingir a felicidade e que o objetivo da sociedade deve ser a obtenção desse sentimento por seus cidadãos.[25]

Atualmente, a felicidade é considerada um valor extremamente importante, tanto que foi proposta, em 2010, uma emenda ao artigo 6º da Constituição Federal Brasileira para incluir o direito à busca da felicidade pelos indivíduos e pela sociedade, junto com o direito à educação, saúde, previdência social, proteção, maternidade e infância.[26]

Dessa forma, o estudo da felicidade se mostra cada vez mais importante. A psicologia positiva é baseada em três principais conceitos:[27]

1. O estudo das emoções positivas.
2. O estudo dos traços positivos (forças, virtudes, inteligência, capacidade atlética).
3. O estudo das instituições positivas (democracia, família, liberdade).

Esse movimento propõe que o bem-estar subjetivo pode ser medido em cinco fatores:

1. Emoção positiva.
2. Engajamento.
3. Sentido na vida.
4. Realização positiva.
5. Relacionamentos positivos (relação com outros indivíduos).

A emoção positiva é uma variável subjetiva, definida pelo que se pensa e sente. O engajamento também é uma variável subjetiva, enquanto o sentido, os relacionamentos e a realização têm componentes subjetivos e objetivos e o bem-estar não pode existir somente no pensamento: é uma combinação de todos esses fatores que fundamentam o movimento, e o modo como escolhemos viver deve levar em conta maximizar todos esses cinco elementos.[27]

PROMOÇÃO DA SAÚDE

A combinação de diversas abordagens teóricas é estratégia fundamental para a promoção da saúde, que é entendida como "um conjunto de estratégias e formas de produzir saúde, considerando o individual e o coletivo, além de buscar atender às necessidades sociais de saúde e a melhoria da qualidade de vida".[28]

As diretrizes da promoção da saúde estão presentes desde a Constituição Federal de 1988 e a Lei Orgânica de Saúde de 1990. Entretanto, a Política Nacional de Promoção da Saúde (PNPS) foi instituída em 2006 e revisada em 2014 pela Comissão Intergestora Tripartite (CIT) e pelo Conselho Nacional de Saúde (CNS). A PNPS ressalta a importância dos condicionantes e determinantes sociais da saúde no processo saúde-doença e tem como pressupostos a intersetorialidade e a criação de redes de corresponsabilidade, que visam à melhoria da qualidade de vida.[29,30]

A PNPS trouxe avanços em programas e ações de enfrentamento ao uso do tabaco e seus derivados; alimentação adequada e saudável; práticas corporais e atividades físicas; promoção do desenvolvimento sustentável; enfrentamento do uso abusivo de álcool e outras drogas; promoção da mobilidade segura e sustentável; e promoção da cultura da paz e de direitos humanos.[31]

Porém, após algumas décadas das PNPS e das primeiras ESF (Estratégia Saúde da Família), ainda há uma predominância do modelo centrado na doença e na assistência curativista, de forma que as ações de promoção da saúde ainda não foram consolidadas a ponto de modificar expressivamente a maneira de produzir saúde e enfrentar os determinantes do processo saúde-doença, sendo necessária a ressignificação da PNPS e a elaboração de estratégias de enfrentamento dos desafios de acordo com o perfil epidemiológico, demográfico e nutricional dos brasileiros.[31]

Entretanto, a promoção da saúde, ao ser relacionada aos fatores sociais, envolve as condições de moradia e trabalho, acesso à assistência médica, associando à integralidade, ou seja, considera a importância dos determinantes sociais no processo saúde-doença. Assim, pode ser entendida como uma estratégia para enfrentar os múltiplos problemas de saúde que afetam a população humana.[32]

MODELO DE CRENÇAS CONDICIONANTES

Para que a mudança de hábito se estabeleça, além da ótica de a saúde prevalecer em relação à ótica da doença, o foco no que é desejado (positivo) em vez daquilo que se quer largar (negativo) e da compreensão de que os valores pessoais são grandes influenciadores na nossa tomada de decisão, é preciso organizar diversas estratégias comportamentais, mas nenhuma funciona de maneira sustentável se o indivíduo não se debruçar sobre si mesmo várias e várias vezes, ou seja, uma reflexão se faz necessária para que ele seja capaz de perceber além de suas perspectivas individuais. Somente quando há essa abertura do olhar sobre si é que ocorre o aumento da capacidade de resolver conflitos, potencializar seu crescimento e aperfeiçoamento. Contudo, o contexto sempre deve permanecer em vista, e lembrar de nosso histórico-cultural ajuda na compreensão das dificuldades que temos em mudar hábitos que estão além dos mecanismos fisiológicos que levam nosso cérebro a automatizar ações.

Nos dias de hoje, as informações estão disponíveis na palma da mão; no entanto, o conhecimento por si só não é poderoso o suficiente para promover mudanças duradouras. Os pacientes podem até saber que praticar atividade física pode trazer benefícios para a saúde, assim como comer mais legumes e grãos integrais ou então parar de fumar ou de consumir bebidas alcóolicas. A verdade é que muitas vezes eles não conseguem fazer isso sem a ajuda de um profissional com treinamento em técnicas de mudança comportamental, ou seja, não é por falta de informação que a mudança não ocorre, mas por outras questões que impedem essa mudança.[33]

Na Grécia, no período conhecido como pré-socrático (por anteceder a Sócrates), dois dos principais pensadores, Parmênides e Heráclito, discordaram em um aspecto teórico: Parmênides acreditava que todos os seres possuem uma essência imutável, que a mudança é impossível e ilusória e que todas as informações deveriam passar pela análise da razão, enquanto Heráclito defendia que a mudança constante de tudo o que existe não só é real, mas também irrefreável.[34] A famosa frase atribuída a ele pode ajudar a entender esse pensamento: "Ninguem entra em um mesmo rio uma segunda vez, pois, quando isso acontece, já não se é o mesmo, assim como as águas que já serão outras".

A filosofia de Parmênides influenciou bastante os principais discípulos de Sócrates, Platão e Aristóteles, que, por sua vez, influenciaram grandes pensadores dos séculos seguintes. Suas opiniões sobre a essência imutável da realidade ajudaram a moldar uma linha filosófica chamada transcendência, a qual afirma que tudo aquilo que existe possui uma causa maior, exterior a si mesmo, que transcende o Ser, e está ligado a uma realidade imutável, de uma natureza metafísica, mas que só pode ser acessado de forma racional.[35] Um exemplo desse pensamento é a ideia de que há um propósito de vida para cada um (predeterminado), e que devemos buscá-lo e exercê-lo.

A crença de que existe uma verdade e uma essência imutável sobre cada um e para cada um, ou a de que é impossível mudar determinados aspectos da personalidade, exerce influência em nossos pensamentos até hoje, apesar de existirem diversos pensadores (como Darwin) que se opõem a essa crença. Viver sob esse paradigma metafisico que não admite mudanças, sem raciocinar sobre qual a sua real influência nas escolhas, tem contribuído para profundas crises nas mais diversas esferas da vida,[35,36] como a atual crise global de saúde. Embora o crescimento exponencial das doenças crônicas seja um fenômeno muito complexo, com múltiplas causas que se correlacionam, um dos fatores diz respeito a determinadas crenças presentes no senso comum que derivam diretamente daquele programa metafísico que não admite transformações, como a crença de que a chave para a saúde está menos nas atitudes refletidas do indivíduo e mais em um medicamento providenciado pela medicina. Um exemplo disso é a forma de como se trataram doenças bacterianas no passado: ainda existe a ideia de que os medicamentos também darão cabo das doenças crônicas.

ESTRATÉGIAS PARA A MUDANÇA DE HÁBITO

Começamos a entender a complexidade da mudança de hábito, o sistema de crenças, o modelo da crença na medicação como resolução de todos os males, a ótica na patogenia em vez da salutogênese, a crença na impossibilidade de mudança, entre outros.

Essa complexidade pode explicar por que diversas abordagens, como psicologia humanista, psicologia da saúde, PNPS e ESF, não deram conta (apesar de terem contribuído muito) da atual crise na saúde. Isso nos leva a ampliar o olhar para novas abordagens, como o *coaching* de saúde e bem-estar.

O The American College of Lifestyle Medicine preconiza que seus especialistas tenham formação em *coaching* de saúde e bem-estar, para que a mudança de hábito seja viável e sustentável. No Brasil, o termo *coaching* é visto com muita resistência, o que é compreensível, diante do grande número de pessoas e empresas usando apenas abordagens motivacionais e chamando esses processos de *coaching*.

De fato, o uso dos termos *coaching* de saúde e bem-estar se difundiu sem uma definição clara e consistente dessas intervenções e as limitações da literatura decorrentes dessa variabilidade enfraqueceram o valor dos resultados obtidos quanto à eficácia dessas abordagens. Sendo assim, tornou-se vital uma revisão sistemática da literatura de *coaching* de saúde e bem-estar a fim de caracterizar detalhadamente esse campo emergente e promissor na área da saúde.[37,38]

As pesquisas ajudam a garantir que hoje o *coaching* de saúde e bem-estar seja aceito como uma prática baseada em evidências que promove melhor gerenciamento de doenças crônicas e promoção da saúde em todos os níveis da população.

Diante desse cenário, alguns grupos de profissionais de *coaching*, determinados a padronizar os processos, garantindo que os objetivos da prática fiquem claros e que o consumidor possa entender o processo para poder cobrar a entrega daquilo que lhe foi proposto, assim como permitir que bons modelos metodológicos sejam aplicados em novas pesquisas sobre a prática de *coaching*, criaram organizações bastante sérias. Cito aqui as duas principais dessas organizações: International Coaching Federation (ICF) e National Board for Health and Wellness Coaching (NBHWC).

De acordo com a IFC, "*coaching* representa uma parceria que se estabelece com os clientes em um processo criativo e estimulante, com a finalidade de os inspirar e maximizar seu potencial pessoal e profissional".[39]

A definição de *coaching* de saúde e bem-estar pelo NBHWC é:

> os *coaches* de saúde e bem-estar estabelecem uma parceria com os clientes que buscam melhorar seu bem-estar por meio de mudanças automotivadas e duradouras,

alinhadas com suas crenças e valores. No decorrer do seu trabalho, os *coaches* de saúde e bem-estar demonstram uma consideração positiva incondicional por seus clientes, crendo em sua capacidade de mudança, e honrando o fato de que cada cliente é um especialista em sua própria vida, garantindo que todas as interações sejam respeitosas e sem julgamento.[40]

Desta forma, empenhado em manter e promover a excelência em *coaching*, o NBHWC espera que "todos os *coaches* de saúde e bem-estar credenciados sigam os elementos e os princípios da conduta ética: sejam capacitados e integrem as competências dos *coaches* de saúde e bem-estar de maneira eficaz em seu trabalho".[40]

COACHING DE SAÚDE E BEM-ESTAR

Intervenções de cuidado em saúde demandam conhecimento especializado em saúde e bem-estar e comprometimento com a ética profissional. Em razão disso, torna-se imperativo o estabelecimento de limites claros em relação ao escopo da prática, bem como seguir diretrizes baseadas em evidências científicas:

- São profissionais da área da saúde que trabalham em um processo centrado no cliente (paciente), auxiliando e encorajando sua autonomia, para que ele possa elaborar e alcançar metas autodeterminadas.
- É permitido aos *coaches* de saúde e bem-estar, desde que dentro de suas áreas de *expertise* credenciadas e nacionalmente reconhecidas, prover orientações especializadas.
- Dar suporte aos pacientes, instigando-os a recrutar seus recursos internos e externos e a desenvolver estratégias autogerenciáveis, levando-os desta forma a alcançar mudanças saudáveis e sustentáveis no estilo de vida.
- Apoiar e facilitar as metas estabelecidas pelos próprios pacientes, voltadas para a saúde e mudanças comportamentais, desde que sejam coerentes com os esquemas terapêuticos prescritos por profissionais da saúde, fortalecendo assim um ambiente colaborativo com equipes multidisciplinares, apoiando os tratamentos médicos.

Por ainda não ser uma profissão regulamentada, sabe-se que existem muitas abordagens de *coaching*, algumas sérias e outras nem tanto. Por isso, é importante frisar que o *coach* não vai diagnosticar, prescrever ou dar conselhos não solicitados, como fazem os especialistas em suas abordagens. O cliente determinará sua visão, metas e ações, e será ativamente engajado em tentar novos comportamentos como planejado com o *coach*. O *coaching* não é terapia nem mentoria, tampouco sessão de aconselhamento.

A meta do *coaching* é encorajar a responsabilidade pessoal, a reflexão profunda, a autodescoberta e a autoeficácia. O *coach* é parceiro na cocriação da jornada do cliente na conquista de suas metas.[41] Pode-se dizer que a maior meta do *coaching* é ajudar os clientes a fazerem escolhas mais conscientes.

Quando mudanças de estilo de vida são necessárias para promover a melhora na saúde, os hábitos antigos tornam-se um desafio difícil de ser contornado e que demanda motivação. Nesse aspecto, o profissional de *coaching* em saúde e bem-estar torna-se de grande valia, já que se utiliza de estratégias para facilitar o processo de mudança por meio de planejamento e estabelecimento de metas, em uma parceria de confiança e credibilidade mútua, que gera mudanças sustentáveis e duradouras.[41]

É uma prática que permite chegar a experiências transformadoras e emergir de uma forma muito distinta, por meio das diferentes interpretações da vida e dos eventos durante o processo (Quadro 1). Ao lançar um outro olhar sobre os acontecimentos e sobre si mesmo, o indivíduo se torna consciente de que não é um produto predeterminado, mas um ser que pode se moldar.[35,36]

Quadro 1. Comparação entre as abordagens de especialistas e do *coach*

Abordagem do especialista	Abordagem do *coach*
Autoridade	Parceria
Educador	Facilitador de mudança
Define a agenda	Provoca a agenda do cliente
Sente-se responsável pela saúde do cliente	O cliente é responsável por sua saúde
Resolve problemas	Promove possibilidades
Foca no que está errado	Foca no que está certo
Tem as respostas	Juntos descobrem as respostas
Interrompe a fala do cliente	Aprende com a história do cliente
Trabalha mais duro do que o cliente	O cliente trabalha tão duro quando o *coach*
"Luta" com o cliente	"Dança" com o cliente

Fonte: Moore et al., 2016.[41]

TEORIAS ESPECÍFICAS SOBRE A MUDANÇA DE COMPORTAMENTO EM SAÚDE

O modelo transteórico de mudança (MTT), desenvolvido por James Prochaska, é baseado em décadas de avaliações de pesquisa e medidas de mudança de comportamento para uma grande variedade de comportamentos em saúde, incluindo cessação de tabagismo, adoção de exercícios físicos e engajamento na realização de mamografias. Esse modelo é um projeto para a promoção da automudança em comportamentos/hábitos de saúde e pode ser prontamente aplicado ao *coaching*, assim como outras abordagens.[41]

No MTT, a mudança de comportamento é conceituada como um processo que leva tempo e envolve um progresso por meio de uma série de etapas: pré-contemplação, contemplação, preparação, ação e manutenção. Em cada etapa, acontecem diferentes processos de mudança. Encontrar os processos de mudança para os respectivos estágios requer que a relação terapêutica seja combinada com o estágio de mudança do cliente.[42]

Mudança significa "qualquer atividade que você inicia para ajudar a modificar sua maneira de pensar, sentir ou se comportar".[42] Inicialmente, Prochaska, DiClemente e outros pesquisadores investigaram diferentes processos de mudanças envolvidos nas iniciativas pessoais e em contextos terapêuticos.[43] Conseguiram identificar que esses processos poderiam envolver diversos tipos de iniciativas e práticas, como tomadas de consciência, reavaliações de si mesmos, engajamentos relacionados à ajuda, gerenciamento de recompensas e reforços, reavaliações dos ambientes, entre outras. Observaram que as mudanças aconteciam conforme certos padrões, percorrendo conjuntos gerais de etapas.[42]

Segundo esse modelo, as evoluções de mudanças dependem da consciência que as pessoas têm sobre o que significa necessidade de mudar e sobre os problemas que precisam enfrentar. Além disso, demandam mobilizações e empenhos pessoais, ocorrendo no decorrer do tempo, de forma gradativa, em um percurso envolvendo estágios que são subsequentes: dando conta dos problemas, mobilizando-se para as mudanças, iniciando algumas ações que são relacionadas aos problemas.[44]

As etapas das mudanças descritas pelo MTT são:

- **Pré-contemplação:** momentos nos quais as pessoas não têm intenção de mudar em um futuro próximo, não percebendo a necessidade ou importância que a mudança pode ter para sua vida.
- **Contemplação:** as pessoas pensam nas possibilidades de mudança, reconhecem que existem questões a serem enfrentadas e que elas são relevantes, mas não tomaram nenhuma iniciativa.
- **Preparação:** quando existe comprometimento com as mudanças, traduzindo-se nas intenções de realizarem mudanças em um futuro próximo ou implementando pequenas mudanças, com maiores elaborações das questões enfrentadas e aquecimentos para agirem na direção das mudanças.
- **Ação:** quando as pessoas tomam decisões e se esforçam de forma ativa para colocarem em prática novos comportamentos e atitudes.
- **Manutenção:** de forma ativa, as pessoas se esforçam conforme o tempo, consolidando o que conseguiram alcançar, evitando voltar aos comportamentos anteriores, realizando iniciativas e estratégias para consolidarem as mudanças alcançadas.

Considerando que a mudança não é um processo linear, podem acontecer recaídas ao longo das etapas anteriores, a qualquer momento. A possibilidade de recaídas vai diminuindo à medida que aumenta a autoeficácia, que pode ser definida como "a confiança na capacidade pessoal para se organizar e executar suas ações".

A prevenção de lapsos (escorregões) e recaídas (retorno ao velho comportamento) apoia-se na reestruturação cognitiva, em que aprender um comportamento pode inibir ou bloquear um velho hábito, e esse novo comportamento, com o passar do tempo, passa a ser um substituto mais presente pela via neural.

O maior risco de recaídas é o estresse ruim (distresse), que é a resposta negativa aos desequilíbrios e às adversidades. Assim, torna-se fundamental identificar e mudar pensamentos sabotadores e disfuncionais, além do treinamento de enfrentamento de situações difíceis (p. ex., fissura, pressão dos pares, emoções negativas, exposição a ambientes de risco, estresse). Daí a importância das técnicas de gerenciamento de estresse e práticas que favorecem o equilíbrio da equação deveres *versus* prazeres (acrescentando recompensas saudáveis, *hobbies*, novas amizades, cultura e lazer, espiritualidade).

Entendendo que os processos de mudanças comportamentais apresentam um dinamismo entre as etapas e que o aumento da autoeficácia favorece esse processo, conclui-se que é importante lançar mão de alguns aceleradores, que inclusive colaboram para a solução de problemas, como: percepção dos motivos que o fizeram recair, o que aprendeu com os erros, treinar estratégias mais eficazes de enfrentamento das situações difíceis, retorno ao processo de mudanças mais "sábio".[44] Esse modelo foi originalmente criado e testado para práticas clínicas, aconselhamento e terapias.[44,45]

É importante ressaltar que as progressões das etapas não são necessariamente lineares, podendo envolver alguns retrocessos, saltos de etapas, quebras ou interrupções e sobreposições entre as etapas, em que os encadeamentos podem se tornar mais espirais do que linhas contínuas.[42]

MODELO DE CRENÇAS EM SAÚDE

As principais teorias de mudanças de comportamento em saúde têm em comum alguns fatores:[46]

- Crenças sobre riscos e benefícios.
- Motivação.
- Autoeficácia (originalmente apenas na teoria cognitiva social).
- Influência ambiental (p. ex., normas sociais).

Além disso, o comportamento em saúde é influenciado por aspectos das dimensões:[46]

- **Intrapessoal:** conhecimento, atitudes, crenças e personalidade.
- **Interpessoal:** influência da família, amigos, pares e profissionais de saúde.
- **Institucional:** regras, regulamentos e políticas:
  A. Fatores comunitários: redes sociais e normas sociais no seu círculo.
  B. Políticas públicas: políticas e leis locais, estaduais e federais, que regulam as ações de prevenção, detecção, controle e gerenciamento de doenças (p. ex., calorias listadas em menu ou leis sobre onde você pode fumar).

Enquanto a teoria comportamental diz que comportamentos que são imediatamente reforçados pelo prazer tendem a se repetir, a teoria cognitiva intermedeia a situação até o comportamento por meio da geração de emoção.[47]

As pessoas atuam de acordo com o que são e são conforme atuam, ou seja, tornam-se aquilo que fazem. Também atuam de acordo com os sistemas sociais. De fato, o sistema social constitui o indivíduo na mesma proporção que o indivíduo atua no sistema social, e essa dinâmica influencia a mudança constante, enquanto indivíduos e enquanto sociedade.

O modelo de crenças em saúde, originalmente desenvolvido na década de 1950 nos Estados Unidos, é um modelo teórico usado para explicar e prever o comportamento das pessoas ao não adotar estratégias de prevenção de doenças. Por exemplo: por que algumas pessoas não aderem a algumas políticas de saúde pública, como campanhas de vacinação? O modelo descreve que, antes que alguém busque medidas preventivas, ela deve acreditar que há uma ameaça a sua saúde e que existe uma medida preventiva acessível e de baixo risco.

Esse processo de pensamento para mudança comportamental que o indivíduo vai adotar quanto à sua saúde será determinado por crenças e percepções, que podemos descrever em seis construções principais:[42]

- **Suscetibilidade percebida:** percepção subjetiva do risco de adquirir ou ser suscetível à ameaça à saúde. Quanto maior, mais aderência às práticas de saúde com mudanças de comportamento.
- **Severidade ou gravidade percebidas:** percepção subjetiva sobre a seriedade de uma ameaça à saúde (contrair a doença ou deixar de tratá-la). Isso inclui sentimentos sobre possíveis resultados de saúde, como morte ou incapacidade, e resultados sociais, como relacionamentos e atividades.
- **Benefício percebido:** crenças sobre a eficácia das medidas preventivas disponíveis para evitar, reduzir ou eliminar ameaças à saúde.

- **Barreiras percebidas:** talvez seja o aspecto mais significativo para determinar a mudança ou não de comportamento. A percepção dos aspectos negativos de uma medida preventiva pode impedir a adoção da mudança de comportamento recomendada.
- **Estímulos para ação:** eventos que "acionam" a prontidão para mudar e adotar mudança de comportamento e medida preventiva. Podem ser internos (p. ex., febre) ou externos (p. ex., lembretes do profissional de saúde).
- **Autoeficácia:** sensação de competência para agir no sentido da mudança. Confia-se em sua capacidade de agir e conseguir concluir a mudança de comportamento ou medida preventiva.

Resumindo, a adoção de um comportamento preventivo depende de o indivíduo:

- Acreditar que pode ser afetado por um problema de saúde (suscetibilidade percebida).
- Acreditar que as consequências são potencialmente graves (severidade percebida).
- Acreditar que essa ameaça pode ser evitada/minimizada por uma determinada ação (benefício percebido).
- Acreditar que as barreiras podem ser superadas (barreiras percebidas).
- Acreditar que ele é capaz de adotar as mudanças (autoeficácia).

TEORIA AFETIVA

A questão a seguir nos coloca diante um cenário no mínimo intrigante.

Nosso sistema límbico, também chamado cérebro emocional, é responsável pela nossa sobrevivência e aciona o mecanismo de luta e fuga apenas quando entende que há uma ameaça iminente. Ou seja, saber que algo pode nos causar males em médio prazo não aciona ou mecanismos de defesa, que poderiam nos ajudar a mudar algum comportamento.

As emoções exercem um grande papel na nossa tomada de decisões. Segundo o filósofo Baruch Spinoza, não são feitas escolhas racionais, mas sim escolhas geridas pelas emoções. "Conheça bem seus afetos" (o que te afeta e é gerado por seu contato com o mundo), afirmava. O comportamento ocorre de acordo com a emoção mais forte do momento, no contato com aquela situação, e a razão é usada depois para explicar suas escolhas.

O estado do organismo é mapeado constantemente no cérebro, e sua homeostase é sinalizada com marcadores afetivos, dirigindo o comportamento na busca dos interesses biopsíquicos, para evitar ou combater o que vai de encontro a eles.

Esses "mapas" do estado do organismo (e as memórias que fazem parte disso) podem ser falseadas, para o bem e para o mal, por fármacos, drogas de abuso etc. Assim, fica fácil compreender alguns comportamentos sabidamente danosos para nós e que não são controlados, como porque continuamos a destruir a natureza, mesmo sabendo que isso vai ter impactos nas chuvas e, consequentemente, na agricultura e produção de alimentos, ou porque continuamos a comer alimentos ultraprocessados, ou dormir pouco, apesar de saber das consequências danosas dessas atitudes.

O que nos move são os afetos e, no *mix* de afetos, prevalece o mais forte. Qualquer interação com o mundo provoca efeitos que vão gerar afetos, que se movem para comportamentos. É difícil saber por que se pensa de determinada maneira, se não se sabe ou não se conhece como se sente. O que faz você existir, ser o que é, são suas emoções. O mundo te afeta e esses afetos que possibilitam seus pensamentos. É importante ter a oportunidade de viver muitas composições com o mundo para, a partir dos efeitos, observar os afetos e agir a partir disso. Muitas vezes não há reflexão, observação ou tomada de consciência dos afetos.

Os diferentes afetos ajudam a discriminar as experiências e dar diferentes relevâncias a elas, permitindo a tomada de decisão. Esse processo será sempre pautado, mesmo que inconscientemente, pelos interesses do organismo que "sente os afetos". Mecanismos mais primitivos (mais subcorticais) competem todo o tempo com mecanismos mais sofisticados na tomada de decisão, e, quando os mecanismos mais primitivos dominam o processo, a busca do interesse do organismo pode não ser facilmente compreendida, até porque os resultados por vezes podem ser, na visão de um observador externo, contrários a esses interesses.

O melhor reconhecimento de seus afetos pode ajudar a nomear melhor suas emoções e pensamentos, havendo então maior coerência entre suas ações e seus desejos: "Quem eu preciso ser para dar conta do que eu quero ser?"

TEORIA DA AUTODETERMINAÇÃO E AUTOEFICÁCIA

A autodeterminação, no campo da psicologia, é a habilidade ou processo em que a pessoa faz suas próprias escolhas e tem controle sobre a própria vida. É uma peça fundamental para o bem-estar psicológico. Ela postula que existem dois principais tipos de motivação (interna e externa) e que ambas são importantes para moldar quem somos e como nos comportamos.[48]

A motivação extrínseca é o desejo de se comportar de determinada maneira, baseado em fontes externas. Seu resultado gera recompensas externas, respeito e admiração dos outros, avaliações no trabalho, sistema de notas. Já a motivação intrínseca, ou automotivação, vem da própria pessoa, e é baseada nos seus valores pessoais, necessidades, visão e propósito de vida.[48]

A teoria da autodeterminação diferencia ainda a motivação autônoma, que é proveniente de fontes intrínsecas ou extrínsecas que estejam alinhadas com os valores e individualidades da pessoa, da motivação controlada, que é regulada pelo medo de punição ou pelo desejo de recompensas externas.[48]

Em um processo de *coaching* de saúde e bem-estar, podemos ajudar o cliente a conectar os valores, desejos e propósitos pessoais ao comportamento de saúde desejado, aumentando assim sua motivação autônoma e engajamento, que o conduzirá a uma mudança mais sustentável.[49]

A automotivação e a autoconfiança (confiança na sua própria capacidade e qualidades) desempenham papéis essenciais no desenvolvimento da autoeficácia, um conceito primordial do *coaching*.[50] Autoeficácia é a crença que uma pessoa tem na sua capacidade de organizar, executar e manter um comportamento com sucesso.[50,51] Ela é o cerne da mudança bem-sucedida do comportamento em saúde, pois influencia diretamente nossas escolhas, quanto esforço e tempo iremos investir, quão resilientes seremos diante das adversidades e até qual nível de realização alcançaremos.[51,52] Ou seja, uma pessoa tem maiores chances de iniciar um processo de mudança quando acredita na sua capacidade em realizar a mudança e quando antevê um bom resultado.

CONCLUSÃO

A vida agitada e corrida, cheia de estresse, medos, preocupações, ausência de tempo e constantes desafios, torna a autogestão da saúde um grande desafio. Por isso a ajuda profissional nesse processo se faz mais que necessária: ela é imprescindível para a grande maioria de nós.

E o *coaching* de saúde e bem-estar vem como uma alternativa de cuidado centrado na pessoa, atuando com equipe multidisciplinar, a fim de promover um cuidado sistêmico e mais efetivo, com manutenção de hábitos saudáveis. É uma abordagem que ajuda as pessoas a adquirirem conhecimento, habilidades e confiança para se tornarem participantes ativos em seus cuidados, ajudando o paciente a obter autonomia e bem-estar.

Contrariamente à visão filosófica transcendente, a visão da imanência coloca o propósito de vida como a autonomia para vivê-la. Exercê-lo nessa visão é simplesmente fazer escolhas cada vez mais conscientes para poder, a cada passo, a cada nova situação, escolher "viver a vida", afinal ela não tem outro sentido fora dela mesma.

Portanto, a busca pelo bem-estar e autonomia é essencial para viver a vida com propósito.

REFERÊNCIAS BIBLIOGRÁFICAS

1. Nações Unidas Brasil [Internet]. OMS divulga novas estatísticas mundiais de saúde [citado em 12 jul. 2023]. Disponível em: https://brasil.un.org/pt-br/183080-oms-divulga-novas-estat%C3%ADsticas-mundiais-de-saúde
2. Brasil. Ministério da Saúde (MS). Diretrizes e recomendações para o cuidado integral de doenças crônicas não-transmissíveis: promoção da saúde, vigilância, prevenção e assistência. Brasília: MS; 2008.
3. World Health Organization (WHO) [Internet]. Noncommunicable diseases. 12 set. 2022 [citado em 26 jul. 2023]. Disponível em: https://www.paho.org/en/topics/noncommunicable-diseases
4. World Health Organization (WHO) [Internet]. Noncommunicable Diseases Progress Monitor 2022. 11 abr. 2022 [citado em 12 jul. 2023]. Disponível em: https://www.who.int/publications/i/item/9789240047761
5. Malta DC, Silva Junior JB. O plano de ações estratégicas para o enfrentamento das doenças crônicas não transmissíveis no Brasil e a definição das metas globais para o enfrentamento dessas doenças até 2025: uma revisão. Epidemiol Serv Saúde. 2013;22(1):151-64.
6. Schmidt MI, Duncan BB, Silva GA, Menezes AM, Monteiro CA, Barreto SM, et al. Chronic non-communicable diseases in Brazil: burden and current challenges. Lancet. 2011;377(9781):1949-61.
7. Brasil. Vigitel. Percentual de adultos (≥ 18 anos) fumantes, por sexo, segundo as capitais dos estados brasileiros e no Distrito Federal. Vigitel, 2006 [citado em 12 jul. 2023]. Disponível em: http://plataforma.saude.gov.br/vigitel/.
8. Malta DC. Doenças crônicas não transmissíveis, um grande desafio da sociedade contemporânea. Cienc Saúde Coletiva. 2014;19(1):4.
9. Pereira RA, Alves-Souza RA, Vale JS. Processo de transição epidemiológica no Brasil: uma revisão de literatura. Rev Cient FAEMA. 2015;6(1):99-108.
10. Antonovsky A. Health, stress and coping. San Francisco, CA: Jossey-Bass; 1979.
11. Antonovsky A. The salutogenic model as a theory to guide health promotion. Health Promot Int. 1996;11:11-8.
12. Mittelmark MB, Bauer GF. The meanings of salutogenesis. In: Mittelmark MB, Sagy S, Eriksson M, et al., editors. The handbook of salutogenesis. Cham (CH): Springer; 2017.
13. Boehm JK, Kubzansky LD. The heart's content: the association between positive psychological well-being and cardiovascular health. Psychol Bull. 2012;138:655-91.
14. Waterman AS. On the importance of distinguishing hedonia and eudaimonia when contemplating the hedonic treadmill. Am Psychol. 2007;62:612-3.
15. Keyes CLM, Shmotkin D, Ryff CD. Optimizing well-being: the empirical encounter of two traditions. J Pers Soc Psychol. 2002;82:1007-22.
16. Ryff CD, Dienberg Love G, Urry HL, Muller D, Rosenkranz MA, Friedman EM, et al. Psychological well-being and ill-being: do they have distinct or mirrored biological correlates? Psychother Psychosom. 2006;75:85-95.
17. Pèrez-Ramos AMQ, Pèrez-Ramos J. Novas perspectivas da psicologia positiva. Bol Acad Paul Psicol. 2004;XXIV(1):59.
18. Paludo SS, Koller SH. Psicologia Positiva: uma nova abordagem para antigas questões. Paideia. 2007;17(36):9-20.
19. Alves RF, organizador. Psicologia da saúde: teoria, intervenção e pesquisa [online]. Campina Grande: EDUEPB; 2011. 345p.
20. APA Task Force on Health Research. Contributions of psychology to healt research: patterns, problems and potentials. Am Psychol. 1976;31:263-74.

21. Schwartz G, Weiss S. Behavioral medicine revisited: an amended definition. J Behav Med. 1978;1:249-51.
22. Seligman MEP, Csikszentmihalyi M. Positive psychology: an introduction. Am Psychol Assoc. 2000;55(1):5-14.
23. Calvetti P, Muller M, Nunes M. Psicologia da saúde e psicologia positiva: perspectivas e desafios. Psicol Cienc Prof. 2007;27(4):706-17.
24. Seligman MEP. Florescer: uma nova compreensão sobre a natureza da felicidade e do bem-estar. Tradução de C. P. Lopes. Rio de Janeiro: Objetiva; 2011.
25. Ferraz RB, Tavares H, Zilberman ML. Felicidade: uma revisão. Rev Psiquiatr Clin. 2007;34(5):234-42.
26. Brasil. Senado Federal. Atividade legislativa. Proposta de Emenda à Constituição n. 19, de 2010 [citado em 26 jul. 2023]. Disponível em: https://www25.senado.leg.br/web/atividade/materias/-/materia/97622
27. Seligman MEP. Felicidade autêntica: usando a nova psicologia positiva para a realização permanente. Tradução de N. Capelo. Rio de Janeiro: Objetiva; 2004.
28. Buss PM, Carvalho AI. Desenvolvimento da promoção da saúde no Brasil nos últimos vinte anos (1988-2008). Cienc Saúde Coletiva. 2009;14(6):2305-16.
29. Brasil. Ministério da Saúde. Portaria MS/GM n. 2.446, de 11 de novembro de 2014. Redefine a Política Nacional de Promoção da Saúde (PNPS). Diário Oficial da União, n. 11, 2014.
30. Rocha DG, Alexandre VP, Marcelo VP, Regiane R, Nogueira JD, Sá RF. Processo de Revisão da Política Nacional de Promoção da Saúde: múltiplos movimentos simultâneos. Cienc Saúde Coletiva. 2014;19(11):4313-22.
31. Malta DC, Reis AAC, Jaime PC, Morais NOL, Silva MMA, Akerman M. O SUS e a Política Nacional de Promoção da Saúde: perspectiva resultados, avanços e desafios em tempos de crise. Cienc Saúde Coletiva. 2018;23(6):1799-809.
32. Lasmar MMO. Promoção da saúde: percepção e prática de profissionais da Estratégia Saúde da Família [Dissertação]. Ribeirão Preto (SP): Faculdade de Medicina de Ribeirão Preto, Universidade de São Paulo; 2010.
33. Frates EP, Eubanks JE. Behavior Change. In: Rippe, JM. Lifestyle Medicine. 3. ed. Boca Raton (FL): CRC Press; 2019. p.193-6.
34. Souza JC. Os pré-socráticos fragmentos, doxografia e comentários. São Paulo: Nova Cultural; 1996.
35. Echeverria R. Etica y coaching ontológico. Buenos Aires: Granica; 2013.
36. Echeverria R. Mirada de la ontología del lenguaje sobre el ser humano [citado em 12 jul. 2023]. Disponível em: https://www.youtube.com/watch?v=rc1e8a-dmrY&t=104s.
37. Wolever RQ, Simmons LA, Sforzo GA, Dill D, Kaye M, Bechard EM, et al. A systematic review of the literature on health and wellness coaching: defining a key behavioral intervention in healthcare. Glob Adv Health Med. 2013;2(4):38-57.
38. Wolever RQ, Jordan M, Lawson K, Moore M. Advancing a new evidence-based professional in health care: job task analysis for health and wellness coaches. BMC health services research. 2016;16(1):1-1.
39. International Coach Federation [Internet]. Code of Ethics [citado em 25 jul. 2023]. Disponível em: https://coachingfederation.org/ethics/code-of-ethics
40. National Board of Health and Wellness Coaching [Internet]. NBHWC – Code of Ethics [citado em 25 jul. 2023]. Disponível em: https://nbhwc.org/code-of-ethics/
41. Moore M, Jackson E, Tschannen-Moran B. Coaching psychology manual [livro eletrônico]. 2. ed. Philadelphia, PA: Wolters Kluwer; 2016. p.93-109.
42. Prochaska JO, Norcross JC. Stages of change. Psychotherapy. 2001;38(4).
43. Norcross JC, Krebs PM, Prochaska JO. Stages of change. J Clin Psychol. 2011;67(2):143-54.
44. Yoshida EMP. Escala de Estágios de Mudança: uso clínico e em pesquisa. Psico USF. 2002;7(1):59-66.

45. Prochaska JO, Clemente CC, Velicer WF, Ginpil S, Norcross JC. Predicting change in smoking status for self-changers. Addict Behav. 1985;10:395-406.
46. Kelly J, Shull J. Foundations of lifestyle medicine: the lifestyle medicine board review manual. 2. ed. Chesterfield: American College of Lifestyle Medicine; 2019. Capítulo 2.
47. Glanz K, Rimer BK, Viswanath K, editors. Health behavior and health education: theory, research and pratice. 4. ed. San Francisco, CA: Jossey-Bass; 2008.
48. Ryan RM, Deci EL. Self-determination theory: basic psychological needs in motivation, development, and wellness. New York, NY: Guilford Press; 2017. Capítulo 1.
49. Frates EP, Moore M. Health and wellness coaching skills for lasting change. In: Rippe JM. Lifestyle medicine. 2. ed. Boca Raton, FL: CRC Press; 2012. p.343-62.
50. Moore M, Jackson E, Tschannen-Moran B. Coaching psychology manual [livro eletrônico]. 2. ed. Philadelphia, PA: Wolters Kluwer; 2016. Capítulo 3.
51. Nunes MFO. Funcionamento e desenvolvimento das crenças de auto-eficácia: uma revisão. Rev Bras Orientac Prof. 2008;9(1):29-42.
52. Miller WR, Rollnick S. Motivational interviewing: helping people change. 3. ed. London: Guilford Press; 2013. p.22-30.

21
Conexão mente-corpo: bases científicas e caminhos terapêuticos

Cristiane Benvenuto Andrade
Elisa Harumi Kozasa

DUALISMO MENTE-CORPO

O acentuado dualismo na relação entre a mente e o corpo, preconizado na civilização ocidental, costuma ter sua origem relacionada à obra de Descartes, no século XVII. De acordo com ele, os seres humanos consistem em duas substâncias distintas que não podem existir em unidade. A mente seria uma substância não material, pensante e não sujeita às leis da mecânica, enquanto o corpo seria uma substância material, mas desprovida de pensamentos. Historicamente, essa desconexão do corpo com processos relacionados à mente (e ao espírito) permitiu que a medicina avançasse com menos influência das forças religiosas, tão evidentes até aquele momento. A crença então vigente, na unidade do corpo com a mente e sua alma, conduzia a explicações espirituais dogmáticas para diversos problemas de origem claramente física, na visão dos cientistas da época, e bloqueava a evolução da ciência, condenando-a às "trevas".[1]

No mesmo período, o positivismo abriu caminho para a adoção do método científico como solução para o desenvolvimento de conhecimento médico de qualidade. Tudo o que não fosse observado, medido e replicado perderia a legitimidade dentro dos dogmas da medicina científica. Essa foi a base para o desenvolvimento do modelo biomédico, ainda em vigor na maioria dos centros de saúde ocidentais. Nele os seres humanos são vistos como organismos biológicos (materialismo), que devem ser entendidos por meio do estudo de suas partes (reducionismo).[1] A doença nada mais é que uma alteração no funcionamento de alguma das partes, como resultado de uma alteração física ou química, passível de correção por tratamentos que incluem cirurgias, drogas ou radiações – todos agindo sobre a matéria.

Embora o modelo biomédico tenha sido responsável por grandes avanços no conhecimento médico, ao longo do tempo ele foi se demonstrando incompleto e incapaz de responder a todos os questionamentos acerca do processo saúde-doença. Linhas de estudo no campo da medicina e da filosofia passaram a definir os seres vivos como sistemas complexos que fazem parte de sistemas complexos mais amplos, em permanente interação com seu ambiente e capazes de construir sua própria realidade subjetiva. Nessa visão, corpo e mente formam uma unidade em que processos e eventos complexos ocorrem continuamente.

Nesse sentido, é possível dizer que o termo medicina mente-corpo até se torna obsoleto, podendo ser substituído apenas por medicina, como o estudo dos processos de saúde e doença dos seres vivos em sua integralidade. Na prática, a dualidade deve ser substituída pela unidade e integralidade do ser humano e seu ambiente. No entanto, o termo ainda se impõe como reação à forte influência da visão materialista e reducionista na medicina ocidental. A medicina mente-corpo se apresenta, então, como o ramo da medicina que estuda a inter-relação entre processos físicos, químicos e imateriais (mentais) no estado de saúde dos indivíduos. Ela está em linha com a definição de saúde da Organização Mundial da Saúde (OMS): um estado de completo bem-estar físico, mental e social. Ainda assim, grande parte da comunidade médica ainda trata com ceticismo e muita resistência as técnicas e os tratamentos que se baseiam nessa visão holística do ser humano e seu ambiente.

INTEGRAÇÃO MENTE-CORPO

Felizmente, nos últimos anos, houve um aumento exponencial dos estudos que procuram demonstrar a influência dos processos mentais e cerebrais nas respostas do corpo ao seu ambiente. Também está cada vez mais clara a grande influência que o corpo pode exercer sobre o estado mental dos seres humanos. Inicialmente, a comunidade médico-científica via atividades como a meditação (uma das formas de abordagem mente-corpo) como a indução de um estado dissociativo ou tipo de catatonia vinculada a práticas religiosas, tendo pouca aplicabilidade na prática clínica. No entanto, com o tempo ela foi sendo objeto de estudos sistemáticos por cientistas ocidentais e hoje é utilizada e ensinada em instituições como o MD Anderson Cancer Center, nos Estados Unidos, e o Hospital Israelita Albert Einstein, no Brasil. Normalmente ela é prescrita como uma técnica para relaxamento do corpo e tranquilização da mente, mas estudos vêm demonstrando que as práticas mente-corpo podem ter aplicações bem mais amplas.

Uma das primeiras propostas de conexão entre processos corporais e mentais foi feita pelo cientista de Harvard Walter Cannon, que descreveu, no início do século XX, o que ele denominou "resposta de luta ou fuga" (do inglês *fight or flight response*). Trata-se de um conjunto de alterações fisiológicas observadas em indivíduos expostos a situações de estresse (termo importado da engenharia e da física).[2] Nos anos 1950, Hans Selye foi um pouco mais adiante e descreveu um modelo de resposta involuntária do corpo humano ao estresse composto por três fases:[3]

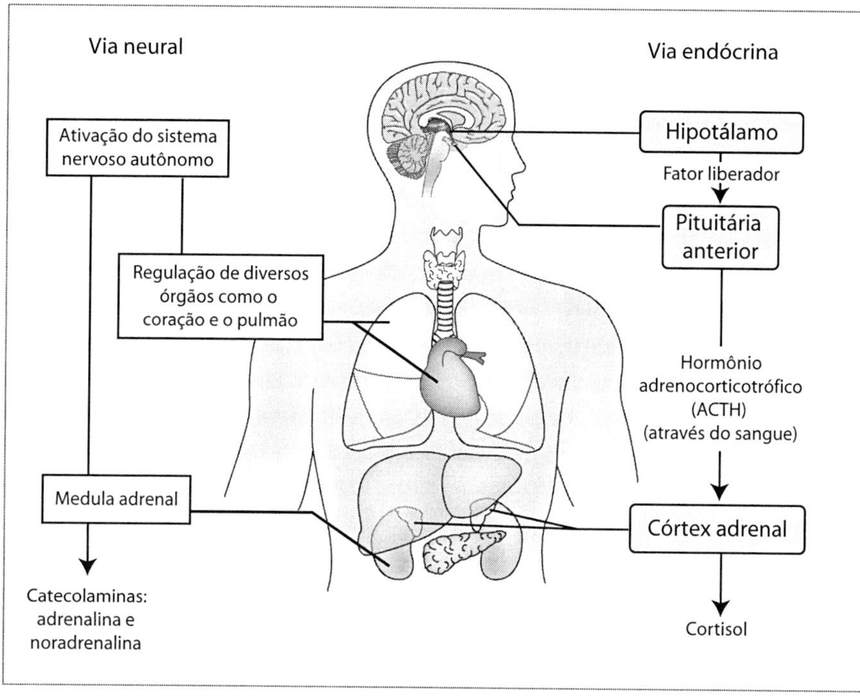

Figura 1. Fluxo de ativação de resposta ao estresse.

O **estágio 1** é o de alarme. Nesta fase, em que a situação é percebida pela primeira vez (p. ex., queimaduras graves, um agressor ou qualquer risco potencial), são ativados os eixos simpático-adrenomedular (SAM) e o hipotálamo-hipófise-adrenal (HHA),[4] levando o organismo às alterações descritas na Figura 1.

De acordo com a Figura 1, a ativação da resposta ao estresse é necessária para que o indivíduo reaja a qualquer estímulo que ponha em risco sua homeostasia corporal e o equilíbrio de suas funções biológicas. Alguns efeitos incluem aumento da atenção, melhora da cognição, euforia e diminuição da sensação de dor.

Do ponto de vista fisiológico, há aumento dos ritmos cardíaco e respiratório e do metabolismo; e inibição de algumas funções vegetativas, como digestão, crescimento, reprodução e imunidade.

A ativação inadequada ou prolongada dessa resposta pode levar ao desenvolvimento de doenças.

As vias endócrinas e neurológicas envolvidas na regulação da resposta ao estresse são complexas, mas apresentadas de forma simplificada na Figura 1 pelos eixos HHA e SAM e pelo sistema parassimpático. Sabe-se que essas vias, assim como o sistema imune, interagem durante toda a reposta ao estresse, tendo grande importância nos estímulos agudos e nas alterações negativas de longo prazo no organismo, causadas pelo estresse e pelo desequilíbrio prolongado das funções biológicas discutidos neste capítulo.

Pela via endócrina, após o estímulo estressor captado pelo sistema nervoso central, o hipotálamo secreta o hormônio liberador de corticotropina (CRF), que atua na hipófise anterior, permitindo que ela libere hormônio adrenocorticotrófico (ACTH) no sangue. A hipófise também libera a vasopressina, que potencializa o efeito do CRF na liberação de ACTH. O ACTH, então, ativa o córtex da glândula adrenal para que ele libere o cortisol, um hormônio esteroide para o qual todas as células do corpo possuem receptores. O cortisol estimula o fígado a quebrar o glicogênio e liberar glicose, aumenta a pressão arterial e o ritmo cardíaco e aumenta o ritmo metabólico, com maior produção de adenosina trifosfato (ATP). O cortisol também tem uma ação inibitória sobre o eixo hipotálamo-hipófise-tireoide, diminuindo sua ativação e controlando a resposta ao estresse.

Na reação neurológica ao estresse, o sistema nervoso autônomo (simpático e parassimpático) é ativado e regulado para garantir a sobrevivência do indivíduo e para dar suporte à resposta de luta ou fuga. Entre as alterações imediatas no organismo por ação do sistema nervoso simpático, podem ser citados o aumento da pressão e do ritmo cardíaco, a dilatação das vias pulmonares e a liberação de adrenalina e noradrenalina na medula adrenal.

Se o estressor for mais forte que a capacidade de reação do corpo nessa primeira fase, o estresse pode resultar em morte. Nos casos em que o corpo consegue reagir a um estresse que se torna prolongado, é descrita a segunda fase: resistência.

No **estágio 2** (resistência), o corpo se adapta ao estresse, mantendo elevados os níveis dos hormônios relacionados a ele e o estado de alerta do indivíduo. Se mantida por muito tempo, a fase de resistência pode evoluir para o terceiro estágio: exaustão.

No **estágio 3** (exaustão), começam a surgir as doenças relacionadas ao estresse.

Estudos realizados nas últimas décadas indicam que mesmo o estresse "psicológico" pode desencadear alterações importantes em todo o organismo, incluindo a modulação do sistema imunológico e a aceleração do processo de envelhecimento celular.[5-8]

Alguns anos depois dos trabalhos de Cannon e Selye, o médico de Harvard Herbert Benson descreveu o que chamou de resposta de relaxamento, ou seja, um estado fisiológico que pode ser voluntariamente eliciado em que o corpo experimenta uma diminuição no consumo de oxigênio, queda no ritmo respiratório e na pressão arterial, além de um estado emocional de bem-estar.[9] O trabalho de Benson foi fortemente influenciado pela prática meditativa, tendo sido de grande importância para separar os aspectos religiosos da prática de seu potencial como técnica de relaxamento e de combate aos efeitos do estresse de qualquer natureza. Nos estudos de Benson, os sujeitos utilizam a técnica de repetição de uma palavra, som, frase, oração ou atividade muscular, sempre voltando a essa atividade se houver a intromissão de algum pensamento diferente.

Em um artigo de revisão publicado em 2009, Dusek e Benson apresentam as alterações fisiológicas e bioquímicas observadas em sujeitos de pesquisa ao utilizar práticas que eliciam a resposta de relaxamento. Entre elas, podem-se citar as alterações listadas a seguir:[10]

- Alterações fisiológicas:
  - Diminuição dos ritmos cardíaco e ventilatório.
  - Diminuição do consumo de oxigênio (VO_2).
  - Diminuição da eliminação do dióxido de carbono.
  - Diminuição da pressão arterial – sistólica e diastólica.
  - Diminuição da resistência vascular periférica.
  - Aumento na variabilidade do ritmo cardíaco.
- Alterações bioquímicas:
  - Diminuição dos níveis de cortisol sérico.
  - Aumento da concentração de óxido nítrico, um potente vasodilatador, e seus derivados no sangue periférico.
  - Diminuição dos níveis séricos de epinefrina e norepinefrina.
- Alterações genéticas:
  - Alteração na expressão de mais de 2 mil genes na comparação entre praticantes e não praticantes de técnicas de relaxamento.
  - Alteração na expressão de mais de 1.500 genes nas pessoas expostas pela primeira vez a um programa de 8 semanas de treinamento em práticas que estimulam a resposta de relaxamento.[11]

Segundo um estudo publicado em 2013, as técnicas de meditação e indução da resposta de relaxamento tem um efeito na expressão de genes ligados à resposta inflamatória.[12] Essa é uma área de estudo ainda muito recente, e novos estudos são necessários para que o significado clínico desses achados seja mais bem avaliado.

Outros estudos realizados pelo grupo de Benson merecem destaque. Em um ensaio randomizado e controlado, foi demonstrado que oito semanas de treinamento em técnicas de relaxamento reduziram significativamente a pressão sistólica de indivíduos hipertensos e 16 semanas do treinamento resultaram em suspensão do uso de pelo menos uma droga anti-hipertensiva por um terço da população estudada.[13] Outro estudo demonstrou a diminuição do uso de drogas e visitas médicas para o controle da dor em pacientes com dor crônica, resultando também em redução no custo total do tratamento.[14] Finalmente, um estudo encomendado pelo Medicare dos Estados Unidos demonstrou que o uso de técnicas de eliciação*, ou seja, da resposta de relaxamento em indivíduos com doença arterial coronariana de graus moderado a grave, teve impacto no índice de reinternações, mortalidade e no custo total do tratamento no período de três anos do estudo.[15]

Do ponto de vista anatômico-funcional cerebral, estudos demonstraram que a prática de meditação está relacionada aos seguintes achados:

- Maior espessura do córtex cerebral em regiões associadas a atenção, resposta ao estresse e processamento sensório.[16-19]
- Aumento da atenção, foco e eficiência cerebrais, acompanhado de diminuição da resposta de estresse corporal.[20,21]
- Ativação de estruturas cerebrais relacionadas à atenção e ao controle do sistema nervoso autônomo.[22]

APLICAÇÕES DA MEDICINA MENTE-CORPO – ESTUDOS CLÍNICOS

- **Redução do estresse:** o termo *mindfulness* é definido na psicologia ocidental como "uma consciência sincera, de momento a momento, não julgadora". Inicialmente criado como um programa para ajudar pacientes a lidarem com a dor crônica, esse programa tornou-se bastante conhecido para a redução de estresse. Além da prática de meditação, são empregados alguns movimentos simples de ioga e um relaxamento em que as diferentes partes do corpo vão sendo monitoradas (*body scan*).[23] As práticas de *mindfulness* dão ênfase a dois elementos: focar a atenção na experiência imediata e a adoção de uma mente plena, aberta, curiosa. Enquanto as técnicas cognitivas tradicionais são voltadas à modificação do conteúdo dos pensamentos (p. ex., pensamentos disfuncionais), a prática de *mindfulness* procura mudar o relacionamento da pessoa com seus pensamentos, tornando-se assim mediadora de mudanças comportamentais.[24]
- **Adição a drogas:** após anos de pesquisa em prevenção de recaída (PR), Alan Marlatt propôs a *mindfulness-based relapse prevention* (MBRP), um modelo terapêutico cognitivo-comportamental para o tratamento da dependência de substâncias. Esse tratamento passou a integrar o protocolo da PR. MBRP se apresenta como uma estratégia de enfrentamento, em situações de alto risco, integrando educação sobre fissura e instrução para a aplicação de habilidades de *mindfulness* diante da dependência, tornando-se uma ferramenta essencial na promoção da consciência e aceitação das reações psicológicas e físicas da abstinência de substâncias.[25,26] O programa de MBRP foi baseado no programa de *mindfulness-based stress reduction* (MBSR), desenvolvido por Kabat-Zinn para pacientes com dor crônica e estresse.[23] O MBRP tem ajudado indivíduos

* Técnica que induz aos estados de relaxamento.

com problemas de dependência a lidar melhor com suas fissuras, permitindo a eles desenvolver habilidades cognitivas e comportamentais para não ceder ao uso da substância. Alguns estudos já apresentam resultados promissores e começam a ser adotados na prática clínica.[25,27,28]

- **Depressão:** a incidência de depressão maior é bastante expressiva em diferentes países do mundo. Um dos grandes desafios na depressão maior é a prevenção de recaídas. A *mindfulness-based cognitive therapy* (MBCT) foi desenvolvida por Segal et al. em 2002 e combina o ensino de práticas formais de meditação *mindfulness* com estratégias da terapia cognitiva, especialmente para prevenir recaídas na depressão maior. Inclui uma prática de três minutos que pode ser realizada a qualquer momento do dia, em que o indivíduo focaliza sua respiração, o que é uma forma de integrar a prática formal à vida diária. Inicialmente, é utilizada em momentos específicos a cada dia, mas, com o tempo, pode ser utilizada sempre que os sentimentos desagradáveis forem percebidos. O programa ocorre em oito semanas, com reuniões semanais de duas horas de duração, em grupo.[29,30]
- **Sintomas da pós-menopausa:** a prática de ioga apresenta efeitos positivos na redução de sintomas da pós-menopausa. Entre os sintomas, um dos mais frequentes é a insônia. Em um estudo de Afonso et al.,[31] observou-se que o grupo que recebeu um treinamento de ioga, quando comparado a um grupo controle, apresentou, após quatro meses de treinamento, redução dos sintomas de insônia, sintomas de pós-menopausa e melhora na qualidade de vida.
- **Equilíbrio em idosos:** um dos grandes problemas presentes na população idosa são as quedas, que podem precipitar perdas na qualidade de vida e diversas complicações de saúde. O *tai chi*, prática de origem chinesa, pode melhorar a força muscular, o equilíbrio e a coordenação motora. É uma prática de baixo impacto, que permite ainda alongar as articulações, sem forçá-las excessivamente. Entre os estudos que mostram indícios da importância da prática de *tai chi* para evitar quedas em idosos, pode-se citar o trabalho de Zhuang et al., publicado em 2014.[32]
- **Hipertensão:** desde a década de 1970, há evidências de que as práticas mente-corpo podem ajudar a reduzir a hipertensão. Herbert Benson, na época cardiologista da Universidade de Harvard, publicou na revista *Lancet*, em 1974, um estudo que mostrou que pacientes hipertensos que eliciam regularmente a resposta de relaxamento apresentam redução da pressão arterial.[33] Um estudo posterior chegou a mostrar que o uso regular de técnicas de relaxamento pode diminuir o uso de drogas anti-hipertensivas.[34] Diferentes práticas de meditação, como a transcendental, têm sido estudadas como complemento a mudanças de estilo de vida e ao tratamento medicamentoso nos pacientes hipertensos.
- **Regulação emocional diante de informações em mídias:** dois minutos de exposição a notícias com conteúdo negativo podem piorar nosso estado emocional. Essa foi a conclusão do estudo de Bazán et al., publicado em 2021, em

plena pandemia. Por outro lado, realizar um relaxamento breve de apenas 3 minutos e 20 segundos foi o suficiente para que os participantes melhorassem seu estado emocional, de modo que realizar pequenas pausas durante o dia, em especial após o contato com notícias de conteúdo desagradável, pode nos fazer recuperar um estado de maior bem-estar.[35]

Embora os estudos clínicos na área de intervenções mente-corpo estejam mostrando resultados promissores, é importante enfatizar que nem todos os estudos possuem metodologia adequada. Recentemente, foi publicado na *Lancet Neurology* o artigo "Should your patient be doing yoga?" (Seu paciente deveria praticar ioga?),[36] que discute essa preocupação comum a muitos médicos e profissionais da saúde: prescrever ou não prescrever ioga – o que poderia se estender a outras práticas integrativas em saúde. Vários pacientes relatam melhora de seus sintomas após iniciar a prática, mas são necessários estudos rigorosos do ponto de vista metodológico para determinar para qual tipo de paciente, para quais doenças, por quanto tempo e, ainda, qual tipo de ioga pode ser benéfico na prática clínica.

NUTRIÇÃO E MENTE

As escolhas nutricionais afetam diretamente o organismo humano, o corpo físico, e começam a ser abordadas nos estudos científicos sobre depressão, ansiedade e outras alterações relacionadas à mente e às emoções. Embora as escolhas alimentares tenham muito destaque em tradições milenares, como a medicina chinesa, ainda existem poucos estudos científicos (no modelo ocidental) sobre a influência da dieta no estado mental das populações, e é muito difícil comprovar relação de causa e efeito entre alimentação e estados mentais. No entanto, evidências sugerem que dietas ricas em grãos refinados, açúcares e gorduras trans, assim como a hiperglicemia, estão associadas a um aumento da inflamação e do estresse oxidativo, que podem ter efeitos nocivos sobre os neurônios e a vasculatura cerebral.

Com isso, a dieta poderia ser um dos fatores implicados no desenvolvimento ou agravamento de doenças psiquiátricas e alterações cognitivas. Nessa linha, um estudo com 5.731 participantes demonstrou menor prevalência de depressão entre homens e mulheres com dietas mais saudáveis e aumento de ansiedade nos indivíduos com maior ingestão de alimentos processados e de baixo valor nutricional.[37]

Em um estudo longitudinal com 2.054 adolescentes, uma dieta baseada em salgadinhos processados, chocolates, doces, pizza e refrigerantes foi associada com piora do estado mental durante o período de dois anos do estudo.[38] Outro estudo, realizado na Noruega, com mais de 23 mil mulheres e crianças, demonstrou que o consumo aumentado desses mesmos alimentos durante a gravidez e os cinco primeiros anos de vida estava relacionado a problemas como agressão, hiperatividade, tristeza e ansiedade entre as crianças, mesmo após o controle para potenciais fatores de confusão e para o tipo de dieta utilizado na infância.[39]

Na Espanha, um estudo publicado em 2012 também demonstrou forte associação entre a ingestão de alimentos de baixo valor nutritivo, como *fast food*, e déficits cognitivos. Nesse estudo, que incluiu cerca de 9 mil indivíduos, o consumo de *fast food* aumentou em 40% o risco de desenvolvimento de depressão, e esse risco estava diretamente relacionado à quantidade de *fast food* ingerida.[40] Outros estudos também demonstraram a relação da dieta com alterações de memória e cognição.[41-43]

Espera-se que nos próximos anos haja um grande aumento das evidências embasando a influência da dieta nos processos mentais e seu potencial como complemento aos tratamentos para doenças e alterações do humor, do comportamento e das funções cognitivas.

TÉCNICAS E PRÁTICAS CORPO-MENTE

Diversas técnicas e terapias atuam na conexão mente-corpo. Segundo o Centro Nacional para Saúde Complementar e Integrativa (https://www.nccih.nih.gov/), órgão do Instituto Nacional de Saúde dos Estados Unidos (NIH, na sigla norte-americana), as práticas corpo-mente envolvem diversas técnicas, incluindo as descritas no Quadro 1.

Quadro 1. Práticas corpo-mente

Prática	Definição
Acupuntura	Técnica em que o terapeuta estimula pontos específicos do corpo Normalmente são utilizadas agulhas inseridas na pele
Terapias manuais	Compreendem diversas técnicas de manipulação dos tecidos moles do corpo ou articulações
Meditação	Técnica que trabalha o desenvolvimento do foco da atenção no momento presente
Terapias de movimento	Incluem terapias desenvolvidas no Ocidente e no Oriente, como o método de Feldenkrais, a técnica de Alexander, pilates, Rolfing e abordagem de Trager
Terapias de relaxamento	Criadas para despertar a resposta natural de relaxamento do corpo, incluindo exercícios de respiração e relaxamento muscular, podendo ser guiadas ou não por imagens ou sons
Tai chi e *qiqong*	Práticas oriundas da medicina tradicional chinesa e que combinam movimentos, posturas, foco mental e técnicas respiratórias
Ioga	Existem várias escolas e práticas, mas, em geral, todas combinam movimentos, posturas, técnicas respiratórias e meditação
Toque terapêutico	Envolve a manipulação de campos de energia para afetar a saúde
Hipnose	Tem sido estudada para diversas condições, incluindo ansiedade, cefaleia, tabagismo, controle da dor e síndrome do cólon irritável

Fonte: adaptado de https://www.nccih.nih.gov/health/atoz.

NA PRÁTICA

GRUPO DE MEDICINA INTEGRATIVA – CENTRO DE ONCOLOGIA E HEMATOLOGIA DO HOSPITAL ALBERT EINSTEIN

Respirando e relaxando – a "resposta de relaxamento"

Ao nascimento, o primeiro choro garante a primeira respiração fora do útero. É quando tudo começa, em um sistema inerente à vida e fonte primordial de produção de energia vital. Respirar é a primeira fonte de contato com nós mesmos, de ligação com o corpo e com o momento presente; é a ferramenta primordial do autocuidado. É também uma das maiores funções do corpo, influenciando todas as outras. Consequentemente, o modo como respiramos afeta a maneira como pensamos e como nos sentimos.

Mesmo assim, a maioria de nós nunca recebeu instruções sobre respiração e sobre como a transformar em um recurso para harmonizar a relação corpo-mente. Observe um bebê respirando; veja como ele movimenta o abdome: lentamente, ele sobe com a inspiração e relaxa com a expiração. Agora, olhe ao redor e veja como a maioria das pessoas respira, elevando o peito, travadas. Esse tipo de respiração traz tensão ao corpo. O resultado é um círculo vicioso no qual o estresse gera uma respiração superficial, que resulta em mais estresse.

Respirar é mais do que inspirar oxigênio, mais do que uma atividade involuntária e mecânica do organismo. O ato de respirar tem relação direta com os fluxos de energia do organismo, e sua qualidade se modifica de acordo com nosso estado emocional.

Embora a medicina convencional não leve em conta a respiração, ela é a base de inúmeras práticas integrativas, de conhecimentos filosóficos milenares e até mesmo de tratamentos psicológicos comportamentais. Por exemplo, para cessar um ataque de pânico, a primeira medida é fazer a pessoa voltar a respirar normalmente, trazendo a consciência da presença do seu corpo e do momento seguro que se apresenta entre o inspirar e expirar.

---

* Exemplo prático ilustrativo do tema do capítulo. Guia de orientação prática a atendimentos no Hospital Israelita Albert Einstein. Relato de Paulo de Tarso Ricieri de Lima.

Na filosofia da medicina tradicional indiana ou da chinesa, a respiração sempre foi considerada essencial para a manutenção da saúde. Mas, para isso, é preciso mais do que respirar; é necessário relaxar. Quando estamos em estado de atenção, relaxados, apenas observando sem julgamento o que se passa em nossa mente, diminuímos a expressão do sistema nervoso simpático, a área do cérebro responsável pela reação do organismo ao estresse. A frequência cardíaca diminui, a pressão sanguínea se equilibra e os músculos relaxam.[44]

Pelo mesmo princípio, uma respiração curta e restrita interfere negativamente no sistema de homeostase do organismo e na disposição geral.[45]

Exercícios de relaxamento podem auxiliar na administração da dor e na diminuição da fadiga, além de melhorar a qualidade do sono e promover bem-estar.[46] Vários métodos para relaxar podem ser tentados, mas, como os sintomas de estresse variam em cada indivíduo, o método de relaxamento que funciona para uma pessoa pode não funcionar para outra.

Sistematizando uma prática simples que possa ser compartilhada com os pacientes, cuidadores e profissionais, sugerimos exercícios simples que podem ser realizados em qualquer ambiente, sem a necessidade de posturas específicas ou lugares adequados. São três práticas de fácil execução:

- Conte de maneira bem lenta, para si mesmo, de 10 a 0. Um número para cada expiração. Na primeira respiração abdominal, diga "dez", na segunda "nove", e assim por diante. Se você começar a se sentir um pouco tonto ou confuso, conte mais devagar. Quando chegar a 0, veja como se sente. Se estiver se sentindo melhor, ótimo. Se não, repita o exercício;
- Enquanto inspira, conte bem devagar até quatro; enquanto expira, conte novamente de quatro até um. Enquanto inspira, diga a si mesmo: "um, dois, três, quatro"; enquanto expira, diga: "quatro, três, dois, um". Faça isso várias vezes.
- Quando inspirar, conte mentalmente até quatro; segure a respiração contando mentalmente até sete, depois expire longamente contando até oito. Repita a sequência várias vezes. Este é um excelente exercício para diminuir a ansiedade e a hipertensão arterial de fundo emocional.

Esses três exercícios podem ser feitos quando você estiver parado no trânsito, no sinal vermelho, esperando uma ligação importante, na sala de espera do médico, quando alguém diz algo que o incomoda, antes de uma reunião e quando estiver sobrecarregado com as tarefas diárias. Para quem está tão imerso no dia a dia, não é fácil encontrar um espaço na agenda, mas seus resultados valem um mínimo esforço. Há três maneiras de facilitar a prática desses exercícios de relaxamento:

- A primeira delas é começar: comprometer-se a praticar é sempre o primeiro desafio. Para isso, uma forma simples é a de contar as respirações.
- O segundo ponto importante é focar a atenção no presente: observar o momento é uma das tarefas mais difíceis desses exercícios. O senso comum diz que devemos manter a mente limpa de pensamentos e tentar não pensar. Mas não é bem assim. É possível aceitar os pensamentos e sensações e encontrar um lugar para eles, voltando a atenção para a respiração e o momento presente. Escrever os pensamentos em um diário durante a prática ou ouvir uma música relaxante com sons da natureza também podem ajudar.
- A terceira recomendação importante é encontrar tempo. Pensamentos intempestivos podem não só atrapalhar a prática, mas também impedir que se encontre tempo necessário para ela.

REFERÊNCIAS BIBLIOGRÁFICAS

1. Mehta N. Mind-body Dualism: a critique from a health perspective. Mens Sana Monogr. 2011;9(1):202-9.
2. Cannon WB. The emergency function of the adrenal medulla in pain and the major emotions. Am J Physiol. 1914;356-72.
3. Selye H. The stress of life. New York: McGraw-Hill; 1956.
4. Smith SM, Vale WW. The role of the hypothalamic-pituitary-adrenal axis in neuroendocrine responses to stress. Dialogues Clin Neurosci. 2006;8(4):383-95.
5. Segerstrom SC, Miller GE. Psychological stress and the human immune system: a meta-analytic study of 30 years of inquiry. Psychol Bull. 2004;130(4):601-30.
6. Chrousos GP. Stress and disorders of the stress system. Nat Rev Endocrinol. 2009;5(7):374-81.
7. Epel ES, Blackburn EH, Lin J, Dhabhar FS, Adler NE, Morrow JD, Cawthon RM. Accelerated telomere shortening in response to life stress. Proc Natl Acad Sci U S A. 2004;101(49):17312-5.
8. Wolkowitz OM, Mellon SH, Epel ES, Lin J, Dhabhar FS, Su Y, et al. Leukocyte telomere length in major depression: correlations with chronicity, inflammation and oxidative stress--preliminary findings. PLoS One. 2011;6(3):e17837.
9. Wallace RK, Benson H, Wilson AF. A wakeful hypometabolic physiologic state. Am J Physiol. 1971;22(3):795-9.
10. Dusek JA, Benson H. Mind-body medicine: a model of the comparative clinical impact of the acute stress and relaxation responses. Minn Med. 2009;92(5):47-50.
11. Dusek JA, Otu HH, Wohlhueter AL, Bhasin M, Zerbini LF, Joseph MG, et al. Genomic counter-stress changes induced by the relaxation response. PLoS One. 20083(7):e2576.

12. Bhasin MK, Dusek JA, Chang BH, Joseph MG, Denninger JW, Fricchione GL, et al. Relaxation response induces temporal transcriptome changes in energy metabolism, insulin secretion and inflammatory pathways. PLoS One. 2013;8(5):e62817.
13. Benson H, Rosner BA, Marzetta BR, Klemchuk HM. Decreased blood-pressure in pharmacologically treated hypertensive patients who regularly elicited the relaxation response. Lancet. 1974;1(7852):289-91.
14. Caudill M, Schnable R, Zuttermeister P, Benson H, Friedman R. Decreased clinic use by chronic pain patients: response to behavioral medicine intervention. Clin J Pain. 1991;7(4):305-10.
15. Zeng W, Stason WB, Fournier S, Razavi M, Ritter G, Strickler GK, et al. Benefits and costs of intensive lifestyle modification programs for symptomatic coronary disease in Medicare beneficiaries. Am Heart J. 2013;165(5):785-92.
16. Lazar SW, Kerr CE, Wasserman RH, Gray JR, Greve DN, Treadway MT, et al. Meditation experience is associated with increased cortical thickness. Neuroreport. 2005;16(17):1893-7.
17. Kang DH, Jo HJ, Jung WH, Kim SH, Jung YH, Choi CH, et al. The effect of meditation on brain structure: cortical thickness mapping and diffusion tensor imaging. Soc Cogn Affect Neurosci. 2013;8(1):27-33.
18. Hölzel BK, Camody J, Vangel M, Congleton C, Yerramsetti SM, Gard T, et al. Mindfulness practice leads to increases in regional brain gray matter density. Psychiatry Res. 2011;191(1):36-43.
19. Hölzel BK, Carmody J, Evans KC, Hoge EA, Dusek JA, Morgan L, et al. Stress reduction correlates with structural changes in the amygdala. Soc Cogn Affect Neurosci. 2010;5(1):11-7.
20. Tang YY, Ma Y, Wang J, Fan Y, Feng S, Lu Q, et al. Short-term meditation training improves attention and self-regulation. Proc Natl Acad Sci USA. 2007;104(43):17152-6.
21. Kozasa EH, Sato JR, Lacerda SS, Barreiros MA, Radvany J, Russell TA, et al. Meditation training increases brain efficiency in an attention task. Neuroimage. 2012;59(1):745-9.
22. Lazar SW, Bush G, Gollub RL, Fricchione GL, Khalsa G, Benson H. Functional brain mapping of the relaxation response and meditation. Neuroreport. 2000;11(7):1581-5.
23. Kabat-Zinn J. Full catastrophe living: using the wisdom of your body and mind to face stress, pain, and illness. New York: Delta Trade Paperbacks; 2005.
24. Roemer L, Orsillo SM. A prática da terapia cognitivo-comportamental baseada em mindfulness e aceitação. Porto Alegre: Artmed; 2010.
25. Bowen S, Chawla N, Marlatt GA. Mindfulness-based relapse prevention for addictive behaviors: a clinician's guide. New York: The Guilford Press; 2011.
26. Witkiewitz K, Marlatt GA, Walker D. Mindfulness-based relapse prevention for alcohol and substance use disorders. J Cogn Psychother. 2005;19(3):211-28.
27. Zgierska A, Rabago D, Zuelsdorff M, Coe C, Miller M, Fleming M. Mindfulness meditation for alcohol relapse prevention: a feasibility pilot study. J Addict Med. 2008;2(3):165-73.
28. Weiss de Souza IC, Kozasa EH, Bowen S, Richter KP, Sartes LMA, Colugnati FAB, Noto AR. Effectiveness of mindfulness-based relapse prevention program as an adjunct to the standard treatment for smoking: a pragmatic design pilot study. Nicotine Tob Res. 2020;22(9):1605-13.
29. Segal ZV, Bieling P, Young T, MacQueen G, Cooke R, Martin L, et al. Antidepressant monotherapy vs sequential pharmacotherapy and mindfulness-based cognitive therapy, or placebo, for relapse prophylaxis in recurrent depression. Arch Gen Psychiatry. 2010;57(12):1256-64.
30. Segal ZJ, Williams JMG, Teasdale JD. Mindfulness-based cognitive therapy for depression: a new approach to preventing relapses. New York: Guilford Press; 2002.
31. Afonso RF, Hachul H, Kozasa EH, Oliveira DS, Goto V, Rodrigues D, et al. Yoga decreases insomnia in postmenopausal women: a randomized clinical trial. Menopause. 2012;19(2):186-93.
32. Zhuang J, Huang L, Wu Y, Zhang Y. The effectiveness of a combined exercise intervention on physical fitness factors related to falls in community-dwelling older adults. Clin Interv Aging. 2014;9:131-40.

33. Benson H, Rosner BA, Marzetta BR, Klemchuk HM. Decreased blood-pressure in pharmacologically treated hypertensive patients who regularly elicited the relaxation response. Lancet. 1974;1(7852):289-91.
34. Dusek JA, Hibberd PL, Buczynski B, Chang BH, Dusek KC, Johnston JM, et al. Stress management versus lifestyle modification on systolic hypertension and medication elimination: a randomized trial. J Altern Complement Med. 2008;14(2):129-38.
35. Bazán PR, de Azevedo Neto RM, Lacerda SS, Ribeiro MW, Balardin JB, Amaro Jr E, et al. COVID-19 news valence effects on emotion and its modulation by a relaxation: a randomized online experiment during COVID-19 pandemic. Internet Interv. 2021;26:100472.
36. Burton A. Should your patient be doing yoga? Lancet Neurol. 2014;13(3):241-2.
37. Jacka FN, Mykletun A, Berk M, Bjelland I, Tell GS. The association between habitual diet quality and the common mental disorders in community-dwelling adults: the Hordaland Health study. Psychosom Med. 2011;73(6):483-90.
38. Jacka FN, Kremer PJ, Berk M, de Silva-Sanigorski AM, Moodie M, Leslie ER, et al. A prospective study of diet quality and mental health in adolescents. PLoS One. 2011;6(9):e24805.
39. Jacka FN, Ystrom E, Brantsaeter AL, Karevold E, Roth C, Haugen M, et al. Maternal and early postnatal nutrition and mental health of offspring by age 5 years: a prospective cohort study. J Am Acad Child Adolesc Psychiatry. 2013;52(10):1038-47.
40. Sánchez-Villegas A, Toledo E, de Irala J, Ruiz-Canela M, Pla-Vidal J, Martínez-González MA. Fast-food and commercial baked goods consumption and the risk of depression. Public Health Nutr. 2012;15(3):424-32.
41. Okereke OI, Rosner BA, Kim DH, Kang JH, Cook NR, Manson JE, et al. Dietary fat types and 4-year cognitive change in community-dwelling older women. Ann Neurol. 2012;72(1):124-34.
42. Roberts RO, Roberts LA, Geda YE, Cha RH, Pankratz VS, O'Connor HM, et al. Relative intake of macronutrients impacts risk of mild cognitive impairment or dementia. J Alzheimers Dis. 2012;32(2):329-39.
43. Ye X, Gao X, Scott T, Tucker KL. Habitual sugar intake and cognitive function among middle-aged and older Puerto Ricans without diabetes. Br J Nutr. 2011;106(9):1423-32.
44. Benson H, Beary JF, Carol MP. The relaxation response. Psychiatry. 1974;37(1):37-46.
45. Lima PT. Medicina integrativa: a cura pelo equilíbrio. São Paulo: MG Editores; 2009.
46. Monti DA, Kash KM, Kunkel EJ, Moss A, Mathews M, Brainard G, et al. Psychosocial benefits of a novel mindfulness intervention versus standard support in distressed women with breast cancer. Psychooncology. 2013;22(11):2565-75.

22
O conceito de *mindfulness* e sua aplicação na saúde

Stephen Little
Isabel Cristina Weiss de Souza

INTRODUÇÃO

Mindfulness diz respeito a uma experiência não verbal, portanto difícil de ser expressa em palavras; no entanto, uma definição é necessária. O termo é uma tradução da palavra *sati* em pali, advinda da tradição budista, que significa estar atento (*awareness*) e lembrar.[1]

Atenção (*mindful*) é contrária a uma forma de operar no dia a dia, conduzida pelo "piloto automático". Muitas vezes somos levados a agir em consonância com nossos devaneios, ou seja, reagimos a padrões preestabelecidos, seguindo a cadeia do pensar > sentir > comportar, sem nos dar conta disso.[1]

Dando suporte a essa ideia, estudos na área de neurociência hoje em dia confirmam que muitas influências no comportamento não são conscientes. Nele estão envolvidos processos implícitos (automáticos) e controlados (explícitos). Nos processos implícitos, existe a tendência a funcionarmos de acordo com os vieses de memória, reagindo a gatilhos disparados interna ou externamente de forma padronizada, muito baseados em experiências anteriores. Já o processo controlado envolve motivação e se refere à intenção consciente, que pode ser descrita pela pessoa.[2]

Estudo de Tang et al.[2] sobre o papel dos circuitos cerebrais envolvidos no autocontrole e a redução do comportamento aditivo aponta que a meditação *mindfulness* tem mostrado mudanças em regiões do cérebro dentro dessa rede de autocontrole, o que é muito promissor, por exemplo, na redução do comportamento de busca pela droga, típico do dependente que enfrenta a fissura pela substância, vivendo em um constante círculo vicioso de recaídas conduzido por piloto automático.[3]

A tomada de consciência advinda do processo terapêutico tradicional, de base cognitivo-comportamental, muitas vezes não é suficiente para uma mudança duradoura em razão de resíduos típicos desses quadros crônicos, como no caso da depressão, por exemplo, em que o paciente se sente atormentado por pensamentos negativos "ruminativos" que se tornam imperativos, sendo sentidos como verdades absolutas pelo sujeito.[4]

Consideradas de terceira geração, as terapias cognitivo-comportamentais (TCC) incluíram treino de meditação *mindfulness* e outras práticas contemplativas em seu escopo, em adição às estratégias mais diretas e objetivas da segunda geração,[5] enfatizando contexto e experiência direta, "embasado no momento presente em contraposição a um modelo narrativo de passado e futuro, potencialmente fora de contato com a atualidade das coisas".[4]

Estudos sugerem que efeitos positivos da meditação no desempenho cognitivo, no equilíbrio emocional e no bem-estar e a relação com empatia e altruísmo, além de melhora das relações interpessoais, estão relacionados à modulação de determinadas atividades cerebrais associadas a essas funções, representando melhora na capacidade de tomada de decisões e desenvolvimento de comportamentos pró-sociais.[6]

Programas baseados em *mindfulness* são focados na aceitação diante de pensamentos, sentimentos e sensações corporais, buscando promover a reinterpretação dos sinais internos (*cue*), impedindo que conduzam à recaída em comportamentos estereotipados e disfuncionais.[7,8] Dentre esses programas, o pioneiro foi o *mindfulness-based stress reduction* (MBSR – redução do estresse baseada em *mindfulness*), idealizado por Jon Kabat-Zinn,[9] que forneceu as bases para o desenvolvimento dos demais programas, orientados a auxiliar no pós-tratamento da depressão, como o *mindfulness-based cognitive therapy* (MBCT – terapia cognitiva baseada em *mindfulness*), desenvolvido por Segal, Williams e Teasdale,[4] e de comportamentos aditivos, como o *mindfulness-based relapse prevention* (MBRP – prevenção de recaída baseada em *mindfulness*) de Bowen, Chawla e Marlatt,[10] entre outros.[11]

Publicações mostram que esses programas são eficazes na diminuição de recaídas no longo prazo em quadros crônicos, como depressão[12] e dependência de substâncias.[13] *Mindfulness* também se mostrou potencialmente apropriado na prevenção do declínio cognitivo no envelhecimento,[14] na melhora da ansiedade, na recuperação de mulheres com câncer de mama,[15] no tratamento da insônia entre mulheres no período pós-menopausa,[16] apresentando benefícios psicológicos para pacientes com dores crônicas, doenças cardiovasculares, diabetes e outros quadros clínicos.[17] Revisão feita por Loucks et al.[18] sobre *mindfulness* e os riscos de doenças cardiovasculares aponta três aspectos para a promoção da saúde cardiovascular:

- Controle da atenção, especialmente quanto a aspectos relacionados aos riscos à saúde cardiovascular.
- Regulação emocional, com melhora na resposta ao estresse e aumento do senso de autoeficácia.
- Autoconsciência, que atua na consciência de sensações físicas relacionadas a riscos cardiovasculares.

A maioria dos estudos ainda é considerada preliminar, por apresentarem algumas limitações metodológicas, como precisarem ser replicados em amostras mais robustas que permitam cálculo de tamanho de efeito, mas apresentam-se como promissores.

Portanto, intervenções baseadas em *mindfulness* podem produzir muitos efeitos favoráveis nos aspectos cognitivos e afetivos/emocionais, o que pode potencializar mudanças de comportamento, melhora de quadros clínicos crônicos e desenvolvimento de comportamentos pró-sociais e voltados para a saúde, sendo a base da mudança pautada em mecanismos de ação que têm apoio empírico, como regulação da atenção e regulação emocional, fundamentais no processo de tomada de decisões mais conscientes e flexíveis, em contraposição ao piloto automático e à resistência diante do sofrimento.

O PROGRAMA DE OITO SEMANAS

O formato geralmente aceito para um programa baseado em *mindfulness* dura oito semanas.[19] Uma vez por semana, os participantes se reúnem com o instrutor para uma reunião em grupo, de 2,5 a 3 horas, com uma sessão de dia inteiro de prática silenciosa entre as semanas 6 e 7.

Para os psicólogos, médicos ou terapeutas que têm curiosidade acerca dos benefícios de um curso de oito semanas para um paciente em particular, é essencial ter duas coisas em mente. Em primeiro lugar, seria interessante participar de um *workshop* introdutório de *mindfulness*, ou até mesmo de um programa completo. Em segundo lugar, é bom aprender a identificar – a partir do que já se conhece do programa – quais pacientes têm perfil que se adapta mais às necessidades de tempo e dedicação exigidas pelo programa. Alguns dos profissionais da saúde que recomendam o curso são muito bons em detectar se um candidato tem a disposição necessária.

O termo "programa baseado em *mindfulness*" passou a significar que o curso descrito como tal é completamente dedicado ao ensino baseado na experiência da prática de *mindfulness*. Outras modalidades, por mais interessantes ou benéficas que sejam, não são ensinadas. Mesmo a parte do programa baseado em *mindfulness* que oferece movimento corporal – às vezes o *mindful yoga*, às vezes o *mindful tai chi* – é ensinada inteiramente em um contexto de *mindfulness*. Naturalmente, existem diversos cursos muito bons que oferecem uma mistura de modalidades e incluem *mindfulness*. A terapia cognitiva baseada em aceitação (TCA) é provavelmente o melhor exemplo. As abordagens baseadas em *mindfulness*, no entanto, utilizam os dois meses inteiros para realmente apoiar os participantes conforme eles passam a compreender, lentamente, de que se trata *mindfulness*. Esse processo leva algum tempo.

Hoje em dia, a maioria dos instrutores de *mindfulness* oferece uma oficina introdutória, uma ou duas semanas antes do início oficial do curso de oito semanas. Esse *workshop* costuma ser um requisito necessário para aqueles que desejam participar do processo de dois meses. É também uma oportunidade para que os interessados conheçam o instrutor e aprendam a primeira prática de *mindfulness* – geralmente *mindfulness* da respiração. Os participantes também costumam receber uma gravação (de 5 a 10 minutos) que podem facilmente utilizar em casa após a oficina. Isso lhes dá a chance de testar a prática básica e ver, por meio de uma meditação curta, se eles realmente têm tempo e espaço (e disponibilidade) para dedicar, todo dia, à quietude e à exploração interna.

O formato de oito semanas exige até 50 minutos de prática formal por dia durante o curso. Algumas das diferentes práticas formais de *mindfulness* são apresentadas a partir do primeiro dia. Cada reunião semanal serve como um espaço para meditar e aprofundar a prática, assim como para o aprendizado coletivo em uma "comunidade de prática". Essa troca em grupo provavelmente consiste na parte mais importante de um programa de oito semanas. É preciso um pouco de habilidade por parte do instrutor para criar a atmosfera apropriada. Não há pressão para falar na frente de todos, embora em quase todas as semanas haja oportunidades para participar do diálogo em pares ou trios. A participação no curso baseia-se nessa coaprendizagem, e a sabedoria coletiva daqueles que estão praticando é muito aproveitada.

É crucial que o instrutor também entre nesse espírito – talvez até mais do que os outros participantes. De fato, muito tempo é dedicado ao ensino direto, pelo instrutor, de aspectos fundamentais da prática. No entanto, *mindfulness* lembra mais uma doença do que uma técnica. É altamente transmissível, e o contágio ocorre por meio do exemplo. Assim, um instrutor de *mindfulness* bem treinado – e o processo para chegar nesse nível pode levar muitos anos – é alguém que corporifica presença e curiosidade, fazendo muitas perguntas às pessoas que deram o passo corajoso de participar. É entre as meditações, nas interações entre os participantes e o instrutor, e na forma como toda dinâmica se desenrola, que o "ensino" mais profundo ocorre.

Portanto, *mindfulness* – a arte de estar com a sua experiência, no momento, tal como é, e disposto a se abrir para ela com curiosidade – torna-se o fio de continuidade que une todos os encontros durante o programa, incluindo as interações entre as meditações.

O primeiro encontro é, naturalmente, mais uma noite de orientação inicial. É uma chance para todos se conhecerem e se conectarem com a ideia geral do curso: a consciência de momento a momento, de si mesmo e de outros, de uma forma curiosa e aberta – especialmente nos momentos em que as coisas estão mudando (o que ocorre com frequência). Com base na aprendizagem de *mindfulness* da respiração, os participantes são, então, introduzidos a uma nova forma de *mindfulness* – a consciência corporal. Essa meditação costuma ser feita na posição deitada. Dura cerca de 40 minutos, então se trata de um grande desafio logo no início: como vou encontrar o tempo necessário e manter minha atenção durante a prática?

As segunda e terceira semanas trabalham mais especificamente com a construção da consciência do corpo no momento presente, e os participantes são solicitados a levar sua prática para as atividades diárias. São apresentados dois diários de *mindfulness* e todos são encorajados a preenchê-los durante a semana. O movimento consciente costuma ser apresentado na terceira semana.

Então, na quarta semana, há bastante construção de autoconsciência. Esse trabalho não é necessariamente fácil. Como disse Jon Kabat-Zinn, "pode ser estressante participar do curso de redução de estresse baseado em *mindfulness*".[20] No entanto, um bom instrutor faz o melhor que pode para sempre apoiar os participantes – sem fazer o trabalho por eles. Semana a semana, aqueles que estão praticando começarão a ver sua experiência de perto – percebendo, principalmente, como se fosse pela primeira vez – e como eles aprenderam a lidar com a experiência do estresse. Os participantes também terão a percepção mais clara de como se relacionam com o prazer – e isso pode ser parte do que mantém os padrões de sofrimento. De maneira geral, a aprendizagem não parte do material entregue ou das instruções passo a passo. Parte de cada pessoa, corajosamente usando seu tempo para examinar a própria experiência. A quarta semana, portanto, aborda reações de estresse: fuga, luta ou paralisia. A partir desse ponto, as coisas podem ficar ainda mais interessantes.

Nas semanas 5 e 6, o programa se abre para explorar formas pelas quais os participantes possam encontrar, no dia a dia, o espaço interno para enfrentar os mesmos estressores com novas posturas emocionais. As coisas "simples" e "fáceis" raramente fazem muita diferença para as pessoas. Mesmo assim, o clima de um bom programa baseado em *mindfulness* é bondade e encorajamento. Ninguém é forçado a fazer nada, e todos seguem o próprio ritmo. Essa é uma das chaves da experiência.

Em seguida, vem a sessão de prática do dia inteiro – geralmente das 9 às 17 horas, em silêncio. Esse é o grande "teste" e continua com um clima amável e encorajador. É uma grande experiência, como instrutor, testemunhar como os participantes enfrentam o desafio. O curso termina com mais duas sessões focadas em expandir a atitude de *mindfulness* gerada para a esfera da comunicação e dos relacionamentos. Depois de oito semanas praticando juntos, a maioria dos participantes precisa de tempo para contemplar a realidade de terminar o curso e ter que tomar medidas para sustentar o que aprendeu. Os participantes agora podem se integrar às futuras sessões de prática de dia inteiro como forma de renovar a prática quando for necessário. E é assim que o programa costuma terminar.

MINDFULNESS NO DIA A DIA

Uma das maiores contribuições que os cursos seculares de *mindfulness* trouxeram à prática contemplativa ocidental é renovar o encorajamento para considerar como "prática" tanto a meditação formal como o cultivo das mesmas qualidades meditativas durante as atividades diárias.

Algumas pessoas estão começando a afirmar que os profissionais de *mindfulness* não precisam meditar. Embora isso seja verdade até certo ponto – realmente é possível praticar *mindfulness* enquanto se lava a louça –, os benefícios reais para as pessoas (especialmente para aquelas com problemas de saúde) provêm da dedicação regular de tempo e energia estando consigo mesmas em silêncio, meditando. Na minha própria experiência com as pessoas em cursos, enfrentamos uma crescente incapacidade social de ficar sozinhos. Essa é a raiz, na minha opinião, de uma grande quantidade do estresse e sofrimento modernos. Uma tendência preocupante do que eu chamo "*mindfulness lite*" chega a promover isso. A prática de meditação formal não é necessária. É essencial.

Para mim, portanto, a prática diária realmente significa as realizações formal e "informal". Então, qual seria um bom exemplo de uma prática simples de meditação que pudéssemos fazer agora mesmo? Pode-se começar com algo realmente básico – o ar que entra e sai do corpo, já há um bom tempo. A respiração é vida. A respiração está sempre presente, em todos os momentos, em um movimento contínuo, como um rio. Essa prática exercita a habilidade de trazer a mente para o lugar em que o corpo está usando as sensações da respiração como uma âncora para a atenção.

Comece a prática encontrando um lugar em que você possa se sentar com calma e conforto durante 5 a 10 minutos. Recomenda-se uma cadeira confortável ou uma almofada no chão, em vez de se deitar. Quando estiver em posição confortável, podem-se fechar os olhos ou deixá-los semiabertos, olhando para o chão levemente à frente dos pés.

Gentilmente, foque a atenção na experiência do seu corpo. Foque a atenção na experiência de respirar. Então, mantendo a atenção no fluxo da experiência a cada momento, entre em contato com as sensações da respiração no órgão em que forem mais óbvias – talvez no estômago ou no peito. Apenas mantenha a atenção na inspiração e na expiração. Cada vez que você perceber que sua mente se afastou das sensações do respirar, traga-a de volta com paciência.

Não importa se sua atenção divagar 50 vezes no período de 10 minutos. O ponto principal da prática é apenas perceber que a mente está mais uma vez perdida em pensamentos, nos sons ou nas sensações, e trazê-la de volta ao momento presente e à respiração. Seja gentil consigo mesmo. Costumamos dizer: "Se a mente divagar 50 vezes, traga-a de volta 51 vezes!". Dessa forma, desenvolvemos a "presença" e a paciência.

Ao final da prática, abandone gentilmente o foco nas sensações da respiração e amplie sua atenção para incluir o corpo como um todo, onde quer que esteja sentado. Absorva os frutos da prática por alguns momentos. Quando você estiver pronto, abra os olhos (se estiverem fechados) e tome a decisão consciente de trazer a qualidade da presença que você está desenvolvendo para as atividades do dia a dia.

CAPACITAÇÃO PROFISSIONAL EM *MINDFULNESS*

Os quatro institutos internacionais indicados para quem busca formação em *mindfulness* são:

- Redução de estresse baseada em *mindfulness* (MBSR), com a equipe de Jon Kabat-Zinn nos Estados Unidos:[21] hoje, essa equipe oferece treinos em vários lugares no mundo.
- Prevenção de recaída baseada em mindfulness (MBRP), em Seattle, Estados Unidos:[22] indicada para profissionais interessados em *mindfulness* e dependência química.
- *Breathworks*, na Inglaterra: excelente curso, com uma didática muito clara e prática.[23] O primeiro livro da fundadora, Vidyamala Burch, já foi traduzido para o português.
- Terapia cognitiva baseada em *mindfulness* (MBCT): oferecida em vários lugares no mundo e especialmente útil para tratar depressão e recaídas.[24]

Se for buscar uma capacitação no Brasil (e estão surgindo algumas), é sempre bom perguntar para os responsáveis quantas vezes eles já realizaram o programa que ensinam aos pacientes, e se o instituto em que foram treinados está ciente e de acordo com o treinamento que aplicam no Brasil.

REFLEXÕES SOBRE O FUTURO DE *MINDFULNESS*

Parece que *mindfulness* no mundo da saúde veio para ficar. Há tantas pesquisas de qualidade hoje em dia e tantos padrões internacionais de treinamento para os profissionais de saúde, que o campo parece ter conquistado seu espaço nessa área. O mesmo ainda não pode ser dito sobre *mindfulness* na educação, nos negócios ou em outras áreas da vida. Atualmente, *mindfulness* está na moda.

Infelizmente, em alguns casos, a prática está sendo completamente desconectada das raízes éticas essenciais. Elizabeth Stanley, ex-oficial do exército dos Estados Unidos, explica os motivos para ensinar o "treinamento de atenção" de *mindfulness* para as tropas norte-americanas:

> Os militares já incorporaram o treinamento de *mindfulness* – embora não usem esse termo – para desenvolver a habilidade mais fundamental de um soldado: disparar uma arma. Os soldados que aprendem como disparar o rifle M-16 são ensinados a prestar atenção na respiração e sincronizar o processo de respiração com o movimento do dedo, 'apertando' o gatilho junto com uma expiração. Essa sincronização tem dois efeitos. O efeito motor bruto é estabilizar a mira do soldado para aumentar a probabilidade de o tiro atingir o alvo.[25]

Isso claramente consiste em muito mais do que apenas redução de transtorno de estresse pós-traumático (TEPT) – que é como descrevem esse curso para a grande mídia. Sempre soubemos que as primeiras apresentações científicas do *laser* foram assistidas por físicos e cirurgiões eminentes, lado a lado com generais militares e a indústria de armas. Como resultado, agora podem mirar em você com bastante precisão enquanto você se senta no banheiro lendo o jornal. Em grande medida, nesse exato momento, o mesmo está acontecendo com *mindfulness*. Este é um motivo para reflexão.

REFERÊNCIAS BIBLIOGRÁFICAS

1. Germer C, Siegel RD, Fulton PR, organizadores. *Mindfulness* e psicoterapia. Porto Alegre: Artmed; 2016. p.2-36.
2. Tang YY, Posner MI, Rothbart MK, Volkow ND. Circuitry of self-control and its role in reducing addiction. Trends Cogn Sci 2015;19(8):439-44.
3. Leshner AI. Science is revolutionizing our view of addiction – and what to do about it. Am J Psychiatry. 1999;156(1):1-3.
4. Segal ZV, Williams JMG, Teasdale JD. Mindfulness-based cognitive therapy for depression. 2. ed. New York: Guilford Press; 2002. 474p.
5. Hayes SC. Acceptance and commitment therapy, relational frame theory, and the third wave of behavioral and cognitive therapies. Behav Ther. 2004;47:869-85.
6. Sun S, Yao Z, Wel J, Yu R. Calm and smart? A selective review of meditation effects on decision making. Front Psychol. 2015;6:1059.

7. Brown RA, Lejuez CW, Strong DR, Kahler CW, Zvolensky MJ, Carpenter LL, et al. A prospective examination of distress tolerance and early smoking lapse in adult self-quitters. Nicotine Tob Res. 2009;11(5):493-502.
8. Spears CA, Wu LL, Wu C, Vinci C, Vidrine JI, Waters AJ, et al. Mechanisms underlying mindfulness-based addiction treatment versus cognitive behavioral therapy and usual care for smoking cessation. J Consult Clin Psychol. 2017;85(11):1029-40.
9. Kabat-Zinn J. Full catastrophe living: using the wisdom of your body and mind to face stress, pain, and illness. New York: Delta Trade Paperbacks; 2005.
10. Bowen S, Chawla N, Marlatt GA. Prevenção de recaída baseada em *mindfulness* para comportamentos aditivos: um guia para o clínico. Rio de Janeiro: Cognitiva; 2015.
11. Souza ICW. *Mindfulness* na prática clínica. Procognitiva Curso de Aperfeiçoamento em Terapias Cognitivas. Porto Alegre: Artmed Panamericana; 2017.
12. Kuyken W, Hayes R, Barrett B, Byng R, Dalgleish T, Kessler D, et al. Effectiveness and cost-effectiveness of mindfulness-based cognitive therapy compared with maintenance antidepressant treatment in the prevention of depressive relapse or recurrence (PREVENT): a randomised controlled trial. Lancet. 2015;386(9988):63-73. Erratum for: Lancet. 2016;388(10052):1376.
13. Bowen S, Witkiewitz K, Clifasefi SL, Grow J, Chawla N, Hsu SH, et al. Relative efficacy of mindfulness-based relapse prevention, standard relapse prevention, and treatment as usual for substance use disorders: a randomized clinical trial. JAMA Psychiatry. 2014;71(5):547-56.
14. Marciniak R, Sheardova K, Cermáková P, Huderek D, Sumec R, Hort J. Effects of meditation on cognitive functions in context of aging and neurodegenerative diseases. Front Behav Neurosci. 2014;8:17.
15. Haller H, Winkler MM, Klose P, Dobos G, Kümmel S, Cramer H. Mindfulness-based interventions for women with breast cancer: an updated systematic review and meta-analysis. Acta Oncol. 2017;56(12):1665-76.
16. Garcia MC, Pompéia S, Hachul H, Kozasa EH, Souza AAL, Tufik S, et al. Is mindfulness associated with insomnia after menopause? Menopause. 2014;21(3):301-5.
17. Carlson L. Mindfulness-based interventions for physical conditions: a narrative review evaluating levels of evidence. ISRN Psychiatry. 2012;2012:651583.
18. Loucks EB, Schuman-Olivier Z, Britton WB, Fresco DM, Desborde G, Brewer JA, et al. Mindfulness and cardiovascular disease risk: state of the evidence, plausible mechanisms, and theoretical framework. Curr Cardiol Rep. 2015;17(12):112.
19. Baer RA. Mindfulness training as a clinical intervention: a conceptual and empirical review. Clin Psychol. 2003;10(2):125-43.
20. Kabat-Zinn J. How to cope with stress, pain and illness using mindfulness meditation. In: Full catastrophe living. Nova York: Random House; 2013. 720p.
21. UMass Memorial Health Center for Mindfulness [Internet]. [citado em 12 jul. 2023]. Disponível em: www.umassmed.edu/cfm/training/training-pathways/
22. Capacitação internacional em prevenção de recaída baseada em *mindfulness* (MBRP). [citado em 25 jul. 2023]. Disponível em: https://www.mindfulrp.com/for-clinicians
23. Breathworks Mindfulness [Internet]. About Breathworks Mindfulness Teacher Training. [citado em 12 jul. 2023]. Disponível em: www.breathworks-mindfulness.org.uk/teacher-training
24. Bangor University [Internet]. Centre for Mindfulness Research and Practice [citado em 12 jul. 2023]. Disponível em: www.bangor.ac.uk/mindfulness/
25. Stanley EA. Neuroplasticity, mind fitness and military effectiveness. In: Armstrong RE, Drapeau MD, Loeb CA, Vades JL, editors. Bio-inspired innovation and national security. (p). Washington, D.C.: National Defense University Press; 2010. p.257-79.

23
Inconsciente, *mindfulness* e a prática clínica

Paulo Vicente Bloise
Luiz Paulo Grinberg

INTRODUÇÃO

A medicina integrativa, como bem exposto neste livro, constitui um avanço irreversível no campo da saúde e da doença. Há três décadas, pesquisadores e profissionais da saúde das mais diversas origens mobilizam criatividade, coragem e muito trabalho para superar desafios que por séculos se mantiveram intransponíveis. Até a década de 1970, incluir a medicina ayurvédica em um hospital público ou associar práticas complementares à medicina convencional era praticamente impensável. No entanto, ao estudar os principais domínios da medicina integrativa, percebemos que ainda há muito pouco espaço nela para o inconsciente.

O objetivo deste capítulo é apresentar um olhar sobre a história da psiquiatria e a maneira como a concepção de inconsciente foi introduzida na clínica médica, neurológica e psiquiátrica. Apontaremos também algumas formas de incluir o pensamento simbólico para lidar com sintomas, dentro de um modelo de medicina integrativa. Serão aqui apresentadas duas visões que sempre se debateram para explicar o comportamento humano: uma mais biológica e materialista, centrada no cérebro, e outra psicodinâmica, que procura justificar como instintos e forças inconscientes nos governam. No final, são apresentados alguns relatos para ilustrar as possibilidades de integração entre a meditação *mindfulness* e a psicoterapia.

DUAS VISÕES: ORGANICISTA E DINÂMICA

A partir do século XVIII, consagrou-se a passagem de um modelo mágico de medicina, no qual mente e corpo eram indissociados, para um modelo científico, que gradualmente se pulverizou em especializações, separando as duas instâncias. Como afirma Byington,[1] a partir desse momento começou a se acentuar cada vez mais a dissociação entre conhecimento intelectual e objetivo de um lado, e crenças, misticismo e conhecimento subjetivo de outro. A consciência passou a ser equacionada com razão em detrimento do inconsciente, que ficou relacionado pejorativamente ao esotérico e, por conseguinte, ao inferior. Essas duas visões constituíram o pano de fundo arquetípico do pensamento sobre os transtornos mentais.

Durante o século XIX, eram duas as principais correntes que, lado a lado, influenciaram o pensamento ocidental sobre as doenças psiquiátricas: a psiquiatria organicista, centrada nas alterações cerebrais e na crença de que era possível erradicar a loucura por meio do fortalecimento da razão, e a psiquiatria dinâmica, que considerava a influência de "forças" invisíveis na produção das alterações de comportamento. O termo *dinâmico* era usado pelos fisiologistas franceses da época no sentido de funcional, em oposição a orgânico e anatômico.

Segundo o psiquiatra canadense Henri Ellenberger, a história da utilização do inconsciente como forma de tratamento remonta à arte do xamã e do feiticeiro, passando pela confissão da Igreja Católica. Nas mãos de curandeiros, místicos, sacerdotes, padres e exorcistas, provoca-se no doente a emergência das forças diabólicas ou malignas, sob forma de "crises", possessões e sonhos (como os sonhos de incubação, praticados nos santuários de Asclépio). Nas mãos dos médicos, a partir do século XVIII, o método terapêutico consistia em produzir a emergência de forças inconscientes que foram organizadas ao redor de uma condição particular: o fenômeno da "dupla consciência" ou "dupla personalidade". Esse fenômeno envolvia um estado alterado da consciência, inicialmente chamado "magnetismo animal", "sono magnético" ou sonambulismo espontâneo, e logo a contrapartida artificialmente induzida, de hipnotismo. Muitas pacientes histéricas "curadas" pelo exorcismo realizado pelos padres da Igreja (o pecado visto como raiz das doenças) passaram a ser internadas em asilos psiquiátricos junto com outros doentes "possuídos", ou eram levadas ao Hospital da Salpêtrière, para serem hipnotizadas por Charcot.[2]

CÉREBRO *VERSUS* MENTE

Na psiquiatria organicista oficial e reconhecida pelo Estado, destacaram-se as descobertas de áreas neurológicas e lesões de cérebros autopsiados. A partir da revolução kraepeliniana* a psiquiatria oficial centrou-se na fenomenologia descritiva que deu origem às categorias diagnósticas que englobam os fenômenos psiquiátricos e sua evolução. A psiquiatria dinâmica, por sua vez, nasceu da

* Do psiquiatra Emil Kraepelim (1856-1926), que fundamentava sua pesquisa e sua clínica afirmando que as doenças psiquiátricas eram causadas, geralmente, por desordens genéticas e biológicas. Corrente contrária à de S. Freud.

colaboração entre médicos e casos clínicos que apresentavam estados de consciência alterados passíveis de serem modificados. Enquanto aquela se ocupava da contenção dos doentes incuráveis em hospitais ligados às universidades, esta se utilizava de banhos, massagens, eletricidade e sonoterapia para abordar as chamadas "doenças psiquiátricas menores".

Tratava-se de quadros mais ou menos intercambiáveis de queixas somáticas, incontinência emocional e mau humor, em geral denominados histeria nas mulheres e hipocondria em homens, além de neurastenia e quadros de depressão, ansiedade e comportamento compulsivo.

Essas doenças psiquiátricas menores eram genericamente consideradas "doenças nervosas funcionais", ou seja, embora hipoteticamente de etiologia orgânica, não apresentavam alterações anatômicas evidenciáveis.[3]

O médico vienense Franz Anton Mesmer tratou vários aristocratas com base na crença de que todas as doenças eram fruto de um único desequilíbrio do "fluido magnético universal" que ele era capaz de restaurar. Maria Theresa Paradis, cega desde os três anos e meio, recuperou gradualmente a visão após algumas sessões de passes magnéticos, mas somente conseguia enxergar na presença de Mesmer. O marquês de Puységur, seu discípulo, tratou de Victor Race, que era facilmente "magnetizável" e apresentava uma crise peculiar com alteração da consciência, sem convulsões. Em seu estado sonambúlico, Victor apresentava um sexto sentido que lhe permitia prever o futuro, diagnosticar sua doença, prever sua evolução e prescrever tratamentos.[2] Puységur denominou "sono lúcido" a essa crise e repôs a teoria pseudofísica do "fluido universal" pelo *insight* de que forças psicológicas estariam em jogo no processo de tratamento.[2] A partir de então, vários outros magnetizadores passaram a considerar que o *rapport* era o fenômeno central tanto do magnetismo quanto do sonambulismo (depois chamado "hipnotismo").

O NASCIMENTO DAS PSICOTERAPIAS

A constatação de que algumas doenças psiquiátricas poderiam ser curadas por meio do "poder da voz humana"[3] abriu caminho para que a sugestão e a persuasão, ao lado do hipnotismo, se tornassem as duas grandes ferramentas de tratamento psicológico das chamadas doenças psiquiátricas menores. Vários relatos de caso da época demonstraram os efeitos terapêuticos da "reencenação do trauma" (terapia catártica). A hipnose foi sendo abandonada pela técnica da sugestão no estado de vigília, e, gradualmente, esse método passou a ser denominado "psicoterapia".

O médico norte-americano Silas Weir Mitchell criou um tratamento para a neurastenia chamado *rest cure*, que consistia em manter o paciente entre seis semanas e três meses em isolamento forçado na cama, com dieta láctea, tratamentos elétricos e massagem.[3] Além desse método, pode-se dizer que, ao redor de 1990, havia três abordagens principais no campo das psicoterapias: dirigidas à afetividade (técnicas de encorajamento ou catarse, como meio para dissipar a ansiedade), à inteligência (explicações sobre as causas da doença, treinamento, reeducação, persuasão) e à imaginação (vários métodos de tratamento por meio da sugestão e da hipnose).

Portanto, como se observa, inicialmente a difusão da psicoterapia nada teve a ver com a psiquiatria oficial. Apesar da maneira pouco sistemática e da indiscriminação entre teoria e prática, pode-se dizer que a abordagem clínica do inconsciente entrou na medicina pelas mãos dos mesmeristas** e hipnotizadores. Foi a partir do nascimento da psicanálise que a utilização do inconsciente passou a integrar o arsenal terapêutico do psiquiatra, principalmente em uma época em que ainda não havia medicamentos comprovadamente eficazes para o tratamento dos transtornos mentais. Dos quatro casos que Freud publicou com o neurologista Joseph Breuer, em *Estudos de Histeria* (1895), apenas dois foram tratados com hipnose. As outras duas pacientes foram abordadas discutindo-se seus conflitos em um estado normal de consciência.[2]

A PSICOLOGIA EXPERIMENTAL

A que instância estamos nos referindo quando falamos em "inconsciente"? Ao longo da história da psiquiatria dinâmica, aquilo que as psicoterapias modernas chamam inconsciente esteve, desde o início, relacionado com um estado alterado de consciência e, por conseguinte, inferior (sonambulismo artificial, estado hipnoide, histeria, dupla personalidade ou "personalidade secundária", complexo subconsciente ou "função psicológica inferior", em Janet).

Em 1900, quando Freud publicou *A Interpretação dos Sonhos*, pode-se dizer que o inconsciente era descrito como uma atividade da mente que compreendia algumas funções: registrar e estocar memórias e percepções subliminares, armazenar representações mentais que se tornaram automáticas (hábitos), servir como fonte de inspiração poética e artística (enfatizada pelos românticos) ou funcionar como uma espécie de região intermediária em que ocorreria uma "perpétua fabricação de romances internos", na forma de devaneios (sonambulismo, hipnose, transe e certos delírios) ou histeria.[2]

Grande parte da abordagem desses fenômenos psicológicos, desde o mesmerismo até o nascimento da psicanálise, ocorreu fora das universidades e do âmbito

** Praticantes do mesmerismo, uma medicina usada no século XVIII para curar pessoas por meio do reequilíbrio das energias corporais e celestiais. Foi considerada com baixíssima fundamentação científica, e logo descartada.

da psiquiatria oficial. Uma exceção foi o hipnotismo francês nas últimas décadas do século XIX, com as escolas de Nancy e Salpêtrière.

Paralelamente, o estudo acadêmico das faculdades mentais que vinha sendo abordado somente pela filosofia, principalmente por meio da introspecção, passou a ser objeto de estudo da psicologia experimental. Primeiro a sensação e, logo depois, a aprendizagem, a memória e outras funções cognitivas, dando origem ao behaviorismo e, na década de 1960, à psicologia cognitiva. Enquanto a primeira ficou mais restrita ao estudo dos arcos reflexos (a sequência de eventos produzidos por um estímulo que desencadeia um comportamento), a última passou a enfocar o processamento de informações, assumindo que cada ato motor ou perceptivo tem uma representação da atividade das redes ou dos circuitos neurais. Nessa linha, a partir da década de 1970, a neurociência cognitiva integrou técnicas que vão desde o nível microscópico, ao estudar neurônios únicos, correlacionando padrões de disparo neuronal em regiões cerebrais específicas com processos cognitivos, até o nível macroscópico, por meio da neuroimagem, relacionando mudanças da atividade de populações de neurônios e atos mentais de pacientes com e sem lesão central. Com a ajuda da ciência da computação, tem sido possível criar modelos da atividade das redes neurais e caracterizar o sistema cognitivo de maneira global.[4] Graças a esses métodos, aliados ao mapeamento cerebral, dissecações anatômicas e neuronavegação intraoperatória, estamos mudando a visão estática, localizacionista acerca da organização do sistema nervoso, para uma visão dinâmica baseada em amplas redes neurais que interagem entre si.[5] Citaremos alguns exemplos desses achados a seguir.

Assim como na psiquiatria dinâmica, em que o constructo ficou equacionado com a patologia, no modelo cognitivo o inconsciente ficou associado ao processamento de informações subliminares que, por definição, estão relacionadas a estímulos relativamente fracos e de baixa intensidade (inconsciente, pré-consciente ou subconsciente). Por conseguinte, o inconsciente foi definido como a modificação ou a qualificação do pensamento consciente – dirigido, intencional, controlável, serial e acessível.[6] Além disso, o constructo ficou igualmente associado a algo inferior e de aplicabilidade limitada fora do ambiente especializado de um tratamento psicanalítico ou junguiano.

PSICOLOGIA EMPÍRICA

Ao discutir, no capítulo 9, as diferentes formas de interpretar a realidade, vimos aspectos negativos do devaneio e do pensamento conceitual. Vaguear em preocupações ou criar cenários piores do que a realidade do momento são fatores críticos para o estresse, a ansiedade e o humor. No entanto, como seria se essas narrativas contivessem elementos "escondidos" da consciência, forças inconscientes que influíssem no humor e no comportamento, como sustenta a psiquiatria dinâmica? A psicanálise e a psicologia analítica, criada por Carl Gustav Jung nas primeiras décadas do século XX, estão entre as principais escolas psicodinâmicas. Ambas desenvolveram modelos e hipóteses bastante coerentes sobre o funcionamento da mente humana, que se propõem a investigar o mundo interior dos vínculos afetivos, identificações, representações de si mesmo e dos outros (mundo, objetos, não eu). Além disso, essas escolas propuseram-se a estudar os denominados processos mentais inconscientes, percepções, pensamentos, sentimentos e fantasias que não acessamos pela mente consciente. Por exemplo, medos, idealizações, desejos e proibições que estariam por trás dos estados de humor, das motivações e dos comportamentos.

Um ano antes de receber o prêmio Nobel de Medicina e Fisiologia por suas pesquisas sobre os mecanismos moleculares da aprendizagem, o neurocientista Eric Kandel publicou um artigo[6] em que buscava alguns pontos de congruência entre a biologia e a psicanálise, visando a delinear a importância desta para o futuro daquela. Quase duas décadas depois, muito dessa interseção, embora ainda um tanto incipiente, tem se tornado possível graças à evolução das técnicas de neuroimagem, que serão abordadas a seguir.

Em seu artigo, Kandel descreve três tipos de processos inconscientes – pré-consciente, procedural e dinâmico –, com o intuito de estabelecer pontes entres os processos cerebrais e esses níveis da vida mental. O inconsciente pré-consciente diz respeito a todas as representações de atividades mentais (pensamentos e memórias) capazes de penetrar o campo da consciência e que ainda não se tornaram conscientes. O inconsciente ou memória procedural está relacionado a uma série de processos que envolvem diversas áreas cerebrais: o aprendizado de capacidades perceptuais e motoras coordenadas (p. ex., dirigir – relacionado ao cerebelo), a aquisição de estados afetivos (amídala), a formação de novos hábitos motores (*neostriatum*).[7] Finalmente, o inconsciente dinâmico refere-se tanto ao inconsciente reprimido clássico quanto ao "local" da mente capaz de construir significados, como apontou Freud em *A Interpretação dos Sonhos*: "todo sonho se revela como uma estrutura psíquica que tem um sentido e pode ser inserida num ponto designável nas atividades mentais da vida de vigília".[8]

Apesar de a psicanálise e a psicologia analítica pautarem-se em concepções diferentes acerca do ser humano, os dois modelos enfatizam a importância do trabalho analítico com os sonhos e fantasias como formas de comunicação inconsciente. Ou seja, podemos considerar esse material de que lembramos após uma noite sonhando como um modo de processamento de informações complementar ao da consciência.

A MENTE SIMBÓLICA E A REALIDADE INTERPRETADA

A psicologia analítica descreve duas instâncias inconscientes: a pessoal e a coletiva. O inconsciente pessoal é semelhante ao freudiano clássico e é chamado subjetivo, pois pertence ao sujeito.[9]

O inconsciente coletivo é composto pelos instintos e arquétipos que são comuns à humanidade, independentemente da época ou da cultura. O inconsciente coletivo é considerado impessoal e contém padrões autônomos da psique – os arquétipos – que se apresentam por meio de imagens e temas universais presentes nos mitos, contos de fadas, religiões e manifestações artísticas. Há figuras da grande mãe, por exemplo, que remontam ao período paleolítico e que também estão presentes nas culturas grega e maia ou em qualquer lugar do planeta hoje em dia.

Para a psicologia analítica, a realidade nem sempre é clara à consciência. Um sintoma físico pode representar um conflito emocional, e um ódio dirigido a uma pessoa pode ocorrer por um deslocamento de algo vivido no passado. A linguagem psíquica é simbólica e expressa os conteúdos pessoais e arquetípicos. O símbolo não contém um significado fechado, mas necessita ser compreendido no contexto daquele indivíduo, em determinado momento da sua vida. A chamada técnica da amplificação consiste na possibilidade de adicionar conteúdos arquetípicos coletivos ao significado pessoal. Quando elaboramos um símbolo, podemos integrar conteúdos que estavam reprimidos e, assim, ampliar a consciência, "permitindo uma mudança de atitude do ego sem perda do material inconsciente".[10]

A psique produz constantemente símbolos que podem passar despercebidos. Para valorizá-los, é necessária a chamada atitude simbólica – disposição da consciência em considerar um fenômeno como símbolo, que envolve a capacidade de dar significado à experiência, enxergar além dos fatos e fazer ligações com os padrões arquetípicos. Para Jung, essa atitude não é explicada somente pela coisa em si, pois depende da visão que atribui um sentido ao evento "e que dá a este sentido um valor mais amplo do que a pura realidade".[11]

Jung percebeu que "os sonhos podem apresentar uma relação compensatória com a consciência, equilibrando a unilateralidade de suas posições [...] O inconsciente encarrega-se de registrar e fazer aflorar o que a consciência deixou passar despercebido".[12] Ao tomar contato com esses conteúdos, há o aumento de consciência e a possibilidade de o indivíduo adotar novas atitudes na vida.

Vamos imaginar que um analisando traga à sessão um conflito na relação com a esposa. Para elaborar o problema do presente, não nos atemos somente aos fatos. A psicologia analítica propõe um duplo movimento: olhar para o passado e investigar tendências para o desenvolvimento futuro. Ao examinar o passado, examinamos causas, fazemos conexões com outros eventos e procuramos padrões repetitivos que fixem o indivíduo em comportamentos prejudiciais. A análise, contudo, contempla o futuro e pergunta: qual é o padrão arquetípico envolvido? Como ele aparece nos sonhos? Para o que essa situação aponta? Agindo desse modo, o evento do presente pode ser compreendido em relação ao indivíduo como um todo, integrando passado, presente e tendências futuras.

Na perspectiva da psicologia analítica, a totalidade é uma busca de integração das várias instâncias da pessoa: consciente e inconsciente, corpo e psique, conteúdos pessoais e arquetípicos. Denomina-se processo de individuação o caminho de desenvolvimento rumo à totalidade do ser. A ideia arquetípica de um ser completo é simbolizada, por exemplo, nas imagens de Buda e Cristo. Ampliar a consciência sobre si mesmo, assimilar conteúdos "escondidos no inconsciente" e desenvolver os potenciais inatos são fundamentais para esse processo.[12]

MINDFULNESS E A EXPERIÊNCIA DIRETA DA REALIDADE

Se a mente simbólica permite dar um sentido e enxergar além da "pura realidade", como afirmou Jung, para o estado de *mindfulness* o que importa é conhecer de uma forma direta, não conceitual, as experiências interna e externa. Segundo Kabat-Zinn, podemos compreender *mindfulness* como o estado de consciência que surge quando intencionalmente prestamos atenção ao presente, adotando-se uma postura não julgadora, para apreender e acolher todos os elementos que surgirem na consciência.[13]

Nesse estado de consciência, a realidade não precisa ser interpretada; ela se manifesta a cada momento. A atitude necessária para manter o estado de *mindfulness* pode ser resumida com o acrônimo em inglês *RAIN*: *R*econhecer a situação; *A*ceitar o que se apresenta à consciência naquele momento e *I*nvestigá-la com *N*eutralidade ou equidade.

Em *mindfulness*, a totalidade está no presente, e, para experimentá-la, é importante diferenciá-la das experiências passadas e das ruminações sobre o futuro. A história de vida, tão valorizada em uma análise, pode ser um empecilho em *mindfulness*. Para viver o estado holístico descrito por Teasdale no capítulo 9, é necessário nos libertar das ideias criadas sobre nós mesmos e considerar a nossa identidade. Na perspectiva de *mindfulness*, estamos em constante transformação; *eu estou* seria mais verdadeiro que *eu sou*. O estado de consciência *mindfulness* não é algo transcendente; está sempre disponível, como a habilidade de pensar ou sentir.

Se o conteúdo do pensamento é fundamental na análise, em *mindfulness* o que importa é conhecer o processo que o gera. Os pensamentos surgem e desaparecem e são considerados "apenas" eventos que se manifestam à consciência.[14] Pensamentos e emoções pertencem à totalidade, e a identificação com uma parte do todo distorce a percepção da realidade e impede a experiência holística do momento presente.

No início do capítulo 9, vimos a resposta holística (integrativa) característica dos mamíferos e a possibilidade de experienciá-la por meio de *mindfulness*. Para Siegel,[15] nosso bem-estar, paz e saúde relacionam-se à integração, entendida como agregar elementos de forma funcional, respeitando-se suas diferenças. A falta de integração entre os diversos aspectos da vida conduz a comportamentos caóticos ou rígidos, presentes na maioria dos transtornos psiquiátricos. Como abordaremos ao final deste capítulo, a própria atividade cerebral parece corroborar essa ideia. Hoje, sabe-se que grande parte dos transtornos mentais está relacionada ao funcionamento anômalo de redes cerebrais e à alteração na conexão entre áreas do cérebro.[15]

Para Kabat-Zinn,[16] o termo em inglês *wholeness* (totalidade) está relacionado às palavras *health* (saúde), *holly* (sagrado) e *healing*. Se curar uma doença significa promover o desaparecimento dos sintomas, *healing* tem um sentido mais amplo. O termo pode ser traduzido como restabelecer a saúde e é associado a enxergar a experiência na perspectiva da totalidade, e não de forma fragmentada.

Apesar das diferenças entre as duas abordagens apontadas, elas também têm alguns pontos em comum. Por exemplo, tanto para a psicologia analítica quanto para o estado de *mindfulness*, a saúde está relacionada à integração e à conexão, seja entre inconsciente e consciente, seja entre a cognição e a emoção.

A seguir, serão descritas três situações clínicas em que procuraremos mostrar algumas maneiras de operacionalizar psicoterapia e *mindfulness*, associando a percepção direta da realidade e a atitude simbólica. Tomaremos o cuidado de mudar informações para, sem prejudicar a compreensão, impossibilitar a identificação dos pacientes.

1 – Fobia no vestibular

Roberta, 21 anos, estudante, solteira, sem filhos.

Resumo: seu pai procurou ajuda para tentar mudar a opção de Roberta pelo curso de medicina. Segundo ele, a filha estava inscrita para o terceiro ano de cursinho, com sinais depressivos e o pior, disse ele, "é que todos em casa estão ficando deprimidos. À mesa somente discutimos provas, testes, prazos e notas. Os dois irmãos, ambos mais jovens, estão enciumados por não receberem atenção. Estamos em fevereiro e é como se a família fosse começar mais um ano de cursinho".

Roberta veio à primeira consulta desanimada, com sinais depressivos leves, sentindo-se afastada dos amigos. A garota explicou que sempre fora uma das melhores alunas da escola e do cursinho, mas, na prova do vestibular, dava-lhe um branco, ficava desatenta, esquecia fórmulas e cometia erros banais. Ao explicar sua rotina, notava-se que o excesso de preocupação a deixava exausta, sem momentos para se exercitar ou para lazer. Combinou-se iniciar a psicoterapia com a frequência de uma sessão semanal e observar se ela superaria os sintomas depressivos sem medicação.

Evolução psicodinâmica: além da fobia, Roberta mostrou uma ferida narcísica, que poderia explicar parte dos sintomas. Desde criança, sentira-se a predileta dos avós, graças às habilidades em escrita, desenho e esportes. Contudo, apesar de tantos talentos, precisava continuamente da admiração dos amigos e familiares. Em seus sonhos e relatos de vida, a medicina simbolizava o grande e inquestionável troféu. Por apresentar uma atitude simbólica muito desenvolvida, ao longo dos meses ela conseguiu diferenciar a necessidade narcísica de reconhecimento do verdadeiro desejo de ser médica.

Evolução "não conceitual": mesmo conhecendo prováveis motivos para o seu "branco" na prova, como lidar com ele ou com as crises de ansiedade que a acometiam? Foram ministradas práticas simples e curtas de meditação para que Roberta conhecesse seus momentos depressivos e ansiosos, mantendo uma atitude de aceitação e curiosidade. Como percebia o corpo? Que pensamentos surgiam? O que sentia? Trabalhamos alguns recursos para controle da ansiedade, e, quando as provas se aproximaram, introduziu-se uma técnica de visualização como a dessensibilização e outra mais curta para o momento das provas.

Conclusão: Roberta enfrentou seus sintomas sem necessitar de antidepressivos e foi aprovada na faculdade pública que almejava. Após a interrupção das sessões durante as férias, ela ligou felicíssima, já envolvida em vários projetos e ligas de estudantes. Como muitos jovens, resolvido o problema, ela achava que não precisava mais de análise e a despedida deu-se por telefone. Embora muitos aspectos da vida tenham ficado intocados, ficou claro que aquele processo estava terminado.

2 – Transtorno do humor

Alexandre, 37 anos, engenheiro, casado, 2 filhos.

Resumo: Alexandre procurou a análise com receio de estar novamente deprimido, após um conflito que misturava trabalho e família. O paciente relatou ter passado por duas crises fortes no passado. Na primeira, aos 21 anos, apresentou um quadro depressivo que, com o início do tratamento, transformou-se em crise maníaca. Ele manteve estabilizador de humor por 2 anos, mas resolveu abandoná-lo por se sentir bem. Na segunda, teve depressão aos 26 anos, após assumir um cargo alto na empresa da família, pois se sentia muito preocupado e inapto. Desde então, manteve o estabilizador de humor e praticava *mindfulness* há um ano, com certa regularidade.

Alexandre vem de uma família que possui muitas empresas, cujas exigência e temperamento do patriarca, segundo suas palavras, haviam-no transformado em "um robô". Aos seus olhos, a mãe não o apoiava, ficando ao lado do irmão, que lhe parecia mais frágil e incapaz para gerir os negócios. Nas reuniões familiares, que frequentemente agrupava amigos e conselheiros das empresas, o paciente ficava em silêncio, sem coragem de dar opiniões ou defender seus pontos de vista.

Evolução psicodinâmica: para Alexandre, era muito difícil sair do pensamento conceitual, já que resolver problemas era o seu forte. Durante as sessões, foi incentivado a permitir que seus pensamentos fluíssem sem julgá-los. Ao associar possíveis razões para estar entrando em depressão, Alexandre expressou uma enorme culpa pela raiva que sentia da mãe. O paciente voltava frequentemente ao passado, lembrando que sempre fora mais fácil lidar com as exigências paternas do que com as injustiças da mãe que, segundo ele, "premiava a incompetência". Em um sonho, a mãe chegou a se declarar má e, quando acordou, ele estava bem perturbado e ainda mais culpado. Em outro sonho, encontrava-se em uma festa em que a mãe lhe preparava seu prato predileto, alardeando para os convidados. Alexandre ficou muito feliz, mas, após a refeição, foi descansar em um quarto preparado pela mãe e, ao se deitar, notou que ele estava infestado de aranhas. Ao falar sobre o sonho, o paciente relacionou-o aos conflitos com a mãe (bruxa má, que o alimenta e o entrega às aranhas) e à própria depressão, que surge sem aviso e pode envenenar sua alegria de viver.

Evolução não conceitual: conversamos sobre a possibilidade de levar os princípios de *mindfulness* para os encontros familiares. Como se manter presente e viver aquele momento de uma nova forma? Abdicando da obrigação de falar, Alexandre se propôs a tentar reconhecer as ideias que lhe ocorriam e os sentimentos que as acompanhavam. Em pouco tempo, o paciente percebeu que criticava intensamente qualquer ideia que lhe ocorria durante as reuniões, emudecendo e tornando-se tenso e taquicárdico ante a possibilidade de verbalizar. Alexandre aos poucos foi aprendendo a diminuir o próprio julgamento e a manejar a ansiedade, permitindo que suas ideias fluíssem mais espontaneamente. Ele ainda está em terapia e não apresentou recidiva na depressão.

3 – Transtorno do controle de impulso

Cássio, 50 anos, comerciante, solteiro, sem filhos.

Resumo: logo de início, o paciente diz que nunca acreditou em psicoterapia e somente viera por insistência de um amigo. Cássio refere que é bissexual, nunca tivera laços amorosos duradouros e, por não conseguir permanecer nos empregos, decidira abrir o próprio negócio. Pensara algumas vezes em suicídio, "como todo mundo", segundo ele, e, ao final da consulta, resolveu dar uma chance.

Evolução não conceitual: em um dado momento, ao assumir que seu descontrole o prejudicava muito, o paciente perguntou se poderia aprender a técnica nas consultas. Foi-lhe sugerido que procurasse um curso formal, o que o indignou profundamente: "Acho que você não me conhece mesmo, nunca vou frequentar um grupo de *hippies*", disse ele. Após esse incidente, o paciente admitiu que não conseguia se controlar nos momentos em que ocorriam suas emoções explosivas. Decidimos experimentar alguns recursos que pudessem lhe dar alguma autonomia. Nas sessões que se seguiram, conduzíamos uma prática curta (menos de 10 minutos), que era gravada em seu celular para ele meditar em casa. Cássio, sem me dizer se praticava ou não, começou a descrever situações em sua rotina em que ele conseguia se acalmar por meio da respiração, percebendo suas emoções se aquietarem antes de agir.

Evolução psicodinâmica: Cássio tinha vários atritos explosivos com pessoas que o cercavam, era rude com os funcionários e, nas consultas, oscilava entre a idealização e uma profunda decepção comigo. Para piorar o quadro, sofreu um sequestro-relâmpago e, surpreendentemente, manteve-se quieto e controlado. Na consulta seguinte, trouxe um sonho em que era sequestrado com amigos. Durante o episódio, ele se manteve absolutamente imóvel e, para sua surpresa, todos foram liberados em um local bonito, com natureza exuberante. Na sessão seguinte, o paciente associou o sonho ao sequestro, que o fez encontrar uma nova possibilidade de autocontrole durante o estresse. Em menos de um mês, Cássio envolveu-se em uma discussão de trânsito que quase acabou em tragédia. Logo em seguida, sonhou que seu carro precisava de reforma, mas a equipe de funileiros era muito desorganizada. Em visita à funilaria com amigos, eles ficaram furiosos com a incompetência dos funcionários e, descontrolados, queriam brigar. Cássio, então, se afastou do local por um tempo para meditar e, tranquilizado, decidiu retirar os amigos do estabelecimento. Em seguida, conversando seriamente com a equipe, conseguiu organizar o serviço.

Novamente o processo de autocontrole e aquisição de consciência sobre si mesmo retornou à sessão, quando ele lamentou não ter agido no trânsito com o mesmo controle que manteve no sonho. Relacionamos os amigos furiosos a elementos instáveis da sua personalidade e os funileiros despreparados, aos recursos que estavam se organizando a serviço da consciência.

Cássio continuou a terapia por mais alguns meses, até resolver levar seu negócio para outra cidade.

CÉREBRO E MENTE

O objetivo deste capítulo e do capítulo 9 foi introduzir a concepção de inconsciente e a importância de uma atitude simbólica ao lidar com os sintomas, dentro de um modelo de medicina integrativa. Trata-se de uma ferramenta bastante útil, que não descarta a associação com as abordagens convencionais, como o uso de medicamentos e outras terapias baseadas em evidências.

O que terá se passado no cérebro e na mente inconsciente de Roberta, Alexandre e Cássio que pode ter contribuído para a melhora?

A psicanalista Margareth Zellner delineia quatro "grandes" aspectos da função cerebral que possivelmente se correlacionam com instâncias psicológicas ou processos intrapsíquicos:[17]

1. Evidências da neurociência cognitiva apontam que muito da atividade neural/mental se dá fora do campo da consciência. Ou seja, somos continuamente influenciados por estímulos subliminares que não presenciamos, e regiões cerebrais como a amígdala e o córtex orbitofrontal demonstram ativação a estímulos que não são conscientemente percebidos.[17] É possível que as técnicas de meditação e dessensibilização que Roberta aprendeu durante as sessões de psicoterapia tenham modificado sua circuitaria neural, permitindo que ela enfrentasse seus sintomas e obtivesse sucesso no vestibular? O que funcionou no *setting* terapêutico: sua inteligência e uma atitude simbólica bem desenvolvida? A própria técnica de dessensibilização? A transferência positiva (*rapport*) com o analista? Tudo isso junto?
2. O fato de que os padrões de atividade cortical gerados durante a percepção de um estímulo do momento são semelhantes aos gerados durante a imaginação.[17] Portanto, fantasiar ou lembrar de determinada situação ativa padrões neurais similares à vivência da experiência.
3. A coordenação dos vários domínios cognitivos e comportamentais (emoção, motivação, memória, percepção, cognição e processos executivos) é feita pelas redes neurais corticais e subcorticais que mutuamente se influenciam, amplificam ou se inibem. Será que, ao discutir sua vivência depressiva, incluindo

também a percepção do corpo e das emoções, Alexandre ativou outras redes de processamento de informações, aliviando os sintomas?

4. Um último "grande" aspecto da função cerebral, que poderia se correlacionar com processos intrapsíquicos, diz respeito ao modo de regulação de impulsos e emoções primárias. Nosso cérebro ao mesmo tempo cria, regula e inibe o impulso, levando a conflitos entre a execução (o impulso transformado em ação comportamental) e a proibição da descarga. O neurocientista Antonio Damasio descreve as emoções primárias como um tipo de reação rápida diante de determinados estímulos do meio ambiente, que surgem a partir da infância. São elas: medo, alegria, tristeza, raiva, surpresa e aversão.[18] Trata-se de programas complexos de ação (expressões faciais, posturas e mudanças em nossas vísceras e meio interno) construídos pela evolução que operam automaticamente para regular a vida.[18] Essas ações são complementadas por um programa cognitivo,[18] executadas pelo córtex pré-frontal ventromedial (CPFVM). Como diz Zellner, o CPFVM funcionaria como uma espécie de regulador ético e moral no controle dos impulsos, equivalente ao que psicodinamicamente se denomina "superego".

Será que a prática de *mindfulness* ajudou Cássio a modular o sistema parassimpático e, além disso, permitiu que a circuitaria de seu córtex pré-frontal "se entendesse" com a amígdala, ajudando-o a filtrar sua impulsividade?

Desde o *Projeto para uma Psicologia Científica*[19] e *A Interpretação dos Sonhos*,[8] Freud nunca abandonou a crença de que haveria uma base física para a psicologia. Existem vários trabalhos na literatura científica que, como afirmamos, embora incipientes, começam a evidenciar essas interseções entre a psiquiatria psicodinâmica, centrada no inconsciente, e a psiquiatria cerebral, que tanto se desenvolveu nas últimas décadas graças à evolução da neuroimagem e aos avanços da biologia molecular. Esperamos que estes dois capítulos (9 e 23) inspirem o aprofundamento das pesquisas entre os processos mentais conscientes e inconscientes que, segundo Kandel,[4] "representam a última fronteira das ciências biológicas".

REFERÊNCIAS BIBLIOGRÁFICAS

1. Byington C. Uma teoria simbólica da História, o mito cristão como principal símbolo estruturante do padrão de alteridade na cultura ocidental. Junguiana. 1983;(1):120-77.
2. Ellenberger HF. The discovery of the unconscious – the history and evolution of dynamic psychiatry. New York: Basic Books; 1970.
3. Shorter E. A history of psychiatry: from the era of asylum to the age of Prozac. New York: John Wiley & Sons; 1977.
4. Kandel ER, Schwartz JH, Jessell TM, editors. Principles of neural science. New York: McGraw-Hill; 2000.

5. Duffau H, editor. Brain mapping--from neural basis of cognition to surgical applications. New York: Springer Wien; 2011.
6. Bargh JA, Morsella E. The unconscious mind. Perspect Psychol Sci. 2008;3(1):73-9.
7. Kandel ER. Biology and the future of psychoanalysis: a new intellectual framework for psychiatry revisited. Am J Psych. 1999;156:505-24.
8. Freud, S. A interpretação dos sonhos – Edição comemorativa 100 anos. Rio de Janeiro: Imago; 2001.
9. Jung CG. The structure and dynamics of the psyche. Princeton: Princeton University Press; 1975.
10. Grinberg LP. Jung, o homem criativo. São Paulo: Blücher; 2017.
11. Jung CG. Tipos psicológicos. Petrópolis: Vozes; 1991.
12. Bloise PV. O Tao e a psicologia. São Paulo: Angra; 2000.
13. Kabat-Zinn J. Mindfulness-based intervention in context: past, present, and future. Clin Psychology Sci Pract. 2003;10(2):144-56.
14. Kabat-Zinn J. Mindfulness for beginners. Boulder, CO: Sounds True, Inc.; 2006. [Material em CD].
15. Siegel D. Are we our mind? TEDxPrague, 2013 [citado em 13 jul. 2023]. Disponível em: www.youtube.com/watch?v=MyhxXwclfNs&t=648s.
16. Kabat-Zinn J. Full catastrophe living. New York: Bantam Dell; 2005.
17. Damasio A. Self comes to mind: constructing the conscious brain. New York: Pantheon Books; 2010.
18. ZELLNER, DA et al. Food selection changes under stress. Physiology and Behavior, v.87, n.4, abril 2006.
19. Freud S. Projeto para uma psicologia científica. Rio de Janeiro: Imago; 1975.

24
Natureza, saúde e princípios socioecológicos

Lis Leão
Giulia Catissi

A RELAÇÃO SER HUMANO-NATUREZA

Existe um número crescente de evidências científicas que abordam a relação entre natureza e saúde. Outrora a ênfase dessa relação recaía sobre o surgimento de doenças, em particular de zoonoses e do quanto a ausência de uma natureza preservada estava na gênese de agravos à saúde, como a relação entre poluição e problemas respiratórios e cardiovasculares, e as ondas de calor (cada vez mais graves) causando óbitos de populações mais vulneráveis, o que é ainda uma verdade. Entretanto, na atualidade, o interesse em pesquisa tem recaído mais sobre a relação entre natureza e promoção da saúde. Por outro lado, há um interesse voltado à conservação da biodiversidade, pois, se a natureza for comprometida, a sobrevivência da espécie humana também estará ameaçada. Isso implica dizer que, para tratarmos da relação entre natureza e saúde, é necessário tratar antes da relação ser humano-natureza.

Ao pensarmos na conservação da natureza, deveríamos considerá-la por seu valor intrínseco, ou seja, todos os seres que nela habitam têm o mesmo direito que a humanidade e isso pressupõe uma visão ética em relação à natureza em detrimento de uma visão utilitária, de que ela provê "recursos" e serviços ecossistêmicos, entre eles até mesmo a saúde, para as populações.

É fato que ela também nos oferece esses serviços, mas a abordagem que conferimos a essa relação é o que mais importa. Os seja, se o que predomina é uma relação de exploração, ou se predomina uma relação de pertencimento e de interdependência, que favorece a conexão necessária para uma relação de cuidado com a natureza.

Segundo Edward Wilson, na sua hipótese da biofilia, os seres humanos têm uma atração inata pela natureza,[1] pelo simples fato de sermos animais. Sim, somos mamíferos, somos primatas humanos, mas frequentemente nos esquecemos disso.

E será que já fomos mais conectados com a natureza? Se não conectados, ao menos mais próximos dela já fomos. É importante, sobretudo, estabelecer a diferença entre contato e conexão com a natureza.

O contato humano com a natureza pode ser classificado como:

- **Indireto:** contemplação de uma fotografia, uma pintura ou até mesmo uma cena real através de uma janela, por exemplo. No contato indireto, a presença física não é necessária.
- **Acidental:** há presença física, porém o contato acontece de maneira não intencional, como quando se tem uma planta dentro de um escritório por onde várias pessoas transitam.
- **Intencional:** há presença física e há a intenção do contato com a natureza, como quando se escolhe caminhar em um parque.[2]

Contudo, a conexão com a natureza é a compreensão que os indivíduos têm de que a natureza faz parte de sua identidade. Três componentes constituem a construção da conexão da natureza:

- **Cognitivo:** é o núcleo da conexão da natureza e se refere a como alguém se sente integrado com a natureza.
- **Afetivo:** é o senso de cuidado do indivíduo com a natureza.
- **Comportamental:** é o compromisso do indivíduo em proteger o ambiente natural.[3]

A conexão com a natureza é mais importante para a saúde e bem-estar do que o contato com a natureza.[4] Mais importante do que **estar na** natureza é **estar com** a natureza.

Desde 2008, a população no mundo todo vive mais em ambientes urbanos do que em ambientes rurais.[5] Com isso, é de se esperar que haja um distanciamento, uma desconexão com a natureza, que tem sido crescente e agravada pelas tecnologias digitais. Na década de 1950, com a popularização da televisão, os seres humanos passaram a ficar mais tempo sentados no sofá e em frente a uma tela. Um hábito pouco saudável para uma espécie caçadora-coletora, cujo organismo e anos de evolução a prepararam para o movimento e longas caminhadas. Nas décadas seguintes chegaram os videogames, levando para frente das telas adultos, crianças e adolescentes (que sabidamente já apresentam menor interesse pela natureza nesta fase do desenvolvimento) e nos anos 2000 culminou com a difusão da internet e dispositivos móveis, que roubaram a cena e a atenção das pessoas, tornando o mundo digital o *status quo* em todo o planeta.

Cada vez mais as crianças (e cada vez mais cedo) têm acesso a essas telinhas de forma substancial, ainda que a Sociedade Brasileira de Pediatria não recomende seu uso por crianças com idade inferior a três anos,[6] mas que a realidade mostra que isso não tem sido algo válido para uma parcela significativa de casos.

Dentro do recorte na população adulta, o uso contínuo e sem limites de telas traz prejuízos, pois, além de aumentar a ansiedade, maior tempo de uso do celular e maior número de *selfies* têm sido apontados como preditores de menor conexão com a natureza.[7]

Alguns pesquisadores já demonstram que elementos naturais estão desaparecendo da cultura, ou seja, tanto nas letras de músicas quanto na literatura,[8] o que vai enfraquecendo ainda mais a representação da natureza na vida das pessoas.

Esse distanciamento tem levado ao que há mais de duas décadas outro biólogo, Robert Michael Pyle, alertava: o risco da extinção da experiência, caracterizada pela perda de interação com a natureza, com consequente redução da afinidade emocional com o mundo natural e o declínio de atitudes e comportamentos em defesa da conservação ambiental, agravando a degradação do planeta, o que coloca em risco não só a saúde pública, mas também a própria sobrevivência da nossa espécie.

Daí a importância de um resgate, de uma reconexão e de reflexões sobre como construir uma relação saudável entre os seres humanos e a natureza pautada em princípios socioecológicos.

Princípios representam valores norteadores. Quais valores permeiam, então, a relação seres humanos-natureza? Os valores individuais e sociais são essenciais na compreensão dos valores e comportamentos pró-ambientais.

Nesse contexto, podemos considerar três tipos de valores: os intrínsecos, os instrumentais e os relacionais. Valores intrínsecos são aqueles inerentes à natureza e são considerados não antropocêntricos. Os valores instrumentais facilitam a realização de fins humanos ou a satisfação de preferências humanas. Os valores relacionais são aqueles derivados das relações e responsabilidades humanas com a natureza.[9] Exemplos de valores antropocêntricos e não antropocêntricos estão apresentados no Quadro 1.[10]

Se o ser humano se coloca na condição central, a natureza sempre será vista a seu serviço. É necessário que a natureza seja valorizada e o ser humano seja um integrante dessa grande teia de vida e não o dominador dessa relação, na chamada era do Antropoceno.

O Antropoceno se baseia no pressuposto de que a humanidade se tornou um condicionante para transformações globais que afetam a água, o clima, a produtividade biológica, a biodiversidade e os ciclos biogeoquímicos, assim como a utilização global de terras e dos oceanos.[11] É considerado um novo período geológico.

Quadro 1. Valores diversos relacionados a natureza, contribuições da natureza para as pessoas e boa qualidade de vida

Focos de valor	Tipo de valor	Exemplos
Natureza	Intrínseco (não antropocêntrico)	Bem-estar/direitos dos animais
		Gaia, Mãe Terra
		Processos evolutivos e ecológicos
		Diversidade genética, diversidade de espécies
Contribuições da natureza para as pessoas	Instrumental (antropocêntrica)	Criação e manutenção de hábitat, serviços ecossistêmicos, polinização, regulação do clima
		Alimentos e rações, energia, materiais
Boa qualidade de vida	Relacional (antropocêntrico)	Interações físicas e experienciais com a natureza, significado simbólico, inspiração
		Saúde física, mental, emocional
		Modo de vida
		Identidade cultural, senso de lugar
		Coesão social

Os valores também podem ser considerados de autoaprimoramento ou autotranscendência, que refletem uma preocupação com os próprios interesses, *versus* uma preocupação com interesses coletivos, respectivamente (Figura 1).

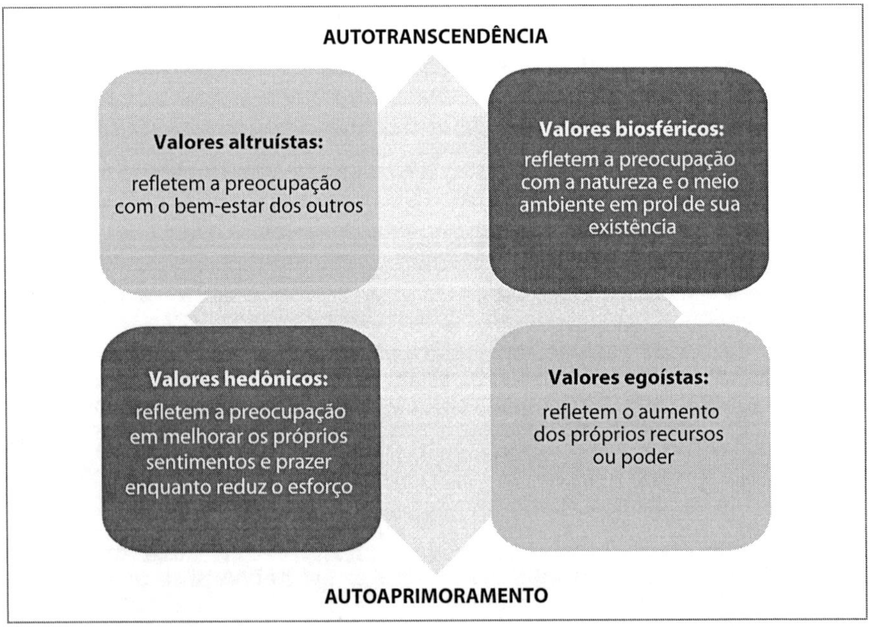

Figura 1. Características dos valores de autotranscendência e de autoaprimoramento.

Os valores de autotranscendência podem ser divididos em altruístas e biosféricos. Já os valores de autoaprimoramento hedônicos implicam que os indivíduos se concentram em seus custos e benefícios pessoais ao fazer escolhas: pessoas com fortes valores de autoaprimoramento agem pró-ambiente quando os benefícios individuais percebidos de tais ações excedem os custos percebidos (e vice-versa). Esses têm sido conceituados principalmente como valores egoístas, com foco nos custos e benefícios das escolhas que influenciam os recursos que as pessoas têm, como riqueza, poder e realização. Em geral, conforme suas características, valores hedônicos (e, em menor grau, egoístas) predizem atitudes, preferências e comportamentos na direção oposta em comparação com valores altruístas e biosféricos, sugerindo que valores hedônicos inibem principalmente escolhas pró-ambientais.[12] É necessário, portanto, que os valores de autotranscendência sejam cultivados, disseminados e incentivados desde a infância, para que uma relação ser humano-natureza seja harmoniosa e com ganhos mútuos. A chave dessa relação está na coexistência.

NATUREZA E SAÚDE PÚBLICA

A prática de cuidados pode ser considerada a mais antiga do mundo, porém, ao longo dos anos, com as mudanças culturais e econômicas, essa prática de cuidados foi esquecida, dando espaço ao reducionismo biológico, ou seja, à estrita questão de tratar o indivíduo fisiologicamente.

Na perspectiva da assistência à saúde pública no Brasil, o aumento nos índices de doenças crônicas graves e/ou incapacitantes gera redução da qualidade de vida, bem-estar e autonomia, além dos consequentes gastos elevados para o Estado, situações que por si só são geradoras de estresse, além de ser algo alarmante em contextos mundiais, sobretudo em países emergentes como o Brasil, o qual detém um calendário extenso de prioridades em saúde pública.[13] Com isso, é requerido, cada vez mais, o desenvolvimento de um sistema de cuidado fragmentado, com foco em questões curativas e de reabilitação (principalmente das doenças crônicas, grandes responsáveis pela invalidez dos brasileiros), que é priorizado nesse panorama e configurado em ações dos sistemas secundário e terciário de saúde.

No universo acadêmico, essa situação não é muito diferente. Quando se trata das ciências da saúde, estas estão mais habituadas ao estudo da natureza em seu aspecto epidemiológico, como vetor de doenças, toxicidades e outras ameaças para a saúde humana. Entretanto, a noção de uma relação intrínseca entre bem-estar humano e natureza é amplamente aceita, mas a lacuna que precisa ser preenchida está relacionada às diversas formas de natureza e possibilidades de contato, com as infinitas variáveis existentes de pacientes e diagnósticos.[14]

Nessa premissa, no âmbito da medicina integrativa, as terapias complementares ressurgem para inovar o atendimento humanizado nos serviços de saúde, assegurando uma perspectiva vitalista e holística, com foco em melhorar a experiência de vida de um indivíduo, pautada nas melhores evidências científicas e preservando a autonomia dos indivíduos. Trabalhar com terapias integrativas, mais especificamente com intervenções baseadas na natureza, requer um paradigma com foco na prevenção de doenças, promoção da saúde e ênfase no autocuidado, uma vez que são intervenções que necessitam de engajamento por parte dos indivíduos.

Desde a década de 1970, a Organização Mundial da Saúde (OMS) incentiva os países a construírem e implementarem políticas públicas para a utilização das práticas de terapias complementares. Porém, no Brasil essa prática só começou a ganhar força a partir de 2006, com a criação da Política Nacional de Práticas Integrativas e Complementares (PNPIC) no Sistema Único de Saúde (SUS).

É fato que mesmo em 2023, 17 anos após a criação da PNPIC, as práticas de terapias complementares no SUS não são muito utilizadas, quando comparadas à utilização dessas práticas em hospitais privados ou em países desenvolvidos. Isso se deve ao repasse inadequado de verbas destinadas à saúde, baixa oferta de práticas, número reduzido de profissionais especializados, não priorização de ações em nível primário, fatores culturais e estigmas, entre diversas outras questões.

As intervenções baseadas na natureza guardam similaridade às práticas integrativas e complementares que hoje integram a PNPIC e lançam luz sobre como essas práticas poderiam ser efetivadas em políticas públicas efetivas.[15] Tanto é assim que hoje um dos maiores grupos de interesse no Consórcio Acadêmico de Medicina Integrativa americano é o grupo de Saúde e Natureza.

Se analisarmos pelo prisma financeiro, observamos que o interesse por compreender as características dos ambientes de natureza que podem produzir mais saúde para a população, sejam jardins públicos, sejam hospitalares ou parques, entre outras possibilidades, está mais presente em países que gastam pelo menos 1,7 vezes mais em saúde pública, se comparados ao Brasil, de acordo com os dados da Organização para a Cooperação e o Desenvolvimento Econômico (OCDE).[16]

Aliando a saúde pública aos estudos de Saúde e Natureza, a saúde planetária tem grande papel nessa interface. O termo "saúde planetária" foi criado em 2015, pela Fundação Rockefeller e a revista *Lancet*, com a seguinte premissa: "trata-se de um novo esforço para tratar a questão da sustentabilidade e da vida humana no planeta sob ótica cada vez mais integrativa, transdisciplinar e global, já que os problemas desta crise planetária transpassam fronteiras geopolíticas, delimitações acadêmicas e afetam a humanidade como um todo".[17] Ou seja, a saúde planetária busca justamente articular a tríade das saúdes: humana, meio ambiente e animal, tratando-se, portanto, de um novo esforço para cuidarmos das múltiplas vidas existentes no planeta.

Outro conceito presente na relação entre natureza e saúde pública é o conceito de saúde única (*one health*), que tem seu dia mundial comemorado em três de novembro. Segundo a OMS, a saúde única é um enfoque que permite instrumentalizar o desenho e a aplicação de programas, realizar investigações, construir políticas e marcos legais, nos quais vários setores se comunicam e colaboram para obter melhores resultados na saúde pública, considerando a saúde humana, animal e ambiental.[18]

Atualmente, os municípios e mesmo condomínios particulares têm investido muito em áreas verdes e, principalmente após o período da pandemia de Covid-19, percebe-se um movimento de aumento de locais com espaços naturais que favorecem maior implementação desses conceitos. Em espaços públicos, as praças e parques estão mais arborizados, com flores e árvores que servem de alimento, pouso, moradia e reprodução para muitas espécies em ambiente urbano, criando, assim, ao menos uma possibilidade maior de contato com a natureza.

Esses espaços verdes são mais acessíveis e, somados aos efeitos relaxantes atribuídos à prática de atividades físicas nesses ambientes,[19] contribuem para a melhoria do ambiente urbano influenciando na temperatura, vento, umidade, regime de chuvas, erosão do solo, inundações, qualidade do ar, qualidade cênica e diversidade vegetal e animal.

Em suma, é um campo que carece de mais pesquisa e atenção, visto que a dinâmica entre natureza e saúde pública oferece enormes promessas de prevenção e benefícios terapêuticos, podendo ser facilmente prescrita e personalizada, e constitui ainda uma possibilidade de intervenção de baixo custo, amplamente disponível e sem efeitos adversos.[14]

NATUREZA RESTAURADORA E ASPECTOS TEÓRICOS

Florence Nightingale, já em 1859, falava da importância da luz natural e do ar fresco em sua teoria ambientalista para o cuidado humano. Para ela, o meio ambiente, onde todas as condições e influências externas afetam a vida e o desenvolvimento do organismo, é capaz de prevenir, suprimir ou contribuir para a doença e a morte, constituindo sua principal premissa. Incorporava no cuidado dado aos seus pacientes a radiação solar tanto para higienizar o ambiente quanto para animá-los, uma vez que isso interferia nas sensações de relaxamento e de estímulo para o bem-estar. Muitos anos depois, os estudos científicos ampliaram e corroboraram a prática de Florence, ao demonstrar os efeitos da luz solar sobre a produção de vitamina D e ativação do movimento das células imunológicas, assim como potencial redução da incidência de doenças autoimunes e câncer.[20] Mais recentemente, outras teorias emergiram sobre o tema na tentativa de explicar os benefícios restauradores dos ambientes naturais. Para abordá-las neste capítulo, adotamos como pano de fundo os pilares que compõem o modelo teórico do projeto Um tempo com e-Natureza.

O projeto Um tempo com e-Natureza foi desenvolvido no Hospital Israelita Albert Einstein, na linha de pesquisa e-Natureza: estudos interdisciplinares sobre conexão com a natureza, saúde e bem-estar, com apoio da Fundação Grupo Boticário para Conservação da Natureza, com vistas à produção de conhecimento sobre essa temática incipiente no cenário nacional, além de outras atividades educativas e de sensibilização da população geral.

O modelo Um tempo com e-Natureza (Figura 2) nos permite pensar e articular intervenções baseadas na natureza, a conexão com a natureza e sua relação com a saúde/bem-estar e conservação da biodiversidade, por meio de quatro pilares: a apreciação estética, a experiência multissensorial integrada, a educação/interpretação ambiental e a experiência ativa do indivíduo junto à natureza.

A apreciação estética resulta da interação entre as características perceptivas de um objeto e a dinâmica de processamento sensorial do observador.

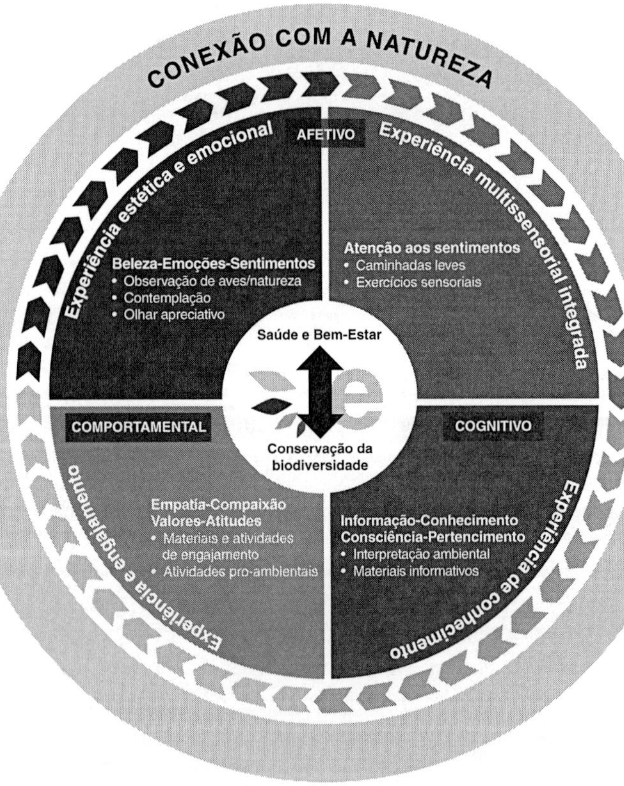

Figura 2. Modelo teórico do projeto Um tempo com e-Natureza revisado.[20]

A faculdade de apreciação da beleza é algo natural, universal e comum a todo ser humano, decorrente da qualidade de ser simpático com seu envolvente – quer se trate da natureza, quer se trate da sociedade, mas que, embora inata, precisa ser estimulada e refinada.

A experiência da beleza pode nos fazer parar e saborear o momento presente. Ela é resultante da recepção avaliativa de um objeto ou entidade sensorial e está positivamente associada ao bem-estar.

As experiências estéticas apresentam qualidades diferentes:

A. Podem refletir sobre o valor estético de uma entidade (ou seja, resultante de se envolver em uma contemplação estética).
B. Pode-se chegar a uma decisão sobre ela (ou seja, fazer um julgamento estético).
C. Podem involuntariamente mudar nossa atenção para o processamento estético de um estímulo (ou seja, experiência de distração estética).

Entretanto, alguns pesquisadores têm apontado que existem experiências que operam em um "modo estético", e este compreende um interesse desinteressado, que envolve um foco de atenção no estímulo, integrando contexto, memória e qualidades sensoriais, e negligenciando preocupações autorreferenciais ou percepções da vida cotidiana.[21]

Esse modo estético guarda relação com a teoria de restauração da atenção, de Kaplan e Kaplan.[22] Essa teoria considera que os indivíduos necessitam de um esforço constante para não perderem o foco de sua atenção direta para algo mais interessante. Contudo, esse esforço diário para manter a concentração acaba desencadeando um processo de fadiga, que gera uma série de sintomas relacionados ao estresse, como: irritabilidade, falta de habilidade para planejar, sensibilidade reduzida para perceber sinais ligados às relações interpessoais, controle pessoal reduzido e aumento de erros em atividades que exigem atenção direta.

Essa teoria é composta por quatro elementos: a fascinação, o senso de estar longe, a extensão e a compatibilidade. A fascinação se relaciona diretamente à experiência estética, pois pressupõe a entrada em estímulos esteticamente agradáveis, que permitem a oportunidade de reflexão, promovendo de maneira mais eficiente a restauração da atenção. Trata-se de uma atenção involuntária e sem esforço, mas que sozinha não oferece restauração e deve estar associada ao segundo componente, o senso de estar longe. Este afastamento diz respeito mais a uma questão conceitual do que propriamente geográfica, ou seja, ela requer que o indivíduo esteja longe o suficiente de suas preocupações diárias e das fontes de estresse cotidianas. É, portanto, um componente ligado a um sentido de "fuga" mais do que de "novidade".

O terceiro componente trata da extensão. Este é um componente importante quando pensamos na conexão com a natureza. Trata-se de um ambiente que, para além de um senso de pertencimento, é ainda um ambiente rico, equilibrado e que possibilita sua exploração.

Por fim, a compatibilidade diz respeito à consonância entre as inclinações pessoais e os propósitos e suporte que o ambiente oferece para a realização de determinadas atividades relevantes para o indivíduo, de forma que o esforço mental também seja reduzido. Como se pode ver, os quatro componentes dessa teoria estão fortemente inter-relacionados.

Esses aspectos estão na base das intervenções baseadas na natureza para ajudar as pessoas a deixarem suas preocupações diárias para trás, como os chamados banhos de floresta, que serão discutidos mais adiante.

A exposição à beleza da natureza pode aumentar a frequência e a intensidade das experiências estéticas, o que contribui para a melhoria das capacidades emocionais e maior satisfação com a vida, por ativarem o sistema de recompensa cerebral (atividade dopaminérgica – dopamina é um neurotransmissor responsável por levar informações para várias partes do corpo e, quando liberado, provoca a sensação de prazer e aumenta a motivação). As experiências estéticas são imediatas, experiências de ambientes físicos, visualmente (ou multissensorialmente) prazerosos, que podem auxiliar na redução do estresse, uma vez que desencadeiam emoções positivas, mantêm o estado de atenção não vigilante, diminuem os pensamentos negativos e possibilitam o retorno à excitação fisiológica para níveis mais moderados, como preconiza a teoria de recuperação psicofisiológica ao estresse.[23]

Além disso, consistente com a hipótese de "parada para o conhecimento" (aprender algo novo), é importante ter em mente que, para não reduzir as experiências estéticas a um aspecto meramente decorativo da experiência de vida, que pode acontecer a qualquer momento, é necessário considerar as experiências estéticas como uma parte fundamental do nosso processo de aquisição de conhecimento, que exige, inclusive, recursos da memória de trabalho. Evidências de pesquisa e neuroimagem demonstram que existe uma inibição motora relacionada à beleza, associada a um aumento do foco de atenção para a estimulação sensorial, promovendo a concentração de processamento de recursos sobre o objeto da apreciação estética, o que parece crucial para a aprendizagem. As experiências estéticas mantêm o foco dos observadores no momento presente em constante mudança e abrem espaço para uma maior intensidade das sensações percebidas e emoções provocadas pela beleza do que está sendo observado. Essa presença estética permite aos observadores direcionarem a atenção para a atividade perceptual para seu próprio bem, o que resulta ainda em um ganho sensorial amplificado. Evidências sustentam a existência de uma ligação entre estética, prazer e aprendizagem perceptual, que visa à atualização do ambiente preditivo mental. Esse processo de adaptação é fundamental para uma aprendizagem ótima, que possibilita melhor interação com o mundo exterior e modula nosso comportamento. Em termos mais simples, a beleza nos deixa curiosos pela novidade.[24] Nesse contexto, existe um solo fértil para atividades relacionadas à educação e interpretação ambiental como forma de ampliar a experiência estética agregando conhecimentos que possam sustentar comportamentos de maior conexão com a natureza.

Por fim, desencadeado pela crise ecológica, existe um debate teórico emergente sobre uma natureza que se compreende em íntima afinidade com o ser humano, em uma reconhecida relação de interdependência. Segundo a hipótese da biofilia, o ser humano é atraído pela natureza como um princípio evolutivo,[1] só que em algum momento sofremos desvios nesse caminho. Apesar disso, hoje essa ideia tem ganhado fôlego junto à sociedade global.

É essa relação de interdependência e de pertencimento que torna possível uma consideração ética, que exige dos agentes humanos respeito e responsabilidade.

Dessa forma, se estabelece um vínculo entre a apreciação estética do mundo natural e a ética ambiental. Esse é o espaço que tira a natureza de uma visão utilitária, de que ela está a serviço dos seres humanos, inclusive no que tange à promoção da saúde e bem-estar e que é representado pelo quarto pilar do modelo que adotamos, o da experiência ativa, não na natureza, mas com e pela natureza, a partir de ações e atividades que estimulem e fortaleçam o vínculo entre os seres humanos e a natureza, uma vez que essa divisão inexiste, pois somos todos natureza.

Kant sugere que a experiência estética em todas as nuances aqui discutidas brevemente conduz ao comportamento ético: "o belo prepara-nos para amar algo, mesmo a natureza, sem interesse; mesmo contra o nosso interesse".[25]

Como vimos, a apreciação estética dialoga de forma profícua com as teorias que abordam os aspectos restauradores da natureza e segue amparada pela filosofia e pela ciência, que demonstram o quanto ela afeta o ser humano em várias dimensões: cognitiva, afetiva e comportamental, que inclui o comportamento ético.

OS BENEFÍCIOS DA NATUREZA PARA A SAÚDE FÍSICA E MENTAL

A interação do ser humano com a natureza, mesmo em ambientes verdes urbanos, tem sido empiricamente relacionada a atitudes positivas e ao aumento do interesse na conservação, além de melhorar a saúde e o bem-estar humano, o comportamento e a capacidade cognitiva, aumentar as interações sociais e a propensão a se exercitar.

Estudos têm demonstrado inúmeros benefícios do contato com a natureza para a saúde física, como redução da pressão sanguínea em pacientes hipertensos, diminuição da atividade nervosa simpática, promoção da atividade nervosa parassimpática, ativação de células *natural killer* e, consequentemente, melhor ativação e regulagem do sistema imune, restauração da atenção e memória, além de promover estilos de vida mais saudáveis, entre diversos outros desfechos, avaliados principalmente na literatura internacional. Efeitos na saúde mental também são evidenciados, como diminuição de estados emocionais negativos como estresse, ansiedade e depressão, melhora no relacionamento interpessoal, manutenção do convívio social, melhora no padrão de sono e maior sentimento de satisfação com a vida, entre outros.[26]

Por outro lado, a definição "transtorno do déficit de natureza" em crianças já existe, e, embora (ainda) não seja um diagnóstico em saúde, atribuem-se à ausência de contato com a natureza alguns sinais patológicos, como: dificuldade de atenção, menor utilização dos sentidos, aumento da obesidade e maior incidência de transtornos físicos e mentais, principalmente no universo infantil.[27]

Da mesma forma, como um tratamento de saúde, a prescrição de "natureza" por profissionais de saúde tem crescido ao redor do mundo, com o intuito de combater problemas de saúde associados à falta de brincadeiras ao ar livre.[6]

É sabido que, para a população infantil, o contato com a natureza pode promover muitos benefícios mencionados em literatura: redução da ansiedade, maior capacidade de manutenção de foco de atenção, maior interesse na prática de exercícios físicos, construção de senso de comunidade, melhor desempenho em testes cognitivos, promoção de vínculo familiar e maior interesse pelo meio ambiente.[27]

Para a população idosa, estudos apontam para a realização de intervenções específicas baseadas na natureza, por exemplo, o banho de floresta, como um dos alicerces na contribuição para o manejo de doenças crônicas e possivelmente um auxiliar no envelhecimento ativo, saudável e sustentável. Trata-se de uma prática milenar japonesa, também chamada de *shinrin-yoku* em japonês, que promove menores concentrações de cortisol, menores frequência cardíaca e pressão arterial, e maior atividade do nervo parassimpático (sistema que promove relaxamento e homeostase do organismo), em comparação com os parâmetros coletados em ambientes da cidade. O banho de floresta, como o próprio nome diz, é uma imersão na natureza reconhecida como intervenção em saúde pública no Japão desde 1982. Com benefícios orgânicos evidenciados pela ciência, essa prática baseada no "apenas estar de corpo e alma na natureza" tem como premissa a utilização dos sentidos em atividades como caminhar, contemplar, respirar e sentir em ambiente de floresta, em uma terapia guiada (ou não) nessa interação humano-natureza.[28] Um estado de presença e consciência plena no ambiente.

Outra intervenção baseada na natureza que se pode destacar são os jardins terapêuticos. Eles surgem da observação de que a saúde física e mental é influenciada por aspectos do ambiente físico, como sua luz natural, o espaço propriamente dito e o som ali presente. Com a utilização de elementos que promovam acessibilidade, segurança e relaxamento, como ruas largas, piso antiderrapante, área com água corrente, mistura de plantas medicinais, aromáticas e ornamentais, esses jardins "curativos" existem para serem pontos de descanso ou para as pessoas realizarem meditação, por exemplo, e, por isso, são considerados ambientes restauradores.

Para além de intervenções baseadas na natureza que possuem como premissa o contato direto com a natureza, como os jardins terapêuticos e o banho de floresta, o contato indireto, por meio da visualização de imagens de natureza, configura um caminho a ser incrementado, uma vez que pacientes hospitalizados, por exemplo, muitas vezes não podem "estar" fisicamente na natureza. Essa porta de acesso a diferentes formas de contato com a natureza promove a equidade da temática, uma vez que o escopo de pesquisas a populações com limitações de contato direto é progressivamente ampliado.

A disponibilidade de bancos de imagens de domínio restrito, projetados para cobrir e analisar minuciosamente algumas categorias imagéticas que induzem um determinado estímulo, é limitada. Em razão dessa lacuna, emergiu o e-Nature Positive Emotions Photography Database (e-NatPOEM), composto especificamente por 433 imagens de natureza. Um total de 739 participantes as avaliou usando uma ferramenta baseada na web para inserir valores de ativação de valência (prazer) e alerta e, em uma única palavra, a descrição do sentimento evocado. O e-NatPOEM é gratuito e está disponível publicamente; é um recurso válido para pesquisa afetiva e apresenta potencial para uso clínico como auxílio na promoção de emoções positivas.[29]

Trata-se de estudo nacional que tem sido muito bem recebido e reconhecido pela comunidade científica internacional, desenvolvido por uma equipe multidisciplinar composta por pesquisadores e técnicos, de diversas categorias profissionais, como biólogos, enfermeiros, fotógrafos, médicos e acadêmicos que integram o grupo de pesquisa e-Natureza – Estudos Interdisciplinares sobre Conexão com a Natureza, Saúde e Bem-estar, cadastrado no CNPq e certificado pelo Instituto Israelita de Ensino e Pesquisa Albert Einstein. Esse grupo de pesquisa tem como objetivo, entre os diferentes estudos desenvolvidos na temática de Natureza e Saúde, investigar os benefícios do contato e conexão na natureza em populações específicas e a eficácia de intervenções baseadas na natureza, considerando o bem-estar humano e a conservação da natureza, considerando ainda a heterogeneidade de biomas, biodiversidade e perfis da população brasileira ainda pouco explorados.

Vale destacar ainda que a literatura disponível sobre essa temática é majoritariamente internacional, produzida por países como Japão, China, Inglaterra e Estados Unidos, sendo incipientes os estudos dessa natureza realizados no Brasil.

De maneira geral, como mencionado anteriormente, poucos estudos abordam as intervenções com foco na promoção da saúde e prevenção de doenças. Na pouca literatura existente, o foco é sobre doenças preexistentes e os possíveis benefícios da natureza como forma de tratamento indireto para elas, com associação da natureza como uma "segunda linha de tratamento" a algo prioritariamente curativo, com tratamento medicamentoso, ou associada a procedimentos e tecnologias em saúde.

Também são escassos estudos que articulem o conhecimento teórico já existente para a prática em saúde, ou seja, o que pode suscitar algumas reflexões: como podemos articular a tradução de conhecimento? Como implementar, na prática de hospitais e serviços de saúde primários, as evidências já apontadas por esses estudos? Como deixar a linguagem técnica de um artigo científico mais acessível aos que atuam na linha de frente, profissionais de diversos níveis não familiarizados com a temática e que são os maiores conhecedores dos pacientes/usuários assistidos? Como desenhar políticas públicas a partir das evidências disponíveis? São questões que merecem diligência dos profissionais que buscam liderar esse movimento de inclusão das intervenções de saúde baseadas na natureza, no âmbito público e/ou privado, em todos os níveis de atenção à saúde.

O FUTURO DA PESQUISA SOBRE NATUREZA E SAÚDE

Temos observado um incremento de atenção em relação às intervenções baseadas na natureza, ao menos voltadas à população geral, tendo em vista a pandemia da Covid-19, que levou à situação de isolamento social, restrição de circulação em todo o mundo, desejo premente das pessoas de buscarem a natureza e as possibilidades de impacto sobre a saúde mental. É provável, portanto, que no futuro esse interesse resulte em novas evidências no país e em outras realidades, tendo em vista que linhas de financiamento específicas tendem a crescer, com ênfase na natureza e saúde, incluindo o turismo sustentável.[20]

Embora seja clara a relação entre natureza e saúde e seja crescente o número de evidências científicas sobre o tema, inúmeras lacunas do conhecimento nessa área ainda merecem a atenção dos pesquisadores, assim como a literatura existente é passível de algumas críticas.

As definições de natureza são inconsistentes entre os estudos, o que dificulta a compreensão e aplicação dos achados no mundo real. Os impactos da qualidade do espaço verde, duração da exposição à natureza, frequência de exposição ou tipo de exposição à natureza nos resultados de saúde ainda não são bem compreendidos, assim como quais fatores são mediadores da relação natureza-saúde: dinâmica entre espaço natural, poluição do ar, ruído, temperatura, acesso e acessibilidade.

Os métodos para medir a exposição à natureza (p. ex., porcentagem de vegetação residencial *vs.* distância do parque mais próximo) ou definição da área geográfica relevante de exposição (p. ex., 500 m de distância de nossa casa *vs.* 1 ou 10 km) têm sido inconsistentes.

Desconhecemos ainda os limites de dose e duração da exposição à natureza (em diferentes fases do ciclo da vida) para alcançar um determinado efeito na saúde. Esse tempo tem variado de minutos a duas horas, e alguns pesquisadores apontam que, mais que minutos, são os momentos[30] e a qualidade desses momentos na natureza, mediados pela conexão com ela, que podem estar na base dos benefícios observados.

As abordagens-padrão para a avaliação da exposição à natureza não capturam as variações em como as pessoas experimentam a natureza de forma diferenciada (p. ex., cheiro, toque etc.), assim como a literatura carece da descrição de protocolos claros para as intervenções baseadas na natureza. Todos esses fatores influenciam na reprodutibilidade entre os estudos.

A maioria das pesquisas é observacional, por isso o estabelecimento de causa e efeito e de evidências científicas mais robustas precisa ser construído por meio de ensaios controlados randomizados, que possibilitem revisões sistemáticas e metanálises no futuro.

Investigar os mecanismos subjacentes das associações observadas entre a exposição à natureza e os resultados de saúde, bem como a ampliação dos estudos longitudinais, são recomendáveis. Os estudos devem avaliar minuciosamente vieses que podem ameaçar a validade de estudos sobre natureza e saúde, como *status* socioeconômico, gênero, raça, aspectos culturais e adaptação e validação transcultural das escalas utilizadas. A elaboração de instrumentos que contemplem diferenças culturais e regionais ainda necessita ser desenvolvida para maior compreensão de aspectos mediadores da conexão com a natureza e da adesão a intervenções terapêuticas propostas, bem como do engajamento com comportamentos pró-ambientais positivos. Estudos híbridos e de caráter multiprofissional que envolvam aspectos qualitativos podem enriquecer o corpo de conhecimento em construção. Os estudos também buscarão cada vez mais uma maior compreensão da conexão com a natureza, em vez do contato, para que as premissas da saúde planetária e saúde única possam ser atendidas.

Outros pesquisadores apontam ainda outros aspectos relevantes a serem considerados, como entender melhor as janelas de tempo vulneráveis no início da vida, em que o acesso ou a exposição à natureza podem ter impactos mais fortes na saúde do que em outros períodos e estudos de dose-resposta encerram outras possibilidades de pesquisa. Considerando o mundo digital em que vivemos e as possibilidades de explorá-lo em prol da natureza e de uma relação salutar com ela, as plataformas existentes podem configurar um amplo banco de dados. Dados de mídia social podem ser utilizados para entender a exposição à natureza. Métricas inovadoras de saúde mental, assim como medidas fisiológicas como condutividade da pele e variabilidade da frequência cardíaca, podem ser estimadas em tempo real e essas respostas podem ser georreferenciadas e vinculadas a medidas espaciais de ambientes naturais. O uso de *smartphones* com GPS e acelerometria permite obter informações em escala fina sobre exposição e atividade física. A avaliação ecológica momentânea ou questionários curtos administrados por meio de *smartphones* podem ser usados para perguntar sobre processos de como e por que as pessoas interagem com a natureza. O uso de novos conjuntos de dados e abordagens computacionais, como de inteligência artificial, pode fornecer avanços rápidos na avaliação da exposição à natureza, assim como fotos avançadas de satélite e aéreas combinadas com aprendizado de máquina para desenvolver medidas de dossel de árvores e outras métricas mais específicas da natureza podem fornecer informações sobre espécies específicas no solo e avaliações químicas, ampliando o leque de fitocidas conhecidos e suas implicações para a saúde quando em meio natural. Ampliar a pesquisa sobre mediadores do estresse e de resposta imunológica e em populações específicas pode ampliar as possibilidades terapêuticas das prescrições verdes. Há espaço ainda para a avaliação dos impactos que as mudanças climáticas estão causando e ainda causarão sobre as exposições à natureza e à saúde.[26,28]

Espaços azuis e marrons, bem como biomas diversos e seu potencial para a saúde e o bem-estar, necessitam ser ainda mais bem explorados. Além disso, o desenvolvimento e a validação de critérios de qualidade e segurança para a seleção de espaços naturais mais adequados às intervenções de saúde baseadas na natureza ainda necessitam ser mais bem estabelecidos.

As pesquisas permitirão o avanço necessário das políticas públicas de saúde e meio ambiente unificadas que possam assegurar áreas urbanas bem planejadas e que incluam espaços verdes e naturais, com acesso a todos com equidade e justiça para a promoção da saúde e bem-estar da população.

REFERÊNCIAS BIBLIOGRÁFICAS

1. Wilson EO. Biophilia. Cambridge, MA: Harvard University Press; 1984. 157p.
2. Keniger L, Gaston K, Irvine K, Fuller R. What are the benefits of interacting with nature? Intern J Environ Res Public Health. 2013;10(3):913-35.
3. Schultz PW. Inclusion with nature: the psychology of human-nature relations. In: Schmuck PW, Schultz WP, editors. Psychology of sustainable development. New York: Springer Science; 2002. p.61-78.

4. Martin L, White MP, Hunt A, Richardson M, Pahl S, Burt J. Nature contact, nature connectedness and associations with health, wellbeing and pro-environmental behaviors. J Environ Psychol. 2020;68(101389).
5. Ritchie H, Roser M. Urbanization [Internet]. Inglaterra: Our World In Data [citado em 07 mar 2023]. Disponível em: https://ourworldindata.org/urbanization
6. Sociedade Brasileira de Pediatria. Benefícios da Natureza no Desenvolvimento de Crianças e Adolescentes. Grupo de Trabalho em Saúde e Natureza. 2019 [citado em 13 jul. 2023]. 28p. Disponível em: https://www.sbp.com.br/fileadmin/user_upload/manual_orientacao_sbp_cen1.pdf
7. Richardson M, Hussain Z, Griffiths MD. Problematic smartphone use, nature connectedness, and anxiety. J Behav Addict. 2018;7(1):109-16.
8. Kesebir S, Kesebir P. A growing disconnection from nature is evident in cultural products. Perspect Psychol Sci. 2017;12(2):258-69.
9. Chan KMA, Balvanera P, Benessaiah K, Chapman M, Díaz S, Gómez-Baggethun E, et al. Why protect nature? Rethinking values and the environment. Proc Natl Acad Sci U S A. 2016;113:1462–5.
10. De Ville NV, Tomasso LP, Stoddard OP, Wilt GE, Horton TH, Wolf KL, et al. Time spent in nature is associated with increased pro-environmental attitudes and behaviors. Int J Environ Res Public Health. 2021;18(14):7498.
11. Leinfelder R. Assuming responsibility for the Anthropocene: challenges and opportunities in education. RCC Perspect. 2013;3:9-28.
12. Steg L, Perlaviciute G, van der Werff E, Lurvink J. The significance of hedonic values for environmentally relevant attitudes, preferences, and actions. Environ Behav. 2014;46(2):163-92.
13. Barreto MS, Carreira L, Marcon SS. Envelhecimento populacional e doenças crônicas: reflexões sobre os desafios para o Sistema de Saúde Pública. Kairós Gerontologia. 2015;18(1):325-39.
14. Frumkin H. The evidence of nature and the nature of evidence. Am J Prev Med. 2013;44(2):196-7.
15. Brasil. Ministério da Saúde. Secretaria de Atenção à Saúde. Departamento de Atenção Básica. Política Nacional de Práticas Integrativas e Complementares no SUS – PNPIC-SUS. Brasília: Ministério da Saúde; 2006. 92p.
16. Organisation for Economic Cooperation and Development (OECD). Relatórios Econômicos OCDE [Internet]. Brasil: OCDE [citado em 13 jul. 2023]. Disponível em: https://www.oecd.org/economy/surveys/Brazil-2018-OECD-economic-survey-overview-Portuguese.pdf
17. Universidade de São Paulo. Grupo de Estudos Avançados em Saúde Planetária. Saúde Planetária. O que é Saúde Planetária? [Internet]. Brasil: USP [citado em 3 ago. 2023]. Disponível em: http://saudeplanetaria.iea.usp.br/pt/o-que-e-saude-planetaria/
18. Organização Mundial da Saúde Cabo Verde. Especialistas debatem sobre o conceito 'Saúde Única' para reforçar a integração das vertentes humana, animal e ambiental na Saúde Pública [Internet]. Cabo Verde: OMS Cabo Verde [citado em 2 ago. 2023]. Disponível em: https://www.afro.who.int/pt/countries/cabo-verde/news/especialistas-debatem-sobre-o-conceito-saude-unica-para-reforcar-integracao-das-vertentes-humana
19. Song C, Ikei H, Igarashi M, Takagaki M, Miyazaki Y. Physiological and psychological effects of a walk in urban parks in fall. Int J Environ Res Public Health. 2015;12:14216-28.
20. Um tempo com e-Natureza [Internet]. Brasil: e-Natureza [citado em 13 jul. 2023]. Disponível em: https://www.enatureza.com/
21. Weigand R, Jacobsen T. Beauty and the busy mind: occupied working memory resources impair aesthetic experiences in everyday life. PLoS One. 2021;16(3):e0248529.
22. Kaplan S. The restorative benefits of nature: toward an integrative framework. J Environ Psychol. 1995;15(3):169-82.
23. Ulrich R. Aesthetic and affective response to natural environment. Behav Nat Environ. 1983;6:85-125.
24. Sarasso P, Neppi-Modona M, Sacco K, Ronga I. "Stopping for knowledge": the sense of beauty in the perception-action cycle. Neurosci Biobehav Rev. 2020;118:723-38.

25. dos Santos, LR. Da experiência estético-teleológica da natureza à consciência ecológica: uma leitura da Crítica do Juízo de Kant. Trans/Form/Ação. 2006;29(1):7-29.
26. Jimenez MP, De Ville NV, Elliott EG, Schiff JE, Wilt GE, Hart JE, et al. Associations between nature exposure and health: a review of the evidence. Int J Environ Res Public Health. 2021;18(9):4790.
27. Louv R. Last child in the woods: saving our children from nature-deficit disorder. Chapel Hill: Algonquin Books; 2005.
28. Oh B, Lee KJ, Zaslawski C, Yeung A, Rosenthal D, Larkey L, et al. Health and well-being benefits of spending time in forests: systematic review. Environ Health Prev Med. 2017;22(1):71.
29. Dal Fabbro D, Catissi G, Borba G, Lima L, Hingst-Zaher E, Rosa J, et al. e-Nature Positive Emotions Photography Database (e-NatPOEM): affectively rated nature images promoting positive emotions. Sci Rep. 2021;11(1):11696.
30. Richardson M, Passmore HA, Lumber R, Thomas R, Hunt A. Moments, not minutes: the nature-wellbeing relationship. Int J Wellbeing. 2021;11(1):8-33.

25
Conclusão

Paulo de Tarso Ricieri de Lima

INTRODUÇÃO

A proposta da medicina integrativa é, como o próprio nome diz, integrar os melhores recursos disponíveis – de promoção à saúde, de melhora da qualidade de vida, terapêuticos – em benefício do paciente e com base na ciência. Se a ideia é integrar e se o objetivo é ter uma visão global do paciente (e não da doença que ele tem ou terá), propusemos aos autores deste livro que fizessem uma análise de dois casos clínicos reais. Propositalmente, escolhemos dois momentos diferentes do cuidado: em um deles, os sinais da síndrome metabólica estão aparentes e podem indicar que a paciente terá, no futuro, agravos complicados de saúde. No outro, uma paciente que teve o tratamento de câncer iniciado tardiamente e saiu das possibilidades de cura, mas entrou nas possibilidades de cuidado paliativo humanizado e respeitador das características e circunstâncias pessoais.

Esses são casos igualmente desafiadores para o cuidador no dia a dia, mas exigem olhares diferentes dos profissionais envolvidos com os pacientes. A seguir, é feita a descrição dos históricos dos dois casos e, em seguida, uma síntese do que nossos especialistas em medicina integrativa puderam comentar a respeito, de maneira a registrar a contribuição de todos como um time. Esperamos que a leitura possa funcionar como uma evidência de que é possível consolidar, na prática, o que a medicina integrativa propõe. Aqui, convidamos o leitor a fazer um exercício de repassar o construto do livro e olhar os casos clínicos com novos olhos.

HOSPICE

Senhora de 69 anos, natural de Bom Jesus da Lapa (BA), viúva, procedente da Zona Leste de São Paulo (SP), com ensino médio completo, auxiliar de enfermagem aposentada, definia-se cristã. Mãe de três filhos: uma mulher, sua única filha biológica, falecida há quatro anos, e dois homens, ambos adotivos. Família presente e apoiadora.

A senhora foi admitida no Hospice em 17 de maio de 2013, com diagnóstico de adenocarcinoma de ovário (diagnosticado há 1 ano e meio).

A doença fora diagnosticada em exames de rotina; não tinha sintomas, exceto emagrecimento, que julgava ser decorrente de dietas restritivas que realizava com muita frequência. Demorou alguns meses para iniciar o tratamento por dificuldades em aceitar e entender o diagnóstico e a doença.

Iniciou o tratamento com quimioterapia em janeiro de 2012, mantendo-o até agosto do mesmo ano, quando foi suspenso por falta de resposta e progressão de doença. Em setembro, foi encaminhada para o ambulatório de cuidados paliativos, onde era acompanhada desde então.

Duas semanas antes da internação no Hospice, iniciou quadro de enjoos, vômitos frequentes, mal-estar e fraqueza. Na semana anterior, foi levada ao pronto-socorro, quando se diagnosticou suboclusão intestinal maligna por carcinomatose peritoneal; foram iniciadas medicações por via subcutânea para controle de sintomas, e a paciente foi encaminhada ao Hospice. Chegou sem queixas físicas, com sintomas físicos controlados, índices Karnofsky Performance Status (KPS) 40 e Eastern Cooperative Oncology Group (ECOG) 3.

Nas demandas psicológicas e espirituais, a paciente descrevia o momento do diagnóstico como o pior de toda a sua vida, contando que reagiu com revolta e raiva do médico que lhe deu o diagnóstico: "Eu estava sozinha, não se dá uma notícia dessas a quem está sozinho!". Demorou a aceitar o diagnóstico; procurou outros médicos, ouviu outras vezes a confirmação do diagnóstico e, quando aceitou que estava doente, resolveu que, já que Deus a quis doente, não faria tratamento algum, até que seus filhos a convenceram a se tratar "por eles".

Ao ser questionada sobre o que sabia sobre a doença no momento da admissão, referia estar ciente do prognóstico. Negava tristeza e dizia estar à disposição de Deus e pronta para o que Ele quisesse. Falou sobre sua revolta inicial, mas ressaltava que todo o período da doença foi de muito aprendizado e crescimento: "Aprendi a pedir perdão, pedi perdão"; "Respeito o não saber do minuto seguinte"; "Estou bem e preparada para o que Deus quiser". Quando questionada sobre religião e expectativas, dizia: "Sou cristã. Acredito em Jesus Cristo e Deus e respeito todas as religiões"; "Meu tempo é o tempo de Deus"; "Estou preparada para ir quando Ele me chamar"; "Melhorar, se Deus permitir"; "Não espero nem peço muitas coisas, aceito o que Deus enviar".

Ao falar sobre a proximidade da morte e ser questionada sobre seus medos: "Medo de morrer? Eu? Não tenho, não. Assim, de doença, como será agora, não tenho. Tinha medo era de morrer de acidente, desses que deixam a gente em pedaços e o caixão tem que ficar lacrado... Ninguém ia poder segurar na minha mão. Muito triste se despedir sem ninguém pegar na sua mão. Eu acho".

No decorrer na internação, estabeleceu forte vínculo com a mãe da companheira de quarto, que tinha o mesmo nome da sua filha falecida, mas ficava muito angustiada com o sofrimento da paciente, uma moça bastante jovem que piorava progressivamente. Cerca de 10 dias após a admissão, dizia: "Estou em um lugar de lágrimas e despedidas"; "Nunca imaginei que aprenderia tanto na minha idade". Começou a apresentar insônia e achava que era medo de dormir.

Quinze dias após a admissão, apresentou quadro confusional agudo e agitação à noite; ficou muito abalada, tinha medo de perder o controle. Dizia sentir a mão de sua mãe no ombro direito. Na mesma época, a companheira de quarto começou a piorar mais rapidamente e a ansiedade aumentou. A colega faleceu em 3 de junho de 2013, e a paciente passou a ficar extremamente angustiada e deprimida. Optou-se por trocá-la de quarto.

Uma semana após a morte da colega, passou a questionar frequentemente a equipe sobre o sentido da vida: "A vida não tem sentido"; "Qual o sentido de tanto sofrimento?". Passou a ficar mais queixosa e solicitante, a afirmar frequentemente sentir que Jesus estava chamando por ela, porém mantinha planos para o futuro, especialmente para o próximo aniversário (em agosto).

Em 12 de junho de 2013, iniciou piora clínica importante. Pediu para chamar os filhos e a visita do assistente espiritual. Alternava dias em que estava mais comunicativa com dias nos quais evitava contato com as pessoas, inclusive os filhos, fechando os olhos quando alguém entrava em seu quarto. Em 15 de junho de 2013, dizia sentir que morreria logo, sentia-se muito fraca, sem forças para continuar. Contava que passavam muitos pensamentos confusos. Não sabia o que pensar, mas tentava acreditar que, apesar de não entender o porquê, Deus só faria o bem para ela.

> "Não tenho medo de morrer, mas tenho medo de sofrer."
> "Como será na hora? O que eu vou sentir?"
> "Não quero sentir dor."
> "Tenho medo de fazer as pessoas sofrerem."

Em 19 de junho de 2013, com piora clínica progressiva, sua visita foi liberada. Os filhos passavam todo o tempo possível com ela, até que, às vezes, ela os mandava embora por não suportar a ideia de tê-los vivenciando sua agonia e desespero; queria poupá-los. Não conseguia mais dormir. Referia não suportar tanta angústia e queria morrer logo. Aceitou sedação intermitente no período noturno para ajudá-la a descansar durante a noite, mas não queria, naquele momento, sedação contínua. Dizia não querer perder o controle da situação. Questionava: "Quanto tempo isso ainda vai durar?".

Manteve dificuldade para dormir; mesmo após a introdução da sedação, referia sono agitado. Tinha muito medo, muita angústia. Continuava piorando clinicamente, sentia-se exausta e solicitou sedação contínua em 26 de junho de 2013. Faleceu em 1º de julho de 2013, às 5h10, na companhia dos filhos.

SÍNDROME METABÓLICA

Mulher de 54 anos, com osteopenia, ganhou 15 kg nos últimos anos, sendo 5 kg no período perimenopausa, há 3 anos. O quadro de osteopenia foi diagnosticado há 4 anos. Seu médico generalista prescreveu cloridrato de raloxifeno (60 mg/dia) em associação com suplemento de cálcio, que contém 250 mg de cálcio elementar/dia (sob a forma de hidroxiapatita ou citrato) com 125 mg de magnésio (óxido) e vitamina D3 100 UI. A paciente também apresenta queixa de pernas inquietas à noite, com câibras e sensação de queimação em ambos os pés quando fica muito tempo em pé.

Há sete anos, apresentou um trauma nos joelhos por acidente de trabalho, o que reduziu muito sua prática de atividade física, pois qualquer carga sobre os joelhos passou a causar dor. A paciente fez tratamento fisioterápico. Entre 6 e 10 anos de idade, apresentou inúmeras fraturas e, na adolescência, anemia por deficiência de ferro.

A paciente tinha pais obesos e mãe com diagnóstico de diabete melito tipo 2 (DM2). Conta que o pai apresenta deficiência de ferro, mas não sabe detalhar a informação.

À avaliação clínica, a paciente apresentava:

- Peso = 81,5 kg.
- Altura = 155 cm.
- Índice de massa corpórea (IMC) = 33,9 kg/m^2 (obesa).
- Circunferência abdominal = 100 cm (meta: < 80 cm).
- Colesterol total = 5,9 mmol/L (meta: < 5,5mmol/L).
- Glicemia aleatória = 8,7 (meta: < 8 mmol/L).
- Pressão arterial (PA) em repouso = 146 × 95 mmHg.
- Frequência cardíaca = 65 bpm.

Como a medida única de PA não permite o diagnóstico de hipertensão arterial sistêmica (HAS), a paciente foi encaminhada para um médico generalista e, então, submetida aos seguintes exames: hemograma completo, cálcio sérico, função hepática, perfil lipídico, glicemia, dosagem de vitamina D e perfil do ferro. O resultado dos exames alterados foi:

- Vitamina D = 41 nmol/L (referência: 75 a 250 nmol/L).
- Ferritina = 152 (referência para perimenopausa: 15 a 165 ng/mol).
- Colesterol total = 5,7 mmol/L (referência: < 5,5 mmol/L).
- LDL-colesterol = 2,8 mmol/L (referência: < 2,5 mmol/L).
- Triglicerídeos = 1,8 mmol/L (referência: < 1,5 mmol/L).
- Glicemia de jejum = 5,7 mmol/L (referência: 3 a 5,4 mmol/L).
- Alanina aminotransferase (ALT) = 54 U/L (referência: < 41 U/L).

A partir dos resultados, foi feito o diagnóstico de deficiência de vitamina D. Em associação com o quadro de osteopenia, o médico generalista recomendou reposição de vitamina D3, 5.000 UI/dia. Segundo a Federação Internacional de Diabetes, o diagnóstico de síndrome metabólica foi confirmado pelos níveis de colesterol total, LDL, triglicerídeos e glicemia de jejum. O nível de ferritina mantinha-se no limite superior da normalidade, mas, como a paciente ainda apresentava menstruação, os níveis de ferro deveriam ser reavaliados no período pós-menopausa. A elevação discreta do nível de ALT não tinha etiologia esclarecida.

A cliente identifica como principal motivação para iniciar um processo de mudança de estilo de vida a sensação de que não estava saudável. A dor nos joelhos aumentou muito com o ganho de peso, afetando a mobilidade. A cliente destaca a falta de suporte familiar como principal barreira para iniciar as mudanças. Conta que sempre se sentiu pressionada pela mãe para comer, principalmente por jantar várias vezes na semana na casa dela. Identificou o acompanhamento de seu médico como principal medida de suporte e manutenção das mudanças de estilo de vida.

A reposição de vitamina D foi uma prioridade do tratamento, pois níveis adequados de vitamina D aumentam a tolerância à glicose e aumentam a sensibilidade à insulina, além dos benefícios na densidade óssea quando em associação com suplementação de cálcio. Para aumentar a oferta de cálcio, a dose foi elevada para 500 mg/dia, e a cliente foi orientada a seguir uma dieta rica em cálcio para atingir a recomendação de ingestão diária de 1.300 mg.

Foi ofertada suplementação com óleo de peixe, dose equivalente a 800 mg de ácido graxo eicosapentaenoico (EPA) e 600 mg de ácido graxo docosaexaenoico (DHA) diariamente. O consumo do óleo de peixe está associado à redução da PA e dos níveis de triglicerídeos.

A cliente foi orientada a usar magnésio biglicinado 150 mg, 2 vezes/dia, como parte de uma fórmula de polivitamínicos. A apresentação em biglicinado foi preferida por ter maior biodisponibilidade e maior tolerância que a apresentação na forma de óxido de magnésio. O magnésio intracelular mostrou-se eficaz para aumentar a sensibilidade à insulina, melhor controle glicêmico e tônus vascular. A dose total de magnésio prescrita foi de 500 mg/dia, incluindo a dose presente no suplemento de cálcio. Doses de 500 a 100 mg/dia estão associadas à redução de PA.

A cliente foi orientada a consumir 3 g de canela por dia. O naturopata forneceu a *Cinnamomum aromaticum* em pó. Estudos têm mostrado que uma dose única de 3 g de canela por via oral provoca redução significativa de glicose e boa resposta insulínica. O efeito foi observado até 12 horas após a ingestão. Doses orais de 3 g/dia por oito semanas mostraram impacto na glicemia de jejum, hemoglobina glicosilada, triglicerídeos, peso, IMC e na massa gordurosa corporal. Apesar de estudos clínicos ainda inconsistentes, a canela tem um papel na síndrome metabólica pelo efeito hipotensor, anti-inflamatório e antioxidante.

Recordatório alimentar de sete dias indicou uma dieta de alto índice glicêmico, com elevada ingestão de gorduras saturadas e baixa ingestão de magnésio, cálcio e potássio. A paciente apresentava fissura por bolos e biscoitos e consumo de batatas no jantar. Segundo Mozaffarian et al., o ganho de peso em quatro anos, baseado em análises de alimentação diária, está mais associado à ingestão de batata, principalmente pelo alto teor de amido, e este parece ser o maior fator contributivo neste caso clínico.

Durante 12 semanas, foi proposto um programa de educação em saúde baseado em uma dieta com baixos índices glicêmicos, focado em alimentos ricos em potássio, cálcio e magnésio e redução do consumo de sódio. Woo et al. encontraram associação entre dieta pobre em magnésio e potássio e rica em sódio a maior risco de hipertensão e baixa densidade óssea. Dieta rica em magnésio também se mostrou inversamente relacionada à prevalência de síndrome metabólica em mulheres de meia-idade.

Nas 12 semanas de seguimento, a cliente alcançou redução de 9,6 kg e 8,5 cm na circunferência abdominal, reduzindo o IMC para a classificação de sobrepeso. Apesar dos resultados positivos, a meta de redução da circunferência abdominal de 12 cm não foi atingida. A Tabela 1 mostra os principais desfechos. Houve reduções modestas na glicemia casual e no colesterol total, mas essas medidas não podem ser comparadas por terem sido realizadas em momentos pós-prandiais diferentes, necessitando-se, portanto, de coletas em jejum. O desfecho mais importante foi a redução na PA. A última medida de PA foi de 125 × 85 mmHg, mostrando declínio linear e manutenção de boas medidas pressóricas durante as 12 semanas.

Houve melhora na sensação de bem-estar subjetiva, corroborada pela crescente habilidade de realizar atividades físicas sem fadiga. A cliente relata melhora completa das queixas de pernas inquietas, câibras e da sensação de queimação nos pés com quatro semanas de tratamento.

Tabela 1. Evolução clínica da paciente

Desfechos	Início	12 semanas	Diferença
Altura (cm)	155	155	0
Peso (kg)	81,5	71,9	−9,6
IMC	33,9 (obesa)	29,9 (sobrepeso)	−4
Circunferência abdominal (cm)	100	91,5	−8,5
Glicemia casual (mmol/L)	8,7 (90 min pp)	5,8 (60 min pp)	−2,9
Colesterol total (mmol/L)	5,9	5,7	−0,2
Pressão arterial (mmHg)	146/95	125/85	−2,1
Frequência cardíaca	65	70	5
Urinálise	Ndn	Ndn	0

Ndn: nada digno de nota.

MÚLTIPLOS OLHARES SOBRE OS CASOS

Nos dois casos, é possível observar, pelas narrativas, a busca por autoconhecimento e liberdade e a tolerância por parte de ambas as pacientes. O contato com a doença instalada ou com o risco para a doença desperta, nas pacientes e em suas famílias, a necessidade de encarar ou de enfrentar a situação, com todas as adversidades, para o que é preciso encontrar coragem interior. Essa coragem poderia ser relacionada com a capacidade de cura inata, de que tanto falamos neste livro. Claro que, no caso da paciente no Hospice, a possibilidade de cura (de se livrar da doença de base) estava afastada, mas pode-se aqui falar de uma cura que significaria, na verdade, uma possibilidade de lidar com a situação doença de maneira mais equilibrada e menos dolorosa, de ressignificar a vida e trazer propósito ao momento. Esse "olhar para dentro", essa possibilidade de trazer, de dentro do paciente, a competência para lidar com a situação, remete ao papel do educador.[1]

Compreendemos, na função transformadora da educação, um valorar constante diante do significado latino de *ex-ducere*, ou seja, conduzir para fora, trazer o potencial criativo e libertador que reside dentro de cada um de nós, latente e prestes a despertar. Não se ensina a mudar os estilos de vida; as pessoas precisam ser conduzidas a rever a força vital para alterar as ações cotidianas. Assim, o professor carrega na essência um dom quase imperceptível de cuidador, e a escola ganha "ares" terapêuticos ao escutar os diversos sons e palavras de respeito, desapego e reconhecimento.

Professores que cuidam ou médicos que professam? Desenhos curriculares que amenizam as dores (físicas, emocionais, existenciais) ou grades curriculares que aprisionam amores? Essas e outras perguntas fundamentam os atos interdisciplinares de *design* do cuidado, em uma clínica ou escola, envoltas de esperas... imersas em esperanças!

Os casos ilustram bem a necessidade de uma avaliação ampla da saúde do paciente, englobando os aspectos orgânicos, com um olhar também para hábitos e estilo de vida. Há que ressaltar aqui também que a medicina integrativa não descarta, pelo contrário, mergulha fundo no uso das melhores evidências científicas a respeito dos aspectos orgânicos das situações de saúde e doença.[2] Olha para a pessoa que tem a doença sem se esquecer dos conhecimentos com os quais a ciência já nos brindou. Isso fica claro nos dois casos: na síndrome metabólica e no caso da paciente com câncer de ovário.

No caso da paciente com síndrome metabólica, é preciso pensar na situação de inflamação como disparadora de vários agravos em saúde. Entre todas as medidas que buscam reduzir a inflamação, nesse caso a principal é a redução de peso. A obesidade, como condição pró-inflamatória, é o mais importante fator desencadeante da resistência à insulina. Uma dieta anti-inflamatória busca substituir a ingestão de carboidratos com alto índice e carga glicêmicos (como açúcar, farinha e batata) por alimentos com baixo índice glicêmico, como os grãos integrais, e aumentar o consumo de frutas, legumes e verduras, logo, de fitonutrientes e vitaminas. Além disso, suplementos essenciais, como ômega-3 e vitamina D, estão muito bem indicados para o caso. Algumas especiarias utilizadas como temperos também apresentam propriedades anti-inflamatórias. Nesse caso, a canela[3,4] está sendo utilizada, mas outros temperos podem ser agregados, como a cúrcuma e o gengibre. Assim, percebe-se que a paciente teve um cuidado integralizado.

A vitamina D, recomendada em suplemento para a paciente, além do papel como reguladora do metabolismo do cálcio, é um hormônio pluripotente com ação em vários tecidos, incluindo o sistema imune.[5] No sistema imunológico, medeia a ação regulatória das células T, bem como estimula a produção de peptídeos que funcionam como defesa inata. Assim, os benefícios da prescrição integral para essa paciente extrapolaram os desfechos "perda de peso" e "redução da hipertensão" e atingiram a capacidade de se defender contra doenças. Uma capacidade inata.

Algumas intervenções de medicina mente-corpo também têm comprovada ação anti-inflamatória e, nesse caso, também podem auxiliar a paciente a lidar com as barreiras emocionais que dificultem a adesão a hábitos de vida mais saudáveis. Além da dieta, outras mudanças no estilo de vida podem apresentar impacto favorável na redução da atividade inflamatória. Entre elas, a prática de exercícios físicos moderados, como caminhada, por um período mínimo de 2,5 horas semanais. Além de auxiliar no combate à obesidade e diminuir o risco cardiovascular, alguns estudos demonstram a redução de marcadores inflamatórios associados à prática constante de exercícios. Essas são recomendações apropriadas para a maioria das pessoas ("pacientes" ou não), respaldadas pelos melhores estudos científicos e que levam em consideração que a expectativa de vida das pessoas aumentou, o que as faz viver mais; por outro lado, também as expõe às doenças crônicas e degenerativas com as quais todos precisamos lidar. Há que se pensar no cuidado ao paciente em (mais) longo prazo.

A estratégia de tratamento farmacológico envolveu a prescrição de vitaminas, minerais, fitoterápicos e suplementos. O fato de a paciente não ter suporte familiar e possivelmente uma adesão pobre ao tratamento e a prescrição de fácil aceitação da paciente como a descrita podem levar a um melhor desfecho clínico. Fica patente a importância de um elo com o médico, estabelecendo uma relação médico-paciente mais sólida, integrando não somente a prescrição medicamentosa, mas também o envolvimento da paciente em mudanças de hábitos que certamente influenciariam o equilíbrio da sua saúde. Isso enseja o pensamento a respeito do papel do médico como de toda a família, não somente do indivíduo que está sendo diretamente abordado.

O médico de família, juntamente com a equipe multidisciplinar, pode estruturar um plano de ação centrado na pessoa com a participação da família, uma vez que a doença provoca sofrimentos tanto para o enfermo como ao universo familiar, aumentando a instabilidade social quando relacionada a condições econômicas e culturais precárias. Faz-se necessário o entendimento no processo de adoecer além do prognóstico biológico da doença, em que cada ser será único nas manifestações biográficas inerentes às características próprias da própria personalidade, das necessidades existenciais, da família e das relações sociais. Não podemos mais negligenciar o cuidado de maneira integral; é preciso enxergar a pessoa como um complexo de elementos físicos, emocionais, sociais e espirituais, mesmo quando a morte é uma realidade inexorável. Cabe a nós o papel de cuidador ao auxiliar o outro a tecer lições de vida inacabáveis em uma experiência de crescimento e plenitude até o momento final, em que se cerram as cortinas desta existência.[6,7]

Esse descerrar de cortinas é uma situação para a qual os médicos não são formados ou treinados. Com frequência, os pacientes precisam encontrar os próprios recursos (filosóficos, espirituais etc.) para lidar com a ideia da morte, em uma busca solitária e, como vimos no caso da paciente no Hospice, às vezes confusa. A interdisciplinaridade convida as pessoas ao diálogo e à humildade diante dos fatos. Humildade não significa subserviência ou aceitação passiva, mas uma reação que acolhe a escuta e abraça a solidariedade.[8]

Nossa paciente, a princípio, referia estar ciente do prognóstico, negava tristeza, dizia estar à disposição de Deus e pronta para o que Ele quisesse. Apesar da revolta inicial, ressaltava que o período da doença foi de muito aprendizado e crescimento. No entanto, após a morte da colega de quarto, passou a questionar a equipe sobre o sentido da vida e o porquê de tanto sofrimento. Começou a ter pensamentos confusos. Tentava acreditar que, apesar de não entender o motivo, Deus só faria o bem para ela. Continuava piorando clinicamente, referia sono agitado, medo e angústia. Apenas após uma piora clínica importante, pediu a visita do assistente espiritual.

Aparentemente, a paciente tinha um componente cognitivo de crença bem elaborado, mas, no fim do processo, isso não se revertia mais em enfrentamento positivo da situação e da modulação do sofrimento emocional. O serviço de apoio espiritual poderia ter começado o acompanhamento antes. Em um momento menos turbulento, poderia ter sido cultivada a conexão entre a crença intelectual e o bem-estar espiritual. Nessa paciente, nota-se a importância da integração da espiritualidade na prática clínica, considerando-se as questões de fim de vida, crenças, religiosidade, significado de vida e espiritualidade. Um dos grandes desafios da equipe multiprofissional no ambiente do Hospice é o trabalho de ressignificar a experiência de abandono, resgatando a espiritualidade da paciente. Quando a paciente menciona as frases "A vida não tem sentido" ou "Qual é o sentido de tanto sofrimento?", abre-se a janela de oportunidade de intervenções baseadas na integração da espiritualidade e da religiosidade no tratamento. Considerando-se o caso como terminal e a religiosidade da paciente, o acompanhamento espiritual poderia ter ajudado na aceitação e na tranquilidade no processo do morrer. Sendo ela cristã, a meditação cristã, atualmente disseminada principalmente pelos monges beneditinos, poderia ajudá-la a se acalmar e centrar. Caso a paciente estivesse aberta à técnica da meditação da compaixão, secularizada (ou seja, desprovida do contexto originalmente budista), essa prática poderia ajudar no alívio do sofrimento pessoal e familiar.

Utilizar a assistência espiritual em favor do paciente pode ser uma estratégia bastante interessante, mesmo quando não estamos falando de doente em estágio "terminal": a pessoa que precisa cuidar da própria saúde, modificando hábitos e estilo de vida, pode se beneficiar de técnicas – por exemplo, de relaxamento – que podem ter se originado de práticas religiosas, mas que têm valor e funcionam mesmo quando desvinculadas de qualquer religião.

No caso da mulher com síndrome metabólica, as queixas de pernas inquietas à noite, as cãibras e a sensação de queimação em pés, quando se excluem causas orgânicas e metabólicas, podem ser atribuídas a um desequilíbrio psicossomático por distúrbio de ansiedade. Uma fonte de estresse é identificada na falta de suporte familiar, a principal barreira para iniciar as mudanças desejadas. A paciente conta que se sente pressionada pela mãe para comer, sobretudo por jantar frequentemente na casa dela. Por outro lado, o fato de ter sido acompanhada por naturopata denota a predisposição da paciente para usar terapias complementares, e ter compartilhado isso com seu médico mostra o compromisso com o equilíbrio integrativo. A motivação citada para mudança de estilo de vida foi a sensação de que não estava saudável. Isso sugere autopercepção e, ao mesmo tempo, iniciativa para investir em si.

Se fosse identificado que o componente emocional precisava de atenção, a qualidade de vida poderia ser completada por investimento na dimensão espiritual. Isso poderia ser feito por iniciativas não religiosas (meditação, ioga, visualização terapêutica) ou mesmo religiosas (prece, comparecimento a rituais ou encontros com a comunidade). Em virtude da hipertensão e da fissura por alimentos de alto índice glicêmico, é recomendado, dentro do aspecto de práticas mente-corpo, que a paciente realize práticas que favoreçam a resposta de relaxamento, como participar de um programa de *mindfulness* ou de meditação transcendental. A prática de *mindfulness* poderia ainda servir como adjuvante a um tratamento psicoterápico, que poderia dar suporte às dificuldades familiares e à manutenção dos desfechos.

Orientações para práticas de *mindfulness* podem ser realizadas em consultório por instrutor capacitado, ajudando o paciente a ter um primeiro contato com a resposta de relaxamento, utilizando técnicas simples. A técnica de meditação escolhida deve considerar a crença religiosa do paciente, a disponibilidade de tempo e a cultura em que ele está inserido, lembrando que hoje existem locais em que a prática é ensinada desvinculada de aspectos religiosos, se o paciente assim o preferir.

OPORTUNIDADES E FRONTEIRAS

Temos observado, no Brasil e no mundo, iniciativas de estudo e implementação da medicina integrativa em modelos clínicos que sejam sustentáveis financeiramente, politicamente e do ponto de vista socioecológico. Estamos vivendo, aqui, um modelo prático que já existe no mundo. Nos Estados Unidos, a experiência do Memorial Sloan Kettering Cancer Center em Nova York, do MD Anderson Cancer Center em Houston e sobretudo do Andrew Weil Center for Integrative Medicine em Tucson, Arizona (www.integrativemedicine.arizona.edu), nossos parceiros, são inspiradoras e têm sido replicadas em 77 das principais universidades e centros acadêmicos norte-americanos, australianos e brasileiros por meio do Consórcio dos Centros de Saúde Acadêmicos em Medicina Integrativa (Academic Consortium for Integrative Medicine & Health – www.imconsortium.org). Neste momento, os principais centros médicos norte-americanos, com Cleveland e Mayo Clinic, Harvard, Yale, University of Arizona, UCLA, Stanford e Columbia University, entre outros, detêm programas acadêmicos devotados a pesquisa, clínica e educação em medicina integrativa.[8-11]

Alemanha, Inglaterra e outros países europeus, além de Israel, já criaram modelos de atenção primária permeados pela visão da medicina integrativa. A Society for Integrative Oncology (SIO) é um organismo internacional que congrega os grupos voltados para oncologia e hemato-oncologia, estabelecendo diretrizes e padrões de atuação, assim como disseminando as novas evidências científicas em medicina integrativa – o que se tornou um campo de estudo muito produtivo. No Brasil, o Hospital Israelita Albert Einstein (HIAE), com o Grupo de Medicina Integrativa e o curso de Pós-Graduação em Bases da Medicina Integrativa, é pioneiro e foi acreditado como o primeiro membro brasileiro e um dos primeiros membros do Hemisfério Sul e América Latina.

Aqui, em janeiro de 2007, foi fundado o Grupo de Medicina Integrativa, baseado no Centro de Oncologia e Hematologia. Em sete anos, o trabalho evoluiu: foi montado o curso de pós-graduação, que desde 2013 formou mais de 1.500 alunos, profissionais da saúde, entre os quais 65% são médicos. Esse sólido *alumni* espalhou sementes por todo o território brasileiro e temos hoje iniciativas importantes em medicina integrativa em praticamente todo o território nacional. Na unidade Morumbi do HIAE, temos grupos de terapeutas profissionais cadastrados formalmente na instituição, realizando milhares de sessões por ano de terapias integrativas em pacientes internados. Hoje esses serviços em terapia integrativa foram expandidos para outras áreas além da oncologia: o novo produto "medicina integrativa" do Einstein poderá atender pacientes nas diversas unidades institucionais, bem como o corpo assistencial, promovendo a possibilidade de consultoria e assistência ao desenvolvimento de novos modelos de atendimento em cuidado. De 4 a 6 de dezembro de 2014, a instituição realizou o I Simpósio Internacional Einstein de Medicina Integrativa, uma iniciativa pioneira no Brasil. Assim, a instituição apresentou um novo modelo de atendimento em que oferece uma equipe de medicina integrativa, um programa de pós-graduação para formar esta e muitas outras equipes no Brasil todo e um evento de atualização e formação na área. Assim, o HIAE completa o tripé clínica, educação e pesquisa. Importante relembrar o selo de competência e seriedade que o credenciamento ao IM Consortium trouxe ao grupo e à instituição.

Não há como deixar de citar outras iniciativas brasileiras, conduzidas em universidades públicas: já existe uma disciplina eletiva de Medicina Integrativa na Universidade Estadual de Campinas (Unicamp) e projetos na área de clínica, educação e pesquisa na Universidade Federal de São Paulo (Unifesp), na Universidade Federal do Rio de Janeiro (UFRJ) e na Universidade de São Paulo (USP), embora ainda falte a integração desses esforços que, muitas vezes, passam despercebidos no meio acadêmico e assistencial. É oportuno perguntar qual seria a situação das mais de 389 faculdades de medicina no Brasil, das quais 210 foram criadas nos últimos dez anos: não está mapeada a participação da medicina integrativa e suas iniciativas nessas universidades, o que enseja a realização de um levantamento global e um convite aos interessados em participar de um estudo como esse.

É um campo de conhecimento em desenvolvimento, que precisa de iniciativas de pesquisa e geração de novas ferramentas de cuidado integral ao paciente, de um modelo clínico profissional. É o momento de aproveitar a chance de introduzir médicos especializados em medicina integrativa no ambiente hospitalar, o que pode ser feito a partir do credenciamento proporcionado pela pós-graduação em medicina integrativa e pelas oportunidades de treinamentos externos por meio das parcerias, o que permite trazer e usar modelos que já deram certo.

A Política Nacional de Práticas Integrativas e Complementares em Saúde (PNPIC), aprovada pelo Ministério da Saúde no âmbito do Sistema Único de Saúde (SUS), abre vasto campo de trabalho para o profissional interessado na área, com financiamento próprio. Dentre as diretrizes da PNPIC,[12] está o desenvolvimento de estratégias de qualificação em práticas integrativas para profissionais do SUS, por meio de educação continuada e permanente. Assim, o campo está aberto para o profissional interessado na medicina integrativa: há programas de formação, como o do HIAE, há interesse do governo em instalar as práticas de medicina integrativa na atenção básica à saúde, no sistema público, e há todo um cabedal de ciência já produzida indicando que essa é uma real oportunidade para todos: pacientes, médicos e profissionais da saúde. O caminho já está aberto; o desafio é, de fato, integrar esses esforços em prol da boa medicina.

Revendo nosso livro para esta terceira edição revista e ampliada, decidimos renomear nosso pioneiro curso de especialização *lato sensu* Einstein em Bases de Medicina Integrativa para Bases de Saúde Integrativa e Bem-Estar. Essa mudança vem alinhada com nossos parceiros internacionais e com nossa própria evolução clínica e acadêmica no entendimento dos fundamentos e da prática de uma medicina integrativa.

Após mais de 15 anos de atuação clínica no Grupo de Medicina Integrativa, baseado no Centro de Oncologia e Hematologia do HIAE, temos a clara percepção de que, apesar da presença da doença, apesar do sofrimento e dos sintomas, a conexão com um estado ampliado de saúde e bem-estar é sempre possível. A presença de autonomia associada a escolhas de autocuidado e o estado compassivo dos cuidadores e profissionais da saúde é, em nossa visão, o fundamento da conexão com o bem-estar e a saúde. Entendemos que a "boa medicina" já prevalece em nosso meio, não necessariamente na oferta de tratamentos sofisticados, mas sim no respeito à pessoa, que é o paciente, sua autonomia, sua necessidade e seu direito ao bem-estar e à saúde.

Concluindo esta obra, fica clara a importância de entender o que já está presente: nossa conexão inata ao reparo e à cura, nossos incríveis processos fisiológicos e, sobretudo, que o papel do médico e do profissional de saúde se estabelece com o servir, com o escutar, com o estar presente, com o respeito profundo ao outro. De fato, tecnologias e novos tratamentos são desejados, porém, espera-se que possamos lembrar do que já está disponível e de nossa imensa capacidade de promover uma cultura de paz e saúde.

Deixamos como mensagem final esta proposta de meditação escrita pelo monge e ativista Satish Kumar, cofundador do Schumacer College em Devon, Inglaterra:

A meditação sobre a Unidade da Vida

Trazemos todas nossas palmas juntas.

E reverenciamos o sagrado da vida, o solo sagrado, a Terra sagrada, o universo sagrado.

Nós vemos todos os seres vivos em nós, e nós mesmos em todos os seres.

Em nós mesmos, nos enxergamos todo o universo e neste mesmo universo nós nos vemos.

Cada um de nós é um microcosmo no macrocosmo.

O Cosmos é nosso país,

O planeta Terra é nosso lar comum,

A Natureza é nossa nacionalidade,

E o Amor é nossa Religião.

Todos os seres vivos são sustentados pelo mesmo ar que respiramos.

Então, nós estamos todos conectados, todos inter-relacionados, nós somos interseres.

Nós dividimos uma origem comum.

Unidade e diversidade dançam juntas.

Toda nossa prosperidade é mútua.

Quando as divisões e separações desaparecem, o sofrimento deixa de existir.

Nós vamos além do certo e do errado, além do bom e do mau.

Nós reverenciamos a unidade da Vida e toda a diversidade de formas.

Nós nos curvamos ao sagrado, à vida, ao planeta Terra, ao Universo.

Inspire. Expire.

Sorria, relaxe e deixe passar.

Deixe passar todas as expectativas, os apegos e as ansiedades.

Deixe passar todos os temores, os medos e a raiva.

Deixe o ego passar.

Que nós possamos mover do ego para o Eco.

Inspire. Expire.

Sorria, relaxe e deixe passar.

Nós estamos em casa. Eu estou em casa. Eu estou em casa. Nós estamos em casa.

REFERÊNCIAS BIBLIOGRÁFICAS

1. Twycros R. Palliative care. In: Callahan D, Singer P, Chadwick R, editors. Encyclopedia of applied ethics. San Diego: Academic Press; 1998. p.419-33.
2. Gusso G, Lopes JMC. Tratado de medicina de família e comunidade. Porto Alegre: Artmed; 2012.
3. Akilen R, Tsiami A, Robinson N. Efficacy and safety of 'true' cinnamon (*Cinnamomum zeylanicum*) as a pharmaceutical agent in diabetes: a systematic review and meta-analysis. Diabet Med. 2013;30(4):505-6.
4. Ranasinghe P, Jayawardana R, Galappaththy P, Constantine GR, de Vas Gunawardana N, Katulanda P. Efficacy and safety of 'true' cinnamon (*Cinnamomum zeylanicum*) as a pharmaceutical agent in diabetes: a systematic review and meta-analysis. Diabet Med. 2012;29(12):1480-92.
5. Van Belle TL, Gysemans C, Mathieu C. Vitamin D and diabetes: the odd couple. Trends Endocrinol Metab. 2013;(11):561-8.
6. Nublat J. Diário Oficial define amorosidade para o SUS. Folha de S.Paulo, 21 de novembro de 2013 [citado em 13 jul. 2023]. Cotidiano C7. Disponível em: https://m.folha.uol.com.br/cotidiano/2013/11/1374354-diario-oficial-define-amorosidade-para-o-sus.shtml
7. Sturmberg JP, Martin CM, Katerndahl DA. Systems and complexity thinking in the general practice literature: an integrative, historical narrative review. Ann Fam Med. 2014;12(1):66-74.
8. Remen RN. Rachel Naomi Remen, MD: recovering the soul of medicine. Interview by Karolyn A. Gazella and Suzanne Snyder. Altern Ther Health Med. 2006;12(3)86-93.

9. Guarneri E, Horrigan BJ, Pechura CM. The efficacy and cost effectiveness of integrative medicine. A review of the medical and corporate literature. Health & Wellbeing; 2010 [citado em 13 jul. 2023]. Disponível em: www.bravewell.org/content/IM_E_CE_Final.pdf
10. Clohesy Consulting. Mapping the emergence of integrative medicine: a journey toward a new medicine. The Philanthropic Collaborative for Integrative Medicine; 2003 [citado em 13 jul. 2023]. Disponível em: www.bravewell.org/content/pdf/mappingExecSummary.pdf
11. Herman P, Crocker R, Begaye D, Maizes V. 29C. The University of Arizona Integrative Health Center: the development and testing of a new business model for integrative primary care. Glob Adv Health Med 2013;2(Suppl): S119.
12. Brasil. Ministério da Saúde. Gabinete do Ministro. Portaria nº 971, de 03 de maio de 2006 [citado em 13 jul. 2023]. Aprova a Política Nacional de Práticas Integrativas e Complementares (PNPIC) no Sistema Único de Saúde. Disponível em: http://bvsms.saude.gov.br/bvs/saudelegis/gm/2006/prt0971_03_05_2006.html

Índice remissivo

F